国家卫生健康委员会"十四五"规划教材

全国高等中医药教育教材

供中医骨伤科学等专业用

中医骨伤科学基础

第 2 版

骨中
傷醫

主　编　冷向阳　王拥军

副主编　闵　文　汪利合　林梓凌

主　审　刘柏龄　施　杞

编　委 （按姓氏笔画排序）

丰　哲（广西中医药大学）　　　汪利合（河南中医药大学）

王旭凯（长春中医药大学）　　　陈　江（北京中医药大学）

王拥军（上海中医药大学）　　　林梓凌（广州中医药大学）

厉　驹（浙江中医药大学）　　　徐　浩（上海中医药大学）

孙智平（陕西中医药大学）　　　高　曦（黑龙江中医药大学）

何承建（湖北中医药大学）　　　郭　英（云南中医药大学）

冷向阳（长春中医药大学）　　　梁　翔（江西中医药大学）

闵　文（南京中医药大学）

人民卫生出版社

·北京·

U0284843

图书在版编目（CIP）数据

中医骨伤科学基础 / 冷向阳，王拥军主编 . —2 版
. —北京：人民卫生出版社，2021.7
ISBN 978-7-117-31524-1

Ⅰ.①中… Ⅱ.①冷…②王… Ⅲ.①中医伤科学 –
高等学校 – 教材 Ⅳ.①R274

中国版本图书馆 CIP 数据核字（2021）第 135433 号

人卫智网	www.ipmph.com	医学教育、学术、考试、健康，
		购书智慧智能综合服务平台
人卫官网	www.pmph.com	人卫官方资讯发布平台

中医骨伤科学基础
Zhongyi Gushangkexue Jichu
第 2 版

主　　编：冷向阳　王拥军
出版发行：人民卫生出版社（中继线 010-59780011）
地　　址：北京市朝阳区潘家园南里 19 号
邮　　编：100021
E - mail：pmph @ pmph.com
购书热线：010-59787592　010-59787584　010-65264830
印　　刷：天津安泰印刷有限公司
经　　销：新华书店
开　　本：850×1168　1/16　　印张：19
字　　数：498 千字
版　　次：2012 年 6 月第 1 版　　2021 年 7 月第 2 版
印　　次：2021 年 8 月第 1 次印刷
标准书号：ISBN 978-7-117-31524-1
定　　价：68.00 元
打击盗版举报电话：010-59787491　E-mail：WQ @ pmph.com
质量问题联系电话：010-59787234　E-mail：zhiliang @ pmph.com

◇◇◇ 修 订 说 明 ◇◇◇

为了更好地贯彻落实《中医药发展战略规划纲要(2016—2030年)》《中共中央国务院关于促进中医药传承创新发展的意见》《教育部 国家卫生健康委 国家中医药管理局关于深化医教协同进一步推动中医药教育改革与高质量发展的实施意见》《关于加快中医药特色发展的若干政策措施》和新时代全国高等学校本科教育工作会议精神，做好第四轮全国高等中医药教育教材建设工作，人民卫生出版社在教育部、国家卫生健康委员会、国家中医药管理局的领导下，在上一轮教材建设的基础上，组织和规划了全国高等中医药教育本科国家卫生健康委员会"十四五"规划教材的编写和修订工作。

为做好新一轮教材的出版工作，人民卫生出版社在教育部高等学校中医学类专业教学指导委员会、中药学类专业教学指导委员会和第三届全国高等中医药教育教材建设指导委员会的大力支持下，先后成立了第四届全国高等中医药教育教材建设指导委员会和相应的教材评审委员会，以指导和组织教材的遴选、评审和修订工作，确保教材编写质量。

根据"十四五"期间高等中医药教育教学改革和高等中医药人才培养目标，在上述工作的基础上，人民卫生出版社规划、确定了第一批中医学、针灸推拿学、中医骨伤科学、中药学、护理学5个专业100种国家卫生健康委员会"十四五"规划教材。教材主编、副主编和编委的遴选按照公开、公平、公正的原则进行。在全国50余所高等院校2 400余位专家和学者申报的基础上，2 000余位申报者经教材建设指导委员会、教材评审委员会审定批准，聘任为主编、副主编、编委。

本套教材的主要特色如下：

1. 立德树人，思政教育　坚持以文化人，以文载道，以德育人，以德为先。将立德树人深化到各学科、各领域，加强学生理想信念教育，厚植爱国主义情怀，把社会主义核心价值观融入教育教学全过程。根据不同专业人才培养特点和专业能力素质要求，科学合理地设计思政教育内容。教材中有机融入中医药文化元素和思想政治教育元素，形成专业课教学与思政理论教育、课程思政与专业思政紧密结合的教材建设格局。

2. 准确定位，联系实际　教材的深度和广度符合各专业教学大纲的要求和特定学制、特定对象、特定层次的培养目标，紧扣教学活动和知识结构。以解决目前各院校教材使用中的突出问题为出发点和落脚点，对人才培养体系、课程体系、教材体系进行充分调研和论证，使之更加符合教改实际、适应中医药人才培养要求和社会需求。

3. 夯实基础，整体优化　以科学严谨的治学态度，对教材体系进行科学设计、整体优化，体现中医药基本理论、基本知识、基本思维、基本技能；教材编写综合考虑学科的分化、交叉，既充分体现不同学科自身特点，又注意各学科之间有机衔接；确保理论体系完善，知识点结合完备，内容精练、完整，概念准确，切合教学实际。

4. 注重衔接，合理区分　严格界定本科教材与职业教育教材、研究生教材、毕业后教育教材的知识范畴，认真总结、详细讨论现阶段中医药本科各课程的知识和理论框架，使其在教材中得以凸显，既要相互联系，又要在编写思路、框架设计、内容取舍等方面有一定的区分度。

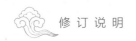

5. **体现传承,突出特色** 本套教材是培养复合型、创新型中医药人才的重要工具,是中医药文明传承的重要载体。传统的中医药文化是国家软实力的重要体现。因此,教材必须遵循中医药传承发展规律,既要反映原汁原味的中医药知识,培养学生的中医思维,又要使学生中西医学融会贯通,既要传承经典,又要创新发挥,体现新版教材"传承精华、守正创新"的特点。

6. **与时俱进,纸数融合** 本套教材新增中医抗疫知识,培养学生的探索精神、创新精神,强化中医药防疫人才培养。同时,教材编写充分体现与时代融合、与现代科技融合、与现代医学融合的特色和理念,将移动互联、网络增值、慕课、翻转课堂等新的教学理念和教学技术、学习方式融入教材建设之中。书中设有随文二维码,通过扫码,学生可对教材的数字增值服务内容进行自主学习。

7. **创新形式,提高效用** 教材在形式上仍将传承上版模块化编写的设计思路,图文并茂、版式精美;内容方面注重提高效用,同时应用问题导入、案例教学、探究教学等教材编写理念,以提高学生的学习兴趣和学习效果。

8. **突出实用,注重技能** 增设技能教材、实验实训内容及相关栏目,适当增加实践教学学时数,增强学生综合运用所学知识的能力和动手能力,体现医学生早临床、多临床、反复临床的特点,使学生好学、临床好用、教师好教。

9. **立足精品,树立标准** 始终坚持具有中国特色的教材建设机制和模式,编委会精心编写,出版社精心审校,全程全员坚持质量控制体系,把打造精品教材作为崇高的历史使命,严把各个环节质量关,力保教材的精品属性,使精品和金课互相促进,通过教材建设推动和深化高等中医药教育教学改革,力争打造国内外高等中医药教育标准化教材。

10. **三点兼顾,有机结合** 以基本知识点作为主体内容,适度增加新进展、新技术、新方法,并与相关部门制订的职业技能鉴定规范和国家执业医师(药师)资格考试有效衔接,使知识点、创新点、执业点三点结合;紧密联系临床和科研实际情况,避免理论与实践脱节、教学与临床脱节。

本轮教材的修订编写,教育部、国家卫生健康委员会、国家中医药管理局有关领导和教育部高等学校中医学类专业教学指导委员会、中药学类专业教学指导委员会等相关专家给予了大力支持和指导,得到了全国各医药卫生院校和部分医院、科研机构领导、专家和教师的积极支持和参与,在此,对有关单位和个人表示衷心的感谢!希望各院校在教学使用中,以及在探索课程体系、课程标准和教材建设与改革的进程中,及时提出宝贵意见或建议,以便不断修订和完善,为下一轮教材的修订工作奠定坚实的基础。

人民卫生出版社

2021 年 3 月

◇◇◇ 前　言 ◇◇◇

中医骨伤科学是在中医理论指导下,研究人体运动系统损伤和疾病的预防、诊断、治疗以及康复的一门学科,具有悠久的历史和丰富的临床诊疗经验。为了更好地阐述中医骨伤科学基础,促进中医骨伤科学事业的发展以及培养优秀的中医骨伤科学专业人才,特编写了本教材。

中医骨伤科学基础是中医骨伤科学专业五年制本科生的主干课程之一,通过本课程的学习,可使学生更加了解中医骨伤科学专业的思维方式,掌握基本理论,熟悉骨伤科疾病的诊断、治疗与康复的基本方法,也为进一步学习骨伤科相关课程以及从事骨伤科临床奠定坚实的基础。本教材的编写始终贯彻"三基、五性、三特定"原则和人才培养的要求,在充分借鉴近二十年历版《中医骨伤科学基础》教材的基础上,更加注重保持中医理论的系统性、完整性,更加突出中医骨伤科学的特色与优势,并充分吸收近年来本学科教学及科研优秀成果。由于《中医骨伤科学基础》为中医骨伤科学系列教材之一,在注重课程相对独立的同时,兼顾本套教材内容的协调性及格式的统一性。

本次修订在保持"精品教材"特色和优势的基础上,进一步突出思想性、先进性、启发性和适用性,教材编写以知识点为主体,适度增加新进展、新技术和新理念,删除了与本套教材中重复的内容,形式上增加了学习目标、思政元素、课堂互动等模块,希望能够增强学生学习的兴趣,同时增加数字资源,进一步提高学生的学习效果。

本书适用于中医骨伤科学专业的本科教学,同时可以应用于中医骨伤科学专业的研究生、进修生以及相关学科学生的教学。

本书编写分工如下:第一章由冷向阳执笔,第二章由王旭凯执笔,第三章由梁翔执笔,第四章由王旭凯执笔,第五章由汪利合执笔,第六章由高曦、郭英执笔,第七章由孙智平执笔,第八章由王拥军执笔,第九章由丰哲执笔,第十章由陈江执笔,第十一章由厉驹、何承建执笔,第十二章由闵文执笔,第十三章由林梓凌执笔,第十四章由徐浩执笔,第十五章由何承建执笔,方剂汇编由王旭凯整理。

本书由刘柏龄教授和施杞教授主审,两位教授对本书进行了认真审校,付出了辛勤劳动,谨在此表示最诚挚的谢意。

本教材虽经全体编委多次讨论修改研究,但内容难免有疏漏和不足之处,望各院校师生在使用过程中提出宝贵意见,以便再版时修订提高。

编者
2021 年 3 月

◇◇◇ 目　录 ◇◇◇

上　篇

下　篇

上　篇

第一章

骨伤科发展简史

学习目标

掌握历代中医骨伤科的主要成就;熟悉不同时期的著名医家及其著作;了解中医骨伤科的发展历程。

中医骨伤科学是研究防治人体皮肉、筋骨、气血、经络、脏腑损伤与疾患的学科,是中医学的重要组成部分。古属"折疡""金镞"范畴,又称"接骨""正骨""伤科"等。中医骨伤科学是中华各族人民长期与损伤及筋骨疾患做斗争的经验总结,具有丰富的学术内容和卓著的医疗成就。

一、骨伤科的起源

中医骨伤科历史源远流长,早在远古时代,原始人在应对大自然灾害及抗击猛兽侵袭时,经常造成创伤,他们通过在伤处抚摸、按压减轻症状,经过长期的实践,摸索出一些简易的理伤按摩手法;通过对伤口用树叶、草茎及矿石粉等裹敷,逐渐发现具有止血、止痛、消肿、排脓、生肌、敛疮作用的外用药物,这是中医外治法的起源。

在旧石器时代晚期和新石器时代,古代人能够制作一些较精细的工具,如砭刀、骨针、石镰等。在旧石器时代晚期(约 1.8 万年前)的"山顶洞人"遗址中,发现有骨针、骨锥和其他骨制尖状器具。新石器时代已有石镰,这种石镰可以砭刺、切割,这些说明新石器时代外科手术器械已经产生,这一时期出现了外伤科名医俞跗。由于当时创伤是威胁人类生存和健康的主要因素,所以外伤科医疗技术比其他科发达,并更早推广应用。

二、骨伤科的萌芽

公元前 21 世纪至公元前 476 年,我国经历了夏、商、周(春秋时期)三代,生产力、文化等方面的发展,促进了医学的进步,中医骨伤科学也开始萌芽,外科学成为独立的学科,伤科疾病有了明确的认识和分类,并出现了"疡医"。

夏代已有了人工酿酒。酒是最早的兴奋剂、麻醉剂和消毒剂,可以通血脉、行药势,也可以止痛、消毒,这对治疗创伤疾病很有意义。

商代我国汉字发展已基本成熟,甲骨文是我国历史上较早的文字,从甲骨卜辞和器物铭文中发现记载的疾病有几十种,其中不少是骨伤科疾病,如疾手、疾肘、疾胫、疾趾、疾骨等。商代冶炼技术有很大发展,据《韩非子》记载,古人"以刀刺骨",说明"刀"已经作为骨伤科手术工具了。相传商初伊尹发明"汤液",《针灸甲乙经·序》曰:"伊尹……撰用《神农本草》以为《汤液》。"考古发现藁城台西商代遗址有三十多种药用种仁,其中有活血化瘀的桃仁。由上可知,商代已应用活血药内服治疗跌打损伤。

周代已有医政的设置和医疗的分科。《周礼·天官》记载:"医师掌医之政令,聚毒药以共(供)医事",医生分为"食医""疾医""疡医"和"兽医"。其中疡医"掌肿疡、溃疡、金疡、折疡之祝药、劀杀之齐。凡疗疡,以五毒攻之,以五气养之,以五药疗之,以五味节之"。疡医就是外伤科医师,周代疡医已能运用"祝""劀""杀"等疗法治疗外伤疾病。《礼记·月令孟秋》载:"命理瞻伤,察创,视折,审断;决狱讼必端平。"蔡邕注:"皮曰伤,肉曰创,骨曰折,骨肉皆绝曰断。"说明当时已把损伤分成四种不同类型,同时采用"瞻""察""视""审"四种诊断方法,这既是法医学起源的记述,又是古代中医骨伤科诊断水平的标志。

三、骨伤科基础理论的形成

战国、秦汉时代,中国从奴隶社会进入封建社会,政治、经济、文化都有显著进步,学术思想十分活跃,出现"诸子蜂起、百家争鸣"的局面,促进了医学的发展,骨伤科基础理论初步形成。

马王堆汉墓的医学帛书有《足臂十一脉灸经》《阴阳十一脉灸经》《阴阳脉死候》《五十二病方》和《帛画导引图》等,系战国时代的文献,保存了当时诊治骨折、创伤及骨病的丰富经验,包括手术、练功及方药等。《足臂十一脉灸经》记载了"折骨绝筋"(即闭合性骨折),《阴阳脉死候》记载了"折骨裂肤"(即开放性骨折)。《五十二病方》载有52种病,共103个病名,涉及内、外、伤、妇、儿、五官诸科。其中有"诸伤""胕伤""骨疽""骨瘤"等骨伤科病证,同时还描述了"伤痉"的临床表现:"痉者,伤,风入伤,身信(伸)而不能诎(屈)。"这是对创伤后严重并发症——破伤风的最早记载。《五十二病方》还记载了金伤、刃伤、外伤出血等多种外伤疾病,以及止痛、止血、洗涤伤口、防止创伤瘢痕的治法与方药,其中水银膏治疗外伤感染,是世界上应用水银于外伤科的最早记载。《帛画导引图》还绘有导引练功图谱与治疗骨伤科疾患的文字注释。

《黄帝内经》是我国现存最早的一部医学典籍,较全面、系统地阐述了人体解剖、生理、病因、病机、诊断、治疗等基础理论,奠定了中医理论体系。《黄帝内经》阐发的肝主筋、肾主骨、肺主皮毛、脾主肌肉、心主血脉及气伤痛、形伤肿等基础理论,一直指导着骨伤科的临床实践。此外,《吕氏春秋·季春纪》认为:"形不动则精不流,精不流则气郁。"主张用练功疗法治疗足部"痿躄",为后世骨伤科动静结合理论奠定了基础。

西汉初期,名医淳于意留下的"诊籍"记录了两例完整的伤科病案:一则是堕马致伤;一则是举重致伤。西汉中期《居延汉简》的"折伤部"记载了骨折创伤的治疗医案。东汉早期,《武威汉代医简》载录治疗金疡、外伤方十余首,有止痛、逐瘀、止痉的作用,配伍较之《五十二病方》有明显的进步。成书于东汉时期的《神农本草经》载有中药365种,其中应用于骨伤科的药物约100种。汉代著名医家华佗精通方药、针灸、养生,更擅长外伤科手术。他发明了麻沸散,施行于剖腹术、刮骨术。华佗认为:"人体欲得劳动,但不当使其极尔。动摇则谷气得消,血脉流通,病不得生,譬犹户枢不朽是也。是以古之仙者为导引之事……动诸关节,以求难老。"华佗在吸收古代导引术式的基础上,创造了"五禽戏",华佗的五禽戏是我国医疗体育的鼻祖,后人也根据五禽戏的要领,创造了许多治疗疾病的手法,应用于骨伤科疾病的康复中。东汉末年杰出医学家张仲景总结了前人的医疗成就,并结合自己的临床经验著成《伤寒杂病论》,这是我国现存第一部临床医学巨著,他在《黄帝内经》和《难经》的理论基础上,以六经论伤寒,以脏腑论杂病,创立了理、法、方、药结合的辨证论治方法。书中记载的攻下逐瘀方药,如大承气汤、大黄牡丹汤、桃仁承气汤等,至今仍被骨伤科医家所推崇。张仲景同时树立病因说,确立了骨伤科的雏形,《金匮要略·脏腑经络先后病脉证》曰:"千般疢难,不越三条:一者经络受邪,入脏腑,为内所因也;二者,四肢九窍,血脉相传,壅塞不通,为外皮肤所中也;三者房室、金刃、虫兽所伤。以此详之,病由都尽。"首先将创伤作为单独病因提出,使骨伤科作为独立学科有了雏形。

四、骨伤科诊疗技术的进步

三国、两晋、南北朝至隋唐、五代,此时期战乱频繁,创伤骨折的疾患较为常见,这样使得骨伤科在创伤、骨病等方面的临床经验得到了积累和发展,晋代,人们开始认识到骨、关节的损伤有骨折、关节脱位和开放性损伤等。隋唐时期,社会处于鼎盛时期,骨伤科的诊疗技术得到了明显进步。

晋代葛洪著《肘后备急方》及《抱朴子》等,在创伤骨科方面做出了巨大的贡献,书中论述了开放创口感染的毒气之说,强调早期处理伤口的重要性,描述了骨折和关节脱位,推荐小夹板的局部固定法和手法整复,开拓了骨伤科骨折诊断和治疗的新纪元。记载了危重创伤的致死部位和抢救方法,对创伤骨科的疾病,还介绍了冷敷、热敷、蜡疗、水疗等方法。在《肘后备急方》中,葛洪记载了下颌关节脱臼手法整复方法:"治失欠颔车蹉开张不合方:一人以指牵其颐,以渐推之则复入。推当疾出指,恐误啮伤人指也。"这是世界上记载最早的治疗下颌关节脱位整复方法,同时在书中首先记载用竹片夹板固定骨折:"疗腕折、四肢骨破碎及筋伤蹉跌方:烂捣生地黄熬之,以裹折伤处,以竹片夹裹之。令遍病上,急缚,勿令转动。"葛洪论述了开放性创口早期处理的重要性,对腹部创伤肠断裂采用桑白皮线进行肠缝合术;还记载了烧灼止血法,并首创以口对口吹气法抢救猝死患者的复苏术。葛洪在临床实践中认识到骨、关节的创伤有骨折、关节脱位和开放创伤三大证候,他在《肘后备急方》中说:"凡脱折折骨诸疮肿",此即把创伤的三大症候,即骨折(折骨)、关节脱位(脱折)和开放创伤感染(诸疮肿)都概括了。在骨折中,葛洪提出有粉碎性骨折的类型,并指出骨折都有"筋伤"和"骨折移位""蹉跌"等并发症。在重症的治疗方面,《肘后备急方》介绍了危重创伤的早期处理,描述了颅脑损伤和外伤可导致大出血致死的部位。对危重创伤,早期让患者安静,不宜活动和情绪波动。提出了"凡金疮,伤天囟眉角脑户,臂足跳脉,髀里阴股,两口下,心鸠尾,小肠及五脏六腑输,皆是死处,不可疗也",指出颅脑、肱动脉、股动脉、心、肺、肝、脾、膀胱等部位损伤的严重性。葛洪描述了开放创伤并发破伤风、动脉损伤和坏疽等症,即"疮边自出黄汁者,又痛不在疮边,伤轻也,亦死之兆,又血出不止,前赤后黑,或肌肉腐臭,寒冷紧急者,其疮难愈,亦死也"。在治疗方面,葛洪主张对胸腹内伤治疗用攻下逐瘀法,选用大黄、桃仁治瘀血不散,或用大黄、地黄以逐瘀活血。对被打或跌仆所致全身经络瘀血,葛洪主张用活血化瘀止痛药,如用延胡索等,这些对创伤危重证候和内伤的诊断经验、病机认识和治疗方法,丰富了后世创伤的辨证论治内容。

南齐时期龚庆宣整理的《刘涓子鬼遗方》对创口感染、骨关节化脓性疾病采用外消、内托、排脓、生肌、灭瘢等治法;运用虫类活血药治疗金疮;提出骨肿瘤的诊断和预后;记述了"阴疽"(似髋关节结核)、"筋疽"(似脊柱结核)的证候。

隋代巢元方编著的《诸病源候论》,是我国第一部病因病机证候学专著,载录证候1 720条,其中有"金疮病诸候"23论,腕折(泛指骨折、扭伤等)证候9论,巢元方对创伤,特别是开放创伤感染的病因病机有新的认识,同时发展了骨疽和肿瘤的病因病机。在创伤的病因病机方面,巢元方认为失血首先是血、津液的丢失,然后出现口渴、心血不足而产生心悸、烦躁、津液不足,经络空虚,肾阴内亏则出现虚热,明确提出跌仆损伤引起内出血而成瘀血,《诸病源候论·落床损瘀候》指出:"血之在身,随气而行,常无停积。若因坠落损伤,即血行失度,随伤损之处即停积,若流入腹内,亦积聚不散,皆成瘀血。"瘀血形成"卒然致损,故血气隔绝,不能周荣",从而出现烦躁、胸闷、腹满及至创口化脓等证候,自此以后,瘀的病机成为创伤骨科的主要病理学说。《诸病源候论·金疮病诸候》精辟论述了金疮化脓感染的病因病理,提出清创疗法四要点:即清创要早,要彻底,要正确地分层缝合,要正确包扎。巢元方在《诸病源候论·金疮病诸候》中记载:"夫金疮始伤之时,半伤其筋……若被疮截断诸解、身躯,肘中,及腕、膝、髀、若踝际,亦可连续,须急及热,其血气未寒,即去碎骨则便更缝连,其愈后直不屈伸。"巢元方在治疗开放性骨折、清除异物、结扎血管止血、分层缝合等方面的论述,达到了很高水平。《中风候》和《金创中风痉候》对破伤风的症状描写得非常详细,提出它是创伤后的并发症。《金疮伤筋断骨候》《金疮筋急相引痛不得屈伸候》《腕折破骨伤筋候》等论述了"伤筋"的证候、治疗方法及其预后,指出筋断"可连续"。《箭镞金刀入肉及骨不出候》《金疮久不瘥候》对创口不愈合的病因病机有较深刻的认识,强调了去碎骨和清除异物的重要性。《附骨疽候》指出成人的髋关节、膝关节与儿童的脊椎、膝关节是附骨疽的好发部位。《金疮肠断候》《被打头破脑出候》记载了肠断裂、颅脑损伤的症状和手术缝合的治疗方法。另外,《诸病源候论》还载述了内伤惊悸、烦热、咳嗽、口渴、吐血、腹胀、孕伤等证候,阐述了内伤气血、津液、五脏的病机。对于痹痛,巢元方提出了"肾主腰脚"的观点,这是一种病因分类的诊断方法。

唐代孙思邈著《备急千金要方》《千金翼方》,在骨伤科方面总结了补髓、生肌、坚筋、固骨类药物,介绍了人工呼吸复苏、止血、镇痛、补血、活血化瘀等疗法,载录了下颌关节脱位手法复位后采用蜡疗、热敷、针灸等外治法,丰富了骨伤科治疗方法。

王焘所著《外台秘要》是一部综合性医学论著,其中收录了折损、金疮、恶刺等骨伤科疾病治疗方药,把损伤分为外损和内损,列骨折、脱位、内伤、金疮和创伤危重症五大类。"一者外损,一者内伤。外损因坠打压损,或手足肢节肱头项伤折骨节,痛不可忍。觉内损者,须依前内损法服汤药。如不内损,只伤肢节,宜依后生地黄一味,薄之法。"

蔺道人著《仙授理伤续断秘方》,是我国现存最早的一部骨伤科专著,全书主要的内容是关于骨折的处理步骤和治疗方法,包括手法复位、牵引、扩创、固定等项。特别是对于开放性骨折的处理,除了创口清理、填塞、缝合等外,还提出尽可能做到"无菌"的要求。蔺道人提出了伤损按早、中、晚三期治疗的方案。《仙授理伤续断秘方》载方50首,药139味,包括内服及煎洗、填疮、敷贴等外用方剂。对内伤的治疗,首重气的调治:"凡伤重……先服气药","且先匀气血",这是他强调内治的基本观点和方法,在创伤的治疗中,提出了根据不同时期的症状和表现,分别应用方药以治疗不同阶段、不同性质的损伤。"如伤重,第一大成汤或四物汤,同大小便去瘀血也……第二用黄药末温酒调……第七服活血丹",这是我国医学整体观念和辨证论治在骨伤科的具体体现。蔺道人治伤六大原则,即麻醉法、清创法、复位法、固定法、练功法、用药法。蔺道人是较早使用麻醉药物进行骨折复位的医者,对开放性骨折的局部处理,蔺道人提出清创、清洗、再缝合;"一煎水洗,二相度损处,三拔伸,四或用力收入骨,五捺正,六用黑龙散通,七用风流散填疮,八夹缚,九服药,十再洗,十一再用黑龙散通,十二再用风流填创口,十三再夹缚,十四仍用前药治之。"对于伤口"在发内者,须剪去发",认识到创口清洁的重要性。强调要"煎水洗",对于污染的骨质,主张"用快刀割些捺入骨","凡骨破打断,或筋断有破处……用针线缝合其皮","凡伤损重者,大概要拔伸捺正,或取开捺正",这是清创缝合术和切开复位术的雏形,但由于历史条件的限制,这种学术思想和方法没有得到继续发展和完善。蔺道人总结了一套诊疗骨折、脱位的手法,如相度损处、拔伸、用力收入骨、捺正等,提出了正确复位、夹板固定、内外用药和功能锻炼的治疗大法,对筋骨并重、动静结合的理论也进行了进一步阐述,该书指出:"凡曲转,如手腕脚凹手指之类,要转动……时时为之方可。"该书首次记载了髋关节脱臼,并分前、后脱臼两类,采用手牵足蹬整复手法治疗髋关节后脱位;利用杠杆原理,采用"椅背复位法"治疗肩关节脱位。在骨

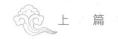

折外固定方面,采用杉树皮做夹板,固定时观察局部血运:"凡用杉皮,浸约如指大片,疏排令周匝,用小绳三度紧缚"。夹板固定主张需持续到骨折愈合为止,骨折未愈合时,"不可去夹,须护毋令摇动。候骨生稳方去夹,则复如故。"对损伤的用药治疗,既重视局部,又注意全身,进行辨证施治,内外用药。对损伤后有兼证者,"凡损,大小便不通,未便服损药,盖损药用酒必热……服大成汤加木通。如大小便尚未通,又加朴硝。待大小便通后,却服损药。"在外用药中,有"洗药"等八方,用于治疗开放性骨折、止血、敛疮、消肿止痛。其内容丰富、组方独特,至今仍广泛应用于临床。

五、骨伤科的发展

宋金元时代,医学出现了百家争鸣、蓬勃发展的局面,是促进中医骨伤科发展的关键时期。

宋朝"太医局"设立"疮肿兼折疡科",元代"太医院"设十三科,其中包括"正骨科"和"金镞兼疮肿科"。宋代法医家宋慈著《洗冤集录》是我国现存最早的法医学专著,对全身骨骼、关节结构描述较详细,同时还记载了人体各部位损伤的致伤原因、症状及检查方法。宋代医官王怀隐等编成《太平圣惠方》,其中"折伤""金疮"属骨伤科范畴;对骨折提出了"补筋骨,益精髓,通血脉"的治疗思想,用柳木夹板固定骨折;推广淋、熨、贴、熁、膏、摩等外治法治疗损伤。太医局编辑的《圣济总录》内容丰富,其中折伤门总结了宋代以前骨伤科的医疗经验,强调骨折、脱位复位的重要性;记载用刀、针、钩、镊等手术器械,对腹破肠出的重伤采用合理的处理方法。张杲著《医说》记载了"凿出败骨"治疗开放性胫腓骨骨折病案,介绍了采用脚踏转轴及竹管的搓滚舒筋练功疗法。许叔微著《普济本事方》记载了用苏合香丸救治跌伤重症。

宋金元时期,出现了学术上的争鸣局面。张元素《医学启源》总结了治疗内伤的引经药,促进了骨伤科理气活血疗法的发展。张从正《儒门事亲》认为下法能使"陈莝去而肠胃洁,癥瘕尽而荣卫昌",主张采用攻下逐瘀法治。李东垣《医学发明》认为"血者,皆肝之所主,恶血必归于肝,不问何经之伤,必留于胁下,盖肝主血故也",由此创制疏肝活血逐瘀方药"复元活血汤"。刘完素为"火热论"代表人物,在骨伤科临证治疗时,主张用甘凉、活血、润燥、生津的药物。朱震亨强调补肝肾治本的原则,对治疗筋骨痹病、骨疽及伤患都有其独特经验。元代李仲南《永类钤方》中的《风损折伤卷》是中医骨伤科专篇,首创过伸牵引加手法复位治疗脊柱屈曲型骨折,书中记载:"凡腰骨损断,先用门扉一片,放斜一头,令患人覆眠,以手捍止,下用三人拽伸,医以手按损处三时久。"此外还创制了手术缝合针——"曲针",用于缝合伤口;提出"有无粘膝"体征作为髋关节前后脱位的鉴别,至今仍有临床意义。

元代危亦林著《世医得效方》,该书是以《仙授理伤续断秘方》为基础,其独特的创新和贡献是脊柱骨折和近关节部位骨折的治疗以及麻醉用药的进步和发展。按元代十三科分类,其中"金镞正骨科"在继承前人治疗骨伤经验的同时,创新了骨折、脱位整复手法及固定技术。在世界上最早施用"悬吊复位法"治疗脊柱骨折,对于肩关节脱位,危亦林运用了"杵撑坐凳法"和"架梯法"。主要借助于身体坠下力,但暴力较大,宜谨慎施用。对于髋关节脱位采用悬吊复位法,主张"可用软绵绳,从脚缚倒吊起,用手整骨节,从上坠下,自然归窠"。这种利用身体的重量作为牵引复位的方法可将髋关节前脱位复位,发展了蔺道人对髋关节的复位手法。危亦林认为踝部骨折与脱位有外翻和内翻两种类型,提出应用牵引及反向复位的方法,"或骨突出在内,用手正从此骨头拽归外,或骨突向外,须用力拽归内,则归窠"。对于肘部骨折、关节脱位,危亦林指出:"凡手臂出臼,此骨上段骨是臼,下段是杵,四边筋脉锁定,或出臼亦锉损筋,所以出臼。此骨须拽手直,一人拽,用手把定此间骨,搦教归窠。看骨出那一边,用竹片夹定一边,一边不用夹,须在屈直处夹。"在解剖知识还很粗糙的14世纪,往往把近关节部位的骨折误认为是脱臼,但危亦林在整复时却应用了骨折的复位手法,从历史发展的观点来分析,危亦林有关手臂出臼的记录,实际上是肱骨髁上骨折。自危亦林后,关于近关节骨折的认识逐步发展,并对肱骨髁上骨折、桡骨远端骨折、踝部骨折与脱位形成了一整套的复位和固定手法。对开放性骨折,危亦林主张扩创复位加外固定治疗。在麻醉方面,危亦林创制"草乌散"(又名麻药方),对其组成、功效、剂量及注意事项都有详细记载。危亦林注意骨折、关节脱位复位后的练功活动,对肘关节脱位复位后提出:"不可放定,或时又用拽屈拽直,此处筋多,吃药后若不屈直,则恐成疾,日后屈伸不得。"对治疗膝关节提出:"服药后,时时用屈直不可放定。"强调固定必须适当活动,以免关节粘连,造成不良后果。

元代王好古创立"三法五治",他提出"治病之通,有三法焉,初中末也"。其"五治"指"和、取、从、折、属"。初中末三法即当今骨折三期分治的前身。元代《回回药方》中"金疮门""折伤门"属于骨伤科范畴,大部分内容继承《仙授理伤续断秘方》《世医得效方》和《永类钤方》等经验,有些部分还结合阿拉伯外来医学知识,反映了元代中医骨伤科鼎盛的状况。

六、骨伤科的兴盛

明清时期社会稳定,科技和文化都有一定的发展与进步,我国医学发展也进入新的时期,出现了许多有成就的医学家,撰写大量骨伤科专著,总结前人学术经验,提出新的理论和观点,形成不同学术流派,是中医骨伤科的兴盛时期。

明初,太医院设有十三科,其中属于骨伤科范畴的有"接骨""金镞"两科。隆庆五年(1571年)改名为正骨科(又名正体科)。公元1644年清朝建立太医院,设九科,其中有"疮疡科"和"正骨科",后者又名"伤科"。

明代《金疮秘传禁方》记载了用骨擦音作为检查骨折的方法;对开放性骨折,主张把穿出皮肤已被污染的骨折端切除,以防感染等。明代永乐年间(公元1406年)朱橚等编著《普济方》,其中《折伤门》《金疮门》和《杖伤门》等辑录治疗骨伤科方药1 256首,是15世纪以前治疗骨伤方药的总汇。在《接骨手法》中,介绍了12种骨折脱位的复位固定方法;在《用药汤使法》中又列出15种骨折、脱位的复位固定法。明代异远真人著《跌损妙方》记载全身57个穴位,总结了一套按穴位受伤而施治的方药,其"用药歌"在骨伤科亦广为流传。明代薛己撰《正体类要》共2卷,上卷论正体主治大法及记录治疗骨伤科内伤验案64则;下卷介绍诸伤方71首。薛氏强调整体观念和八纲辨证施治,以气血立论,正如《正体类要》序中所说:"肢体损于外,则气血伤于内,营卫有所不贯,脏腑由之不和。"薛己对伤损内治辨证还强调"求之脉理,审其虚实,以施补泻",其"气血学说"和"平补法"对后世产生巨大影响。

陈实功著《外科正宗》是一部外科巨著,全书共4卷,自痈疽原委论至医学十要论,共分157卷,卷一总论痈疽的病源、诊断与治疗,卷二至卷四论各种外科疾病一百多种,从病因、症状、预后、治疗法则以及具体方药和手术等,一一列载。《外科正宗》内容丰富,内外治法结合,除了对一般外科有较深造诣和成就外,对跌仆、金疮、骨疽病等亦有精辟的论述。著名医药学家李时珍著《本草纲目》载药1 892味,其中骨伤科药物170余种。张介宾著《景岳全书》全书64卷,张介宾不仅主张温补学说,而且对损伤内证及腰痛有新的认识,认为损伤瘀血内停与肝经有关:"凡跌损伤,或从高坠下恶血流于内。不分何经之伤,皆肝之所主,盖肝主血也。故凡败血凝滞,从其所属而必归于肝,多在胸胁小腹者,皆肝经之道也。"他对损伤内证的治法,根据部位、体征、体质确定治则。张介宾对腰痛的辨证在前人经验基础上,又有了进一步的发展:"一曰阳虚不足,少阴肾衰;二曰风痹,风寒湿著腰痛;三曰劳役伤肾;四曰坠堕损伤;五曰寝卧湿地。虽其大致如此,然而犹未悉也。盖此证有表里、虚实、寒热之异。"

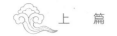

明代王肯堂《证治准绳·疡医准绳》对骨折亦有较精辟的论述,如对肱骨外科颈骨折采用不同体位固定,若向前成角畸形,用手巾悬吊腕部置于胸前;若向后成角,则应置于胸后。该书还把髌骨损伤分为脱位、骨折两类,骨折又分为分离移位或无移位两种,分离移位者,主张复位后用竹箍扎好,置膝于半伸屈位。该书对骨伤科的方药还进行了由博而约的归纳整理,深为后世所推崇。清代吴谦等著《医宗金鉴·正骨心法要旨》,较系统地总结了清代以前的骨伤科经验,对人体各部的骨度、损伤的治法记录周详,既有理论,亦重实践,图文并茂。《正骨心法要旨·手法总论》曰:"盖一身之骨体,既非一致,而十二经筋之罗列序属,又各不同,故必素知其体相,识其部位,一旦临证,机触于外,巧生于内,手随心转,法从手出。""夫手法者,谓以两手按置所伤之筋骨,使仍复旧也。"将正骨手法归纳为摸、接、端、提、推、拿、按、摩八法,并介绍腰腿痛等疾患手法治疗,运用攀索叠砖法、腰部垫枕法整复腰椎骨折脱位等。改进了多种固定器具,如脊柱中段损伤采用通木固定,下腰损伤采用腰柱固定,四肢长骨干骨折采用竹帘、杉篱固定,髌骨骨折采用抱膝圈固定等。并对多种损伤内证的病因病机和临床表现做了深入的论述,如《正骨心法要旨·内治杂证法》:"今之正骨科,即古跌打损伤之证也。专从血论,须先辨或有瘀血停积,或为亡血过多,然后施以内治之法,庶不有误也。"此外,还对每一种损伤内证,均配有相应方药和随证加减方法。沈金鳌著《沈氏尊生书·杂病源流犀烛》,发展了骨伤科气血病机学说,对内伤的病因病机、辨证论治有所阐述。胡廷光著《伤科汇纂》,收集了清代以前有关骨伤科的文献,结合其临床经验加以整理,是一本价值较高的骨伤科专著,该书系统地阐述了各种损伤的证治,记载了骨折、脱位、筋伤的检查、复位法,附录许多治验医案,并介绍大量骨伤科处方及用药方法。钱秀昌著《伤科补要》,较详细地论述了骨折、脱位的临床表现及诊治方法,如髋关节后脱位采用屈髋屈膝拔伸回旋法整复等。该书载有医疗器具固定图说、周身各部骨度解释、伤科脉诊及大量方剂。王清任《医林改错》尤善活血化瘀治伤,某些方剂至今仍广为采用。

> **思政元素**
>
> 医者的品德与修养
>
> 中医骨伤科各个时代取得的成就,充分体现了历代医家丰富的诊疗思维,求真务实的治学精神,济世利生的高尚医德,妙手回春的精湛医术,这也是行医者应具备的品德和修养。

七、骨伤科的危机

鸦片战争后,随着西方文化的传入,中医受到歧视,在此期间,骨伤科著作甚少,较有代表性的是1852年赵廷海所著《救伤秘旨》。该书收集少林学派的治伤经验,记载人体36个可能危及生命的穴位,介绍了损伤各种轻重症的治疗方法,收载"少林寺秘传内外损伤主方",并增加了"按证加减法"。以前处于萌芽状态的骨折切开复位、内固定等技术,不仅没有发展,反而基本上失传。中华人民共和国成立前,中医骨伤科的延续以祖传或师承为主,医疗活动只能以规模极其有限的私人诊所形式开展。这种私人诊所在当时不仅是医疗单位,也是教徒授业的教学单位。借此,中医骨伤科许多宝贵的学术思想与医疗经验才得以流传下来。全国各地的骨伤科诊所,因其学术渊源的差别,出现不少学术流派,较著名的诸如:河南省平乐镇郭氏正骨世家,天津苏氏正骨世家,上海石筱山、魏指薪、王子平等骨伤科八大家,广东蔡荣、何竹林等五大骨伤科名家,湖北武当派李氏正骨,福建少林派林如高,四川杜自明、郑怀贤,江苏葛云彬,北京刘寿山,山东梁铁民及辽宁孙华山等,各具特色,在当地影响甚隆。

八、骨伤科的新生

中华人民共和国成立后,我国的政治经济制度有了根本的变化,为了中医药事业的发展,国家提供了前所未有的优越条件,中医药开始兴办教育、科研和医疗机构。在这种形势下,中医骨伤科与中医事业一样,也得到了大规模的发展,取得了一系列成就。

中医骨伤科从分散的个体形式向集中的医院形式过渡。1958 年以后,全国各地有条件的省、市、县均相继成立了中医院,中医院多设有伤科、正骨科或骨伤科,不少地区还建立了专门的骨伤科医院;同时,全国各省、市、自治区普遍建立中医学院与中医学校,为国家培养了大批中医人才。20 世纪 50 年代,上海市首先成立了伤骨科研究所,20 世纪 70 年代,北京中国中医研究院骨伤科研究所与天津市中西医结合治疗骨折研究所相继成立,其他不少省市也纷纷成立骨伤科研究机构,可见中医骨伤科不仅在临床实践上,在基础理论与科学研究方面也都取得了较好的发展。

中华人民共和国成立后,各地著名老中医的正骨经验普遍得到整理与继承,有代表性的著作如:《正骨疗法》《平乐郭氏正骨法》《魏指薪治伤手法与导引》《中医正骨经验概述》《临床正骨学》《刘寿山正骨经验》《林如高正骨经验》等。1958 年,我国著名骨伤科专家方先之、尚天裕等虚心学习著名中医苏绍三正骨经验,博采各地中医骨伤科之长,运用现代科学知识和方法,总结出新的正骨八大手法,研制成功新的夹板外固定器材,同时配合中药内服、外治及传统的练功方法,形成一套中西医结合治疗骨折的新疗法,其编著的《中西医结合治疗骨折》一书,提出治疗骨折"动静结合""筋骨并重""内外兼治""医患合作"的四项原则,使骨折治疗提高到一个新的水平,在国内外产生重大影响。

20 世纪 70 年代以后,中西医结合在治疗开放性感染骨折、脊椎骨折、关节内骨折及陈旧性骨折脱位等方面总结了成功经验,治疗慢性骨髓炎、慢性关节炎也取得了一定效果。传统的中医骨伤科经验得到进一步发掘、整理与提高,逐步形成一套具有中国特色的治疗骨折、骨病与软组织损伤的新疗法。在外固定方面,各地在总结中西医固定器械的优缺点基础上,把两者有机结合在一起,运用现代科学理论加以论证,这方面工作较突出的如中国中医研究院"骨折复位固定器"、天津医院"抓髌器"、河南省洛阳正骨医院"尺骨鹰嘴骨折固定器"及上海市第六人民医院"单侧多功能外固定器"等。

1986 年中华中医药学会骨伤科分会成立,标志着中医骨伤科进入了一个新的历史时期。全国各省、市、自治区分别设立了骨伤科专业委员会,2005 年又成立了世界中医药学会联合会骨伤科专业委员会等。随着各级、各类学术组织机构的成立,中医骨伤科学科发展又进入了新的阶段,同时,《中医正骨》《中国骨伤》《中国中医骨伤科杂志》等专业杂志陆续创办,出现了学术"百花齐放、百家争鸣"的可喜局面。

20 世纪 90 年代,现代科学技术已在本学科的基础研究与临床医疗中得到应用。一些治疗骨延迟愈合、骨质疏松、骨缺血性坏死、骨髓炎及骨性关节炎的中药新药不断研制出来,产生了良好的社会效益与经济效益。随着科技的进步,骨伤科的诊疗技术从古代的望、闻、问、切,近代的视、触、叩、听,发展到 X 线、超声、放射性核素、CT、MRI、PET 等现代影像学检查以及微生物学、细胞学、遗传学等实验室检查;各种给药途径(外用、口服、肌内注射、静脉滴注)、手术方式(切除、重建、移植、再生、代替)、手术技巧(开放、闭合、微创、介入、导航)也不断涌现。

　　近30年,全国中医骨伤科坚持"临床发现—基础阐明—疗效提高—转化应用—理论创新"的研究思路,以"提高并稳定临床疗效,降低复发率,进一步优化手术适应证,降低手术率与返修率,建立预防、治疗和康复方案与转化应用体系"为总体研究目标,形成了"以经典的中医理论为指导、以确有疗效的临床实践为支柱、以可靠的临床试验研究和深入的疗效机制研究为手段、以突破性的成果创新为导向、以科学的理论诠释为升华"的研究模式,努力将中医药学与生命科学、生物学、生物力学、生物物理学、生物化学、生物信息学等有机结合,通过规范化的基础与临床研究,探索其内在规律,实现了"由继承传统到现代创新,由经验技术到科学方法,由流派传承到学科建设"的历史性跨越。"旋提手法治疗神经根型颈椎病的临床和基础研究及应用"荣获2009年国家科学技术进步奖二等奖;"益气化瘀法治疗椎间盘退变性疾病的基础研究和临床应用"荣获2011年国家科学技术进步奖二等奖;"补肾益精法防治原发性骨质疏松症的疗效机制和推广应用"荣获2015年国家科学技术进步奖二等奖;"神经根型颈椎病中医综合方案与手法评价系统"荣获2017年国家科学技术进步奖二等奖。

　　总之,在科技迅猛发展的今天,我们只有不断继承和发扬中医骨伤科学的优势,不断吸纳百家之长,紧跟时代科技发展前沿,将传统的特色与现代科技紧密结合并不断创新,才能使中医骨伤科学永葆青春与活力,才能真正实现中医骨伤科学服务于中医药事业的目标,才能走出一条具有中国特色的中医骨伤科学发展之路。

●（冷向阳）

扫一扫
测一测

复习思考题

1. 通过学习骨伤科的历代发展历程,你认为促进骨伤科进步和发展兴盛的原因是什么?
2. 在当前形势下骨伤科发展面临的机遇和挑战有哪些?
3. 如何保证骨伤科精髓的传承和发展?

◆◆◆ 第二章 ◆◆◆

筋骨的结构及功能

> **学习目标**
>
> 掌握骨骼肌、骨、关节的结构和功能;熟悉神经、血管、淋巴、椎间盘的结构和功能;了解皮肤的结构和功能。

第一节 骨骼肌的结构及功能

运动系统的肌肉属于横纹肌,由于绝大部分附着于骨,故又名骨骼肌。人体有600多块骨骼肌。骨骼肌细胞构成骨骼肌组织,每块骨骼肌主要由骨骼肌组织构成,外包结缔组织膜、内有神经血管分布。骨骼肌收缩受意识支配,故又称"随意肌"。收缩的特点是快而有力,但不持久。

一、骨骼肌的结构

每块肌肉都是具有一定形态、结构和功能的器官,有丰富的血管、淋巴分布,在躯体神经支配下收缩或舒张,进行随意运动。肌肉具有一定的弹性,被拉长后,当拉力解除时可自动恢复到原来的程度。肌肉的弹性可以减缓外力对人体的冲击。肌肉内还有感受本身体位和状态的感受器,不断将冲动传向中枢,反射性地保持肌肉的紧张度,以维持姿势和保障运动时的协调。

大多数骨骼肌借肌腱附着在骨骼上。分布于躯干和四肢的每块肌肉均由许多平行排列的骨骼肌纤维组成,它们的周围包裹着结缔组织。包在整块肌外面的结缔组织为肌外膜,它是一层致密结缔组织膜,含有血管和神经。肌外膜的结缔组织以及血管和神经的分支伸入肌内,分隔和包围大小不等的肌束,形成肌束膜。分布在每条肌纤维周围的少量结缔组织为肌内膜,肌内膜含有丰富的毛细血管。各层结缔组织膜除有支持、连接、营养和保护肌组织的作用外,对单条肌纤维的活动,乃至对肌束和整块肌肉的肌纤维群体活动也起着调整作用。

人体肌肉众多,但基本结构相似。一块典型的肌肉,可分为中间部的肌腹和两端的肌腱。肌腹是肌肉的主体部分,由横纹肌纤维组成的肌束聚集构成,色红,柔软,有收缩能力。肌腱呈索条或扁带状,由平行的胶原纤维束构成,色白,有光泽,但无收缩能力,腱附着于骨处与骨膜牢固地编织在一起。阔肌的肌腹和肌腱都呈膜状,其肌腱叫做腱膜。肌腹的表面包以结缔组织性外膜,向两端则与肌腱组织融合在一起。

骨骼肌辅助装置有筋膜、腱鞘、滑液囊。

1. 筋膜 筋膜可分为浅、深两层。

浅筋膜为分布于全身皮下层深部的纤维层,有人将皮下组织全层均列属于浅筋膜,它由

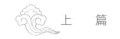

疏松结缔组织构成。内含浅动、静脉,浅淋巴结和淋巴管、皮神经等。

深筋膜又称固有筋膜,由致密结缔组织构成,遍布全身,包裹肌肉、血管神经束和内脏器官。在四肢,由于运动较剧烈,深筋膜特别发达、厚而坚韧,并向内伸入直抵骨膜,形成筋膜鞘,将作用不同的肌群分隔开,称肌间隔。在体腔肌肉的内面,也衬以深筋膜,如胸内、腹内和盆内筋膜等,其而包在一些器官的周围,构成脏器筋膜。一些大的血管和神经干在肌肉间穿行时,深筋膜也包绕它们,形成血管鞘。筋膜除对肌肉和其他器官具有保护作用外,还对肌肉起约束作用,保证肌群或单块肌的独立活动。在手腕及足踝部,深筋膜增厚形成韧带并伸入深部分隔成若干隧道,以约束深面通过的肌腱。在筋膜分层的部位,筋膜之间的间隙充以疏松结缔组织,叫做筋膜间隙,正常情况下这种疏松的联系保证肌肉的运动,炎症时,筋膜间隙往往成为脓液的蓄积处,一方面限制了炎症的扩散,另一方面脓液可顺筋膜间隙蔓延。

2. 腱鞘　一些运动剧烈的部位如手和足部,长肌腱通过骨面时,其表面的深筋膜增厚,并伸向深部与骨膜连接,形成筒状的纤维鞘,其内含由滑膜构成的双层圆筒状套管,套管的内层紧包在肌腱的表面,外层则与纤维鞘相贴。两层之间含有少量滑液。因此,肌腱既被固定在一定位置上,又可滑动并减少与骨面的摩擦。

3. 滑液囊　在一些肌肉抵止腱和骨面之间,生有结缔组织小囊,壁薄,内含滑液,叫做滑液囊。滑液囊或独立封闭,或与邻近关节腔相通,其功能为减缓肌腱与骨面的摩擦。

二、骨骼肌的功能

骨骼肌的功能单位是由一个运动神经元和它所支配的全部肌纤维构成的,这一功能单位称为运动单位。骨骼肌的生理功能主要表现为两个方面:一是维持正常肌张力,二是产生运动。骨骼肌具有以下特性:①伸展性:骨骼肌在受到外力牵拉或负重时可被拉长的特性;②弹性:当外力或负重取消后,肌肉的长度又可恢复的特性;③黏滞性:由于肌浆内各分子之间的相互摩擦作用所产生的特性。同时骨骼肌具有兴奋性和收缩性的生理特征,由于骨骼肌是可兴奋组织,受到刺激后可产生兴奋(即产生动作电位)的特性。肌肉受到刺激产生兴奋后,立即产生收缩反应的特性为骨骼肌的收缩性,引起骨骼肌兴奋的刺激条件为刺激强度,引起肌肉兴奋的最小刺激强度为阈刺激。

第二节　神经的结构及功能

神经系统是人体内起主导作用的功能调节系统。人体的结构与功能极为复杂,体内各器官、系统的生理功能都是在神经系统的直接或间接调节下,互相联系、密切配合,使人体成为一个统一的整体,维持正常的生命活动。同时,人体又是生活在经常变化的环境中,环境的变化必然随时影响着体内的各种功能,这也需要神经系统对体内各种功能不断进行迅速而完善的调整,使人体适应体内外环境的变化。

一、神经的结构

(一) 神经的基本结构

神经系统是由神经细胞(神经元)和神经胶质所组成。

1. 神经元　是一种高度分化的细胞,是神经系统的基本结构和功能单位,具有感受刺激和传导兴奋的功能。神经元由胞体和突起两部分构成。胞体的中央有细胞核,核的周围为细胞质,胞质内除有一般细胞所具有的细胞器如线粒体、内质网等外,还含有特有的神经原纤维及尼氏体。神经元的突起根据形状和功能又分为树突和轴突。树突较短但分支较多，它接受冲动，并将冲动传至细胞体，各类神经元树突的数目多少不等，形态各异。每个神经元只发出一条轴突，长短不一，胞体发出的冲动则沿轴突传导。

2. 神经胶质　又称胶质细胞，是神经系统间质细胞和支持细胞的统称，分布于神经系统各处，其分裂增殖能力很强，特别是神经系统损伤后极其活跃。胞浆中无神经原纤维和尼氏体，不具有传导冲动的功能。神经胶质对神经元起着支持、绝缘、营养和保护等作用，并参与构成血脑屏障。

3. 突触　神经元间的联系方式是互相接触，该接触部位的结构称为突触，通常是一个神经元的轴突与另一个神经元的树突或胞体借突触联系，神经冲动由一个神经元通过突触传递到另一个神经元。

（二）神经的分类

神经系统一般按照位置和功能分为中枢神经系统和周围神经系统两大部分。中枢神经系统包括脑和脊髓。脑分为大脑、小脑和脑干三部分。大脑分为左右两个半球，分别管理人体不同的部位。脊髓是传导通路，能把外界的刺激及时传送到脑，然后再把脑发出的命令及时传送到周围器官，起到了上通下达的桥梁作用。周围神经系统包括脑神经、脊神经和自主神经。

1. 脑神经　共 12 对，主要支配头面部器官的感觉和运动。人能看到周围事物、听见声音、闻出香臭、尝出滋味以及有喜怒哀乐的表情等，都必须依靠这 12 对脑神经的功能。

2. 脊神经　共 31 对，其中包括颈神经 8 对，胸神经 12 对，腰神经 5 对，骶神经 5 对，尾神经 1 对。脊神经由脊髓发出，主要支配身体和四肢的感觉、运动和反射。

3. 自主神经　也称内脏神经，主要分布于内脏、心血管和腺体。心跳、呼吸和消化活动都受它的调节。自主神经分为交感神经和副交感神经两类，两者之间相互拮抗又相互协调，组成一个配合默契的有机整体，使内脏活动能适应内外环境的需要。

神经根是指周围神经与脑或脊髓的连接部，是人体各种反射调节必须要经过的部位。每一对脊神经都有一对前根和一对后根，前、后根在椎间孔处汇合为脊神经。前根属运动性，后根属感觉性，临床上常习惯特指脊神经根。

二、神经的功能

神经系统具有重要的功能，是人体内起主导作用的系统。一方面它控制与调节各器官、系统的活动，使人体成为一个统一的整体；另一方面通过神经系统的分析与综合，使机体对环境变化的刺激做出相应的反应，达到机体与环境的统一。

第三节　血管的结构及功能

血管是血液流动的管道，血液在心脏射血动力的推动下，周而复始地从心室通过动脉、毛细血管和静脉相串联构成的血管系统返回心房。人体除角膜、毛发、指（趾）甲、牙质及上皮等处外，血管遍布全身。

一、血管的结构

（一）动脉

1. 一般构造　动脉呈圆形，壁厚，由内向外分为 3 层：

（1）内膜：由内皮、内皮下层和内弹性膜构成。内皮管腔有皱襞或微绒毛等许多突起，可使管腔内血流平稳、血浆流动缓慢，便于血浆与内皮细胞间进行物质交换。

（2）中膜：由平滑肌、弹性纤维和胶原纤维构成。大动脉的中膜具有 40~70 层同心排列的弹性膜。中、小动脉的中膜由 10~40 层同心排列的平滑肌纤维构成，其作用是输送血液至各器官。

（3）外膜：主要由纤维结缔组织构成，排列为 4 层，由外向内呈环行和纵行交替。外膜具有很大的抗张力强度，可以限制血管的过度扩张。

2. 动脉的分布　全身动脉的分布都具有一定规律性。

（1）器官外动脉

1）对称性和节段性：头颈部和四肢等每个区域均有一支主要动脉干。如上肢的锁骨下动脉、下肢的髂外动脉。

2）安全性和隐蔽性：肢体动脉主干都排列在屈侧和肌肉的深面。如腋窝、肘窝、腘窝和手掌等处，头颈部的颈总动脉也居于胸锁乳突肌的深面。这样，一方面可避免碰撞和损伤，另一方面屈侧血管内的血流较通畅，有利于血液循环。

3）近距离分布以及与静脉和神经伴行：分布于脏器的动脉都经脏器的"门"进入，最靠近动脉主干。如腹主动脉发出的肝固有动脉和肾动脉分别经肝门和肾门进入脏器。多数动脉与静脉和神经伴行，并常被结缔组织包裹形成血管神经束。

（2）器官内动脉

1）凡构造相似的器官，其动脉分支也相似。肌肉、韧带、神经等纤维条索状器官，其动脉分支均与纤维并列行进。

2）骨内部的动脉与器官结构和发生密切相关。如长管状骨可分为骨干、骨骺和干骺端，动脉也分为骨干滋养动脉、骨骺支和干骺支，其间相互吻合，保证骨的血液供应；短骨的动脉则从周围各个方向进入骨内，向骨中央行进（图 2-1）。

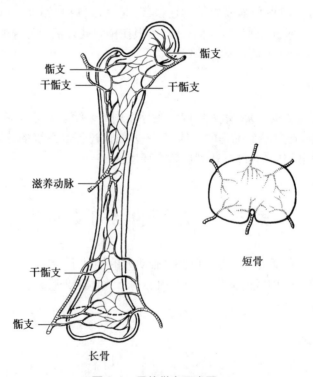

图 2-1　骨的供血示意图

3) 实质性器官的动脉自"门"进入,其分布可分为纵行型(如肌肉)、放射型(如肾)和集中型(如骨骺)3种。

4) 中空性器官的动脉分布可分为集合型(如脊髓)、横行型(如肠管)和纵行型(如输尿管)3种。

（二）静脉

1. 一般构造 静脉为输送血液回心的管道,起自微血管,管径由远及近逐渐变粗,最后形成上、下腔静脉和冠状窦以及肺静脉分别注入右心房和左心房。静脉管壁较动脉薄,也可分为内膜、中膜和外膜3层。内膜在某些部位折叠形成瓣膜;中膜的弹性纤维和平滑肌较少,管腔压力低,血流缓慢;外膜也由纤维结缔组织构成,承受管外压力的能力较动脉小,易被压扁,重力压迫时可使血液回流受阻。

2. 静脉瓣 是静脉内膜折叠而成的内皮皱襞,呈半月状,凸缘游离。一般位于血流流入端,有防止血液逆流的作用。静脉瓣存在于全身各部,但其分布规律与影响血液回流的因素密切相关。如受重心引力影响甚大的四肢,尤其是下肢的静脉瓣最多,头颈部和胸部较少,腹、盆腔一般无静脉瓣。

3. 静脉的分布 体循环的静脉有浅、深两类。浅静脉位置表浅,位于皮下组织内,无动脉伴行,又称皮下静脉。深静脉位于深筋膜之下或体腔内,多与动脉伴行且同名,又称伴行静脉。上肢自臂部以下、下肢自膝以下的伴行静脉均为2支,躯干部除肋间后静脉、肋下静脉和腰静脉以外,其他伴行静脉也都是2支。

（三）毛细血管

毛细血管是极微细的小管,互相连接成网,遍布于全身。管壁极薄,主要由内皮细胞构成,内皮外有薄层结缔组织。管壁有一定的通透性,氧、二氧化碳、水和其他溶于血浆的物质可通过管壁,与组织细胞进行物质交换。管腔内血流缓慢,有利于物质交换。管壁有一定的弹性,在组织处于静息状态时,许多毛细血管完全闭锁,当组织功能活动时,毛细血管重新开放,以增加血液供应。

二、血管的功能

1. 动脉 大动脉管壁厚,富含弹性纤维,有明显的可扩张性和弹性。左心室收缩射血时,主动脉压升高,一方面推动动脉内的血液向前流动,另一方面使主动脉扩张、容积增大,有暂时贮存部分血液的功能,可使心室的间断射血成为血液在血管中的连续流动。因此,大动脉又称为弹性贮器血管。中动脉将血液输送至各器官组织,又称为分配血管。小动脉和微动脉的管径较细,对血流的阻力较大,因此也称为毛细血管前阻力血管,其管壁含有丰富的血管平滑肌,在平时保持一定的紧张性收缩,形成血管的外周阻力,对于维持一定的动脉血压起着重要作用。血液在血管中流动时受到的外周阻力大部分发生在微动脉,微动脉的收缩与舒张活动可明显改变所灌流的器官、组织的血流量。

2. 毛细血管 连接动脉和静脉,分布广泛,之间互相连通形成毛细血管网。在真毛细血管的起始部常有平滑肌环绕,称为毛细血管前括约肌,属于阻力血管的一部分。它的舒、缩活动可以控制毛细血管的开放或关闭,因此可控制毛细血管开放的数量。真毛细血管通透性很高,是血管内血液和血管外组织液进行物质交换的主要场所,在功能上属于交换血管。

3. 静脉 和同级动脉比较,静脉的数量较多、口径较粗、管壁较薄、可扩张性较大,即较小的压力变化就可使容积发生较大的变化,故其容量较大。在安静状态下,60%~70%的循环血量容纳在静脉系统中。当静脉的口径发生较小变化时,静脉内容纳的血量就可发生很大的变化,回流到心房的血流量明显改变,而静脉内压力变化却较小。因此,静脉在血管系

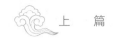

统中起着血液贮存库的作用,也称为容量血管。

微静脉的管径较小,可对血流产生一定的阻力,又称为毛细血管后阻力血管,但其产生的阻力在血管系统总阻力中只占很小比例。微静脉的舒缩活动可影响毛细血管前阻力和毛细血管后阻力的比值,继而改变毛细血管的血压、容量以及滤过作用,影响体液在血管内和组织间隙内的分配情况。

在血管床中还存在小动脉和小静脉之间的直接吻合,称为短路血管或动 - 静脉短路,主要分布于手指、足趾、耳郭等处的皮肤中,在功能上与体温调节有关。

4. 血管内皮细胞的内分泌功能　血管内皮细胞具有复杂的酶系统,可以合成和分泌多种生物活性物质,参与血管收缩和舒张、凝血、免疫功能以及细胞增殖的调节。正常情况下,血管内皮细胞释放的各种活性物质在局部维持一定的浓度比,对于调节血液循环、维持内环境稳定和生命活动的正常进行具有十分重要的意义。

第四节　淋巴的结构及功能

淋巴系统是人体内重要的防御系统,像血液一样遍布全身各处,它能制造白细胞和抗体,滤出病原体,对于液体和养分在体内的分配也有重要作用。像遍布全身的血液循环系统一样,淋巴系统也是一个网状的液体系统。淋巴系统里流通的淋巴液,由血浆变成,但比血浆清,水分较多,能从微血管壁渗入组织空间。

一、淋巴的结构

淋巴系统由淋巴管(分为毛细淋巴管、淋巴管、淋巴干与淋巴导管)、淋巴组织(分为弥散淋巴组织与淋巴小结)和淋巴器官(如胸腺、骨髓、脾、扁桃体等)构成,我们这里主要论述的是淋巴管。

淋巴管由毛细淋巴管汇合而成,管径增粗,管壁与静脉相似,外形呈串珠状。

淋巴管壁较薄,瓣膜很多。瓣膜的出现是毛细淋巴管过渡到淋巴管的主要标志。四肢淋巴管的瓣膜发育良好,下肢多于上肢。瓣膜间距各处不一。淋巴管在其向心行程中,至少流经一个淋巴结,有的经过 8~10 个淋巴结。淋巴管之间的交通支甚多,形成淋巴侧支循环。

根据淋巴管的位置不同,分为浅、深二种。浅淋巴管位于皮下,常与浅静脉伴行,收集皮肤和皮下组织的淋巴。深淋巴管与深部血管伴行,收集肌肉和内脏的淋巴。浅、深淋巴管之间有许多的交通支。

二、淋巴的功能

淋巴管的主要功能是收集淋巴液,产生淋巴细胞和浆细胞,参与机体的免疫应答。当局部感染时,细菌、病毒等病原体可沿淋巴管侵入,引起局部淋巴结肿大。如该淋巴结不能阻止和消灭它们,则病变可沿淋巴管的流注方向扩散和转移。

第五节　皮肤的结构及功能

皮肤是包裹在整个身体外表面的一层被膜状组织,是人体最大的器官。总重量占体重的 5%~15%,总面积为 1.5~2m²,厚度 0.5~4.0mm。皮肤由表皮、真皮和皮下组织组成,并含有附属器官(皮脂腺、汗腺、指甲、趾甲)以及血管、淋巴管、神经和肌肉等。角质形成细胞是表皮层的基本细胞成分,呈多层重叠排列;真皮为不规则的致密结缔组织,主要由纤维、基质和细胞构成,含有丰富的血管、神经、皮脂腺、汗腺和毛囊等;皮下组织为脂肪组织或疏松结缔组织,使皮肤与深部组织相连。皮肤具有保护、调节体温、代谢、吸收、感觉、呼吸和免疫监视等功能,是人体最大和最重要的保护器官。

一、皮肤的结构

(一)皮肤的分层

1. 表皮　表皮来源于外胚层,是皮肤的最外层,平均厚度为0.2mm,根据细胞的不同发展阶段和形态特点,由外向内可分为5层:

(1)角质层:是表皮的最外层,由5~15层已死亡的扁平角质细胞和角层脂质组成。角质层细胞上下重叠排列,紧密结合成垂直形细胞柱,镶嵌排列呈板层状结构。能抵抗外界摩擦,防御致病微生物的侵入,阻止水分和电解质的通过,是人体重要的天然保护层。

(2)透明层:仅存在于掌、跖部,由2~3层核已消失的扁平透明细胞组成,含有角母蛋白。能防止水分、电解质和化学物质的透过,故又称屏障带。

(3)颗粒层:由3~5层扁平梭形细胞组成,含有大量嗜碱性透明角质颗粒。扁平梭形细胞层数增多时,称为粒层肥厚,并常伴有角化过度;颗粒层消失,常伴有角化不全。透明层和颗粒层中的酸性磷酸酶、疏水性磷脂和溶酶体等构成一个防水屏障,既使水分不容易从体外渗入,也阻止了角质层下水分向角质层渗透。

(4)棘层:由4~10层逐渐成熟的多角形棘细胞组成,由下向上渐趋扁平,细胞间借桥粒互相连接,形成所谓的细胞间桥。棘层有分裂功能,可参与表皮的损伤修复,还具有一定的吸收紫外线的作用。

(5)基底层:位于表皮最深处,由一层排列呈栅状的圆柱细胞组成。此层细胞不断分裂,逐渐向上推移、角化、变形,形成表皮其他各层,最后角化脱落。基底细胞间夹杂一种来源于神经嵴的黑色素细胞,能产生黑色素,黑素细胞可吸收或反射紫外线,保护深部组织免受辐射损伤。此外,黑素还能保护叶酸和类似的重要物质免受光线的分解。基底层为表皮细胞的"发源地",与皮肤自我修复、创伤修复及瘢痕形成有关。

外伤或手术时,只要创面不突破真皮浅层,没有破坏嵌在真皮浅层的表皮脚,其修复由基底层完成,皮肤就能恢复到原来的状态。若突破真皮浅层,由真皮结缔组织增生修复创面,则会形成瘢痕。

2. 真皮　真皮来源于中胚层,由结缔组织组成,含有毛发、毛囊、皮脂腺、汗腺等结构。真皮与皮下组织之间界限不明显,颈、肩和背部的真皮最厚,其余较薄。真皮可分为浅在的乳头层和深在的网状层。

3. 皮下组织　又称浅筋膜,由真皮下部延续而来。主要成分包括脂肪细胞、纤维间隔、血管、淋巴管、神经、汗腺体和毛囊等。脂肪细胞聚集,形成大小不一的脂肪小叶,其间以纤维间隔为界。皮下组织内富有血管,由小叶间隔内小动脉分支形成毛细血管,伸入脂肪小叶并围绕每个脂肪细胞。毛细血管基底膜与脂肪细胞膜紧密接触,有助于血液循环和脂质的输送。皮下组织分布于真皮和肌膜之间,上方与真皮、下方与肌膜连接,广布于体表,形成脂肪层。

(二)皮肤的神经、血管、淋巴管和肌肉

1. 皮肤的神经　皮肤是重要的感觉器官,含有丰富的神经。皮肤的神经按功能分为感觉神经和运动神经两类,它们的末梢和特殊感受器广泛地分布在表皮、真皮及皮下组织内,

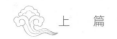

以感知体内外的各种刺激,引起相应的神经反射,维持机体的健康。皮肤的基本感觉包括触觉、痛觉、温度觉、压觉和痒觉 5 种。

(1) 皮肤的感觉神经:皮肤感觉神经为有髓神经,除头部外均来自脊髓,达真皮乳头层及进入终末器官后则失去髓鞘。神经在皮肤中以两种形式出现:①进入皮肤后逐渐分支,在真皮乳头处失去外鞘,然后以游离神经末梢形式分布于表皮中,在毛囊的皮脂腺导管入口下也有感觉神经网围绕;②部分感觉神经的末端形成特殊的神经末梢感受器,这些感受器分别接受和传递特殊的感觉。

(2) 皮肤的运动神经:运动神经为无髓神经,属自主神经,来源于交感神经系统。进入真皮及皮下组织后,其神经末梢均呈细小树枝状分布,不进入表皮。除面部的表情肌由面神经控制外,交感神经的肾上腺素能纤维支配皮肤血管、竖毛肌、血管球及顶泌汗腺和小汗腺的肌上皮细胞。交感神经的胆碱能神经纤维支配小汗腺的分泌细胞。

2. 皮肤的血管 皮肤的血管具有营养皮肤组织和调节体温的作用。分为两种类型:①营养血管(动脉、静脉和毛细血管):真皮中有由微动脉和微静脉构成的乳头下血管丛和真皮下血管丛,皮下组织有较大血管丛,相邻血管丛之间有垂直的交通支相通连。皮肤的毛细血管大多为连续型,由连续的内皮构成管壁,相邻的内皮细胞间有细胞连接。②具有调节体温作用的血管结构:在指、趾、耳郭、鼻尖和唇等处真皮内有较多的动、静脉吻合,称为血管球。当外界温度变化明显时,在神经支配下,球体可以扩张或收缩,控制血流,从而调节体温。

3. 皮肤的淋巴管 皮肤淋巴管的盲端起始于真皮乳头层的毛细淋巴管。毛细淋巴管管壁很薄,只由一层内皮细胞及疏松的网状纤维构成。毛细淋巴管渐汇合为管壁较厚的具有瓣膜的淋巴管,形成乳头下浅淋巴网和真皮淋巴网,经皮下组织通向淋巴结。毛细淋巴管内的压力低于毛细血管及周围组织间隙的渗透压,故皮肤中的组织液、游走细胞、细菌、病理产物、肿瘤细胞等均易进入淋巴管而到达淋巴结,最后被吞噬处理或引起免疫反应。肿瘤细胞可通过淋巴管转移到皮肤。

4. 皮肤的肌肉 主要有平滑肌和横纹肌两种。竖毛肌属平滑肌,由纤细的平滑肌纤维束所构成,其一端起自真皮乳头层,另一端插入毛囊中部的结缔组织鞘内。竖毛肌参与皮脂腺的排泄功能,精神紧张及寒冷可引起竖毛肌的收缩,即所谓起"鸡皮疙瘩"。还能通过收缩时的压力将皮脂压挤到皮肤表面。面部的表情肌和颈部颈阔肌属横纹肌,经皮下组织延伸到真皮深层。

二、皮肤的功能

皮肤的功能主要包括屏障作用、调节作用、自稳作用及免疫功能。人体皮肤处于开放的环境中,外界环境的许多物质都能直接与人体皮肤接触,所以皮肤正常生理功能的发挥对健康非常重要。

在骨伤科疾病中,皮肤具有重要的作用,皮肤的破溃与否对疾病的转归及预后均有重要的影响。

第六节　椎间盘的结构及功能

一、椎间盘的结构

椎间盘发生于胚胎时期,由髓核、纤维环组成,累积叠加的高度大约占脊柱全长的四分之一,在人的一生中一直不断进化。椎间盘的厚度根据所处的位置不同而发生变化,腰椎间盘最厚,胸椎间盘次之,颈椎间盘最薄。

（一）髓核

位于中央,周围是纤维环,主要由胶冻状基质构成,富含黏多糖蛋白复合体、硫酸软骨素等,是椎间盘含水量最多的部位。髓核富有弹性,像弹簧一般可以作为缓冲器,减少脊髓与头部的震荡。髓核中的含水量在出生时最高,可达90%,此后随着年龄的增加含水量逐渐减少,70岁时下降到70%左右。研究表明,髓核中心相当于一个力学平衡点,它离椎体前缘和黄韧带的距离是相等的。

（二）纤维环

位于髓核的周围,主要由呈同心圆状的纤维束构成,富含胶原纤维,纤维束呈30°~60°斜形交叉重叠,有助于承受较大弯曲和扭转负荷。研究表明,由终板传递给椎间盘的轴向压力,其中的25%由纤维环所承担。也就是说,假如椎间盘承受20kg的轴向压力,纤维环则受到5kg的作用力,其余的15kg作用于髓核。同时,髓核可沿水平方向传递一部分应力给纤维环。

二、椎间盘的功能

椎间盘是一种弹性固体材料,具有蠕变、松弛和滞后等特性,可以吸收震荡,缓冲压力,根据不同情况分别为脊柱提供柔韧性和稳定性。另外,椎间盘可承受并分散负荷,在合理的范围内限制过多的活动,同时由于纤维环独特的排列结构,赋予了椎间盘可承受一定程度的抗扭转和抗弯曲能力。椎间盘脱水变性后,有机质与无机质的比例下降,弹性作用降低,脆性作用增加,导致分布应力的能力减弱甚至丧失,抗载和抗扭转能力也因此减弱。

第七节 骨的结构及功能

一、骨的结构

骨的基本结构包括:骨膜、骨质、骨髓、血管、神经。

1. 骨膜　骨膜为坚韧结缔组织膜,覆盖于骨表面,内含有丰富的血管、神经和成骨细胞,对骨营养、再生和感觉有重要作用。骨膜分为骨外膜和骨内膜,其中骨外膜包被在骨的表面,分为内外两层,内层有成骨细胞和破骨细胞,外层为结缔组织,含有一些成纤维细胞。骨内膜为衬在骨髓腔和骨松质网眼中的结缔组织膜,同样有成骨细胞和破骨细胞。骨膜幼年期功能非常活跃,直接参与骨的生成;成年时转为静止状态,但是,骨一旦发生损伤,如骨折,骨膜又重新恢复功能,参与骨折端的修复愈合。如骨膜剥离太多或损伤过大,则骨折愈合困难。

2. 骨质　骨质有骨密质和骨松质两种。前者质地坚硬致密,布于骨的表层;后者呈海绵状,由许多片状的骨小梁交织而成,布于骨的内部。

骨质主要由有机质和无机质组成。有机质主要是骨胶原纤维束和黏多糖蛋白等,有机质作为骨的支架,赋予骨以弹性和韧性。无机质主要是碱性磷酸钙,使骨坚硬挺实。两种成分比例,随年龄的增长而发生变化。幼儿有机质和无机质各占一半,故弹性较大,柔软,易发生变形,在外力作用下不易骨折或折而不断;成年人骨的有机质和无机质比例约为3∶7,骨具有较大硬度和一定弹性,较坚韧;老年人的骨,无机质所占比例更大,脆性较大,易发生骨折。

3. 骨髓　骨髓填充在骨髓腔和骨松质的空隙内,分为红骨髓和黄骨髓,红骨髓有造血功能。胎、幼儿的骨髓全是红骨髓。成年之后,长骨骨干内的红骨髓逐渐被脂肪组织代替,称为黄骨髓,失去造血功能。失血时黄骨髓会转化为红骨髓。

4. 血管　长骨的动脉包括滋养动脉、干骺端动脉、骺动脉和骨膜动脉,供应骨的营养。

5. 神经　许多神经纤维伴随血管分布于骨。其中大部分是血管运动神经(内脏传出纤维),躯体感觉神经(躯体传入纤维)则多分布于骨膜,因此骨折、骨病常引起剧烈疼痛。

二、骨的功能

1. 构成人体形态基本构架　如头、躯干、四肢骨骼。其中颅骨构造了颅腔,胸骨、肋骨及脊柱构造了胸腔和腹腔。

2. 参与人体运动系统构成　骨是四肢和关节面的构成部分,为骨骼肌提供支点及力点。

3. 作为人体矿物质库　机体需要时为人体提供足够的钙及其他矿物质,在维持人体内环境稳定性方面发挥重要作用。

4. 骨髓造血功能　幼年时骨髓腔内为红骨髓,具有造血功能,成人为黄骨髓替代,但仍维持造血潜能,一旦机体大量失血时,可恢复造血功能。

第八节　关节的结构及功能

广义的关节,指骨与骨之间的连接,包括直接连接和间接连接。狭义的关节指骨与骨的间接连接。

关节可根据连接方式、关节活动性、关节部位、关节运动轴数目及关节面形态分类。

根据关节的连接方式可分为:直接连接和间接连接,其中直接连接如骶骨各椎体之间的融合、颅骨缝的骨化等,间接连接主要是两骨面相互分离,周围的结缔组织相互连接,又称为滑膜关节。

根据关节的活动性,我们又可以把关节分为:不动关节、微动关节和活动关节,其中颅骨缝这类关节为不动关节,耻骨联合部位为微动关节,而常见的肩、肘、膝、踝关节为活动关节。

根据关节部位,我们可分为中轴关节与外周关节,其中脊柱的连接属于中轴关节,而与脊柱关节相对应的四肢大小关节为外周关节。

我们这里主要论述的为滑膜关节的结构及功能。

一、关节的结构

(一) 关节基本结构

滑膜关节的主要结构包括关节面、关节腔和关节囊三部分,这是滑膜关节的最基本结构。

1. 关节面　即构成关节各骨的邻接面,关节面被覆关节软骨。软骨的形状与骨关节面的形状一致,具有减少运动时摩擦的作用;软骨富有弹性,可减缓运动时的振荡和冲击。关节软骨属透明软骨,其表面无软骨膜。通常一骨形成凸面,为关节头,一骨形成凹面,为关节窝。

2. 关节囊　关节囊附着于关节面周缘的骨面上,并与骨膜融合续连,关节囊包围关节,使其与邻近结构隔开,关节囊分为内、外两层,外层为厚而坚韧的纤维层,由致密结缔组织构成。纤维层增厚部分称为韧带,可增强骨与骨之间的连接,并防止关节的过度活动。关节囊的内层为滑膜层,薄而柔软,由血管丰富的疏松结缔组织构成,含有平行和交叉的致密纤维组织相贴,并移行于关节软骨的周缘,与骨外膜有坚固连接。滑膜形成皱褶,围绕着关节软骨的边缘,但不覆盖软骨的关节面。滑膜层产生滑液,对关节软骨提供部分营养。滑膜内层表面有很多微小的突起皱襞,分别为滑膜绒毛和滑膜壁。若滑膜壁中含有脂肪,即为滑膜脂垫,在关节运动时,关节腔的形状、容积及压力发生改变时滑膜脂垫可起到调节作用。滑液是透明的蛋清样液体,润滑性强,是关节软骨和半月板进行物质交换的媒介。

3. 关节腔　即关节软骨和关节滑膜层共同组成的封闭的腔。腔内含有少量滑膜液,使关节保持湿润和滑润,腔内平时呈负压状态,以增强关节的稳定性。

(二) 关节辅助结构

关节除具备上述基本结构外,某些关节为适应其特殊功能还形成一些特殊结构,以增加关节的灵活性或稳固性。这些结构是韧带和关节内软骨。

1. 韧带　连于相邻两骨之间的致密纤维结缔组织束称为韧带,可加强关节的稳固性。位于关节囊外的称囊外韧带,有的与关节囊相贴,为关节囊的局部增厚,如髋关节的髂股韧带;有的与关节囊不相贴,分离存在,如膝关节的腓侧副韧带等。位于关节囊内的称囊内韧带,被滑膜包裹,如膝关节内的交叉韧带等。韧带和关节囊分布有丰富的感觉神经,因此,损伤后较为疼痛。

2. 关节内软骨　为存在于关节腔内的纤维软骨,有关节盘、关节唇两种形态。

(1) 关节盘:位于两关节面之间的纤维软骨板,其周缘附着于关节囊内面,将关节腔分为两部分。关节盘多呈圆形,中央稍薄,周缘略厚,膝关节中的关节盘呈半月形,称关节半月板,可使两关节面更为适合,减少冲击和震荡,并可增加关节的稳固性。此外,两个腔可产生不同的运动,从而增加了运动的形式和范围。

(2) 关节唇:附着于关节窝周缘的纤维软骨环,它加深关节窝,增大关节面,可增加关节的稳固性,如髋臼唇等。

关节的形态结构与其生理功能相适应,关节的功能表现为运动灵活性与稳定性对立统一,灵活与稳定的程度则因身体各部的功能不同而异。因此,与其相适应的各关节的形态结构也不相同。如上肢是劳动和工作的器官,其关节纤细灵巧,下肢是负重和移位的器官,其关节硕大稳固。决定关节的灵活性与稳固性的因素主要有关节面的形状、关节囊的厚薄和松紧、囊内外韧带的强弱、有无关节盘的介入,以及关节周围肌肉的强弱和收缩幅度等。

二、关节的功能

可动关节活动时所承受的压力大大高于体重的压力,这是因为肌肉收缩要使身体在这些关节上达成平衡,而且需稳定这些关节。关节负荷并非固定不变,由于活动是间断的,常常产生动力负荷的高峰。关节运动的特征是迅速开始,又迅速停止。开始活动时,伴有高的压力负荷。值得注意的是,在这样一些可能磨损的力学情况下,绝大部分关节的主要负荷区并无破坏的表现,说明关节的各个部分具有各种保护机制。

1. 韧带、关节囊以及周围肌肉的作用　韧带、关节囊及周围的肌肉保证关节的稳定性。即使关节周围结构都完整,肌肉的完全麻痹也能使其失去稳定性,部分麻痹就会产生明显的功能障碍。肌肉在稳定大的近端关节方面显得更重要,如球窝形的髋和肩关节,它们结构上的稳定性最小。虽说肌肉在小关节的稳定性中也很重要,但是对于腕和足的关节来说,骨的构型以及致密韧带的相互连结对这些关节的稳定性更重要。

2. 关节软骨的作用

（1）传导载荷：胶原纤维有良好的抗拉伸强度和刚度。在关节软骨基质中的胶原纤维有其特殊的排列，即胶原纤维的拱形结构及薄壳结构，这种结构大大增强了纤维的抗拉伸强度及刚度，使关节受力性能更佳，是传导载荷极重要的结构基础。

（2）吸收震荡：蛋白多糖共聚体分子水平的变化与关节软骨的弹性有直接关系。蛋白多糖共聚体与水溶液接触后会充分地膨胀，体积达到该溶液的体积为止。欲使已膨胀的体积变小是很困难的，需要相当大的力量将共聚体之间的溶液排出才能达到目的。如果用足够的力使蛋白多糖共聚体的体积变小，一旦去掉或不能维持足够的力，则蛋白多糖共聚体将重新膨胀到其所能得到的液体的最大体积，这就表现出软骨的弹性。在载荷传导过程中，由于软骨具有上述弹性，所以它能中断并逐渐消除跑、跳时可能产生的冲击力。同时，胶原纤维形成的线样或绳索样结构，其直径明显不同，胶原索又交织成网状或板层状，能有效地吸收震荡和超宽范围震动频率的能量。

（3）润滑作用：关节软骨在滑膜关节中作为骨的衬里材料表现出高度的润滑性能。这主要依靠其平整光滑的表面及其在关节润滑机制中所起的作用。这些作用使正常关节的摩擦系数几乎等于零。

（4）抗磨损：关节软骨本身的结构极有利于抗磨损。关节软骨浅层的胶原纤维形成一层平行于关节面的薄壳结构，成为关节软骨的遮盖面。它的成分除了关节软骨所特有的胶原外，还有Ⅰ型胶原，后者增加了表层纤维的硬韧度。薄壳结构保护关节软骨抵抗各种应力的破坏及免受机械的磨损。但当关节软骨损伤时，即使仅是超微结构水平的损伤，也会导致软骨渗透性增加，液体流动的阻力减小，液体从软骨面流失，从而增加了关节两端面的接触而加深研磨，加剧软骨的损伤，形成恶性循环。

3. 软骨下骨的作用　生理负荷时，软骨下骨变形，因此不负重时，关节内部结构的连接应有轻度的空隙；当它们在负重变形后，关节内部结构的连接将变得合适。软骨下骨的变形，对关节内有效地分布压力是非常重要的。软骨下骨的变形可导致骨小梁的微骨折，随后骨折愈合和重新改造使结构模式改变，以保证其强度最大。软骨下骨的模式实际上反映了关节内压力的分布。若压力局限化时，软骨下骨将硬化和变致密。

4. 半月板或纤维软骨的作用　有半月板或纤维软骨的关节基本上是铰链关节，此类关节有一定的旋转度。为了完成这种类型的运动，关节边缘须绕铰链转动。半月板充填于关节间隙，起着垫圈作用。若无这些垫圈，关节接触面仅仅只有中央软骨的一小部分，而且很不稳定。因此，半月板起着承受负重并吸收震荡的作用。

（王旭凯）

复习思考题

1. 如何看待骨、关节、骨骼肌、神经、血管、皮肤的相对关系？
2. 试述神经系统的基本结构及其与中医整体观的相关性。
3. 血管如何分类？试述四肢主要血管的分布规律。

扫一扫
测一测

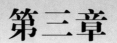

第三章

损伤与骨病的分类及病因病机

学习目标

掌握损伤的分类及病因病机;熟悉骨病的分类及病因病机;了解损伤与骨病分类的目的及病因学说的意义。

第一节　损伤的分类及病因病机

损伤是指人体受到各种外界因素作用而引起的皮肉、筋骨、脏腑经络等组织结构的破坏及其所带来的局部和全身反应。损伤轻者仅是局部的损害或生理功能的紊乱,全身反应小,重者可有重要组织器官的器质性损害,也可表现为严重的全身性反应,并可危及生命。

损伤是骨伤科疾病的重要组成部分,日常生活中或战争时期均较多见。要从纷繁复杂的众多疾病中理清头绪,就有必要对其进行分类。

一、损伤的分类

医学分类就是根据疾病的本质属性或显著特征,将其归类。使无规律的事物变得更有规律性,并反过来利用这些规律诊治疾病。因此,分类的目的在于指导临床诊断与治疗。

损伤的分类是随着人们对损伤的认识逐步深入而形成并不断发展的,根据前人的论述,总结现代的研究,目前损伤主要分为七类。

（一）根据损伤的部位分类

根据损伤的部位可分为外伤和内伤两大类。

1. 外伤　外伤是指人体皮肉筋骨的损伤。又可分为伤皮肉、伤筋、伤骨。

（1）伤皮肉:皮肉位于体表,外界因素作用于人体,皮肉最易损伤。根据损伤处皮肤黏膜的完整性是否受到破坏可分为创伤与挫伤。

1）创伤:指损伤后,皮肤黏膜完整性受到破坏,外部有伤口者,又称开放性损伤。根据损伤的方式及伤口的深浅又分为以下几类。①擦伤:指外力沿皮肤平行切线方向擦过引起的损伤,创面大而浅,有擦痕及小的出血点,创缘不整齐,伴有渗液。②裂伤:指钝性外力直接打击引起皮肤及皮下组织的开放伤。创缘多不整齐,组织损伤较广泛。③切割伤:指金属锐器切割引起的开放伤。创缘多整齐,呈直线状,深浅不一,浅者损伤皮肤、皮下组织及肌肉等;深者可伤及深部血管、神经和肌腱等重要组织。④穿刺伤:指尖锐利器引起的刺伤。创口小而深,并可伴有深部组织或脏器损伤,有时致伤物可折断于深部组织内。创口易封闭,创口内细菌(尤其是厌氧菌)及异物的存留,可引起深部组织化脓、破伤风或气性坏疽等,临床尤需注意。⑤撕脱伤:指急剧的扭转或牵拉外力,迅速使皮肤筋肉撕裂,创缘不齐。可为皮肤脱套伤,其损伤较重,极易合并感染或坏死。⑥压轧伤:指重物压轧所引起的损伤,如车轮、房屋倒塌压轧所致。轻者仅皮肤肌肉破裂出血,伤处青紫瘀肿;重者可伴骨折,甚至发生挤压综合征,危及生命。⑦火器伤:指被高速度的子弹或弹片射入引起的损伤。临床多见于战时。根据损伤是否有出口,可分为贯通伤和非贯通伤两种。两者均可合并深部组织或脏器的损伤,或伴有骨折。

2) 挫伤:指损伤后,皮肤黏膜完整,外部无伤口者,又称为闭合性损伤。挫伤又可分为轻伤和重伤:损伤轻者仅见伤处疼痛、肿胀、皮下瘀血、青紫并伴有压痛,重者可发生肌纤维破裂及深部血肿,甚至可引起内部组织、器官严重损伤。

(2) 伤筋:伤筋是指外界因素引起人体筋的损伤。古代文献将伤筋分为筋断、筋走、筋强、筋弛、筋挛、筋翻、筋出槽等多种。临床上常分为筋不断与筋断两类。

1) 筋不断:指筋受到损伤后未断裂或少部分断裂者。伤后早期可为筋扭、筋粗、筋翻、筋走等,后期多为筋强、筋缩、筋痿、筋结等病证。

2) 筋断:指筋因损伤而完全断裂或大部断裂者。

筋不断与筋断临床主要体现在功能障碍的程度不一样,前者主要是功能障碍,而后者多表现为功能丧失,甚至出现异常活动。前者多采取保守治疗,而后者多需手术修复。

(3) 伤骨:指人体骨与关节的损伤,包括骨折和脱位两类。

1) 骨折:指损伤后骨的完整性或连续性遭到破坏。所谓完整性是指骨形态、结构的完整性,连续性是指骨小梁的连续性。目前,根据骨折的损伤程度、稳定程度、就诊时间、骨折线的形态、骨质是否正常及是否与外界相通等,临床又有多种分类。

2) 脱位:指损伤后,构成关节的骨端失去其正常解剖关系,古称脱臼或脱骱。根据受伤程度又可分为以下3类。①半脱位:指构成关节各骨之关节面部分脱离原位,关节运动功能部分受限。②全脱位:指构成关节的各骨端关节面完全失去正常的对合关系,关节运动功能完全受限。根据脱出的方向可分为前脱、后脱、上脱、下脱、内侧脱、外侧脱等。③中心性脱位:指杵骨穿破臼底而脱出关节者。可见于髋关节,此脱位合并髋臼底骨折。

2. 内伤 指人体气血、津液、脏腑、经络的损伤,古称"内损"。根据损伤的病理不同,可分为伤气、伤血、气血两伤和伤脏腑等。

(1) 伤气:指损伤后导致人体气机运行失常。又分为气滞、气闭、气逆、气虚、气脱等证。

1) 气滞:指损伤后气机运行不畅,缓慢停滞。临床主要表现为外无肿形、痛无定处,疼痛范围较广等证。

2) 气闭:指损伤后气机闭塞不通,运行停止。临床主要表现为晕厥或暂时不省人事、四肢抽搐、昏睡困顿等证。

3) 气逆:指损伤后气机逆乱、升降失常。主要影响五脏六腑、表里内外,出现气机逆行,临床主要有肺气上逆、胃气上逆、肝气上逆等,表现为嗳气频作、干呕甚至呕吐等证。

4) 气虚:中医的气可主指全身功能,若与具体脏器连用则指其功能,如心气指心功能、肝气指肝功能等。故气虚是指全身或某一脏器,出现功能不足或衰退的病理表现。慢性损伤、损伤后期、年老体弱者,均常见到。临床主要表现为伤后疲倦、气短、自汗、脉细弱等证。

5) 气脱:指损伤后,失血过多,气无所附,气随血脱。临床主要表现为面色苍白、四肢厥冷、表情淡漠甚至昏迷、二便失禁、脉细欲绝等证。

(2) 伤血:指损伤后血液运行失常或失血过多。可分为瘀血与亡血。

1) 瘀血:损伤后经脉损伤,血液停滞;或伤后血溢脉外,滞留体内,即为瘀血。

2) 亡血:损伤使较大的血脉破裂,血快速大量地从脉内流出,或伤后皮肉未破,体内血逆妄行,血自诸窍溢出体外,包括咳血、呕血、衄血、便血、尿血等各种出血。亡血过多,气无所附,浮越于外而脱,即可出现气随血脱、血随气散的虚脱症状。

(3)气血两伤:气血的关系极为密切,"气为血之帅,血为气之母"即体现其相互关系,二者之中有一病者,即可互相影响,伤气则气滞,伤血则血凝,气滞能使血凝,血凝能阻气滞,故损伤后气滞血瘀多同时并见;气血损伤可有先后之分且可有所偏胜,或偏重伤气,或偏重伤血,"气伤痛,形伤肿"即指:伤气重则痛甚,伤血重则肿甚;气无形,血有形,气先伤则先痛后肿,血先伤则先肿后痛,气血俱伤则肿痛并见,故有先痛后肿或先肿后痛等不同表现。

(4)伤脏腑:又称内脏损伤。可分为开放性脏腑损伤和闭合性脏腑损伤两类。开放性脏腑损伤多为枪弹金刃等锐器损伤内脏,且伤处有创口与体外相通;闭合性脏腑损伤多为钝器伤,因坠堕、挤压、冲撞或因骨折断端内陷压迫或穿刺内脏。伤脏腑均属严重损伤,系急危重症,一旦出现,须紧急救治。

(二)根据损伤的性质分类

根据损伤的性质可分为急性损伤和慢性劳损。损伤的性质包括外力大小、作用时间、损伤发生的过程及疾病表现的形式四个方面。强大暴力、急骤作用于人体、损伤即刻发生、瞬即出现一系列症状体征,这种损伤,称为急性损伤,如跌扑、车祸等;轻微外力、持续作用于人体、外力逐渐积累、损伤逐步发生、症状体征缓慢出现,这种损伤,称为慢性劳损,又称为劳伤,如颈椎病、腰肌劳损等。

(三)根据受伤的时间分类

根据受伤的时间可分为新伤与陈伤。通常伤后2周以内就诊者,称为新伤,又称新鲜性损伤;伤后2周以后就诊者,称为陈伤,又称陈旧性损伤。该分类对损伤(例如骨折、脱位等)的治疗选择及预后分析具有非常重要的意义。

(四)根据损伤部位的皮肤或黏膜是否完整分类

根据损伤部位的皮肤或黏膜是否完整,可分为开放性损伤与闭合性损伤。开放性损伤指受伤后皮肤或黏膜破损,外部有创口,损伤部位与外界相通者,多因锐器、火器等锐性暴力所致。开放性损伤因有创口流血,或深部组织与外界相通,容易发生感染。闭合性损伤指受伤后皮肤或黏膜完整,体表无创口者,多因钝器、击打等钝性暴力所致。闭合性损伤因损伤处不与外界相通,不易感染,治疗相对单纯。

(五)根据受伤的程度分类

根据受伤程度的不同,可分为轻伤和重伤。受伤程度的轻重,主要取决于致伤因素的强度、性质、作用时间、受力部位的解剖特点等。一般而言,轻伤患者多为单一性损伤,以局部症状为主;而重伤患者多为复杂性损伤,常合并明显的全身症状。轻伤与重伤的划分,对伤情的判断,尤其在诸如战争、地震等出现大量人员伤亡的救治时,对伤员快速区分、转运、救治及处置等,具有非常重要的作用。

(六)根据致伤的原因分类

根据致伤的原因,损伤还可分为生活损伤、交通损伤、运动损伤、工业损伤、农业损伤和战伤等。不同领域的损伤,其表现形式往往不同,例如:生活损伤多为跌扑闪挫或慢性损伤,交通损伤主要指车祸,运动损伤集中在肌肉与关节,工业损伤多为机械设备碰撞、挤压、穿刺或高空坠落及手外伤等,农业损伤主要以劳作及虫兽伤害多见,战伤主要是火器伤等。目前,根据该分类,已形成多个学科分支,如运动医学、战伤医学等,损伤的分类随之不断发展。

(七)根据致伤因素的性质分类

根据致伤因素的性质不同,可分为物理性损伤、化学性损伤和生物性损伤。外力、高热、冷冻、电流及放射线等引起的损伤为物理性损伤;各种化学物质引起的损伤为化学性损伤;

各种微生物、细菌、病毒、真菌等伤害为生物性损伤。骨伤科学主要研究物理性损伤中外力引起的损伤。

二、损伤的病因

损伤的病因是指引起人体损伤的原因,又称损伤的致病因素。研究致病因素的性质、特点及其与临床表现之间关系的学说,即为病因学说,隋代称为"病源候"。病因学说可以为临床诊断、治疗和预防提供依据,同时可为制定相应的医学决策提供参考,对疾病防治具有深远的意义。因此,了解损伤的病因有助于对损伤做出正确的分析,对损伤的治疗和预后判断具有重要的意义。历代文献对损伤的分类论述很多,综合前人的文献,结合现代的研究,损伤的病因主要包括两类,即外因和内因。外因是条件,内因是根本,外因通过内因而起作用,内外因素的共同作用,使事物发展变化。

(一) 外因

损伤外因是指外界因素作用于人体而引起损伤发生的各种因素,包括外力伤害、外感六淫、邪毒感染和虫兽伤害等。

1. 外力伤害　外力作用于人体,轻可损伤皮肉而见局部肿痛瘀斑;重则皮肉开裂,损伤出血或筋断骨错,甚至危及生命。根据外力性质,可将外力作用分为直接暴力、间接暴力、肌肉强烈收缩和持续劳损。

(1) 直接暴力:即当外力作用于人体时,损伤发生在外力直接作用的部位上,这种暴力就称为直接暴力。如击打、撞击、挤压等引起的损伤。直接暴力造成的损伤多为开放性损伤;造成的骨折常为粉碎性骨折或横断骨折;造成的脱位多并发筋腱断裂和骨端撕脱。根据直接暴力作用方式的不同,又可分为:

1) 挤压伤:人体受到重物的直接挤压而发生的损伤,又称压伤、磕伤。损伤轻者仅为皮肤肌肉的挫伤或局部出血肿胀;重者为肌肉严重损伤、骨骼粉碎,甚至内脏破裂出血。损伤程度与重物的重量以及挤压物和身体接触的面积相关。如果是运动物体引起的挤压伤,多以辗转挤压为重,损伤程度比单纯重物挤压更为严重。

2) 冲撞伤:人体在运动状况下受到暴力冲击撞伤,其损伤的程度与冲撞物的重量、速度以及距离相关。轻者仅为肌肉损伤,表现为肿胀出血和功能障碍;重者可为骨折、脱位,甚至合并内脏、颅脑的损伤。

3) 击杀伤:人体被棍棒、刀、枪、炮弹等武器杀伤。多为开放性损伤,轻者为肌肉、神经、血管的损伤,重者骨骼、内脏、颅脑等受损,甚至危及生命。

(2) 间接暴力:是与直接暴力相对应的一种力,即当外力作用于人体时,损伤发生在远离外力作用的部位上。如跌仆、坠堕、扭闪等。间接暴力造成的损伤多为闭合性损伤,造成的内脏损伤多为震荡伤,造成的骨折多为斜形、螺旋形、压缩性或撕脱性骨折,造成的筋腱损伤多为扭伤。

根据间接暴力表现的不同形式,又可分为 3 种,包括传达暴力、扭转暴力和杠杆作用力。

1) 传达暴力:传达暴力是指大小相等、方向相反的纵向轴心作用力。多见于跌仆和坠堕时。损伤好发于解剖结构薄弱处、运动与静止交界处以及松质骨与密质骨的交界处。传达暴力引起的骨折多为斜形或压缩性。

2) 扭转暴力:扭转暴力是指大小相等、方向相反的横向轴心作用力。损伤好发于解剖结构薄弱处。扭转暴力引起的骨折多为螺旋形或撕脱性,关节囊和韧带损伤多为撕裂伤。

3) 杠杆作用力:杠杆作用力是指暴力在关节和关节附近形成了支点、阻力臂和动力臂,导致骨折脱位或筋腱断裂。如跌仆时上肢高度外展、外旋而形成的肩关节脱位,即为杠杆作用力引起的损伤。

(3) 肌肉强烈收缩：又称肌肉紧张收缩。当肌肉过度强烈收缩时，可造成筋腱断裂或骨折。筋腱断裂面多不整齐；骨折多为横断、撕脱性或螺旋形骨折。如运动员股四头肌强烈收缩时所致的股直肌断裂；跌仆时为防止跌倒，股四头肌强烈收缩所致的髌骨骨折均属此类损伤。

(4) 持续劳损：是指长时间劳作或劳作时姿势不正确所引起筋肉、骨关节的慢性累积性损伤。持续劳损的病情多由轻到重，病位多由表及里，可使筋肉变性，关节增生，骨质退变，甚或骨折。如长期低头伏案工作可使颈部肌肉劳损，长期弯腰负重可引起腰肌劳损或椎间盘退变，长途跋涉可引起足第2跖骨疲劳骨折。

2. 外感六淫 六气太过即为六淫。六气是指大自然六种气候条件的统称，即"风、寒、暑、湿、燥、火"，又称"六元"。当风、寒、暑、湿、燥、火这六种正常的自然界气候的变化超过了正常限度，导致人体发病时，就称为六淫。六淫致病有以下特点：

(1) 外感性：六淫致病多从表入里，其传变既遵循由表入里的传变规律，也根据体表组织与脏腑的关系传变。

(2) 季节性：如春季多风病，夏季多暑病，长夏多湿病，秋季多燥病，冬季多寒病。

(3) 地域性：西北多燥病，东北多寒病，江南多湿热，久居潮湿环境多湿病。

(4) 相兼性：六淫常两种或两种以上共同侵入人体致病，如风寒湿三气夹杂而至，合而为痹也。

(5) 转化性：六淫致病，性质可以发生转化，如寒证可转为热证。外感六淫与慢性劳损密切相关，可导致人体筋骨、关节发生疾病，如外感风、寒、湿可引起骨关节痹病的发生。

3. 邪毒感染 受伤后邪毒侵入人体，出现感染症状者，称为邪毒感染。多见于开放性损伤或手术之后，或人体正气虚弱之时。邪毒感染通常有三个途径：创伤性、蔓延性和血源性。骨伤科出现感染，后果往往极为严重，轻者伤口红肿热痛、腐败成脓；重者肢体坏死、手术失败、缠绵难愈、花费巨大；更有甚者，邪毒内侵脏腑，危及生命。因此，对于邪毒感染应重在预防，积极治疗。

4. 虫兽伤害 虫兽伤害是指毒虫、猛兽、毒蛇、狂犬等动物对人体的伤害。虫兽伤害除了造成皮肤破损、肌肉损伤、骨骼破碎外，更主要的是毒素可从伤口进入人体而使人体出现发热、昏迷、精神失常等中毒症状，甚则中毒死亡。如毒蛇咬伤，神经毒素进入人体可很快导致人体死亡。

(二) 内因

内因是指人体内部影响损伤发病的各种因素。虽然损伤的发生主要是由外力伤害所引起的，但各种损伤的发生多与患者的年龄、体质、精神状态、职业工种及解剖结构等内在因素密切相关。外因一般只有在人体正气虚弱时才侵犯人体，其侵害主要体现在外感六淫、内伤七情及脏腑发病，损伤的发病也不例外。因此，内因与损伤发病是密切相关的。当外力伤害超过人体的防御能力时，外力伤害就是决定性的因素。

1. 年龄 不同年龄其损伤的好发部位、发生率以及损伤的性质都不同。摔倒时手掌心触地，儿童多发生前臂骨折或肱骨髁上骨折，而老年人则多发生桡骨远端骨折。儿童骨骼中有机质较多，骨质柔嫩，骨折多为青枝骨折；青年人筋骨坚强，一般的跌仆损伤多不会造成筋骨损伤，但较大的外力则多造成完全性骨折；老人骨骼中无机质的含量比较多，骨质脆弱，通常轻微外伤即可导致骨折，且多为粉碎性骨折。儿童和青少年还可发生骨骺损伤，影响其骨关节的生长发育。

2. 体质 体质强弱与损伤的发生以及损伤的修复有密切的关系。在相同暴力作用下，

笔记栏

体质强壮者不易发生损伤,体质虚弱者则易发生损伤。如颞颌关节脱位多见于体质虚弱、肝肾亏虚、筋肉松弛的老年人。损伤后气血充足,体质强壮,则损伤修复快,如果气血亏虚,体质虚弱则损伤修复缓慢,甚至不愈合。

3. 解剖结构　损伤发生的部位还与人体的解剖结构密切相关。损伤好发于局部解剖结构薄弱处、活动与静止交界处、松质骨与密质骨的交界处,以及长期负重易劳损的部位。如儿童肱骨髁上既是松质骨与密质骨的交界处,也是局部解剖结构的薄弱处,所以儿童多见肱骨髁上骨折。桡骨远端是松质骨和密质骨交界的地方,所以老年人跌倒易在此处骨折。临床多见踝关节外侧副韧带的损伤,除了与受伤姿势有关外,外侧副韧带在解剖结构上比内侧副韧带薄弱也是重要原因之一。

4. 职业工种　临床损伤的发生与患者的职业工种有一定关系。缺乏必要防护设备的手工操作机械工人常发生手外伤,轻者仅损伤皮肤肌肉,重者可损伤肌腱骨骼。某些职业工种要求人体长期处于某种固定的姿势或长期过度负重,易造成某些特殊的伤科疾病。如网球运动员、厨师、钳工由于前臂伸肌群起点劳损,容易患肱骨外上髁炎(网球肘);长期低头工作者,容易患颈椎综合征;长期弯腰负重者,容易发生腰肌劳损;宇航员由于长期失重易患骨质疏松;运动员、舞蹈演员、武术演员等易发生各种扭伤。

5. 病理因素　损伤的发生与患者体内原有的疾病也密切相关。内分泌代谢障碍性疾病可引起骨质疏松,轻微外力即可引起骨折。如患者原有的骨骼疾病使骨质破坏的,再遭受轻微的外力即可引起骨折,如骨结核、骨肿瘤、骨髓炎、骨囊肿等。

三、损伤的病机

人体是由皮肉、筋骨、气血、津液、脏腑、经络等共同组成的一个整体。皮位于人体的最外部,为全身最外侧屏障;肉指肌肉,是人体运动的动力机构;骨为人体的支撑,筋为关节的联络;皮肉筋骨共同形成人体外部机构和运动功能。气血运行于经脉之中,是构成人体的基本物质,也是维持脏腑正常功能的物质基础;而经络又联系全身的皮肉筋骨和脏腑,共同完成人体的生命活动。所以,人体的损伤就是皮肉筋骨、气血津液、脏腑经络的损伤。而人体是一个整体,五脏六腑、皮肉筋骨、气血经络无论在生理功能还是病理变化上都是不可分割的,损伤一旦出现,必然相互影响、相互传变,例如:外伤通常先是皮肉筋骨的损伤,进而引起气滞血瘀、经络阻塞,最终可引起脏腑功能紊乱。内伤多先有脏腑功能失调,然后病变由里达表,引起经络气血的病变,进而导致皮肉筋骨的损伤。所以,损伤的辨证论治必须是整体和局部相结合,既要对损伤局部皮肉筋骨病损辨证,也必须对全身气血津液脏腑进行辨证论治。

（一）皮肉筋骨病机

1. 皮肉病机　皮位于体表,具有卫外功能,包括:护卫肌体,防止外邪入侵,控制汗孔开阖,调节体温等功能。肉,位于皮下,具有保护人体、抵御外邪、运动肢节的功能。外界因素作用于人体,皮肉往往首当其冲,最易损伤。一旦损伤,多出现皮肉破损、气血瘀阻、营卫失调、腠理不固等表现。

（1）皮肉瘀阻:指外力作用于人体使局部气滞血瘀进而出现皮肉生理功能障碍的病理变化。多见于各种闭合性损伤。皮肉挫伤可引起局部气血凝滞,经络阻塞,营气不从。久之可郁而化热,以致瘀热成毒。除出现局部肿胀、疼痛、青紫瘀斑外,还可出现发热等全身症状。其疼痛可为胀痛、刺痛或为跳痛。严重的可因热毒炽盛,血气凝滞,而致局部肉腐化脓。

（2）皮破肉损:指外力作用于人体,引起皮肉的损伤,进而使其生理功能障碍的病理变化。多见于开放性损伤及其并发症。《黄帝内经》曰:"肉为墙。"皮肉破损易致毒邪入侵,深窜入里,引起感染。轻则局部红、肿、热、痛,重则内传脏腑成为重证。如毒邪引动肝风,则可引起破伤风。

(3) 皮肉失荣:指卫气营血不能正常濡养皮肉,进而使皮肉不能发挥正常功能的病理变化。损伤可导致局部经络阻塞,气机阻滞,气血不足,皮肉失养,或损伤可直接引起脏腑功能失调,导致肺气不固,脾虚不运,营卫运行滞涩,则卫外阳气不能熏泽皮毛,致皮肉失于濡养。临床轻则皮毛枯槁,肌肤麻木不仁,痿软无力,重则可引起皮肉变性坏死,表现为局部拘挛。可见于网球肘、腰背肌肉劳损等病。

(4) 腠理不固:指各种原因引起人体营卫不和、腠理不固的病理变化。腠理司毛孔之开阖,为卫气所充养。若腠理疏松,六淫外邪容易乘虚而入,导致营气阻滞,营卫不和而发病。表现为筋脉拘急、恶风、疼痛、关节活动不利等。落枕、肩关节周围炎、腰肌劳损、寒湿腰痛等的发病即与此密切相关。

2. 筋伤病机　筋附着于骨,其主要功能是连接和约束骨骼、维持肢节活动和保护内脏的功能。凡跌仆坠堕、闪挫扭捩,均可导致筋损伤。筋伤后可有多种异常表现,例如:错位、断裂、挛缩、松弛等。

(1) 筋离其位:又叫筋出槽,指筋在外力作用下偏离其正常的位置而引起关节的活动不利。筋离其位多见于肘、膝等关节,因此处为筋聚之处,且槽较浅,故受伤后易使筋离其位。还可见于肱二头肌长头腱滑移至肱骨结节间沟外,引起肩部疼痛,功能障碍。另外,临床常见的各种神经卡压症,亦属筋出槽范畴。

(2) 筋断碎裂:指损伤使筋发生断裂。多见于刀刃切割、外力牵拉或肌肉猛烈收缩,使筋在骨上的附着点或肌肉与肌腱的交接处断裂。筋断碎裂后可引起肢体的活动障碍。多见于踝关节扭伤造成的踝外侧副韧带断裂、膝关节扭伤造成的膝内外侧副韧带或十字韧带断裂。此外,在慢性劳损,气血亏虚,筋脉失养,筋痿不坚的基础上,轻微外力也可引起筋断裂,如慢性冈上肌腱断裂。

(3) 筋挛拘急:指筋脉挛缩拘急,张力增大,进而引起肢体活动障碍。多因受伤后包扎过紧或瘀血内停,导致营卫不和,筋脉失养,而拘急挛缩、活动不利。多见于缺血性肌挛缩症。

(4) 筋失其荣:指各种原因引起人体气血亏虚,筋失所养进而出现筋的生理功能障碍。轻者使筋急强硬,屈伸不利,重者使筋脉拘急挛缩,活动困难。临床多见于慢性劳损性疾病,病程较长。

(5) 筋纵弛软:由于肝血不足,筋失濡养,导致筋软松弛,失去对骨关节的约束,进而出现关节运动障碍的病理变化。多见于急性损伤后遗症或慢性损伤导致的筋脉受累。

3. 骨伤病机　骨伤是指由跌仆、坠堕、撞击、压轧、刀刃等外界致伤因素引起的骨骼关节损伤。因此,骨伤包括骨骼折损和关节脱位两部分。骨伤的同时多有筋伤,伤筋亦能动骨,且筋骨的损伤必然累及人体的气血经络,引起血凝气滞,为肿为痛。由于肾主骨,肝主筋,所以伤筋损骨还可累及肝肾精气。肝肾精气的不调也可引起筋骨的疾病。

(1) 骨骼折损:指暴力作用于骨骼,使骨骼发生损伤的病理改变。其损伤类型根据引起损伤的暴力大小以及受伤时伤者的姿势可有多种表现。如《医宗金鉴·正骨心法要旨》曰:"凡骨之跌伤错落,或断而两分,或折而陷下,或碎而散乱,或岐而傍突。"详细介绍了外力作用下骨骼发生折损的种种表现。

正常骨骼通常在较大暴力作用下才会发生损伤。轻者仅骨膜受损,较重者可使骨骼断裂而无移位,更重者骨骼断裂粉碎,骨折端移位严重。而年老体弱或骨骼骨质破坏的情况下,轻微外力即可引起骨骼折损。长期劳损亦可引起骨折,如长途行走所致的第2跖骨疲劳性骨折。骨折后可见疼痛、肿胀、活动功能障碍等症状,如骨折移位明显还可出现骨折特有的体征——畸形、骨擦音及异常活动。此外,骨骼折损还可合并重要血管、神经、内脏器官的损伤,甚至危及生命。

(2) 关节脱位:如外力仅引起骨骼接触面轻度移位时称为骨骼错缝。关节脱位除引起骨骼位置改变,还同时伤及其约束之筋,故临床表现为肿胀、疼痛、功能障碍。由于骨端位置异常、疼痛、肌肉痉挛,可使附着之筋紧张而出现畸形、弹性固定及关节盂空虚等症。同时应注意有无合并重要神经血管的损伤。

(二) 气血病机

气血是构成人体的基本物质,二者共同循行于经脉之中,外充皮肉筋骨,内溉五脏六腑,维持人体的正常生命活动。气和血的关系十分密切。可概括为"气为血之帅""血为气之母"。"气为血之帅"指气可推动血液运行、统摄血液循行于脉管之中,以及气可化生血液。"血为气之母"指气的生成和运行始终离不开血,即血能生气、血能载气。因此,两者是相互依存的关系;一旦受伤,气血之间必然相互影响。

1. 气病病机　临床上多种原因均可引起气机运行失常而使人体发生疾病。如外伤、饮食、劳倦、情志以及跌仆损伤、用力过度等病因均可引起"气"的病理变化。而在骨伤科临床中,由气所引起的病变更是常见,可以归纳为气滞、气逆、气闭、气虚、气脱等气机失调的病理状态。

(1) 气滞:指伤后气机运行障碍而停滞之证。当人体受到外伤或人体某一脏腑发生病变时,均可使气的运行受阻,出现"气滞"的病理现象。多由闪挫、劳损、情志内伤等原因所引起。气机郁滞则局部经络阻塞,患处可见胀闷疼痛,胀多于痛,且痛无定处。

气滞可发生于人体全身各处。临床上以肺、肝、脾及经络等处最常见。肺失宣肃,肺气壅滞,可见胸闷、咳喘;肝气郁滞,失于疏泄,可见胁肋、少腹胀痛;脾胃气滞,运化失常,可见脘腹满闷疼痛、纳呆、嗳气吞酸、便秘等;局部经络阻滞,可见病变部位肿胀疼痛。

(2) 气逆:指气机升降失常,升多降少而上逆的病理状态。多由情志内伤、饮食不调、外邪入侵或痰浊壅滞所致。气逆的病变与肺、胃、肝的关系尤为密切。如果外伤后肺气壅滞,则肺失宣肃,可上逆而为咳嗽、喘促;外伤后胃失和降,则胃气上逆,可见嗳气呃逆、恶心呕吐;外伤后肝疏发太过,肝气上逆则可见头痛、眩晕,甚则昏厥等。

(3) 气闭:指气的出入障碍,气机错乱,闭而不宣,上壅于心胸,使清窍闭塞,突然昏厥。气闭的病变与心、胸等的关系最为密切。多见于严重的损伤,为气病中最严重的表现,表现为突然昏厥,不省人事,四肢逆冷,甚或拘挛。

(4) 气虚:是全身或某一脏腑出现功能衰退的病理现象。其原因主要为气的生成不足或消耗太过。多见于慢性损伤患者、严重损伤恢复期及年老体弱者。气虚患者可见少气懒言、疲倦乏力、呼吸气短、语声低微、自汗、胃纳不佳及脉细软无力等症状。气虚的病理变化与脾、肺、心密切相关。

(5) 气脱:指气不内守,大量外脱而致全身性严重气虚不足,出现人体功能突然衰竭的病理状态,为气虚最严重的表现。可因正气损伤太过,气不能内守而外散脱失;或因大出血、大汗出、频繁吐下等,气随血脱或气随津泄等所致。常表现为面色苍白,汗出不止,目闭口开,二便失禁,脉微欲绝等。

骨伤科临床中,气脱多见于严重内伤或开放性损伤失血过多的患者,伤后突然出现神色颓萎,目光无神,甚至昏迷,并伴有面色苍白、口唇发绀、四肢厥冷、汗出淋漓、呼吸浅促、语声低微、舌质淡、脉细数等表现,临床必须予以充分重视,及时救治。如不及时施救,患者会有生命危险。

2. 血病病机　损伤与血的关系极为密切。跌仆坠堕或辗轧挫撞等各种损伤外力伤及经络血脉,发生出血,血液停留于局部,形成瘀血。严重损伤可造成急性大失血,进而发生血虚,临床多见于严重的开放性损伤或闭合性损伤患者。血病的病机可归纳为血瘀、血虚、血热。其中,血虚属虚,血瘀和血热属实。

(1) 血瘀:指血液运行不畅,瘀积凝滞,或血溢脉外,停积于肌肤之间,或蓄积于脏腑、体腔内的病理变化,又称为瘀血。骨伤科疾病中血瘀多由损伤引起。损伤后局部筋骨组织受损,气血运行不畅,经络阻塞不通,故表现为伤处疼痛,特点为针刺样疼痛,且痛有定处。血为有形之物,当血溢于脉外时多见肿胀青紫。如果瘀血侵及脏腑,还可见脏腑证候。此外,还可见唇舌青紫、面色晦暗、肌肤甲错、毛发不荣、脉细或涩等瘀血征象。

瘀血形成后,若久积不去,常可变生他症。瘀血留滞,复因湿热、火毒邪气入侵,与血热搏结,可使血肉腐败而成骨疽、疮疡;瘀血阻于营卫,营卫不和,不能收敛卫气,卫气外越则发热;或瘀久化热,患者自觉发热,且以午后及夜间为甚。若瘀血上攻心窍,神明受扰可见昏厥;瘀血流注于四肢关节,阻塞脉络,筋失所养而见筋肉挛缩;瘀血宿积,经久不愈,即转为陈伤。

(2) 血虚:是指体内的血液不足,以致不能发挥其正常的生理功能而出现的病理变化。造成血虚的原因有失血过多和化生不足。临床中如损伤的病情不太严重,则患者多以血瘀为主,待瘀血渐去而新血未生时,则可见血虚之象。若为严重的损伤出血,则患者当时即可见血虚之象。血虚所引起的临床症状均与"失于濡养"有关,在骨伤科临床中,血虚可导致筋脉失于濡养,肢体痿软无力。此外,血虚还可影响损伤的愈合。

(3) 血热:指血分有热,使体内血液循行加速,脉道扩张,或使血液妄行而易出血的病理变化。在骨伤科疾病中多见于损伤后积瘀化热,或金刃创伤、邪毒感染所致。血热的病理变化主要表现在以下四个方面:一是血热初期,为阳盛则热之实证,故患者可有热象;二是血得热则行,血热后可使血流加快,脉络充血,所以可见面红目赤、舌绛等症;三是由于血分有热,可灼伤脉络,引起各种出血症状;四是血热可致心神不宁,患者可出现心烦,甚或躁扰发狂等症。总的来说,血证初期为实证,中后期因反复出血可致气血亏损,此时则多为阴虚火旺和气虚不摄,也可继续出血,临床应重视。

3. 气血同病的病机 气和血在生理功能上具有相互依存、相互为用的关系。在病理上,气和血之间也有着密切的联系,即气病可引起血病,血病亦可引起气病。临床上气血同病是比较多见的,尤其骨伤科疾病更是如此。

(1) 气滞血瘀:指气机运行不畅引起血液运行也出现障碍,进而形成血瘀的病理变化。多由情志内伤,肝郁不舒,气机阻滞所致;或由于跌仆坠堕、辗轧挫撞等因素伤及气血,进而形成气滞血瘀。气滞血瘀是骨伤科疾病的基本病机之一,在骨伤科疾病中尤为常见。其临床表现兼有气滞和血瘀两个方面的证候。

(2) 气血两虚:指气虚和血虚同时存在,人体组织器官失养进而功能减退的病理变化。多由于久病耗伤气血,或先有失血,气随血耗,或先因气虚,生化失职而致。骨伤科多见于慢性损伤、严重创伤及慢性骨髓炎、骨结核患者。临床可见面色苍白、头晕失眠、心悸气短、自汗乏力、伤口难愈、舌淡脉细等气虚和血虚兼见的证候。

(3) 气不摄血:指由于气虚,统摄血液的功能失常而引起出血的病理变化。多因久病,脏腑功能衰退引起气虚,如久病后脾气受损,脾不统血,或因肝气不足,肝不藏血而致出血。主要表现为吐血、尿血、便血等各种出血症状兼气虚证。

(4) 气随血脱:指由于大量失血而引起的气随血液的突然流失而脱散,最后形成气血并脱的病理变化。多因外伤后大失血、呕血或妇女崩漏及产后大失血等所引起。骨伤科疾病主要见于严重外伤损及较大动脉,临床表现为大失血的同时出现面色苍白、汗出如珠、四肢厥冷,甚则昏厥、脉微细或见芤脉等。临床需要引起重视,及时抢救。

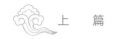

（5）血随气逆：指因气的升降失常，升举太过或有升无降，导致血随之上逆的病理变化。多由于损伤引起脏腑气机功能紊乱所致。临床表现以上部出血为主，如咳血、吐血等症。严重的出血部位在脑部，即发为中风或昏厥。

（三）脏腑病机

脏腑包括了五脏六腑和奇恒之腑，是维持人体生命活动的主要器官，具有化生气血、通调经络、濡养皮肉筋骨的功能。

脏腑病机是指脏腑的形质与功能发生异常改变的机制。正常情况下，五脏与六腑以及整体与局部之间是相互联系、相互制约的，并且各脏腑的生理功能维持动态平衡。当人体遭受外界损害因素的作用或内因的影响时，以五脏为中心的平衡就会失调，人体就会发生疾病。在对损伤进行分析时，既要对局部皮肉筋骨损伤进行分析，也要从整体出发，分析人体脏腑、气血、津液、经络等的病变，才能认识到损伤的本质和病理变化的因果关系。

1. 肾与膀胱病机　肾藏精，主骨生髓，对人体的生长发育与生殖有着重要的作用。儿童可因先天肾气未充，骨骼不坚，外力作用下容易损伤。成年人肾精不足，稍受外力即易发生损伤，且损伤后骨骼愈合迟缓。严重损伤后期，或年老体衰者，或久病劳损患者可因肾气不固，表现为畏寒肢冷，腰膝酸软，小便频数、清长，尿后余沥，甚则小便失禁，滑精早泄，舌淡苔白，脉沉细。瘀阻肾精多见于直接暴力作用于腰背部或一些严重复合伤，症见血尿刺痛，小腹胀痛，疼痛拒按，且腰背部肾区叩击痛明显，发热不退，甚则膀胱破裂，出血不止，出现面色苍白，四肢厥冷等危象，应及时救治。肾主水，主纳气，与膀胱相为表里。膀胱位于下腹部，其主要功能是贮尿和排尿。当骨盆骨折或少腹、会阴损伤时可合并膀胱损伤。伤后瘀血阻滞膀胱，膀胱气化不利，可见小便不畅或尿血刺痛，小腹发胀，疼痛拒按。严重者可见膀胱破裂。

2. 脾胃病机　脾主运化，主肌肉四肢，损伤与脾胃的关系极为密切。脾胃运化水谷精微，为气血生化之源，故亦称为后天之本。在损伤后要及时调补脾胃，在活血祛瘀的基础上及时培补脾土，脾健则气血生化有源，正气旺则能活血祛瘀，有助于新生，促进损伤部位的修复。脾胃功能健旺，气血充盈，四肢强劲有力，即使受伤，也容易恢复；若患者素体虚弱，或伤后饮食失调，或肝木乘脾，损伤脾气，即可产生脾虚不运的病理改变。可表现为纳呆，脘腹满闷，大便溏薄，面色萎黄，倦怠无力，舌质淡嫩，苔薄白，脉濡弱；甚则伤及脾阳，腹痛喜按，饮食不化，泄泻清冷，苔白滑，脉沉细无力，严重者肢体浮肿等症状。脾主统血，脾气虚弱，不能统摄血液，可导致血溢脉外。多见于久病脾气虚弱的患者，表现为损伤出血不止、皮下出血、鼻衄、尿血、便血、妇女崩漏、月经过多，同时兼见脾气虚的证候。

3. 肝胆病机　肝主藏血、主疏泄，在体合筋。胆与肝相为表里，其主要生理功能是贮存、排泄胆汁和主决断。肝的生理功能正常与否既影响胆、目窍、筋膜等器官功能的发挥，又关系到气血津液等基本物质的生成和输布。由于肝肾同源，两脏多可同治。损伤与肝的关系极为密切。损伤患者因伤后情志不舒，或风夹六淫之邪，或瘀血为患而致肝胆病变的发生。跌打损伤患者不论伤及何经，其败血凝滞必然归属于肝。胸胁内伤或肋骨骨折患者可见肝气郁结，表现为精神抑郁或急躁，胸胁或少腹胀闷、窜痛。伤后失血过多或久病体虚，生血不足，可导致肝血亏损，表现为筋痿，或血虚动风而见肢麻、痉挛。创伤后外感风邪而引动肝风，表现为四肢拘急，项强抽搐，角弓反张，牙关紧闭，舌颤，脉弦数等。

4. 肺与大肠病机　肺朝百脉，主气、主治节，司呼吸，通调水道，宣散卫气。大肠与肺相为表里，其主要生理功能是传化糟粕。损伤常可发生肺与大肠的病理改变。其致病因素有外邪侵袭和内伤传变两个方面。慢性劳损、皮肉筋骨病损多见肺主气卫外的功能减弱，表现为周身乏力，气短懒言，动则气喘，痰白清稀，舌质淡嫩，苔薄白，脉虚。若表虚不固，可有畏风、自汗等。胸胁损伤、肋骨骨折或严重胸部挤压伤可见瘀阻气道,表现为频繁咳嗽,胸闷气闭,胸痛固定,不能平卧,舌边瘀点,脉弦涩,甚则咳血。腹部损伤导致气血瘀滞,传导功能失常,表现为腹部疼痛、拒按、呕吐、大便秘结。重者肠破裂,病情危重。

5. 心与小肠病机　心主血脉和藏神,小肠受盛、化物以及泌别清浊,并且与脾胃系统有密切关系。心与小肠相表里。暴力损伤影响及心,可致心血瘀阻、心功能失常。表现为手足逆冷、心悸怔忡等症。痰浊蒙蔽心窍,致神明迷乱而机窍闭阻,常发生皮肉筋骨或脏腑气血的意外损伤,如暴力打击头部。皮肉筋骨病损日久,或损伤大失血后,可见心血不足的证候,表现为面色苍白、眩晕、多梦易惊、失眠健忘、舌淡、脉细。严重损伤失血过多,心阳大伤,可见心阳虚脱,表现为面色苍白,心慌气促,四肢厥冷,汗出如珠,呼吸微弱,或心搏骤停,脉厥气绝等症,需立即抢救。皮肉筋骨病损患者积瘀化热,或情志之火内发,六气郁而化火,均可产生心火亢盛的病理变化。

（四）经络病机

经络是人体运行全身气血、联络脏腑形体孔窍、沟通上下内外的通道。经络是经脉和络脉的总称。经脉和络脉相互沟通联系,将人体的脏腑、形体、孔窍等连接成一个统一的有机整体。经络通畅,气血即能正常濡养周身,人体筋骨强健,关节通利。人体的生理功能、病理变化以及治疗效果均可通过经络来实现。当筋骨疾病累及经络时,可影响循行所通过的脏腑的生理功能而出现相应部位的临床症状。

第二节　骨病的分类及病因病机

骨病是指包括骨、关节和筋等组织的感染、畸形、肿瘤等在内的骨骼疾病,是骨伤科疾患的重要组成部分。其分类方法较多,现多根据其病因、病理变化,结合患病部位和临床表现进行分类。

一、骨病的分类

（一）根据病因分类

1. 骨关节先天性畸形　骨关节先天性畸形指患儿在出生前或出生时就发生异常,或潜在有异常的因素。包括骨关节的发育障碍和骨关节的结构缺陷。临床表现为形态异常、肢体残缺或骨关节变形,且多伴有功能障碍。其病因可为胚胎发育异常,或胎儿期生长受阻,有的有家族史、遗传性。常见的畸形有:

（1）骨关节发育障碍:成骨不全、软骨发育不全、石骨症、蜡油样骨病等。

（2）骨关节结构缺陷:颈部可见短颈、斜颈、颈肋等畸形;上肢可见高肩胛症、先天性肩关节脱位、尺桡骨骨性连接、先天性腕关节半脱位、先天性手部畸形（并指、多指、巨指）等畸形;下肢可见先天性髋内翻、先天性髋关节脱位、先天性髌骨脱位、先天性胫骨假关节、先天性足部畸形（并趾、多趾、巨趾）等畸形;脊柱可见先天性枕颈关节畸形、移行椎、腰椎阙如、骶椎阙如、先天性脊柱侧弯等畸形。

2. 骨关节感染性疾病　指细菌病毒等微生物侵入骨关节引起的骨关节化脓性感染性病变。根据所感染的细菌种类,可分为骨痈疽和骨痨。

（1）骨痈疽:是指金黄色葡萄球菌、溶血性链球菌、大肠杆菌等侵入骨关节而引起的病变。又可分为化脓性骨髓炎和化脓性关节炎,中医统称为骨痈疽。化脓性骨髓炎根据病变特点又可分为急性化脓性骨髓炎和慢性化脓性骨髓炎。此外,古代文献还因骨痈疽发病部位的不同而有不少名称,如发生在髋关节的叫环跳疽,发生在踝关节的叫穿踝疽,发生在肩关节的叫肩中疽,等等。

(2) 骨痨(骨关节结核):是指结核杆菌侵入骨与关节而引起的慢性化脓性破坏性疾病。因所形成的脓液似败絮黏痰,且常流窜他处,形成流注脓肿,故又名流痰。骨痨按其发病部位不同,又有不同的名称。如发生在脊柱的称龟背痰,发生在腰椎两旁的称肾俞虚痰,发生在髋部者称附骨痰、环跳痰,生在膝部者称鹤膝痰,生在踝部者称穿拐痰等。根据结核菌累及的部位,又可把骨痨分为单纯骨结核、单纯滑膜结核和全关节结核。

3. 痹病　痹病是指感受风、寒、湿、热等外邪,使人体经络阻塞,气血运行不畅而引起的关节肌肉出现疼痛、肿胀、麻木、重着为主要临床表现的病证。根据所感受的邪气不同,又可分为以下几类:以感受风邪为主的称为行痹,以感受寒邪为主的称为痛痹,以感受湿邪为主的称为着痹,以感受热邪为主或风寒湿邪郁久化热的称为热痹。西医学的风湿性关节炎、类风湿关节炎、强直性脊柱炎、痛风性关节炎、创伤性关节炎、关节内游离体、关节滑膜炎、银屑病关节炎、神经性关节炎以及血友病性关节炎等均可参照痹病辨证施治。

4. 痿病　是指人体遭受外伤、感受外邪或正气亏损后,发生的以肢体筋脉弛缓,肌肉瘦削,手足痿软无力及麻木为特征的病证。临床以下肢痿软较多见,故亦称"痿躄"。西医学的多发性神经炎、脊髓灰质炎、大脑性瘫痪、偏瘫、截瘫、肌病性瘫痪、肌萎缩症等,均属痿病范畴。

5. 筋挛　是指先天性发育障碍、损伤、缺血、炎症、邪毒感染及瘫痪等原因使得肢体某群肌肉持续性收缩,或皮肤、关节囊、韧带失去正常弹性而挛缩,引起关节功能障碍疾病的统称。临床常见的有缺血性肌挛缩症、关节感染后挛缩以及手内在肌挛缩等。

6. 骨坏死性疾病　指骨或者软骨发生坏死的疾病。根据发病年龄、坏死部位的不同,名称也不同。儿童骨骼发育过程中,骨化中心由于各种原因干扰而出现的软骨内化骨紊乱,称为骨软骨病或骨软骨炎。此外,发生在成年人的还有创伤性骨坏死、激素性骨坏死、其他骨坏死性疾病等。骨坏死性疾病在临床上有其好发部位。

7. 骨代谢性疾病　是指各种原因引起的骨矿物质或骨基质代谢紊乱,造成骨组织生物化学和形态学的变化,进而引起骨发育畸形、骨坏死、骨生长障碍或骨质疏松等改变。此类疾病和人体内分泌系统有着密切的联系。常见的有佝偻病、骨软化症、骨质疏松症以及甲状腺功能紊乱等代谢性骨病。

8. 骨肿瘤　是指发生于骨(软骨、骨、骨膜)及骨的附属组织(骨髓、神经、脂肪、血管等)的肿瘤,可分为原发性和继发性两种。原发性骨肿瘤是指来自骨及骨附属组织的瘤细胞所致的肿瘤。根据肿瘤细胞的来源可分为骨源性、软骨源性、纤维源性、骨髓源性、血管源性、神经源性等。根据良恶性质,又可分为良性骨肿瘤和恶性骨肿瘤。继发性骨肿瘤多由其他器官的恶性肿瘤通过血液循环或淋巴系统转移到骨骼,故皆属恶性。目前对骨肿瘤的分类认识尚不完全一致,现仍多在组织形态及细胞来源分类的基础上,结合良恶性质进行分类。

9. 地方病　是指骨关节疾病的发生与地域环境因素相关的疾病。多因流行地域的水土含有过高或过低的某些矿物质,使人体骨代谢出现异常,或因食物污染引起骨骼关节的疾病。如大骨节病和氟骨病。

10. 职业病　是指骨关节疾病的发生和职业工种密切相关,多因生产劳动中经常接触有害因素而引起,这些有害因素包括物理性、化学性和生物性的因素。如振动病、减压病、工业性骨中毒和放射性骨病等。

(二)根据发病组织及部位分类

1. 骨疾病　指发生于骨骼的疾病,包括骨先天性畸形、化脓性骨髓炎、骨肿瘤、骨代谢疾病、骨坏死性疾病等。

2. 关节疾病 指发生于关节的疾病,包括先天性髋关节脱位、化脓性关节炎、关节结核等。

3. 神经、肌肉等软组织疾病 是指发生于软组织的疾病,包括痿病、筋挛等。

4. 脊柱疾病 是指发生于脊柱部位的骨病,包括颈椎病、腰椎间盘突出症、椎管狭窄等。

二、骨病的病因

引起骨病的原因是多种多样的,如先天缺陷、六淫侵袭、邪毒感染、损伤及中毒等,与损伤的病因既有相似之处也有不同的地方。

(一) 外因

外因是指外界作用于人体引起骨关节疾病发生的因素,与外感六淫、邪毒感染、外力伤害、地域因素、毒物与放射线等有关。

1. 外感六淫 六淫是指风、寒、暑、湿、燥、火 6 种病邪。当人体正气虚弱时,六淫可直接侵犯人体引起疾病的发生。某些骨病的发生与六淫有着密切的关系,如痹病可由风寒湿热之邪侵袭而发病,寒湿腰痛多是在肾虚的基础上风寒湿乘虚而入所致。

2. 邪毒感染 中医的邪毒相当于西医的细菌、病毒等,人体感受各种邪毒,可引起化脓性骨髓炎、化脓性关节炎、骨结核等疾病的发生。

3. 外力伤害 引起骨病发生的外力多指慢性劳损,主要是筋骨关节长期处于超负荷的状态,从而引起筋骨关节的慢性退行性病变或引起骨软骨病的发生。某些职业病的发生也和此因素相关。

4. 地域因素 不同的地域环境,气候条件及饮食习惯亦不相同,好发的骨病也有所不同。

5. 毒物与放射线 多和职业工种有关,长期接触有毒物质可引起筋骨关节损害而发病,这些毒物的长期作用也是骨肿瘤发病的原因之一。

(二) 内因

内因是指由于人体内部影响骨病发生的因素。

1. 先天发育缺陷 骨关节先天性畸形多由先天发育缺陷所引起,有些畸形在婴儿出生时即被发现,如肢体阙如、多指、并指、先天性马蹄内翻足等。有些畸形发现较晚,如先天性脊柱侧弯、先天性髋关节脱位等。

2. 年龄 不同年龄的人,易患的筋骨关节疾患的种类和发病率不同。先天性骨关节畸形、脊髓灰质炎好发于婴幼儿,骨软骨病好发于儿童和青少年,骨关节退行性疾病、骨质疏松症好发于成年人和老年人。

3. 体质 体质强壮,筋骨强健,不易发生筋骨关节疾患;体质虚弱,肝肾亏虚,抵抗力低,容易被邪毒侵犯,所以易患骨关节感染性疾病。

4. 营养因素 骨代谢性疾病的发生和营养因素密切相关。如营养障碍可引起佝偻病、骨软化症、骨质疏松等疾病的发生,局部骨质血供障碍,可引起骨坏死等疾病的发生。

5. 脏腑功能障碍 骨病的发生和肝、脾、肾的关系密切。脏腑功能障碍,气血不能濡养筋骨关节可引起发病,如肾性骨坏死、甲状旁腺功能紊乱、激素诱发骨坏死、神经源性肌萎缩等属于这一类。

三、骨病的病机

骨病的病机与损伤的病机既有相似之处,也有不同之处。骨病的发生、发展与变化,与致病因素和患病人体的体质强弱密切相关。

（一）外邪病机

外邪主要指六淫、邪毒等致病因素，是痹病、痿病、骨痈疽、骨痨、骨肿瘤等筋骨关节疾患的常见致病因素。六淫邪毒侵入人体能否引起骨病，与人体的体质强弱和病邪的盛衰关系密切。一般来说，体质强壮，抵抗力强，病邪不易入侵；若病邪旺盛，人体又体质虚弱，抵抗力低下，邪气即可乘虚而入，气血耗损，引起骨病的发生。

1. 风邪善行而数变　风为百病之长，很多疾病都是由风邪所引起的，风邪引起骨病的疼痛具有痛无定处的特点。《杂病源流犀烛》云："风胜为行痹，游行上下，随其虚处，风邪与正气相搏，聚于关节，筋弛脉缓，痛无定处。"

2. 寒邪收引疼痛　骨病关节收引疼痛与寒邪密切相关。人体感受寒邪，阳气受伤，筋脉失于温煦而收引挛缩；寒邪使气血失于推动而气滞血瘀，经络阻塞是发生疼痛的主要原因。

3. 湿邪肿满不仁　人体感受湿邪，可以导致皮肉筋脉的损害，引起着痹和痿病等疾病的发生。正如《素问·痿论》云："有渐于湿，以水为事，若有所留，居处相湿，肌肉濡渍、痹而不仁，发为肉痿。"

4. 火邪伤阴劫血　火毒之邪可伤阴劫血，导致筋骨关节失于濡养而发生痿痹。正如《素问·痿论》所言："肺热叶焦，则皮毛虚弱急薄，著则生痿躄也。"人体感受火热之邪或风寒之邪郁久化热，热盛肉腐酿脓，是骨痈疽成脓的机制。

（二）气血经络病机

气血是人体生命活动的基本物质。气血相辅相成，互相依附，循行于全身经络之中，外可充养皮肉筋骨，内可灌溉五脏六腑。经络是气血运行的场所，具有沟通表里上下、联系脏腑内外的功能。气血经络和骨病的发病密切相关。

1. 气血病机　疼痛和肿胀是骨病常见的临床症状，是由于致病因素伤及气血而引起的病变。如《素问·阴阳应象大论》云："气伤痛，形伤肿。"临床还可以是气血俱损，但也有损伤先后不同而出现不同的病变特点。如《素问·阴阳应象大论》亦云："先痛而后肿者，气伤形也；先肿而后痛者，形伤气也。"骨病的发生还可因为气虚和血虚所引起。先天肾精不足和后天脾胃化生水谷精微不足，均可导致气虚，进而脏腑筋骨关节可出现衰退和虚弱。骨病后期，或慢性劳损性疾患，或年老体弱的患者，可出现少气懒言，疲乏无力，呼吸气短，自汗，脉细弱无力等气虚证候。血虚多因失血过多或脾胃化生不足所致，可引起筋脉拘急挛缩，关节僵硬等改变。由于气血相互为用，所以气虚、血虚均可引起气血两虚，导致骨病的病程迁延，功能恢复迟缓。

2. 经络病机　经络通畅，气血才能运行周身，濡养筋骨，则能筋骨强健，关节通利。如《灵枢·本脏》云："经脉者，所以行气血而营阴阳，濡筋骨，利关节者也。"经络不畅，则筋骨关节失于濡养而发生疾病，同样，当骨病累及经络时，亦可影响它所循行的脏腑组织的功能。

（三）脏腑病机

脏腑即指五脏和六腑，五脏具有化生气血和贮藏精气的功能，六腑具有传盛化物的功能，五脏六腑共同完成人体的生命活动。一旦脏腑功能失调，筋骨关节将失于濡养而出现病变。根据五脏六腑功能的特点，与筋骨关节关系密切的脏腑是肝、脾、肾。

1. 肝主筋、藏血　肝有贮藏血液和调节血量的功能，而筋骨关节的生理功能均依赖于血的濡养，故如肝血不足，血不荣筋，可出现筋挛、肢体麻木、关节活动不利。筋骨疾病、劳损均与肝有着密切的联系。

2. 脾主肌肉、四肢　脾有运化水谷、输布精微物质以濡养四肢百骸的功能。脾失健运，化生不足,可致肌肉瘦削,四肢疲惫,活动无力,骨病恢复缓慢。

　　3. 肾主骨、藏精、生髓　肾的精气为一身之根本,人体骨的生长、发育、修复均依赖于肾精的濡养。儿童易患先天性骨关节畸形,即为先天肾精不足所致。老年人因肾精随年龄而衰减,骨骼失养,可出现退行性骨关节疾病、骨质疏松等症。此外,由于肾精亏虚,骨骼失养,易被外邪侵犯,导致骨痈疽和骨肿瘤的发病。

（梁　翔）

复习思考题

1. 对损伤进行分类有何实际意义？请谈谈你的看法。
2. 骨病的病因与损伤的病因有何异同？并阐述其意义。

扫一扫
测一测

◆◆◆ **第四章** ◆◆◆

损伤与骨病的症状体征

学习目标

掌握损伤与骨病的特殊症状体征;熟悉损伤与骨病的一般症状体征;了解损伤与骨病的全身症状体征。

第一节　损伤的症状体征

人体遭受外力作用而发生损伤后,由于气血、皮肉、筋骨、经络、脏腑以及精津的病理变化,会出现一系列症状,这些症状对于诊断伤患以及了解其发展过程与预后等有重要价值。

一、全身症状

轻微损伤一般无全身症状。通常损伤之后由于血瘀气滞,往往有神疲纳呆,夜寐不安,便秘,形羸消瘦,或有瘀斑、脉浮弦等全身症状。妇女可见闭经或痛经、经色紫暗有块。若瘀血停聚,积瘀化热,常有口渴、口苦、心烦、便秘、尿赤、烦躁不安等表现,舌质红,苔黄厚腻,脉浮数或弦紧。严重损伤者可出现面色苍白,肢体厥冷,出冷汗,口渴,尿量减少,血压下降,脉搏微细或消失,烦躁或神情淡漠等休克现象。脱位、骨折明显压迫内脏时,可出现呼吸困难,胸闷,气短或腹胀,腹痛,排尿困难;压迫周围神经、血管时可出现肢体坏死,肌萎缩,肌无力等。后脱位的锁骨压迫气管、食管、大血管可出现严重的疼痛、咳嗽、发绀、呼吸困难、吞咽困难及声音改变,也可见颈静脉怒张,重者可出现气管撕裂、血气胸而死亡。内脏损伤出现特殊症状,多见于急重症,应及时做出定位诊断,并积极采取抢救措施。

二、一般症状和体征

(一) 一般症状

1. **疼痛**　伤后患处经脉受损,气机凝滞,经络阻塞,不通则痛,出现不同程度的疼痛。气滞者因损伤而致气机不利,表现为疼痛,痛无定处,且范围较广,忽聚忽散,无明显的压痛点。若伤在胸部,多伴咳嗽、呼吸不畅、气急、胸闷胀痛、牵掣作痛。气闭则因骤然损伤而使气机闭塞不通,多为颅脑损伤,出现晕厥、昏迷等症状。若肝肾气伤,则痛在筋骨;若营卫气滞,则痛在皮肉。伤处可出现直接压痛或间接压痛(纵轴叩击痛及骨盆、胸廓挤压痛等),例如:踝关节损伤可引起内外踝部疼痛;肋骨骨折时局部疼痛,深呼吸及咳嗽时疼痛加重。

2. **肿胀、瘀斑**　伤后瘀血瘀滞于皮肤腠理,"血有形,病故肿",因而出现肿胀。若血行之道不得宣通,"离经之血"较多,透过撕裂的肌膜和深筋膜,溢于皮下,一时不能消散,即成瘀斑。伤血者肿痛部位固定,瘀血经久不愈,变为宿伤。肿胀严重时还可出现张力水疱,如踝关节伤后局部高度肿胀时可见张力水疱。

3. 功能障碍　由于损伤后气血阻滞引起剧烈疼痛,肌肉反射性痉挛以及组织器官的损害,可引起肢体或躯干发生不同程度的功能障碍。如伤在手臂则活动受限,伤在下肢则步履无力,伤在关节则屈伸不利,伤在颅脑则神明失守,伤在胸胁则心悸气急,伤在肚腹则纳呆胀满。若组织器官仅仅功能紊乱,无器质性损伤,功能障碍可以逐渐恢复。若组织器官有形态的破损或器质性损伤,那么功能障碍将不能完全得以恢复,除非采用手术或者其他有效的治疗措施。例如:肱骨外科颈骨折时肩部主动活动功能丧失;股骨粗隆间骨折后,患侧髋关节疼痛,不能站立及行走,等等。

疼痛、肿胀、瘀斑以及功能障碍是损伤较为普遍的一般症状。由于气血是相辅相成的,故临床多气血两伤、痛肿并见,仅有偏重而已。

(二)特殊体征

1. 筋骨损伤的特征　包括畸形、骨擦音、异常活动、关节盂空虚和弹性固定五方面。

(1)畸形:发生骨折或者脱位时,由于暴力作用以及肌肉韧带的牵拉,常使骨端移位,肢体形状发生改变,从而产生特殊畸形。畸形是最为常见的筋骨损伤的特征之一,对于某些疾病的诊断及治疗具有决定性的作用和指导意义。如:肩锁关节脱位时,可出现锁骨外端高于肩峰、锁骨外端浮动感;肩关节脱位时肩部失去圆钝平滑轮廓,呈"方肩"畸形;肘关节脱位时,呈"靴状"畸形,等等。

(2)骨擦音:骨折时,由于断端相互碰触或摩擦而产生,一般在检查骨折局部时触摸而偶然感觉到。如肱骨髁上骨折时,在肱骨髁上部位骨擦音明显;股骨髁上骨折时,于股骨伤处、股骨远端可触及明显的骨擦音或骨擦感,这是诊断股骨髁上骨折的标志之一。

(3)异常活动:在肢体没有关节处出现了类似关节的活动,或关节原来不能活动的方向,出现了活动。例如:肢体骨干骨折后在骨折的部位可出现屈曲、后伸、旋转等活动。

(4)关节盂空虚:位于关节盂的骨端脱出,致使关节盂空虚,这是脱位的特征。例如:肩关节脱位时,肩峰下关节囊空虚。

(5)弹性固定:脱位后,关节周围的肌肉痉挛收缩,可将脱位后骨端保持在特殊位置上,该关节进行被动活动时,仍可轻微活动,但有弹性阻力,被动活动停止后,脱位端又恢复原来的特殊位置,这种情况,称为弹性固定。例如:肘关节侧方脱位时,肘关节弹性固定于屈曲90°位,于肘关节内侧可触及肱骨滑车突出。

课堂互动

骨折与脱位共有的体征有哪些?

2. 脏腑损伤的症状　脏腑损伤后,因损伤的部位不同,常可出现一些特殊症状,这对于辨证诊断具有重要作用。例如:颅骨底骨折可出现眼周围迟发性瘀斑、鼻孔出血或脑脊液外漏、外耳道出血等。硬膜外血肿常有中间清醒期。肋骨多发骨折时患者胸痛剧烈,伴呼吸困难,可出现反常呼吸、呼吸及咳嗽时疼痛加剧,发绀,在伤后1~2天,若呼吸困难及发绀逐渐加重,要警惕创伤后的急性呼吸窘迫综合征。胸部损伤导致气胸、血胸时,出现气逆、喘促、咯血,甚者鼻翼扇动、发绀、休克。腹腔内脏破裂时,常见固定性压痛、反跳痛与腹肌紧张等腹膜刺激征。肾脏损伤时,可见无尿等。

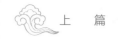

内脏损伤出现特殊症状,多见于急重症,应及时做出定位诊断,并积极采取抢救措施。

第二节 骨病的症状体征

骨病不仅产生局部病损与功能障碍,也可能影响整个机体的形态与功能。因此,骨病可出现一系列的全身与局部症状。

一、全身症状

先天性骨关节畸形、良性骨肿瘤、筋挛、骨关节退行性疾病等,对整个机体影响较少,故全身症状通常不明显。

骨痈疽发病时可出现恶寒发热,继而壮热寒战,热毒炽盛酿脓时可出现发热,持续数日不退,或伴有寒战,出汗,烦躁不安,口渴,舌红,苔黄腻,脉数等全身症状。脓肿破溃后体温逐渐下降,全身症状减轻。中、后期气血亏虚,常神情疲惫,肢体软弱无力,形寒畏冷,四末欠温,形体消瘦,心悸怔忡,面白无华,舌淡苔少,脉沉细或弱等。

骨痨初期多无明显症状,随着病情的发展,可出现全身不适,倦怠乏力,食欲减退,体重减轻。继而出现午后低热,骨蒸潮热,夜间盗汗,心烦失眠,咽干口燥,形体日渐消瘦,两颧发赤,舌红少苔或无苔,脉沉细数等阴虚火旺的症状;后期呈慢性消耗性病容,气血亏虚,见面色无华,舌淡唇白,头晕目眩,心悸怔忡等。

骨关节痹病早期全身表现可有低热,倦怠,肌肉酸痛,消瘦,贫血等。发作时常伴有发热,多汗,头痛,心悸等症。行痹有恶寒发热,舌苔薄腻,脉浮;痛痹舌苔白,脉弦紧;着痹舌苔白腻,脉多浮缓;热痹发病较急,病情多变,全身症状明显,有发热恶风,口渴,烦闷不安等全身症状,苔黄燥,脉滑数。如类风湿关节炎常见的全身症状有发热,倦怠,无力,全身肌肉酸疼,食欲不振,消瘦,贫血等,但无发热者较多,低热者次之,高热者最少。倦怠和无力属于全身中毒反应。肌肉酸痛也可能为全身中毒反应,也可能因肌肉风湿所致。食欲减退可因长期患病,精神欠佳,也可因长期服用止痛药物,影响胃肠功能之故。消瘦的原因则为多方面,一方面炎症和发热使患者代谢加快,消耗增加,另一方面因食欲不振,营养摄入不足所致。贫血可能因营养不良,或服用某些抗风湿药抑制骨髓或引起消化道持续出血导致。

痿病多表现为面色无华,食欲不振,肢体痿软无力,大便溏泄,舌苔薄白或少苔,脉细等症状。如脊髓前角灰质炎患者初期发热,多汗嗜睡,头痛,出现咽痛、咳嗽等上呼吸道症状,或恶心、呕吐等胃肠道症状,苔黄厚腻,脉濡数,热退数天后又起,烦躁嗜睡,汗多,后期则精神萎靡,形寒肢冷,舌淡苔白,脉无力。而偏瘫则伴有半身不遂,语言不利,口眼歪斜等症。

恶性骨肿瘤晚期可出现发热,精神萎靡,食欲不振,乏力,消瘦,贫血等恶病质症状。骨肉瘤的关节功能受到影响后,局部表面温度相继增高,出现红斑静脉曲张,有时可扪及颤动,听到血管搏动的杂音,常有病理性骨折。尤因肉瘤早期有间歇性发热和白细胞增多,甚至会渐现贫血与红细胞沉降率加快。骨转移肿瘤患者有原发癌症状者,周身情况差,常有贫血、消瘦、低热、乏力、食欲减退等。

肾性骨病临床表现多与肾脏原发疾病有关,发病较缓慢,开始常无自觉症状,随后可逐渐加重。可有少尿、水肿、头晕、头痛、恶心、呕吐、高血压、夜尿增多、乏力、贫血等表现。儿童患者生长发育缓慢、多汗、消瘦、易激动,颅骨软化,腕踝等部位呈梭形肿大,并可见鸡胸、驼背等骨骼畸形,严重者则行走困难,甚至生活不能自理。而在成人患者则以下肢畸形更为明显,髋部骨折发生率也明显上升。

二、一般症状和体征

(一)一般症状

1. 疼痛　不同类型的疾病或患病的不同时期,临床表现各异。

骨痈疽初期即有局部疼痛,呈进行性加剧,发展迅速,酿脓时疼痛彻骨,痛如锥刺,或阵发跳痛,脓溃后疼痛逐渐减轻。

骨痨初起时患部仅酸痛隐隐,活动时疼痛加剧,渐进性加剧,病变入侵关节时,疼痛日渐加重,尤其夜间或活动时较明显。

痹病表现为游走性关节疼痛,痛无定处,关节屈伸不利。如强直性脊柱炎初发症状常为下腰、臀、髋部疼痛,阴天或劳累后加重,休息或遇热减轻,疼痛常因腰部扭转、碰撞、咳嗽、喷嚏而加重,一般持续数日即缓解消失,以后随着病变的进展,疼痛变为持续性,疼痛的性质亦变为深部钝痛、刺痛、酸痛,甚至午夜痛醒。数年之后,疼痛和脊柱活动受限逐渐上行到胸和颈椎,可出现胸痛和肋间神经痛。脊柱退行性疾病可出现颈肩或腰腿放射性疼痛,也可持续性隐痛,活动时加重,休息后好转,也与气候变化有关,也可有休息痛。骨坏死性疾病初起时无疼痛,病变累及四肢关节时,才感到轻微疼痛,局部压痛,中后期疼痛加重,关节范围减小,下肢跛行。椎间盘病变造成的腰腿痛,表现为腰痛和下肢放射性疼痛,放射痛的部位与病变椎间盘损伤的程度和位置有关。

骨肿瘤首先出现的症状常是疼痛,开始时较轻,呈间歇性,后期呈持续性剧痛,夜间加重,止痛剂不能奏效者,多为恶性肿瘤;隐痛、钝痛、间歇性疼痛者多为良性。唯有骨样骨瘤以持续性疼痛、夜间尤甚为其特点。位于脊柱或骨盆的良性骨肿瘤,如占位致压迫脊髓、神经根,也会引起相应部位的放射性疼痛。骨肉瘤以渐进的局部疼痛为主,疼痛多呈持续性,甚至有钻孔样剧痛,夜间尤甚。尤因肉瘤的疼痛以间歇性为主,逐渐变为持续性疼痛。骨恶性纤维组织细胞瘤患者的疼痛为局部酸痛,并进行性加重,夜间疼痛尤为剧烈,并可累及邻近关节。软骨肉瘤最常见的症状是疼痛,开始为钝痛,间歇性,逐渐加重。

代谢性骨病中,原发性甲状旁腺功能亢进性骨病的疼痛开始是以腰腿痛为主,逐渐发展到全身骨及关节疼痛,活动受限,严重时不能起床,不能触碰,甚至在床上翻身也会引起难以忍耐的全身骨痛。

2. 肿胀　骨痈疽、骨痨、痹病等患处常出现肿胀。

骨痈疽病变处多数呈环形漫肿,表面灼热。脓成或关节内积液多时,按之应指,有波动感。初起时皮色不变,将溃时肿胀中心表皮透红。如化脓性关节炎初期局部肿胀,湿热酿脓期关节肿胀明显,发生于膝关节者浮髌试验阳性,溃脓期红肿更加明显,关节穿刺为脓液。慢性附骨疽,则患肢粗大,高低不平,皮肉可无明显肿胀。

骨痨者病变关节呈梭形肿胀,不红不热。主要是由于滑膜增厚,关节内积液和组织渗液所致。日久肌肉萎缩,局部肿胀更加明显。单纯膝关节滑膜结核,初期关节肿胀,中期膝关节弥漫性肿胀,浮髌试验阳性,穿刺可得黄色混浊的液体,患膝呈梭形,后期脓肿穿溃,形成窦道,易发混合感染。

各种痹病,如风湿性关节炎及类风湿关节炎局部呈红、肿、热、痛的炎症表现,但不化脓,常为对称性,风湿性关节炎呈游走性,关节呈梭形肿胀。

痛风性关节炎急性发作时突然出现关节肿胀和剧痛,在24~48小时达到高峰,受累关节及周围软组织明显发红、发热,肿胀通常持续1周自行缓解。慢性时尿酸盐在关节及其周围组织中沉积引起慢性炎症反应,受累关节呈非对称性不规则肿胀,形成突出皮表的白色圆形或椭圆形痛风结节,质地较硬。

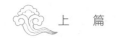

骨肉瘤发病数周后局部即现肿胀,并可扪及肿胀,生长十分迅速,肿物质地不定。尤因肉瘤的肿胀,有时可自行改善。

3. 功能障碍　发生骨关节疾患后,因疼痛和肿胀常引起肢体功能障碍。关节本身疾患,主动和被动功能均有障碍;神经性疾患引起肌肉瘫痪者,不能主动运动,而被动运动一般良好。

急性骨痈疽,发病后患肢很快不能活动,后期因为骨与关节被破坏,肌肉挛缩,患肢多数呈屈曲畸形,或僵硬、强直,功能障碍。

骨痨早期因疼痛和肌肉痉挛而出现被迫体位,功能受限,后期则因关节结构破坏和筋肉挛缩而产生功能障碍。单纯骨结核很少会造成骨关节运动障碍或只有轻度受限,而全关节结核则运动障碍明显。

筋挛多发生于四肢,挛缩部位肌张力增高,关节活动障碍,但其关节本身并不强直,一旦解除痉挛,关节功能即可恢复,除非长期筋挛造成关节的形态与结构改变。如缺血性肌挛缩晚期由于神经失去功能,受累肌肉瘫痪、挛缩,手或足严重畸形如"爪状",活动功能障碍,被动屈伸时无痛觉,感觉消失。

骨关节退行性病变可有久坐后或晨起时出现僵硬及疼痛,活动后减轻,后期关节肿胀增大,运动受限,但很少完全强直。如腰椎间盘突出症可有腰部僵硬,活动受限及腰椎侧弯畸形;膝关节骨性关节炎早期活动受限可呈发作性,后期则变为持续性。椎动脉型颈椎病由于椎动脉受压,颅内供血减少也会出现一系列的运动障碍,如讲话模糊不清,吞咽困难,四肢瘫痪等,但多为不完全瘫,可查出锥体束征,有时出现面神经麻痹和共济失调。

骨肿瘤导致的功能障碍,多是由疼痛和肿块影响所致,但差异很大。生长迅速的肿瘤,功能障碍明显;良性骨肿瘤,一般无功能障碍;良性肿瘤恶变或病理骨折时,功能障碍明显。接近关节部位的肿瘤,常因关节功能障碍来就诊。骨肉瘤由于肿胀可影响到相邻关节的功能,会出现不能活动的现象。

（二）特殊体征

1. 畸形　畸形是骨伤科疾病的特有体征。可由于先天发育异常所引起,也可出现在疾病发展的某一阶段。如:成骨不全患者,患儿的椎体可变成双凹形,长骨骺端变大;婴儿期可出现头顶扁平,颅骨宽阔。发育障碍还可引起脊柱后突及侧弯畸形。软骨发育不全的患者,可出现臀部后翘,脊柱侧弯畸形。特发性脊柱侧凸症,可出现脊柱侧凸畸形;手部可出现并指、多指、巨指畸形,足部可出现马蹄足、仰趾足、外翻足、扁平足、高弓足、巨趾、多趾、并趾等畸形。斜颈患者出现颈部倾斜畸形。类风湿关节炎可表现为腕关节的尺偏畸形、手指鹅颈畸形、扣眼畸形等。大脑性瘫痪患者,由于肌肉挛缩,肢体可发生特殊畸形,如髋关节呈内收、内旋和屈曲畸形。

2. 肌萎缩　肌肉萎缩是痿证最主要的临床表现,常由神经受损及肢体制动所引起。脊髓灰质炎后遗症常出现受累肢体肌肉萎缩,以下肢较多见,其中胫前肌和腓肠肌最常见,其次为股四头肌、腓肠肌、臀大肌及上肢三角肌等,常伴肢体畸形,运动受限。多发性神经炎常出现两侧手足下垂与肌肉萎缩;进行性肌萎缩症则出现四肢对称性近端肌萎缩;肩关节结核患者,肩部肌肉呈进行性萎缩。髋关节结核患者,可出现患侧臀部肌肉萎缩。类风湿关节炎患者,常出现累及部位的肌肉和皮肤萎缩。血友病性关节炎患者,后期受累关节肌肉可出现失用性萎缩。多发性神经炎患者,因运动障碍,常出现肌无力,不同程度瘫痪,肌张力低下,肌肉萎缩,腱反射减退或消失,严重者可出现手足下垂。股骨头骨骺骨软骨病,可见大腿和臀部肌肉萎缩。先天性多发性关节挛缩症患者,因全身的肌肉萎缩,表现为消瘦。腓骨肌萎缩患者,腓骨肌瘫痪是其典型症状,常伴有小腿与足内在肌萎缩。脊髓空洞症患者,多有手的内在肌及前臂尺侧肌肉软弱和萎缩，且可有肌肉颤动，逐渐影响上肢肌肉。神经卡压综合征患者的运动神经受压，可在感到肌肉乏力之前，先有肌萎缩。

3. 筋肉挛缩　身体某群肌肉持久性挛缩可引起关节畸形与活动功能障碍。如前臂缺血性肌挛缩，呈"爪状手"畸形；掌腱膜挛缩症发生屈指挛缩畸形；髂胫束挛缩症呈屈髋、外展、外旋挛缩畸形等。马蹄内翻足患者可出现跟腱挛缩现象。髋关节结核患者后期，可出现患髋屈曲内收挛缩，活动功能丧失。先天性髋关节脱位患者，常出现髋部内收肌、腘绳肌变短挛缩，髂腰肌短缩。

4. 肿块　骨病常伴有局部肿块。如骨软骨瘤的肿块一般与皮肤不粘连，但因瘤体基底部是正常骨延续的正常骨质，而无移动性，肿块质硬如骨，表面平整或呈结节状。斜颈患儿在生后1~4周，在胸锁乳突肌胸下部可触及梭形肿块。

5. 疮口与窦道　疮口与窦道是机体组织坏死后穿破皮肤所形成的症状。如骨痈疽在发病过程中局部脓肿破溃后，疮口流脓，初多稠厚，渐转稀薄，有时夹杂小块死骨排出，疮口周围皮肤红肿；慢性附骨疽反复发作者，有时可出现数个窦道疮口凹陷，有时有小块死骨片自窦道排出，窦道周围皮肤常有色素沉着，窦道口及其边缘常有少量肉芽形成。骨痨的寒性脓肿可沿软组织间隙向下流注，可出现在远离病灶处，寒性脓肿破溃后，即形成窦道，日久不愈。疮口凹陷、苍白，周围皮色紫暗。开始时可流出大量稀脓和豆腐花样腐败物，以后则流出稀薄脓水，或夹有碎小死骨。

6. 关节摩擦音　是关节活动时产生的异常声响。常见于膝关节退行性骨关节病，在关节主动活动时有关节摩擦音，挤压髌骨时有摩擦感，伸屈膝关节时更加明显。手部骨性关节炎活动关节时也可有骨摩擦音。

7. 肢体麻木　是骨伤疾病影响神经功能时出现的临床症状。多见于神经根型颈椎病、颈椎管狭窄症、腰椎间盘突出症及腰椎管狭窄症等。主要由于神经根受累，支配区感觉过敏或减退所致，有的皮肤过敏，抚摸即有触电感，有的麻木如隔布样。

8. 晨僵和胶着　晨僵指患者睡眠一夜之后，早晨起床时关节僵硬，不能活动，经过一段时间后，症状才逐渐消失。晨僵的关节一夜未活动，关节内外的软组织因循环不畅而发生水肿，失去其柔韧性，以致关节僵硬，经过一段时间后，水肿液渗入淋巴管或小静脉而消失，关节软组织的柔韧性恢复，因而关节活动趋向灵活，晨僵现象消失。胶着指患者取某一体位时间过久(1~2小时)，开始活动时比较困难，还伴有一定的疼痛感觉。譬如患者久坐之后，站立时腰膝不能立刻伸直，活动一会，此现象才消失。产生胶着现象的机制和晨僵相似。类风湿关节炎和某些骨关节退行性疾病可有此症状。手部骨性关节炎早期表现为发僵，晨起开始活动时较明显，活动后减轻，活动多时又加重。

（王旭凯）

复习思考题

1. 根据损伤的一般症状能对疾病做出明确诊断吗？
2. 筋骨损伤的特殊体征与一般症状有何不同？
3. 何种损伤发生时临床查体能触及弹性固定？
4. 筋骨关节疾病的特殊症状对骨伤疾病的诊断有何重要性？
5. 你所了解的哪些疾病可以出现关节摩擦音？

扫一扫
测一测

PPT 课件

第五章

骨伤科辨证诊断

学习目标

掌握摸诊的常见手法和主要用途,八纲辨证、气血辨证、皮肉筋骨辨证在骨伤科临床中的具体应用,诸法合参在骨伤科辨证诊断中的意义;熟悉四诊合参、经络辨证、卫气营血辨证、脏腑辨证在骨伤科疾病诊断中的临床应用;了解四诊方法、各种辨证方法在中医骨伤科学诊断中的作用。

第一节 四诊方法

骨伤科的辨证诊断就是在中医学基本理论指导下,在望、闻、问、切四诊收集临床资料的基础上,结合实验室和影像学等辅助检查,根据损伤的病因、部位、程度、病性进行分类,联系脏腑、气血、经络、皮肉筋骨等理论,探求其内在规律,加以综合分析而得出结论的过程。

在临床诊断时,既要有整体观念,重视全身情况,又要结合骨伤科的特点,进行细致的局部检查,才能全面了解病情,得出正确的诊断;既要以中医诊断学理论为指导,又要结合现代骨科学诊断特点;既要充分利用影像学等辅助检查,又不能完全盲目依赖,要将各种方法收集的资料综合处理,相互补充,才能臻于完善。

一、望诊

望诊在中医学的诊断中占有非常重要的地位,如《难经·六十一难》曰:"望而知之谓之神",而骨伤科的望诊,除了对全身情况诸如神色、形态、舌象等做全面的检查外,对损伤局部及其邻近部位也需特别认真察看。《伤科补要》明确指出:"凡视重伤,先解开衣服,遍观伤之重轻。"

骨伤科的望诊一般要求在自然光线下进行,患者采取舒适的体位,充分暴露伤肢,多与健肢对比,进行功能活动的动态观察。骨伤科的望诊通过望全身、望损伤局部、望舌等方面,以初步确定损伤的部位、性质和轻重。

(一)望全身

1. 望神色　通过察看神态色泽的变化来判断损伤轻重、病情缓急。《素问·移精变气论》曰:"得神者昌,失神者亡。"若精神爽朗、面色清润者,正气未伤;若面容憔悴、神气委顿、色泽晦暗者,正气已伤,病情较重。对重伤患者要观察其神志是否清醒,若神志不清、神昏谵语、目暗睛迷、瞳孔缩小或散大、面色苍白、形赢色败、呼吸微弱或喘急异常,多属危候。

《医门法律》曰:"色者,神之旗也。神旺则色旺,神衰则色衰。"望色也可以判断患者损伤的轻重缓急,邪正盛衰,《素问·五脏生成》总结了生死五色,对临床中的危重病情仍有指导意义。

2. 望形态 望形态可了解疾病的部位和病情轻重。形态发生改变多见于骨折、关节脱位以及严重筋伤,如下肢骨折时患者无法站立,上肢骨折时用健肢托住受伤肢体等;望形态还可通过望步态来了解疾病,如摇摆步态多见于臀中肌麻痹或者小儿先天性髋关节脱位。

(二)望局部

1. 望畸形 畸形往往标志有骨折或脱位存在,因此可通过观察肢体标志线或标志点的异常改变,进行判断。关节脱位后,原关节处出现凹陷,而在其附近出现隆起,同时患肢可有长短粗细等变化。如肩关节脱位出现"方肩"畸形,桡骨远端骨折出现"餐叉"样畸形,股骨颈骨折出现患肢内收外旋短缩畸形。形态改变也可见于其他慢性疾病和先天性疾病,如类风湿关节炎出现双手近端指间关节"鹅颈"畸形,痛风性关节炎常常出现第一跖趾关节外翻畸形,小儿佝偻病出现"鸡胸"等。

2. 望肿胀 损伤后因气滞血凝,多伴有肿胀、瘀斑,故需要观察其肿胀、瘀斑的程度以及色泽的变化。肿胀较重而肤色青紫者多为新伤;肿胀较轻而青紫带黄者多为陈伤。望肿胀多与健侧相对比。

3. 望创口 对于开放性损伤,须注意创口的大小、深浅,创口边缘是否整齐,是否被污染及有无异物,色泽鲜红还是紫暗,以及出血情况等。如已感染,应注意流脓是否通畅、脓液的颜色及稀稠等情况。

4. 望肢体功能 肢体功能的活动,对了解骨关节损伤有重要意义。如肩关节外展不足90°,而外展时肩胛骨一并移动者,提示外展动作受限;当肘关节屈曲、肩关节内收时,肘尖不能接近中线,说明内收动作受限。为准确掌握损伤的情况,除嘱其主动活动外,往往与摸法、量法、运动检查结合进行,并通过与健肢对比观察,以测定其主动与被动活动情况。

5. 望舌 亦称舌诊,舌为心之苗,又为脾胃之外候,与各脏腑通过经络均有密切联系。《辨舌指南》曰:"辨舌质,可辨五脏之虚实;视舌苔,可察六淫之深浅。"所以舌能反映人体气血的盛衰、津液的盈亏、病邪的性质、病情的进退、病位的深浅以及伤后机体的变化。舌质和舌苔都可以诊察人体内部的寒热、虚实等变化,两者既有密切的关系,又各有侧重;舌质主要反映气血变化,舌苔反映脾胃变化、邪气之浅深。观察舌苔的变化,还可鉴别疾病属表属里,属虚属实,所以察舌质和舌苔可以相互印证。正常人一般舌体柔软,质淡红,苔薄白。若舌质白,苔少或者光剥无苔,多提示气血虚弱、阳气不足,常见于大失血、老年人骨折等;若舌质红绛,苔黄,多提示里热实证,常见于感染发热、创伤及大手术后等;若舌体青紫或有紫斑,苔色青黑,提示血瘀或者阴寒内盛,多见于创伤、骨病晚期等;若舌质绛紫,苔灰黑,提示病邪较盛,多见于严重创伤伴感染或恶性骨肿瘤患者。

二、闻诊

闻诊是通过听声音和嗅气味来诊察疾病的方法。人体的各种声音和气味,都是在脏腑的生理活动和病理变化过程中产生的,所以通过鉴别声音和气味的变化可以为疾病的诊断提供依据。如《素问·脉要精微论》中就以声音、语言、呼吸等来判断疾病过程中的正邪盛衰。而闻诊在骨伤科的应用,还可以借助听诊器等工具以提高闻诊水平。骨伤科的闻诊主要用于以下几个方面:

(一)听骨擦音

骨擦音是骨折的主要体征之一。无嵌插的完全性骨折,当摆动或触摸骨折的肢体时,两断端互相摩擦可发生响声或摩擦感,称骨擦音。注意听骨擦音,不仅可以帮助辨明是否存在

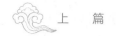

骨折,而且还可进一步分析骨折属于何种性质。如《伤科补要》曰:"骨若全断,动则辘辘有声。若骨损未断,动则无声。或有零星败骨在内,动则渐渐之声。"骨骺分离的骨擦音与骨折的性质相同,但较柔和。骨擦音出现处即为骨折处。骨擦音经治疗后消失,表示骨折已接续。但应注意,骨擦音多数是触诊检查时偶然感觉到的,不宜主动去寻找骨擦音,以免增加患者的痛苦和损伤。

（二）听骨传导音

主要用于检查某些不易发现的长骨特殊部位骨折,如股骨颈骨折、股骨粗隆间骨折等。检查时将听诊器置于伤肢近端的适当部位,如放在伤肢近端的骨突起处,用手指或叩诊锤轻轻叩击远端骨突起部,可听到骨传导音。检查时应与健侧对比,且伤肢不附有外固定物,叩诊时用力大小相同等。如果骨传导音减弱或消失,说明骨的连续性遭到破坏。

（三）听入臼声

关节脱位在整复成功时,常能听到"咔嗒"的关节入臼声,《伤科补要》曰:"凡上骱时,骱内必有响声活动,其骱已上;若无响声活动者,其骱未上也。"当复位时听到此响声,应立刻停止继续拔伸牵引,避免肌肉、韧带、关节囊等软组织被过度拔伸而造成损伤。

（四）听筋的响声

部分伤筋或关节病在检查时可有特殊的摩擦音或弹响声,最常见的有以下几种:

1. 关节摩擦音　医者一手放在关节上,另一手移动关节远端的肢体,可检查出关节摩擦音,或有摩擦感。关节活动时,一些慢性或亚急性关节疾患可出现柔和的关节摩擦音,骨性关节炎可出现粗糙的关节摩擦音。

2. 肌腱弹响声与捻发音　屈拇与屈指肌腱狭窄性腱鞘炎患者在做伸屈手指的检查时可听到弹响声,多由于肌腱通过肥厚之腱鞘产生,所以又把这种狭窄性腱鞘炎称为"弹响指"或"扳机指"。腱周围炎在检查时常听到好似捻干燥头发时发出的一种声音,即"捻发音"。有炎性渗出液的腱鞘周围可以听到,好发于前臂的伸肌群、大腿股四头肌和小腿的跟腱部。

3. 关节弹响声　膝关节半月板损伤或关节内有游离体时,在进行膝关节屈伸旋转活动时,可发生较清脆的弹响声。

（五）听啼哭声

用于辨别小儿的伤患部位。小儿不能够准确表达病情,家属有时也不能提供可靠的病史资料。检查患儿时,当检查到某一部位时,小儿啼哭或哭声加剧,则往往提示该处可能是损伤或病变的部位。

（六）听创伤皮下气肿的捻发音

创伤后发现皮下组织有大片不相称的弥漫性肿起时,应检查有无皮下气肿。检查时手指分开,轻轻揉按患部,当皮下组织中有气体存在时,可感到一种特殊的捻发音或捻发感。肋骨骨折后,若断端刺破肺脏,皮下组织可能形成皮下气肿;开放骨折合并气性坏疽时,也可能出现皮下气肿。

（七）闻气味

除通常闻二便气味外,主要是闻局部泌物的气味。若局部可闻及血腥味多见于开放性出血;若创口散有腐肉气味,多见细菌感染和局部坏死;若创口周边发黑,臭味特殊,有气逸出者,多考虑气性坏疽。

三、问诊

问诊是骨伤科辨证非常重要的环节,在四诊中占有重要地位,历代医家都十分重视问诊,张介宾称之为"诊治之要领,临证之首务",又如《四诊抉微》所曰:"问为审察病机之关键。"通过问诊可以更全面地把握患者的发病情况,更准确地辨证论治,从而提高疗效,缩短疗程,减少损伤后遗症。

（一）一般情况

了解患者的一般情况,如详细询问患者姓名、性别、年龄、职业、婚姻、民族、籍贯、住址、就诊日期及病历陈述者(患者本人、家属或亲朋等),并建立完整的病案记录,以利于查阅、联系和随访。特别是对涉及交通意外、刑事纠纷等方面的伤者,这些记录更为重要。

（二）发病情况

1. 主诉　即患者的主要症状及其发生发展的时间。主诉是促使患者前来就医的主要原因,可以提示病变的部位、性质等。骨伤科患者的主诉有疼痛、肿胀、功能障碍、畸形及挛缩等。记录主诉应简明扼要。

2. 发病过程　应详细询问患者的发病情况和变化的急缓,受伤的时间、地点,有无昏厥、呕吐、心慌胸闷等伴随症状,经过何种方法治疗,效果如何,目前症状情况怎样,是否减轻或加重等。生活损伤一般较轻,工业损伤、农业损伤、交通事故或战伤往往比较严重,常为复合性创伤或严重的挤压伤等,应尽可能问清受伤的原因,如跌仆、闪挫、扭捩、坠堕等,询问打击物的大小、重量和硬度,暴力的性质、方向和强度,以及损伤时患者所处的体位、姿势、情绪等,如伤者因高空作业坠落,足跟先着地,则损伤可能发生在足跟、脊柱或颅底;如肢体处于屈曲位还是伸直位,什么部位先着地;若伤时正与人争论,情绪激昂或愤怒,则在遭受打击后不仅有外伤,还可兼有七情内伤。

3. 伤情　问损伤的部位和各种症状,包括创口情况。

（1）疼痛:详细询问疼痛的起始日期、部位、性质、程度。应问清患者是剧痛、酸痛还是麻木;疼痛是持续性还是间歇性;麻木的范围是在扩大还是缩小;痛点固定不移或游走,有无放射痛,放射到何处;服止痛药后能否减轻;各种不同的动作(负重、咳嗽、喷嚏等)对疼痛有无影响;与气候变化有无关系;劳累、休息及昼夜对疼痛程度有无影响等。

（2）肿胀:应询问肿胀出现的时间、部位、范围、程度。如系增生性肿物,应了解是先有肿物还是先有疼痛,以及肿物出现的时间和增长速度等。

（3）肢体功能障碍:如有功能障碍,应问明是受伤后立即发生的,还是受伤后一段时间才发生的。一般骨折或脱位后,功能大都立即发生障碍或丧失,骨病则往往是得病后经过一段时间才影响到肢体的功能。如果病情许可,应在询问的同时,由患者以动作显示其肢体的功能。

（4）畸形:应询问畸形发生的时间及演变过程。外伤引起的肢体畸形,可在伤后立即出现,亦可经过若干年后才出现。与生俱来或无外伤史者应考虑为先天性畸形或发育畸形。

（5）创口:应询问创口形成的时间、污染情况、处理经过、出血情况以及是否使用过破伤风抗毒血清等。

（三）全身情况

1. 问寒热　恶寒与发热是骨伤科临床上的常见症状。除指体温的高低外,还有患者的主观感觉。要询问寒热程度和时间的关系,恶寒与发热是单独出现还是并见。感染性疾病,恶寒与发热常并见;损伤初期发热多为血瘀化热,中后期发热可能为邪毒感染,或虚损发热;骨关节结核有午后潮热;恶性骨肿瘤晚期可有持续性发热;颅脑损伤可引起高热抽搐等。

2. 问汗　问汗液的排泄情况,可了解脏腑气血津液的状况。严重损伤或严重感染,可出现四肢厥冷、汗出如油的险象;邪毒感染可出现大热大汗;自汗常见于损伤初期或手术后;盗汗常见于慢性骨关节疾病、阴疽等疾病。

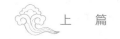

3. 问饮食　应询问饮食时间、食欲、食量、味觉、饮水情况等。对腹部损伤应询问其发生于饱食后或空腹时,用以估计胃肠破裂后腹腔污染程度。食欲不振或食后饱胀,是胃纳呆滞的表现,多因伤后血瘀化热导致脾虚胃热,或长期卧床体质虚弱所致。口苦者为肝胆湿热,口淡者多为脾虚不运,口腻者属湿阻中焦,口中有酸腐味者为食滞不化。

4. 问二便　伤后便秘或大便燥结,为瘀血内热。老年患者伤后可因阴液不足,失于濡润而致便秘。大便溏薄为阳气不足,或伤后机体失调。对脊柱、骨盆、腹部损伤者尤应注意询问二便的次数、量和颜色。

5. 问睡眠　伤后久不能睡,或彻夜不寐,多见于严重创伤,心烦内热。昏沉而嗜睡,呼之即醒,闭眼又睡,多属气衰神疲;昏睡不醒或醒后再度昏睡,不省人事,为颅内损伤。

(四) 其他情况

1. 过去史　应自出生起详细追询,按发病的年月顺序记录。对过去的疾病可能与目前损伤有关的内容,应记录主要的病情经过,当时的诊断、治疗情况,以及有无并发症或后遗症。例如,对先天性斜颈、新生儿臂丛神经损伤,要了解有无难产或产伤史;对骨关节结核要了解有无肺结核史。

2. 个人史　应询问患者有无药物、食物过敏史;询问患者从事的职业或工种的年限,劳动的性质、条件和常处体位以及个人嗜好等。对妇女还要询问月经、妊娠、哺乳史等。

3. 家族史　应询问家族内成员的健康状况,如已死亡,则应追询其死亡原因、年龄以及有无可能影响后代的疾病。这对骨肿瘤、先天性畸形的诊断尤有参考价值。

四、切诊

骨伤科的切诊包括脉诊和摸诊两个方面,脉诊可掌握机体内部气血、虚实、寒热等变化;摸诊主要判断损伤的部位、轻重、深浅以及性质等。

(一) 脉诊

脉诊也称切脉,是指医生用手指对患者身体某些部位的动脉(桡动脉最常见)进行切按,依据血脉搏动的特点来了解病情的一种诊察方法。清代钱秀昌《伤科补要·脉诀》曰:"伤科之脉,须知确凿。蓄血之症,脉宜洪大。失血之脉,洪大难握。蓄血在中,牢大却宜。沉涩而微,速愈者稀。失血诸症,脉必现芤。缓小可喜,数大甚忧。浮芤缓涩,失血者宜。若数且大,邪胜难医。蓄血脉微,元气必虚。脉症相反,峻猛难施。左手三部,浮紧而弦,外感风寒。右手三部,洪大而实,内伤蓄血。或沉或浮,寒凝气束。乍疏乍数,传变莫度。沉滑而紧,痰瘀之作。浮滑且数,风痰之恶。六脉模糊,吉凶难摸。和缓有神,虽危不哭。重伤痛极,何妨代脉,可以医疗,不须惊愕。欲知其要,细心习学。"为了便于学习,现将骨伤科常见的脉象归纳为如下几类:

1. 浮脉类　轻按即得,重按减而不空,举而有余,是为浮脉,一般多见于表证,新伤瘀肿、疼痛剧烈时也可出现;而大出血及长期慢性劳损患者,出现浮脉时说明正气亏虚,虚象严重;浮取散漫,重按空无,散似杨花无定踪,是为散脉,多见于大失血,气血严重不足,阴阳离散,脉气不敛,病情多危重;浮大中空,如按葱管,是为芤脉,多见于损伤出血过多时。

2. 沉脉类　轻按不应,重按始得,是为沉脉。一般主病在里,内伤气血、腰脊损伤疼痛时多见;重按推筋、着骨始得者,是为伏脉,多见于骨痹、厥病等。

3. 滑脉类　往来流利,应指圆滑,如盘走珠,是为滑脉,主痰饮、食滞、孕脉,骨伤科患者在胸部挫伤血实气壅时多见;显于关部,滑数有力,厥厥然动摇,是为动脉,常见于新伤剧痛,惊恐等。

4. 细脉类　脉细如线,是为细脉,多见于虚损患者,以阴血虚为主,亦见于气虚或久病体弱患者;浮而细软,脉气无力以动,是为濡脉,大失血、久病、气血两虚时多见;沉而细软,是为弱脉,常见于失血、阳气虚衰、气血不足。

5. 结脉类　脉来缓慢而时一止,止无定数,是为结脉;脉来动而中止,不能自还,良久复动,止有定数,是为代脉;脉来数而时有一止,是为促脉,三脉均在损伤疼痛剧烈、脉气不顺接时多见。

6. 其他类　脉来端直以长,如按琴弦,是为弦脉,主诸痛,肝胆病,痰饮,阴虚阳亢,在胸胁部损伤以及各种损伤剧烈疼痛时多见,还常见于伴有肝胆疾患、动脉硬化、高血压等患者;弦而有力绷急弹指者称为紧脉,多见于实寒痛证;往来艰涩,如轻刀刮竹,是为涩脉,主气滞、血瘀、精血不足。损伤后血亏津少,不能濡润经络、经筋、筋骨的虚证,气滞血瘀的实证多见。

(二) 摸诊

医者通过对损伤局部进行认真触摸,以了解损伤的部位、轻重、深浅、性质等,判断有无骨折、脱位,以及骨折、脱位的移位方向等,称为摸诊。摸法用途极为广泛,在骨伤科临床上的作用十分重要。《医宗金鉴·正骨心法要旨》曰:"以手扪之,自悉其情""摸者,用手细细摸其所伤之处,或骨断、骨碎、骨整、骨歪、骨硬、筋强、筋柔、筋歪、筋正、筋断、筋走、筋粗、筋翻、筋寒、筋热以及表里虚实,并所患之新旧也。"即使在缺少影像设备的情况下,依靠长期临床实践积累的经验,运用摸法,亦能对许多骨伤科疾患做出比较正确的诊断。

1. 主要用途

(1) 摸压痛:根据压痛的部位、范围、程度来鉴别损伤的性质种类,直接压痛可能是局部有骨折或伤筋,而间接压痛(如纵轴叩击痛)常提示骨折的存在。

(2) 摸畸形:当发现有畸形时,结合触摸体表骨突变化,可以了解骨折或脱位的性质、移位方向,以及呈现重叠、成角或旋转畸形等情况。

(3) 摸皮温:根据局部皮肤冷热的程度,可以辨别是热证或是寒证,并可了解患肢血运情况。热肿表示新伤或局部积瘀化热、感染;冷肿表示寒性疾患;伤肢远端冰凉、麻木,动脉搏动减弱或消失,则表示血运障碍。摸皮温时一般用手背测试并与对侧比较。

(4) 摸异常活动:在肢体没有关节处出现了类似关节的活动,或关节原来不能活动的方向出现了活动即为异常活动,多见于骨折和韧带断裂。检查骨折患者时,不要主动寻找异常活动,以免增加患者的痛苦和加重局部组织的损伤。

(5) 弹性固定:脱位的关节常保持在特殊的畸形位置,在摸诊时手中有弹力感。这是关节脱位特征之一。

(6) 摸肿块:首先应区别肿块的解剖层次,是在骨骼还是在肌腱、肌肉等组织中,是骨性的还是囊性的,还须触摸其大小、形状、硬度,边界是否清楚,推之是否可以移动及表面光滑度等。

2. 常用手法

(1) 触摸法:以拇指或拇、食、中三指置于伤处,稍加按压之力,细细触摸。范围先由远端开始,逐渐移向伤处,用力大小视部位而定。触摸时仔细体验指下感觉,古人有"手摸心会"的要领。通过触摸可了解损伤和病变的确切部位,病损处有无畸形、摩擦感,皮肤温度、软硬度有无改变,有无波动征等。触摸法往往在检查时最先使用,然后在此基础上再根据情况选用其他手法。

(2) 挤压法:用手掌或手指挤压患处上下、左右、前后,根据力的传导作用来诊断骨骼是否折断。如检查肋骨骨折时,常用手掌挤按胸骨及相应的脊骨,进行前后挤压;检查骨盆骨折时,常用两手挤压两侧髂骨翼;检查四肢骨折,常用手指挤捏骨干。此法有助于鉴别是骨

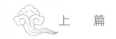

折还是挫伤。但检查骨肿瘤或感染患者,不宜在局部过多或过于用力挤压。

(3) 叩击法:以掌根或拳头对肢体远端的纵向叩击所产生的冲击力,来检查有无骨折的一种方法。检查股骨、胫腓骨骨折,有时采用叩击足跟的方法。检查脊椎损伤时可采用叩击头顶的方法。检查四肢骨折是否愈合,亦常采用纵向叩击法。

(4) 旋转法:用手握住伤肢下端,做轻轻的旋转动作,以观察伤处有无疼痛、活动障碍及特殊的响声。旋转法常与屈伸关节的手法配合应用。

(5) 屈伸法:用一只手握关节部,另一手握伤肢远端,做缓慢的屈伸活动。若关节部出现剧痛,说明有骨与关节损伤。关节内骨折者,可出现骨摩擦音。此外,患者主动的屈伸与旋转活动常与被动活动进行对比,以此作为测量关节活动功能的依据。

(6) 摇晃法:用一只手握于伤处,另一手握伤肢远端,做轻轻的摇摆晃动,结合问诊与望诊,根据患部疼痛的性质、异常活动、摩擦音的有无,判断是否有骨与关节损伤。

3. 注意事项

(1) 摸法的选择使用:在进行摸法和其他手法中,应该针对损伤的程度、部位、性质等情况选择其中一种或几种手法进行诊断,在选择手法的时候,除要注意患者伤情外,还要注意患者的情绪,若能用一种手法了解伤情,尽可能不采用多种手法反复检查。

(2) 避免医源性损伤:在进行摸法检查中,应特别注意医源性损伤,特别是在摇晃、旋转等手法检查时,应尽量避免损伤周围神经、血管等重要组织。

(3) 注意对比法的应用:既要从患侧与健侧形态、长短、粗细、活动功能等方面进行对比,还要从治疗前后进行对比,如骨折、脱位复位前后的对比,功能恢复过程的对比等。

五、四诊合参

(一) 望闻问切,不可或缺

望、闻、问、切是中医学诊断学的重要组成部分,分别从不同的角度检查病情和收集资料,各具其独特的方法和意义,不能互相代替,故中医学历来重视四诊合参,正如《医门法律》所言:"望闻问切,医之不可缺一。"《四诊抉微》亦曰:"然诊有四,在昔神圣相传,莫不并重。"望闻问切四诊在中医的诊断中是一个完整的有机体,张仲景针对只重其中之一二者提出批评:"省疾问病,务在口给。相对斯须,便处汤药。按寸不及尺,握手不及足,人迎趺阳,三部不参……明堂阙庭,尽不见察,所谓窥管而已,夫欲视死别生,实为难矣。"

(二) 整体与局部并重

骨伤科的临床诊断中,大多数都能够注重局部情况,如疼痛、肿胀、功能障碍、畸形、异常活动、骨擦感等,而对于全身整体情况,常常容易忽略或不重视,这点需要引起我们的高度重视,做到局部与全身并重,注重整体观。对于损伤的患者,除了要考虑骨伤科的因素外,还要综合考虑其他科潜在的因素,如内科、脑外科、胸外科、普外科等情况。若损伤后出现面色苍白、肢体厥冷、脉微欲绝等情况,既可能是失血性休克所致,也可能是心源性休克所引起,需要我们注意疾病的诊断与鉴别诊断,避免漏诊。

(三) 借助而不盲目依从辅助检查

骨伤科的诊断,不仅需要综合望、闻、问、切四诊收集的资料,还需要充分借助于现代影像学等辅助检查。如某些骨折、肌肉等深部组织的损伤,只凭借望、闻、问、切是不能快速准确做出判断的,若结合全面的骨关节检查和影像学检查即可准确地做出判断。但同时也应注意,辅助检查也存在漏诊或假象,切勿盲目依赖。

第二节　辨证方法

辨证是中医学长期实践中形成的独特方法,是中医学的特色之一,对骨伤科的诊断具有重要的指导意义。人体是由皮肉、筋骨、脏腑、经络、气血与津液等共同组成的一个有机整体,互相联系,互相依存,互相制约,无论在生理活动还是在病理变化方面都有着不可分割的联系,骨伤病的发生和发展也与皮肉筋骨、脏腑经络、气血津液等都有密切的关系。明代薛己在《正体类要》序文中指出:"肢体损于外,则气血伤于内,营卫有所不贯,脏腑由之不和。"说明人体的皮肉筋骨在遭受到外力损伤时,可进而影响体内,引起气血、营卫、脏腑等一系列的功能紊乱,外伤与内损、局部与整体之间是相互作用、相互影响的。因此,在外伤的辨证论治过程中,均应从整体观念加以分析,既要辨治局部皮肉筋骨的外伤,又要对外伤引起的气血、津液、脏腑、经络功能的病理生理变化加以综合分析,这样才能正确认识损伤的本质和病理现象的因果关系。

骨伤科的辨证方法主要包括八纲、气血、脏腑、经络、卫气营血以及皮肉筋骨辨证,其中八纲辨证是总纲,气血津液辨证是关键,皮肉筋骨辨证是骨伤科专科辨证。各种辨证方法反映不同学派的学术思想,从不同的角度分析病情,而又彼此相互联系,互根互惠,因此在实际应用中要注意辨证方法的选择和结合。

一、八纲辨证

八纲即指表、里、寒、热、虚、实、阴、阳八大纲领。其中表里反映疾病的病位及病势的趋向,寒热表明了疾病的性质,虚实反映了疾病的邪正关系,而阴阳从总体上反映出疾病的类别。

八纲辨证的概念虽由近代医家提出,其内容却早在诸多医著里论述,如《医林绳墨》中曰:"仲景治伤寒,着三百九十七法,一百一十三方……然究其大要,无出乎表里虚实阴阳寒热,八者而已。"又如王执中《伤寒正脉》中曰:"治病八字,虚实阴阳表里寒热,八字不分,杀人反掌。"明代张介宾在《景岳全书》中对八纲做进一步论述,以二纲统六变,"阴阳既明,则表与里对,虚与实对,寒与热对,明此六变,明此阴阳,则天下之病,固不能出此八者。"

（一）表里

辨表里是指辨别病位的深浅,具有相对性。一般而言,躯体皮毛、肌肉、筋骨皆属于表,体内五脏六腑均属于里;而在皮肉筋骨中,皮肉在外而属于表,筋骨在内而属于里。

1. 表证　外感六淫,出现发热恶寒、头痛流涕、身痛肢软等均属于表证,损伤皮肤、肌肉,病邪轻浅,亦属于表证。

2. 里证　内伤七情,气血不畅,脏腑受损,均属于里证,损伤至骨断筋伤、热毒深窜,表现为大热、大汗、神昏烦躁、谵语、脏躁等。

疾病的发生发展是一个连续、变化的过程,若从表证转化为里证,则病邪内入,病情加重;若从里证转为表证,则病邪渐退,病势好转。

（二）寒热

辨寒热是阴阳偏盛偏衰的具体表现,如张介宾所曰:"寒热者,阴阳之化也。"阳盛则热,阴盛则寒。

1. 寒证　多见于骨伤科慢性劳损、老年疾病,如骨结核、骨关节痹病等。多表现为口不渴或喜热饮,手足厥冷,面色苍白,大便溏薄,小便清长,舌白苔薄,脉象沉迟等。

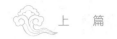

2. 热证 多见于损伤后感染,积瘀化热等,多表现为口渴多饮,发热,烦躁,面红,尿赤,便秘,舌红苔黄,脉象滑数。

寒证与热证在疾病的发生发展中可以相互转换,也可出现真寒假热或者真热假寒等与病情相反的假象。

（三）虚实

虚实是指反映疾病过程中人体正邪的盛衰。《素问·通评虚实论》曰:"邪气盛则实,精气夺则虚",《景岳全书》中也说:"虚实者,有余不足也"。

1. 虚证 多见于慢性损伤,久病伤及气血,表现为形体羸弱,气血枯衰,经久不愈,自汗或者盗汗,眩晕昏沉,脉象细小微弱等。

2. 实证 多见于急性损伤或者损伤早期,表现为壮热,烦渴,口渴,腹胀,便秘,脉实有力等。

（四）阴阳

《素问·阴阳应象大论》曰:"阴阳者,天地之道也,万物之纲纪,变化之父母,生杀之本始,神明之府也,治病必求于本""善诊者,察色按脉,先别阴阳"。故辨阴阳为八纲辨证之首要。

1. 阴证 里证、寒证、虚证者皆属于阴证。多见于起病慢,病程长,病位深者,如骨结核、骨关节痹病等。

2. 阳证 表证、热证、实证者均属于阳证。多见于起病急,病程短,病位浅者,如开放性损伤、化脓性感染等。

阴阳是对各种病情从整体上做出最基本的概括,使复杂的证候纲领化,具有重要的指导意义。

二、气血津液辨证

气血津液辨证,是根据患者损伤的表现、体征等,对照气血津液的生理病理特点进行分析、判断疾病证候的辨证方法。气、血、津液运行于全身,周流不息,外而充养皮肉筋骨,内则灌溉五脏六腑,维持着人体正常的生命活动,其关系十分密切,如《素问·阴阳应象大论》阐述了气血之间的关系:"阴在内,阳之守也;阳在外,阴之使也。"《血证论·吐血》则概括为:"气为血之帅,血随之而运行;血为气之守,气得之而静谧。"

气血津液辨证一方面辨其亏虚,主要包括气虚、血虚、津液亏虚等;另一方面辨其运行失常,主要有气滞、气闭、气脱、气逆、血瘀、血脱、血热、水液停聚等。

（一）伤气

因用力过度、跌仆闪挫或击撞胸部等因素,导致人体气机运行失常,脏腑发生病变,出现"气"的功能失常及相应的病理现象,一般表现为气滞与气虚,损伤严重者可出现气闭、气脱,内伤肝胃可见气逆等症。

1. 气滞 气运行于全身,正常时流通顺畅,当人体某一部位、某一脏腑受伤或发生病变,都可使气的流通发生障碍,出现"气滞"的病理现象。《素问·阴阳应象大论》曰:"气伤痛,形伤肿。"气本无形,郁滞则气聚,聚则似有形而实无质,气机不通之处,即伤病之所在,常出现胀闷疼痛,如气滞发生于胸胁,则出现胸胁胀痛,呼吸、咳嗽时均可牵掣作痛等。损伤气滞的特点为外无肿形,痛无定处,自觉疼痛范围较广,体表无明确压痛点。气滞在骨伤科中多见于胸胁挫伤。

2. 气虚 气虚是全身或某一脏腑、器官、组织出现功能不足和衰退的病理现象。在骨伤科疾病中,某些慢性损伤患者、严重损伤后期、体质虚弱和老年患者等均可见到,其主要证候是伤痛绵绵不休、疲倦乏力、语声低微、气短、自汗、脉细软无力等。

3. 气闭　常为损伤严重而骤然导致气血错乱,气闭不宣。其主要证候为出现一时性的晕厥、不省人事、窒息、烦躁妄动、四肢抽搐或昏睡困顿等。《医宗金鉴·正骨心法要旨》有"或昏迷目闭,身软而不能起,声气短少,语言不出,心中忙乱,睡卧喘促,饮食少进"等描述,常见于严重损伤的患者。

4. 气脱　严重损伤可造成本元不固而出现气脱,是气虚最严重的表现。如损伤引起大出血,可造成气随血脱。气脱者多突然昏迷或醒后又昏迷,表现呼吸浅促、面色苍白、四肢厥冷、二便失禁、脉微弱等证候,常发生于开放性损伤失血过多、头部外伤等严重伤患。

5. 气逆　损伤而致内伤肝胃,可造成肝胃气机不降而反逆上,出现嗳气频频、作呕欲吐或呕吐等症。

(二) 伤血

由于跌打、挤压、挫撞以及各种机械冲击等伤及血脉,以致出血或瘀血停积。损伤后血的功能失常可出现各种病理现象,主要有血瘀、血虚、血脱和血热。

1. 血瘀　血瘀可由局部损伤出血以及各种内脏和组织发生病变所形成。在骨伤科疾患中的血瘀多由于局部损伤出血所致。血有形,形伤肿,瘀血阻滞,经脉不通,不通则痛,故血瘀出现局部肿胀、疼痛。疼痛性质如针刺刀割,痛点固定不移,是血瘀最突出的一个症状。血瘀还可在伤处出现肿胀青紫,同时由于瘀血不去,可使血不循经,反复出血不止。全身症状表现为面色晦暗、唇舌青紫、脉细或涩等证候。在骨伤科疾患中,气滞血瘀常常同时并见。

2. 血虚　血虚是体内血液不足所发生的病变,其原因主要是由于失血过多或心脾功能不佳,生血不足所致。在骨伤科疾患中,由于失血过多,新血一时未及补充;或因瘀血不去,新血不生;或因筋骨严重损伤,累及肝肾,肝血肾精不充,都能导致血虚。血虚证候表现为面色不华或萎黄、头晕、目眩、心悸、手足发麻、心烦失眠、爪甲色淡、唇舌淡白、脉细无力。在骨伤科疾患中还可表现为局部损伤之处久延不愈,甚至血虚筋挛、皮肤干燥、头发枯焦,或关节缺少血液滋养而僵硬、活动不利。血虚患者,往往由于全身功能衰退,同时可出现气虚证候。气血俱虚则在骨伤科疾患中表现为损伤局部愈合缓慢,功能长期不能恢复等。

3. 血脱　在创伤严重失血时,往往会出现四肢厥冷、大汗淋漓、烦躁不安,甚至晕厥等虚脱症状。血虽以气为帅,但气的宁谧温煦需要血的濡养,失血过多时,气浮越于外而耗散、脱亡,出现气随血脱、血脱气散的虚脱证候。

4. 血热　损伤后积瘀化热或肝火炽盛、血分有热均可引起血热。临床可见发热、口渴、心烦、舌红绛、脉数等证候,严重者可出现高热昏迷。积瘀化热,邪毒感染,尚可致局部血肉腐败,酝酿液化成脓。《正体类要·正体主治大法》曰:"若患处或诸窍出血者,肝火炽盛,血热错经而妄行也。"若血热妄行,则可见出血不止等。

(三) 伤津液

津液是人体内一切正常水液的总称,清而稀薄者为津,浊而浓稠者为液。津液相互转化,可充盈空窍,滑利关节,润泽皮肤、肌肉、筋膜、软骨等,濡养骨髓,还可化血,使血液得以补充。津液的损伤在骨伤科主要为津液亏虚。

津液亏虚是指由于受到损伤致使人体内津液亏少,脏腑、组织、关窍失去濡养、滋润,主要表现为口渴,尿少,口、鼻、唇、舌、皮肤、大便干燥等证候。津液的亏虚和气血亏虚密切相关,《灵枢·营卫生会》曰:"夺血者无汗,夺汗者无血。"而大量津液损伤时,气也可随之受到损伤,导致"气随液脱"。临床上也可见因津液运行不畅、不得输化,停留或渗注于某一部位而发生相应的病理变化,如痰、饮、水肿等水液停聚的现象。

三、脏腑辨证

脏腑辨证,即以藏象学说为基础,将收集的相关资料综合分析判断损伤疾患所在的脏腑部位及其性质的一种辨证方法。脏腑辨证多通过外在的临床表现判断内脏损伤,如《灵枢·本脏》曰:"视其外应,以知其内脏,则知所病矣。"《血证论》强调"业医不知脏腑,则病原莫辨,用药无方",说明了脏腑辨证的重要性。

藏象学说认为:肺主皮毛,脾主肌肉,肝主筋,肾主骨。皮肉筋骨与五脏六腑有着密切的关系,皮肉筋骨都需要脏腑气血的濡养,反之,其病变也可影响到各脏腑,因此脏腑辨证在骨伤科辨证中也有非常重要的意义。

(一) 肝系辨证

肝者,其体合筋,其华在爪,开窍于目,与胆腑互为表里。肝藏血,《素问·五脏生成》曰:"故人卧,血归于肝……足受血而能步,掌受血而能握,指受血而能摄。"肝主疏泄,可能调畅气机,疏泄胆汁,促进消化,还可调节情志;肝亦主筋,司关节运动,如《素问·五脏生成》曰:"肝之合筋也,其荣爪也。"《素问·六节脏象论》曰:"其华在爪,其充在筋。"骨伤科辨证中损伤肝系证候常见有以下几种:

1. 肝郁气滞 精神抑郁或急躁,善太息,胸胁或少腹胀痛,胸闷不舒,妇女可见乳房胀痛,经期不调等。多见于胸胁内伤、跌打损伤瘀血凝滞于肝等,如《灵枢·邪气脏腑病形》曰:"有所堕坠,恶血留内,若有所大怒,气上而不下,积于胁下,则伤肝。"

2. 肝血亏虚 眩晕,视力减退,肢体麻木,关节拘急,手足震颤,或妇女经少色淡,爪甲不荣,面白无色等。多见于伤后慢性出血,或者久病耗伤,致血液亏损,肝失濡养。

3. 肝火炽盛 头晕胀痛,兴奋易怒,烦躁不安,耳鸣目糊,心悸胁痛,舌红苔黄,脉弦数。多见于伤后恼怒,气郁化火,血热妄行,伤后感染等。

4. 肝风内动 头目眩晕,肢体抽搐,肌肉震颤,四肢麻木,颈项牵强,角弓反张,舌红苔腻,脉弦细。多见于颅脑损伤,或伤后感染。

5. 肝胆湿热 皮肤巩膜或有黄染,身痒发热,胸脘痞闷,口苦口干,不思饮食,舌红苔黄腻。多见于胸胁部损伤,恶血归肝以及伤后外感湿热等。

(二) 心系辨证

心居于胸中,其体合脉,其华在面,开窍于舌,与小肠互为表里。《素问·痿论》曰:"心主身之血脉",推动血液在脉中运行不息,濡养全身;心又主神明,为人体精神和意识思维活动的中心;而《素问·至真要大论》曰:"诸痛痒疮,皆属于心",说明疮疡的痛痒与心系相关。骨伤科辨证中损伤心系证候常见有以下几种:

1. 心气虚 面色苍白,体倦乏力,神疲心悸,气短,自汗,活动后加重,舌淡苔白,脉细弱。常见于年老体衰,伤后气血不足等。

2. 心血虚 眩晕,心悸,乏力,失眠多梦,健忘,面色无华,舌淡,脉细。常见于伤后体虚,失血过多等。

3. 心火亢盛 发热,心烦,失眠,疮疡痒痛,小便黄赤,灼热,舌红,脉数。常见于瘀血内停,伤口感染等。

(三) 脾系辨证

脾位于中焦,主肌肉、四肢,其华在唇,开窍于口,和胃互为表里。《素问·痿论》曰:"脾主身之肌肉。"《灵枢·本神》曰:"脾气虚则四肢不用。"脾主运化,为气血生化之源,后天之本,如《素问·灵兰秘典论》曰:"脾胃者,仓廪之官,五味出焉。"脾主统血,有统摄血液防止溢出脉外的功能,对损伤后的修复起着重要的作用。骨伤科辨证中损伤脾系证候常见有以下几种：

1. 脾气虚 食欲不振，胃脘满闷，面色萎黄，四肢不温，肌肉四肢倦怠不用，舌淡，脉濡弱。常见于慢性损伤或伤后饮食失调。

2. 脾不统血 皮下出血、便血、尿血、紫斑等慢性出血，伤后流血不止，反复出血，或伴有食欲不佳，面色萎黄，神疲无力，舌淡脉弱。常见于损伤后出血不止，或者饮食所伤，素体虚弱所致脾阳衰弱，统摄无力。

3. 脾虚湿困 食欲不振，胃脘胀满，恶心欲吐，头痛如裹，浮肿，舌苔腻，脉濡缓。多见于损伤后复感湿邪。

（四）肺系辨证

肺居于胸中，其体合皮，其华在毛，开窍于鼻，与大肠互为表里。肺主气，司呼吸，如《素问·至真要大论》所曰："诸气膹郁，皆属于肺"，《素问·脏气法时论》曰："肺病者，喘咳逆气"；肺又主宣发肃降，宣散肺气，调理津液，为水之上源。骨伤科辨证中损伤肺系证候常见有以下几种：

1. 肺气虚 胸胁隐痛，喘咳气短，自汗，疲倦懒言，舌白苔薄，脉虚弱。多见于胸胁陈旧性损伤，慢性疾患等。

2. 肺阴虚 干咳，或痰少而黏，痰中带血，潮热盗汗，五心烦热，午后颧红，失眠多梦，舌红苔少，脉细数。常见于慢性疾患致肺阴耗损，如骨关节结核等。

3. 瘀滞胸胁 胸廓饱满，胸胁闷痛，发热或不热，烦渴，舌青紫，脉弦。多见于胸胁部损伤，气滞血瘀。

（五）肾系辨证

肾位于双腰，其体在骨，生髓充脑，其华在发，开窍于耳及二阴，与膀胱互为表里。《灵枢·本神》曰："肾藏精"，为生长发育之基，先天之本；肾还能调节机体水液代谢，为水之下源；肾主骨生髓，《素问·阴阳应象大论》曰："肾生骨髓"，《素问·六节脏象论》曰："在体为骨"。骨伤科辨证中损伤肾系证候常见有以下几种：

1. 肾阳虚 形寒肢冷，腰膝酸软，阳痿早泄，面色无华，食少便溏，五更泻，舌淡嫩，苔白滑，脉沉细。多见于年老体衰，久病卧床的损伤患者。

2. 肾阴虚 眩晕耳鸣，健忘，腰膝酸软，咽干舌燥，夜尿，舌红，少苔，脉细数。常见于腰部骨与关节损伤后期，或者慢性疾患久病伤肾。

3. 肾气不固 尿频，小便清长，遗精早泄，腰膝酸软，舌质淡，苔白，脉沉细。多见于久病体虚，年老肾衰，神经衰弱等。

4. 肾精不足 眩晕耳鸣，腰膝酸软，早衰，生长发育迟缓，生育功能下降，动作迟缓。常见于劳累过度、慢性劳损和先天性禀赋不足，发育迟缓患者。

四、皮肉筋骨辨证

皮肉筋骨辨证，是指根据四诊所收集到的局部资料综合分析，初步判断出损伤的性质及程度的一种辨证方法，是骨伤科的特色辨证。皮肉为人之外壁，人之卫外者全赖卫气，如《灵枢·经脉》曰："肉为墙。"筋是筋络、筋膜、肌腱、韧带、肌肉、关节囊、关节软骨等组织的总称，其主要功能是连属关节，络缀形体，主司关节运动，如《灵枢·经脉》曰："筋为刚"，《素问·五脏生成》曰："诸筋骨皆属于节"，《杂病源流犀烛·筋骨皮肉毛发病源流》曰："筋也者，所以束节络骨，绊肉绷皮，为一身之关纽，利全体之运动者也，其主则属于肝……所以屈伸行动，皆筋为之"。骨属于奇恒之腑，如《灵枢·经脉》曰："骨为干。"《素问·痿论》曰："肾主身之骨髓"，《素问·脉要精微论》又曰："骨者，髓之府，不能久立，行则振掉，骨将惫矣"，指出骨的作

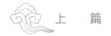笔记栏

用,不但为立身之主干,还内藏精髓,与肾气有密切关系,肾藏精、精生髓、髓养骨,合骨者肾也,故肾气的充盈与否能影响骨的成长、壮健与再生。

皮肉筋骨辨证,一般分为"伤皮肉""伤筋""伤骨",但三者又互有联系,一般伤骨必有伤筋,而伤筋未必伤骨,若为开放性骨折,则皮肉筋骨三者俱伤。

1. 伤皮肉　伤病的发生,或破其皮肉,犹如壁之有穴,墙之有窦,无异门户洞开,易使外邪侵入;或气血瘀滞逆于肉理,则因营气不从,郁而化热,有如闭门留邪,以致瘀热为毒;若肺气不固,脾虚不运,则外卫阳气不能熏泽皮毛,脾不能为胃运行津液,而致皮肉濡养缺乏,引起肢体痿弱或功能障碍。损伤引起血脉受压,营卫运行滞涩,则筋肉得不到气血濡养,导致肢体麻木不仁、挛缩畸形。局部皮肉组织受邪毒感染,营卫运行功能受阻,气血凝滞,则郁热化火,酿而成脓,出现局部红、肿、热、痛等症状。若皮肉破损引起破伤风,可导致肝风内动,出现张口困难、牙关紧闭、角弓反张和抽搐等症状。

2. 伤筋　一般来说,筋急则拘挛,筋弛则痿弱不用。凡跌打损伤,筋每首当其冲,受伤机会最多。在临床上,凡扭伤、挫伤后,可致筋肉损伤,局部肿痛、青紫,关节屈伸不利。即使在"伤骨"的病证中,如骨折时,由于筋附着于骨的表面,筋亦往往首先受伤;关节脱位时,关节四周筋膜多有破损,所以,在治疗骨折、脱位时都应考虑筋伤的因素。慢性的劳损,亦可导致筋的损伤,如"久行伤筋",说明久行过度疲劳,可致筋的损伤。临床上筋伤机会甚多,其证候表现、病理变化复杂多端,如筋急、筋缓、筋缩、筋挛、筋痿、筋结、筋惕等,宜细审察之。

3. 伤骨　在骨伤科疾患中所见的"伤骨"病证,包括骨折、脱位,多因直接暴力或间接暴力所引起。凡伤后出现肿胀、疼痛、活动功能障碍,并可因骨折位置的改变而有畸形、骨擦音、异常活动,或因关节脱位,骨的位置不正常,可使附着之筋紧张而出现弹性固定情况。但伤骨不会是单纯性孤立的损伤。如上所述,损骨能伤筋,伤筋亦能损骨,筋骨的损伤必然累及气血伤于内,因脉络受损,气滞血瘀,为肿为痛。《灵枢·本脏》指出:"是故血和则经脉流行,营复阴阳,筋骨劲强,关节清利矣",所以治疗伤骨时,必须行气消瘀以纠正气滞血瘀的病理变化。伤筋损骨还可危及肝肾精气,《备急千金要方》曰:"肾应骨,骨与肾合""肝应筋,筋与肝合",肝肾精气充足,可促使肢体骨骼强壮有力,因此,伤后如能注意调补肝肾,充分发挥精生骨髓的作用,就能促进筋骨修复。《素问·宣明五气》指出五脏所主除肝主筋外,还有"肾主骨",五劳所伤除久行伤筋外,还有"久立伤骨",说明过度疲劳也能使人体筋骨受伤,如临床所见的跖骨疲劳骨折等。《内外伤辨惑论》指出的"热伤气""热则骨消筋缓""寒伤形""寒则筋挛骨痛"等,说明寒热对筋骨也有影响。

五、经络辨证

经络辨证是以经络学说为理论依据,对损伤的症状、体征进行综合分析,判断疾病属何经、何脏、何腑,进而辨别出其病因病机诊断疾病的一种辨证方法。经络布满全身,内联五脏六腑,外络四肢关节,运行全身气血,沟通上下内外,起着十分重要的作用,正如《灵枢·经脉》曰:"经脉者,所以能决生死,处百病,调虚实,不可不通。"

骨伤科疾病的发生、传变与经络有非常密切的关系,经络辨证在骨伤科疾病的诊断、预后以及治疗等方面也有着重要的指导作用,如《灵枢·本脏》曰:"经脉者,所以行血气而营阴阳,濡筋骨,利关节者也。"当人体受到损伤时,经脉失常,气血运行受阻,机体抵抗力下降,外邪入侵,内传脏腑,影响脏腑功能以及全身状态;反之,脏腑功能不足时也可通过经络反映到外部,如肝肾亏虚的患者,常常通过肾经、膀胱经传变而出现下肢感觉与运动功能障碍等。正如《杂病源流犀烛·跌仆闪挫源流》曰:"损伤之患,必由外侵内,而经络脏腑并与俱伤","亦必于脏腑经络间求之"。骨伤科经络辨证主要包括十二经脉辨证和奇经八脉辨证。

（一）辨十二经脉

十二经脉均有一定的规律可循,都有固定循行部位及穴位。在临床上可依据患者症状、体征的部位、性质以及传变规律,初步判断与某一经络相关,如《灵枢·经别》曰:"夫十二经脉者,人之所以生,病之所以成,人之所以治,病之所以起,学之所始,工之所止也。"《灵枢·海论》曰:"夫十二经脉者,内属于腑脏,外络于肢节",四肢关节的病理生理都与经络密切相关,如手阳明大肠经病变时,可出现肩前与臑内作痛,拇指、食指疼痛等,再如足阳明胃经病变时,可出现股、膝关节及胫前外侧以及足背等处疼痛、足中趾麻木等不适;反之,如出现腰背部疼痛,足小趾麻木不适,则多考虑足太阳膀胱经病变。

（二）辨奇经八脉

奇经八脉是指冲、任、督、带、阳维、阴维、阳跷、阴跷八脉,具有联系十二经脉、调节人体阴阳气血的功能。奇经八脉辨证中骨伤科病证在督脉最为多见,如胸背疼痛、下腰痛等,如《难经·二十九难》曰:"督之为病,脊强而厥。"又如《素问·骨空论》中描述:"督脉为病,脊强反折。"

经络辨证不仅在诊断疾病上有重要意义,而且在骨伤科内治法指导辨证,在针灸、按摩、推拿等治疗措施中有着更加重要的指导意义。

当机体受到损伤时,十二经脉就可能反映出各种病候。为了便于理解,现将《灵枢·经脉》中有关伤痛的证候列表如下(表 5-1):

表 5-1　《灵枢·经脉》中有关伤痛的证候表

十二经脉	证候
手太阴肺经	缺盆中痛,甚者交两手而瞀,此为臂厥。臑臂内前廉(缘)痛厥,掌中热,肩背痛
手阳明大肠经	肩前臑痛,大指、次指痛不用
足阳明胃经	膝膑肿痛,循膺、乳、气街、股、伏兔、骭外廉、足跗上皆痛,中指不用
足太阴脾经	不能卧,强立,股膝内肿、厥,足大趾不用
手少阴心经	臑臂内后廉(缘)痛厥,掌中热痛,臂厥
手太阳小肠经	不可以顾,肩似拔,臑似折。颈、颔、肩、臑、肘、臂后外廉(缘)痛
足太阳膀胱经	脊痛腰似折,髀不可以曲,腘如结,踹如裂,是为踝厥。项、背、腰、尻、腘、踹、脚皆痛,小趾不用
足少阴肾经	脊、股内后廉(缘)痛,痿、厥、嗜卧,足下热而痛
手厥阴心包经	臂肘挛急,腋肿,烦心,心痛,掌中热
手少阳三焦经	肩、臑、肘、臂外皆痛,小指、次指不用
足少阳胆经	缺盆中肿痛,腋下肿,胸胁、肋、髀、膝外至胫、绝骨、外踝前及诸节皆痛,小指次指不用
足厥阴肝经	腰痛不可以俯仰

六、卫气营血辨证

卫气营血辨证,分为卫分证、气分证、营分证和血分证四类,有利于鉴别病位的深浅、病情的轻重以及传变的规律等。正如叶桂在《外感温热篇》中所说:"大凡看法,卫之后方言气,营之后方言血。"骨伤科疾病伴感染类似温热病的临床表现,卫气营血辨证在其中具有重要的指导意义。

1. 卫分证　卫分为机体的最外围,主要由皮肤、毛发、肌肉、上呼吸道等部分组成,具有调节体温、防御外邪等作用。卫分证即温热病邪侵袭卫表,卫气功能失调所致的一系列症状,如发热、微恶风寒、脉浮数等。

2. **气分证**　气分为人体脏腑功能的体现。温热病邪内传脏腑,正盛邪炽,邪热亢盛,导致大热、大汗、大渴、谵语、狂躁不安等。气分证候根据邪热侵袭脏腑的表现不同而有所不同,骨伤科中多见于伤病并发感染的中期和极期。

3. **营分证**　营分主要包括人体的津液、营养物质等。营分证是指邪热内陷,营阴受损,心神被扰,因此出现的高热夜间为甚,烦躁不安,心烦不寐,甚至神昏谵语,斑疹隐隐,舌质红绛无苔,脉细数。多见于伤病伴感染的极期和晚期,以及破伤风发作等。

4. **血分证**　血分主要包括运行在血管中的血液及其功能。病邪由营分传入血分,两者有着相似的临床表现,但血分证病势更深,病情更重,并严重影响脏腑功能而出现寒战高热、全身剧痛、呼吸困难、狂躁不安,甚至神志不清、四肢抽搐等。多见于感染性疾病的极期和晚期,邪盛正衰。

七、诸法合参

(一)诸法的特点与联系

在骨伤科常见的各种辨证方法中,它们既有各自的特点,又有着一定的联系,既互相交织重叠,而又未形成完整统一的体系,八纲辨证是总纲,气血津液辨证是关键,皮肉筋骨辨证是骨伤科特色,而脏腑、经络辨证是八纲中辨表里病位的具体深化。八纲辨证是所有辨证的基本纲领,表里、寒热、虚实、阴阳可以从整体上分别反映疾病的部位、性质和类别;气血津液辨证是骨伤科辨证的关键,古人十分强调:"损伤一症,专从血论";皮肉筋骨辨证从局部损伤的部位深浅和疾病的严重程度来了解病情,是骨伤科辨证的特色;而脏腑辨证、经络辨证从不同角度辨别损伤的部位;卫气营血辨证则主要辨别病情发展的不同阶段和趋势。

(二)应用的选择与结合

各种辨证方法是在不同时期、不同历史背景下由不同学派的医家提出或者总结而成,因此各自的内容、特点和使用范围都不同,不能相互取代,而又各不全面,较难单独理解和应用,但是它们都有其独特的优势和不可代替的特点,因此在应用中对各种辨证方法的选择与结合尤为重要。如内伤杂病,一般以脏腑辨证为主,结合气血津液等具体内容进行辨证;骨折一般以皮肉筋骨辨证为主,结合其他辨证方法进行辨证。

(三)辨证的完整性

不管选取一种或几种辨证方法,最后得出的结论都应该是完整的,因此就要求我们在辨证过程中把握以下几点:探求病因,通过病史寻求病因;落实病位,明确病变的表里、脏腑、经络所在;分辨性质,区分疾病寒热虚实;判断病情,辨别疾病的标本轻重、先后缓急;审度病势,把握病变发展的趋势,推测其预后及转归;阐释病机,综合分析,做出全面而统一的机制解释。

●──(汪利合)

复习思考题

1. 简述摸诊的常用手法及其在骨伤科中的应用。

2. 如何正确理解四诊合参及其临床应用?

3. 简述诸法合参在骨伤科辨证诊断中的意义。

◆◆◆ 第六章 ◆◆◆
骨伤科检查方法

📑 学习目标

　　掌握感觉、肌力、反射、周围神经损伤的检查方法；动脉搏动的检查方法和周围血管的特殊检查方法；脊柱及四肢关节常见的特殊检查方法。熟悉肢体力线、长度、周径、角度的测量方法；各部位常用特殊检查法的操作要点、阳性判断和临床意义；动、静脉的检查方法。了解关节活动、正常步态和异常步态，神经、血管检测方法及意义。

　　骨伤科检查是为了发现客观体征，只有认真、细致地进行骨与关节检查，才能避免误诊、漏诊。对于症状复杂而诊断困难者，需定期、多次、反复地检查。特别是神经功能的检查更应如此，以求得出正确的诊断，避免延误治疗。骨伤科检查要有整体观念，不可只注意局部，除了病情简单的病例外，都应在了解病史及完成全身检查的基础上，根据骨与关节损伤和疾病情况，结合诊断和治疗的需要，选择不同的检查方法。

　　在检查方法和次序上，首先要熟悉被检查部位的解剖关系和生理功能，明确每项检查的目的。骨与关节是运动系统，在不同的体位其表现不一，同时因肌张力的改变，可使邻近关节产生代偿性体位的变化。因此，在检查某关节时，要注意身体的姿势、关节的体位，并常需在关节的不同运动体位下进行检查。检查时应遵循"对比"原则，即患侧与健侧对比；如果两侧都有伤病时可与健康人对比；对不能肯定的体征须进行反复检查；对急性疾患、损伤和肿瘤的患者，手法要轻巧，以减少患者的痛苦和病变扩散的机会。

　　骨与关节局部检查一般可按下列次序进行：望诊→触诊→叩诊→听诊→关节活动→测定肌力→测量→特殊试验（特殊检查）→神经功能→血管检查等。结合病情每项检查都各有重点，如一些骨与关节畸形的检查，望诊、关节活动、测量、特殊试验等比较重要；对肿块的检查，则以触诊为主；对神经麻痹如脊髓灰质炎后遗症的检查，以步态、关节活动、肌力检查更为重要。

第一节　关节运动检查

一、关节运动检查的注意点

　　1. 测量关节运动范围　应注意年龄、性别、职业、生活方式及锻炼程度造成的个体差异，并注意与健侧肢体做对比测量。

　　2. 注意关节内外障碍的鉴别　主动运动异常，被动运动正常时，说明病变不在关节内，可能为神经、肌肉等关节外疾患；主动运动与被动运动均受限制，说明病变可能在关节内或其周围软组织内。

3. 注意排除相邻关节的互相影响或互相代偿　如髋关节运动限制时,可由腰部各关节代偿。

4. 体征与运动的关系　在关节运动检查时,若出现疼痛、摩擦音或摩擦感,应注意它们与活动的关系,对疾病诊断有着重要的临床意义。如冈上肌肌腱炎,肩关节外展 60°~120° 时出现疼痛;腰椎间盘突出症早期可以在直腿抬高试验 30°~70° 范围内出现疼痛。

二、关节活动异常

1. 肌肉痉挛　急性外伤或关节炎时,由于疼痛,可使主动及被动运动受限,甚至完全强直;局部肌肉有压痛、紧张、僵硬感等。

2. 肌肉挛缩　多见于肢体长期制动,或因瘢痕引起关节囊、韧带、筋膜、肌肉、肌腱结构上的变化,导致肌肉挛缩,使关节活动受限。

3. 关节强直　多由于关节内纤维性粘连或关节周围大量瘢痕组织的形成所致。引起关节强直的病理性改变的原因很多,但以损伤和炎症多见。

4. 关节活动范围超常　见于关节囊被破坏、关节囊或支持韧带过度松弛或断裂等。

5. 假性关节活动　指不在关节处肢体(骨干)的异常活动,见于骨折不愈合或骨缺损。

三、步态检查

步态是指患者在行走时的姿势、步伐、足印的形态等。通过步态检查,不仅说明其下肢是否正常,也反映全身运动是否协调。步态与运动系统、神经系统及血管系统等有密切关系。

(一) 步态检查的内容

1. 步行方向　是指左右足印之间中点的连线,观察此线是否与检查者指定的方向一致,有无偏斜。在前庭系统疾病、小脑共济失调时,此线偏斜或不成直线。应分别检查前进、后退、闭眼、睁眼时的步行方向。

2. 步行宽度　即足印的足跟内侧缘至步行方向的距离。髋关节后脱位、膝内翻等病变时,此距离变大;在膝外翻、偏瘫等病变时,距离变小。

3. 步行角度　即足印与步行方向之间所成的角度,正常人约为 15°。角度过大,称"外八字脚",可见于膝外翻、股骨头骨骺滑脱等;角度过小,称"内八字脚",可见于膝内翻、髋关节后脱位、平足症、偏瘫步态、剪式步态等。

4. 步行长度　即同一足前后两足印足跟之间的距离。在一侧下肢短缩、偏瘫等步态时,此长度缩小;在感觉性共济失调步态及小脑共济失调时,此长度变长。

(二) 步态检查的要求

步态检查时,嘱患者以自然的姿态和速度来回步行数次,观察其全身姿势是否协调。步行周期各阶段,下肢各关节的体位和动幅是否正常,速度是否均匀,骨盆摆动、腰椎活动的重心转移和上肢摆动是否协调;嘱患者做闭眼步行,可观察出轻度异常步态;对使用拐杖的患者,要测不用拐杖时的步态。

(三) 正常步态

正常人行走时的步态,可分为两个阶段,第一阶段是从足跟接触地面开始,过渡到第 5 跖骨头、第 1 跖骨头触地,一直到脚趾离开地面,这一段时间称为触地相;第二阶段是从脚趾离开地面到足跟再次着地的这段时间,称为跨步相。在一定时间内双足同时着地,称为双足触地相(图 6-1)。

当从缓步行走改为加速度疾走时,双足触地相就愈来愈短;到奔跑时,双足触地相可缩短而消失。

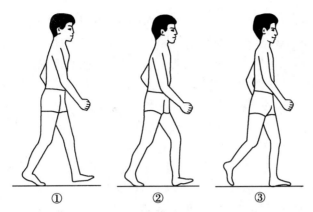

图 6-1　跨步相、触地相、双足触地相

①左足跨步相,右足触地相;②双足触地相;③左足触地相,右足跨步相

正常的跨步动作受足的推动,故足离地面时爽快利落,跨步的距离基本相等。跨步时,同侧骨盆向前摆动,使身体重心移到髋关节的前面,在跨步中两侧骨盆保持相平,腰椎和腰部肌肉亦参与运动,任何原因改变了上述的一个或几个环节,就会引起步态的不正常。

（四）临床上常见的异常步态

1. 抗痛性步态　为保护性跛行步态,多见于骨折、关节扭挫及炎症等。当一侧下肢有病变,着地承重行走时出现疼痛,为减轻疼痛或稳定重心,迅速更换健足起步而出现跛行,甚至可呈跳跃式。其特点是:患肢触地负重时间缩短,双足触地相相对延长,患肢跨步距离小于健肢,患侧骨盆向前摆动的幅度小于健侧。

2. 短肢性步态　双下肢的长度差别在 3cm 以内,行走时可由骨盆倾斜代偿而无明显跛行。若差别超过 3cm 就会出现跛行,其特点是:下肢触地相正常,短肢侧骨盆上下颠簸,躯干左右摆动明显,患者常用健侧屈膝或患侧马蹄足来弥补跛行。

3. 强直性步态　双侧髋关节强直时,除转动骨盆外,患者依靠膝、踝关节迈小步。一侧髋关节伸直位强直时,患者需转动整个骨盆,使患侧下肢向前迈步;髋关节屈曲位强直,若小于 30°,可借助腰椎前凸增大取得代偿,对因屈曲畸形所造成的双下肢不等长,可借助患肢马蹄足来弥补,也可屈曲健侧膝关节来代偿。行走时,腰椎前、后凸交叠,躯干前后摆动明显。屈曲畸形大于 30°时,下肢的短缩已无法依靠其他关节来弥补,故跛行更加明显(图 6-2)。

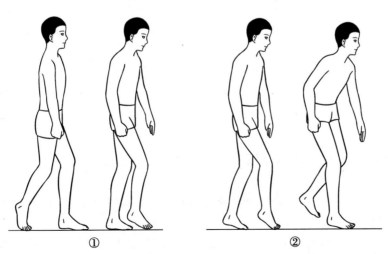

图 6-2　右髋关节屈曲位强直时的步态

①足跨步相,注意腰椎前凸,右膝屈曲和右足马蹄;②右足触地相,注意腰椎后凸

膝关节屈曲位强直,屈曲畸形小于 30°时,对因屈曲畸形所造成的双下肢长度差异,可借助患肢马蹄足来弥补,但跨步相相对减小。屈曲畸形大于 30°时,患肢的短缩不能自行弥补,呈短肢性跛行步态:膝关节伸直位强直行走时,健侧足跟抬高或患侧骨盆升高,患肢向外绕一弧形前进。踝关节跖屈位强直,跨步时需要将小腿抬高才能使足尖离开地面,呈跨阶式步态。马蹄足使患肢增长,健肢相形见短,故可引起以健肢为短肢的跛行,即行走时,骨盆向健侧沉降,躯干左右摆动;踝关节背伸位强直,触地后前足不能着地负重,跨步距离减少,快步行走时,跛行更加明显。

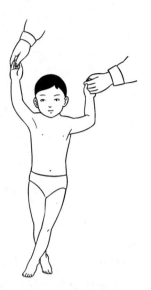

4. 剪刀式步态　见于大脑性痉挛性瘫痪。双下肢呈内收、内旋、屈曲畸形。步行时,两腿前后交叉,交替画圈,两膝相互碰撞摩擦,足落地重心偏移,呈雀跃不稳(图 6-3)。

5. 摇摆步态　臀中肌无力时,不能固定骨盆及提起、外展和旋转大腿。因此,当患肢负重时,躯干向对侧倾斜,呈摇摆步态。由于股骨头坏死、股骨头骨骺滑脱、股骨颈骨折、粗隆间骨折、髋关节脱位等病变引起的大粗隆上移,使臀中肌的作用支点或杠杆臂发生改变,从而导致臀中肌肌力的相对不足,同样可呈现此种步态(图 6-4)。

图 6-3　剪刀式步态

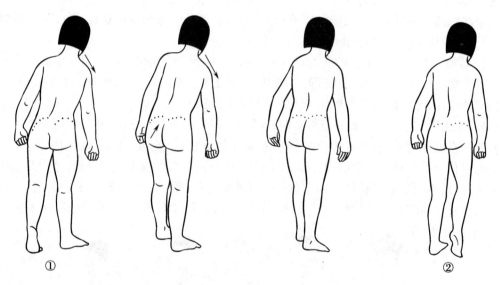

①　　　　　　　　　　　　　　　　　　　　　　　　②

图 6-4　右臀中肌麻痹时的步态

①左足跨步相,右足触地相,注意躯干向患侧倾斜,力图提起下沉的左侧骨盆(健侧)而使左足离地;②左足触地相及右足跨步相,右侧骨盆升高

若为双侧臀中肌麻痹或双侧髋关节脱位时,躯干交替向左右倾斜,则呈典型"鸭步"(图 6-5)。

6. 臀大肌麻痹步态　见于臀大肌瘫痪、髋关节后伸无力。患者以手扶持患侧臀部并挺腰,使身体稍向后倾行走(图 6-6)。

7. 股四头肌瘫痪步态　见于股四头肌瘫痪,伸膝无力,不能支持体重。患者行走时用手压住患侧大腿前下方,以稳定膝关节(图 6-7)。

8. 偏瘫步态　又称弧形步态。由于患侧髋关节处于外旋位,膝痉挛伸直,足内翻下垂,

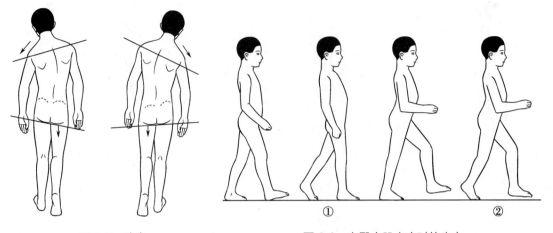

图 6-5 鸭步

图 6-6 右臀大肌麻痹时的步态
①右足触地相,注意躯干后仰;②左足跨步相

跨步时为了避免足尖拖地,需要靠躯干肌先将该侧骨盆抬高,以提起患侧下肢,然后以髋关节为中心,直腿,足趾擦地,向外前画半个圆圈跨前一步。

9. 酩酊步态　见于小脑共济失调,醉汉步态。患者行走时,重心不稳,左右摇摆,步态紊乱不准确,形如醉汉。这是由于小脑疾病使四肢肌张力减低或前庭系统疾病使躯干运动失调所致。

10. 跨阈步态　可见于腓总神经损伤、下肢畸形、外伤、关节损害等,由于踝部肌肉、肌腱松弛,足尖下垂,形成尖足畸形,患肢相对延长,健肢相对短缩。行走时,为避免足尖擦地,骨盆向健侧倾斜,使患肢抬高,但跨步小,形似跨越门槛状,故又称跨阈步态。

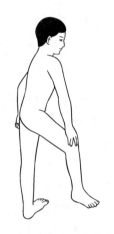

图 6-7 股四头肌瘫痪步态

第二节　肢体力线、长度、周径和角度测量

骨伤科疾病诊断使用的"度量"方法,在《灵枢·经水》及《灵枢·骨度》中已有记载。这一检查方法至今仍被广泛应用。临床常用的测量方法有目测比拟法、尺测法和 X 线片测量法,常用的测量工具有卷尺、直尺、皮尺、卡尺、皮肤标志笔、关节量角器等。

一、肢体力线的测量

1. 人体重力线　位于人体的正中,从侧面观,相当于乳突、下颈椎、肩关节、第 12 胸椎体、第 2 骶椎体、髋关节、膝关节、内踝的连线(图 6-8)。

2. 上肢力线　肱骨头中心、桡骨头和尺骨头应当在一条直线上。正常肘关节有生理外翻角(携带角)(图 6-9)。

3. 下肢前负重线　取下肢伸直位,做髂前上棘至第 1、2 趾蹼间的连线,正常时该线通过髌骨中点或稍偏外(图 6-10)。

正常膝关节有 10° 左右的外翻角,如果前负重线经过髌骨内侧缘或更远,则为膝内翻畸

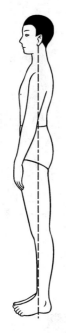 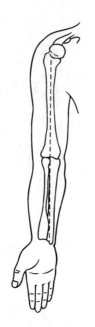 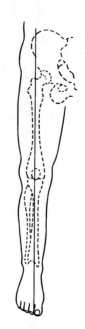

图 6-8　人体重力线　　图 6-9　正常上肢力线：肱骨头中　　图 6-10　正常下肢力线：髂前上棘、髌骨
心、桡骨头、尺骨头三点在一直线上　中央与第 1、2 趾蹼间，三点在一直线上

形；反之，经过髌骨外侧缘或更远，则为膝外翻畸形（图 6-11）。

在治疗股骨下端、胫骨上端骨折，或手术矫正膝内、外翻畸形时，应注意前负重线的
恢复。

4. 下肢侧负重线　站立位，自大粗隆顶点至外踝的连线，正常时，该线通过腓骨小头侧
方骨中点（图 6-12）。

如果侧负重线通过腓骨小头前方，则为膝关节过伸位膝反张；通过腓骨小头后方，则为
膝关节伸不直（屈曲畸形）。治疗近膝关节或关节内骨折，或矫正膝反张、膝关节屈曲畸形时，
应注意侧负重线的恢复。

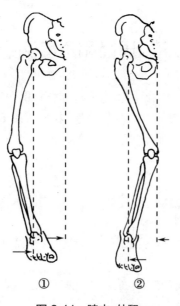 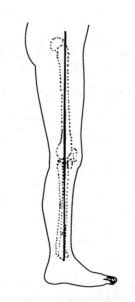

图 6-11　膝内、外翻　　　图 6-12　正常下肢侧负重线
①膝内翻；②膝外翻

二、长度测量

（一）骨科测量的常用标志

1. 骨性标志 枕外隆凸、第 7 颈椎棘突、肩峰、肱骨外上髁、髂前上棘、外踝、内踝等。

2. 表浅静脉标志 头静脉、贵要静脉、大隐静脉等。

3. 肌腱标志 股二头肌肌腱、肱二头肌肌腱、跟腱等。

4. 皮肤皱纹标志 臀横纹、股皱纹、腘横纹等。

5. 身体标志线 前正中线、锁骨中线、腋中线、腋后线、后正中线等。

（二）长度测量的注意事项

1. 测量前应注意有无先天、后天畸形，防止混淆。

2. 患肢与健肢须放在完全对称的位置上，如患肢在外展位，健肢必须放在同样角度的外展位，肢体有挛缩而不能伸直时，可分段测量。

3. 先定出测量的标志，定点要准确，可在起点及止点做好标记，皮尺要拉紧。

（三）长度测量

1. 目测比拟法 取肢体的对称点，比较其高低，可以了解肢体有无长短上的差别。此法特别适用于 3 岁以下的儿童，因年幼，用皮尺测量可能因不合作而难以准确。

（1）上臂长短：两上臂紧贴胸壁，肘关节屈曲，比较鹰嘴突的高低。

（2）前臂长短：双手合掌，两前臂并拢，肘部支撑于桌上，比较尺骨茎突和手指尖的高低。

（3）大腿长短：仰卧，髋关节和膝关节屈曲度相等，比较两膝盖的高低。

（4）小腿长短：仰卧，髋关节和膝关节屈曲度相等，足掌平置在检查桌上，比较两膝盖的高低。

2. 皮尺测量法 测量时应将两侧肢体置于对称位置，常是以健肢仿效患肢的姿势。测量时先定出测量标志，并做好记号，然后用皮尺测量两标志点间的距离。如有肢体挛缩而不能伸直时，可分段测量。测量中发现肢体长于或短于健侧，均为异常。

（1）上肢长度：从肩峰至桡骨茎突尖（或中指尖）。

1）上臂长度：肩峰至肱骨外上髁。

2）前臂长度：肱骨外上髁至桡骨茎突，或尺骨鹰嘴至尺骨茎突。

（2）下肢长度：髂前上棘至内踝下缘，或脐至内踝下缘（骨盆骨折或髋部病变时用）。上述测量方法均为下肢的间接长度，表示下肢与骨盆的位置关系；而下肢的直接长度则是下肢的真正长度，即：股骨大粗隆顶点至外踝下缘的距离。

1）大腿长度：髂前上棘至膝关节内缘，为大腿的间接长度；股骨大粗隆至膝关节外缘为大腿的直接长度。

2）小腿长度：膝关节内缘至内踝，或腓骨头顶点至外踝下缘。

3. X 线测量法 此法较精确，但需摄 X 线片，仅在个别病例中应用，如对股骨干骨折判断有无过度牵引时，应以 X 线测量为准。

4. 肢体真假长短的判断 肢体的长短差别有实际性长短（真性）与形式上长短（假性）之不同。

（1）实际性长短差别：主要是肢体正常骨骼结构的实质性破坏所致，常见如下原因：

1）真性延长：多见于创伤、慢性炎症对骨骺局部的刺激，使骨骺加速生长。

2）真性缩短：常见于关节脱位、关节结核等所致的骨质破坏、骨折断端嵌插或重叠移位，脊髓灰质炎后遗症及骨骺损伤等。

（2）形式上长短差别：无骨骺结构的实质性破坏，主要是肢体畸形所致，常见如下原因：

1）假性延长：见于髋关节前脱位、髋关节半脱位、髋关节外展强直位、马蹄足等。

2）假性短缩：髋关节屈曲畸形、内收畸形及骨盆倾斜等。

三、肢体周径测量

两肢体取相应的同一水平测量，测量肿胀时取最肿处，测量肌萎缩时取肌腹部。

1. 上肢　上臂在腋皱褶平面、三角肌止点处环绕肱二头肌中段做测量。前臂在最粗处测量最大周径，在最细小处测量最小周径。

2. 下肢　大腿在髌骨上缘 10~15cm 处做测量。小腿在小腿最粗处做测量。

通过肢体周径的测量，可了解其肿胀程度或有无肌肉萎缩等。肢体周径变化可见如下几种情况：

1. 粗于健侧　较健侧显著增粗并有畸形者，多属骨折、关节脱位；如无畸形而量之较健侧粗者，多系伤筋肿胀等。

2. 细于健侧　多为陈伤或有神经疾患而致筋肉萎缩。

四、角度测量

测量方法有 3 种，最简单的是目测比拟法，比较准确的是量角器测量法，更准确的是 X 线照片测量法。

1. 目测比拟法　方法简便、迅速，叮嘱患者做几项简单动作，视其完成情况，如果某项动作不能正常完成时，再进一步做个别检查。

（1）上肢：患者直立位，双侧上肢自然下垂，观察对比肘关节伸直功能。双侧上肢上举，两手合拢，放在颈后，观察对比肩肱关节外展、外旋及肘关节屈曲功能。双手置于背后，手指触及对侧肩胛骨下角，观察对比肩肱关节内旋、后伸功能。两肘屈曲，靠紧胸壁，掌心向上下翻转，观察对比桡尺关节的旋转功能。合掌法观察对比桡腕关节的屈伸。

（2）下肢：双足跟提起，足尖着地，慢慢下蹲，至足跟能触及臀部再站起，观察对比髋关节屈曲、外展，膝关节屈曲、伸直及踝关节背伸、跖屈活动情况。

（3）颈部：屈颈时颏部可触及胸骨柄，后伸时鼻尖与额部在同一水平，为屈伸活动正常；耳垂能触及同侧肩部，为侧屈活动正常；下颌能触及同侧肩部，为旋转活动正常。

（4）腰部：伸膝位，腰前屈中指指尖可达到或接近足部，后伸时中指指尖达到腘窝上方，为屈伸活动正常；侧屈时，中指指尖达同侧膝关节侧方，为侧屈活动正常；腰椎旋转，双肩连线与骨盆横径成30°交叉角时，旋转活动正常。

2. 量角器测量法　此方法简便、数据准确，是临床上最常用的测量方法。注意量角器的选择，大关节的屈伸、内收、外展等活动，常用双叉式量角器测量；前臂旋前、旋后活动度的测量，以罗盘式量角器更为适宜；指关节活动用指关节量角器测量更为准确（图6-13）。

测量角度时，应先确定顶角和形成该角的两条边，即其上下肢体的轴线。可先在肢体两端找出定点，在此两点间定出轴线，将角度尺的轴心放于顶角，两臂置于与轴线一

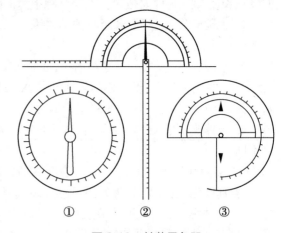

图 6-13　关节量角器
①罗盘式；②双叉式；③指关节量角器

66

致的直线上,即可测出其角度。根据各关节的特点,确定所测的运动平面,按常规可选用额状、矢状水平位进行。

常用的记录方法有两种:

(1) 中立位 0°法:即以关节中立位为 0°,每个关节从中立位到关节运动所达到的最大角度。如肘关节完全伸直时定为 0°,完全屈曲时可成 140°。

各关节中立位(0°)的标准如下:

肩关节:上臂自然下垂,并靠近胸壁,屈肘 90°,前臂伸向前。

肘关节:上臂与前臂成一直线。

前臂:上臂贴胸,屈肘 90°,拇指向上。

腕:手与前臂成一直线,手掌向下。

拇指:拇指伸直,与第 2 指相并。

第 2~5 指:伸直位,以中指为中心测量第 2 及第 4、5 指外展,测量掌指关节及指间关节的屈曲和超伸。

脊柱:直立,两眼平视,下颌内收,测量屈、伸、左侧屈、右侧屈、左旋及右旋。

髋关节:平卧位,腰不过分前凸,两侧髂前上棘在同一水平线上,下肢自然伸直,髌骨向前。

膝关节:股与小腿成一直线,测量屈曲及过伸。

踝关节:足纵轴与小腿成 90°位,测量跖屈及背屈。

足:足尖向前方,趾与足底平面成一直线。

中立位 0°法先确定每一关节的中立位为 0°,再确定各关节活动范围(表 6-1)。

表 6-1 人体各关节功能活动范围(中立位 0°法)

关节	中立位	前后	左右	旋转	内外展
颈椎	面部向前,双眼平视	前屈、后伸 35°~45°	左右侧屈 45°	左右旋转 60°~80°	
腰椎	腰伸直自然体位	前屈 90° 后伸 30°	左右侧屈 20°~30°	左右旋转 30°	
肩关节	上臂下垂,前臂指向前方	前屈 90° 后伸 45°		内旋 80° 外旋 30°	外展 90°,内收 20°~40°上举 90°
肘关节	前臂伸直,掌心向前	屈曲 140° 过伸 0°~10°		旋前 80°~90° 旋后 80°~90°	
腕关节	手与前臂成直线,手掌向下	背伸 35°~60° 掌屈 50°~60°	桡偏 25°~30° 尺偏 30°~40°		
髋关节	髋关节伸直,髌骨向前	屈曲 145° 后伸 40°		内旋和外旋均为 40°~50°(屈曲膝关节)	外展 30°~45°,内收 20°~30°
膝关节	膝关节伸直,髌骨向前	屈曲 145° 过伸 10°		内旋 10°,外旋 20°(屈曲膝关节)	
踝关节	足外缘与小腿成 90°,无内翻或外翻	背伸 20°~30° 跖屈 40°~50°			

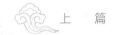笔记栏

（2）邻肢夹角法：以两个相邻肢体所构成的夹角计算。如肘关节完全伸直时定为180°，完全屈曲时可成40°，那么关节活动范围是140°（即180°减去40°）。

对不易精确测量角度的部位，关节功能可用测量长度的方法以记录各骨的相对移动范围。例如，颈椎前屈，可测下颏至胸骨柄的距离，腰椎前屈时，测下垂的中指尖与地面的距离等。

第三节　局部检查

在骨伤科诊断中，必须遵循中医诊疗整体观念，全面查体，分清主次，判断伤情。下面按部位顺序，介绍临床常用的基本检查方法。

一、脊柱检查

（一）头部检查

检查时，患者采取坐位或卧位。

1. 望诊检查　观察患者的神志、表情、姿态、行动、对周围事物的反应、言语等是否正常。观察头颅形状、大小与其年龄是否相称；头部位置及头皮表面有无异常。注意眼睑裂的大小变化，两侧是否对称。眼球位置及活动有无改变，两侧瞳孔是否等大等圆，对光反射是否存在。注意鼻、耳有无出血，咽后壁有无红肿；口开合是否正常。舌有无肌萎缩和震颤，伸舌时有无偏歪。

观察头部有无畸形、活动是否自如、颜面是否对称。先天性斜颈患者，头部向一侧倾斜，五官、颜面多不对称，患侧胸锁乳突肌呈紧张的索条状隆起；寰枢椎关节脱位者，下颌偏向一侧，头部不能转动，感觉沉重，需用手扶持头，加以保护；强直性脊柱炎颈椎强直的患者，垂头驼背，头部旋转障碍，视侧方之物时，须全身转动；患有晚期颈椎结核，椎体破坏者，颈椎不能支撑头部，头部不能自由转动，患者常常用双手托着下颌，以减轻疼痛。

2. 触诊　检查时注意颅骨有无压痛、凹陷，有无头皮下血肿，颅骨有无局限性隆起；鼻骨有无压痛、畸形；下颌关节有无空虚感。

（二）颈部检查

1. 望诊检查　观察颈椎的生理前凸是否存在，有无平直或后凸、侧弯、扭转等畸形，颈部肌肉有无痉挛或短缩。颈部皮肤有无瘢痕、窦道、脓肿。高位病变，注意观察咽后壁有无脓肿，低位病变则脓肿多在颈部出现，寒性脓肿多为颈椎结核。

2. 触诊检查

（1）骨触诊：首先检查颈部前面的骨结构。检查舌骨时医者用食指和拇指夹住舌骨两侧，嘱患者做吞咽动作，可摸到舌骨运动。检查甲状软骨时，医者手指从颈中线向下移动，软骨顶部相当于第4颈椎水平，其下部相当于第5颈椎水平。嘱患者做吞咽动作，可摸到第1环状软骨随之运动。颈动脉结节可从第1环状软骨向侧方2~5cm处摸到，即第6颈椎横突前结节。检查颈部后面，医者用双手指在患者颈后中线触诊骨性标志。

（2）软组织触诊：检查颈部前面的软组织，嘱患者仰卧，检查胸锁乳突肌的大小、形状和张力，注意有无疼痛、肿块。检查胸锁乳突肌内缘的淋巴结，有无增大、触痛。甲状腺呈H形覆盖甲状软骨，正常时不易触到，若有异常改变时腺体局限性增大，常有触痛。颈动脉位于第6颈椎的颈动脉结节旁，逐侧检查其搏动情况，两侧对比。自枕外隆凸至第7颈椎棘突，检查项韧带有无触痛。若在肌肉或筋膜内有广泛的压痛，则有颈部肌筋膜炎的可能。颈椎

棘突连线上若触到硬结或索条,可能为项韧带钙化。

3. 运动功能检查 颈椎的中立位为直立位,头向前,下颌内收作为 0°。颈部的活动有屈曲、后伸、旋转、侧弯(图 6-14)。

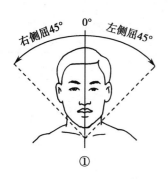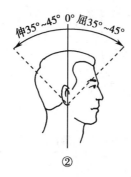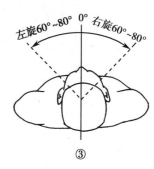

图 6-14 颈部活动范围

(1) 屈伸活动:前屈 35°~45°,后伸 35°~45°。

(2) 旋转活动:正常旋转范围为 60°~80°。

(3) 侧弯运动:正常可达 45°。

（三）胸背部检查

检查时通常采取坐位或卧位。

1. 望诊检查 观察有无后凸及其程度,后凸的形状;有无脊柱侧弯,弯向何侧;行走步态有无异常。

2. 触诊检查

(1) 骨触诊:在胸部前面沿肋骨走行方向触诊,如有明显压痛,进一步做胸廓挤压试验,以了解有无肋骨损伤。触诊胸背部棘突以了解胸椎有无侧弯及后凸畸形。

(2) 软组织触诊:触诊胸壁有无肿胀、压痛。辨别压痛的深浅及范围。触诊胸背部软组织以了解有无肿物,胸椎棘突附近有无脓肿。

3. 运动功能检查 胸椎运动受胸廓的限制,活动范围较小。应注意各段活动度是否一致,可以测量棘突之间距离的改变来比较。

（四）腰骶部检查

检查时通常采取立、坐、卧不同的位置。

1. 望诊检查 观察有无脊柱侧弯或腰前凸加大、变平或后凸,走、立、坐、卧位有无姿势改变,有无肌肉痉挛,有无包块、窦道、脓肿。腰骶部有丛毛、色素沉着等应考虑隐性脊柱裂及相关疾病。从侧面看腰椎生理曲度是否正常,从后面观,腰椎棘突连线是否位于正中线。

2. 触诊检查

(1) 骨触诊:检查时患者站立,逐个触诊腰椎棘突是否有压痛、畸形。检查腰椎前面时,嘱患者仰卧,双膝屈曲,使腹部松弛,医者用手放在脐下,轻轻向下压迫,触诊第 5 腰椎和第 1 骶椎的前面,注意有无压痛和肿块。

(2) 软组织触诊:沿腰椎棘突上触诊,如棘上韧带或棘间韧带撕裂伤,触诊时有压痛。触诊骶棘肌时,嘱患者头部后仰,使骶棘肌松弛,触诊时注意肌肉有无触痛、痉挛或萎缩。两侧肌肉是否对称,局部是否有肿物。检查腹股沟区时注意有无腰肌脓肿。

3. 运动功能检查 腰部运动有前屈、后伸、侧弯、旋转(图 6-15)。

(1) 前屈运动:正常可达 90°。

(2) 后伸运动:正常可达 30°。

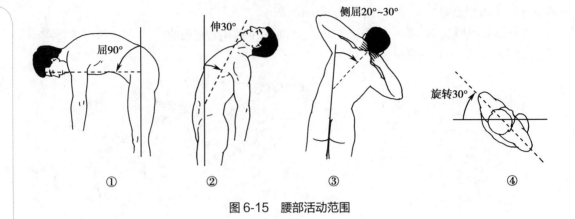

图 6-15　腰部活动范围

（3）侧屈运动：正常可达 20°~30°。

（4）旋转运动：正常可达 30°。

（五）骨盆检查

1. 望诊检查　观察骨盆是否倾斜，两髂前上棘是否在一直线，骨盆骨折、脊柱侧弯、下肢短缩、臀肌瘫痪、内收肌痉挛等均可引起骨盆倾斜。观察臀肌有无萎缩，双侧臀沟是否对称，臀部有无瘢痕、窦道、寒性脓疡。

2. 触诊检查

（1）骨触诊：检查时患者取站立位。首先检查前面，触诊髂前上棘、髂骨的轮廓，注意两侧是否等高，有无压痛。触诊耻骨结节、耻骨联合，耻骨上、下支，注意有无压痛及骨轮廓改变。侧面触诊股骨大转子，两侧是否等高，局部有无触痛。后面检查髂后上棘，两侧是否等高，骶髂关节处有无压痛，骶骨后面骨轮廓有无改变。尾骨有无压痛。屈曲髋关节，检查坐骨结节骨轮廓有无改变。

（2）软组织触诊：患者仰卧位，双膝关节屈曲，触诊骨盆前面的髂窝区，注意有无囊性肿物及压痛，腹股沟区有无肿胀。患者俯卧位，检查臀大肌区及梨状肌下缘有无压痛。

二、四肢关节检查

（一）肩部检查

检查时患者取坐位或卧位。

1. 望诊检查

（1）肩部畸形

1）方肩：肩部丧失正常饱满的外形，呈扁平或方形。多数由于肱骨头脱位，或者由于腋神经麻痹而引起三角肌萎缩或失用性肌萎缩。

2）垂肩：是指患侧肩部与健侧对比，患侧肩部出现明显低落。常见于肩关节脱位、肱骨外科颈骨折、肱骨大结节骨折、锁骨骨折。患者虽然用手托扶患侧，但患肩仍低于健侧。另外，腋神经麻痹和其他肩部疾患，也有垂肩现象。

3）肩锁关节高凸：当肩锁关节发生炎症或挫伤及半脱位时，肩锁关节高凸呈半球状。若锁骨肩峰端高度挑起，则是肩锁关节全脱位，不但肩锁韧带断裂，喙锁韧带也发生断裂。

4）胸锁关节高凸：当胸锁关节发生炎症、挫伤及半脱位时也可出现高凸，但不十分明显；若有明显高凸，则是胸锁关节脱位，这时受胸锁乳突肌牵拉，锁骨内侧端向前、向上移位。

5）其他：如先天性高肩胛症、翼状肩胛等。

（2）肿胀：由任何外力造成的肩部骨折，如锁骨骨折、肩胛骨骨折、肱骨解剖颈骨折、肱骨外科颈骨折、肱骨大结节骨折等均可出现肩部肿胀,并且皮肤有瘀斑。儿童的青枝骨折,锁骨中段向前上方高凸畸形。引起肩部急性肿胀最常见的原因是肩关节急性化脓性关节炎,患者往往会有全身和局部发热及肩部疼痛,被动活动时疼痛加剧。若肩部肿胀,疼痛轻,起病缓慢,局部不红、不热,则多为肩关节结核。

(3)肌肉萎缩:肩部各种骨折中晚期,由于固定时间过长,未能进行有效的功能锻炼,可致使肩部肌肉发生失用性萎缩。肩关节周围炎的特点是肩部活动痛,因疼痛限制了活动则可发生失用性肌萎缩。结核、炎症及肿瘤的晚期都可发生失用性萎缩。腋神经损伤可致三角肌萎缩。失用性与麻痹性肌萎缩均可影响肩部运动功能,或发生肩关节半脱位。

2. 触诊检查

(1)骨触诊:患者取坐位,沿其锁骨内侧向外侧触诊,检查有无压痛、畸形、骨擦音,肩峰外下方有无明显凹陷和空虚感。触诊胸骨上切迹,胸锁关节位置有无改变。触诊肱骨大结节有无压痛、骨擦音、异常活动。

(2)软组织触诊:肩部软组织触诊分四个区,即肌腱袖、肩峰下滑液囊和三角肌下滑液囊、腋窝、肩胛带突出的肌肉群。通过肩部软组织触诊了解其正常关系,发现有无变异、肿块、肿瘤。进一步了解肌肉的张力、质地、大小和形状。依次检查冈上肌、冈下肌、小圆肌、肩胛下肌,注意有无压痛、形状改变、肌张力变化。检查肩峰下滑液囊和三角肌下滑液囊,注意有无肥厚、肿块、触痛等情况。检查腋窝前壁的胸大肌、后壁的背阔肌、内侧的前锯肌、腋窝顶部的臂丛神经和腋动脉、外侧壁的喙肱肌和肱三头肌及触扪此两肌之间的肱动脉搏动情况。

3. 运动检查 检查肩关节中立位的前屈、后伸、外展、内收、外旋、内旋运动(图6-16)。

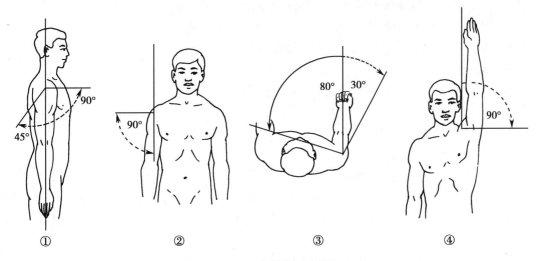

图6-16 肩关节活动范围

(1)前屈运动:前屈肩关节,正常可达90°。

(2)后伸运动:后伸上臂,正常可达45°。

(3)外展运动:屈肘90°,再做上臂外展运动,正常可达90°。

(4)内收运动:屈肘,使上臂于胸前向内移动,正常可达40°。

(5)外旋运动:肘部屈曲90°,前臂于中立位,肘部贴近躯干侧方以固定肢体,然后嘱患者前臂外展,前臂外展范围,即为肩关节外旋运动幅度,正常达30°。

(6)内旋运动:患者体位同外旋运动,嘱患者前臂做内收动作,前臂内收活动范围,即为肩关节内旋活动范围,正常可达80°。

(7)上举运动:正常可达90°。

(二) 肘部检查

1. 望诊检查

(1) 畸形:正常人体上臂的纵轴与前臂的纵轴相交,在肘部形成一个外翻角,称为携带角,男性为 5°~10°,女性为 10°~15°。

肘外翻:因肘部骨骼先天性发育异常、肱骨远端骨折复位不良或损伤肱骨远端骨骺,在生长发育中逐渐形成畸形,肘部携带角超过 15°,即为肘外翻畸形。

肘内翻:由于上述原因引起肘部携带角变小、消失,甚至出现向内翻的角度,即为肘内翻畸形。

靴形肘:当肘关节发生后脱位时,屈曲 90°位,肘关节呈靴形,故此得名,有时也见于肱骨髁上骨折。

(2) 肿胀:关节肿胀表现为尺骨鹰嘴两侧正常凹陷消失,积液量多时肘关节常处于半屈曲姿势,见于肘关节内损伤,较持久的关节积液,应鉴别是结核性或类风湿性。在急性损伤中,肘部弥漫性肿胀,提示有骨折和骨折移位,如肱骨髁上骨折、尺骨鹰嘴骨折等。

2. 触诊检查

(1) 骨触诊:通过骨触诊了解肘部骨结构有无变化,检查时注意有无压痛、骨擦音等情况。对肘部的骨性突起依次触诊,包括肱骨内上髁、尺骨鹰嘴及肱骨外上髁,检查其骨轮廓有无改变,有无压痛、异常活动等。

(2) 软组织触诊:于尺神经沟触诊尺神经有无疼痛及放射痛。触诊旋前肌及前臂屈肌附着处有无压痛,检查肘关节内侧副韧带有无触痛,沿肱骨内上髁向上检查髁上嵴处是否有淋巴结肿大。于肘关节外侧触诊腕伸肌起点处有无压痛。触诊环状韧带时,结合前臂旋前、旋后,检查局部是否有触痛及松弛。

3. 运动检查
肘关节的运动包括屈曲、伸直、前臂旋后、前臂旋前(图 6-17)。

(1) 屈曲:正常可达 140°。

(2) 伸肘运动:正常为 0°~10°。

(3) 旋后运动:患者坐位或站立位,前臂置中立位,屈肘 90°,两上臂紧靠胸壁侧面,两手半握拳,拇指向上,嘱患者前臂做旋后动作,正常可达 80°~90°。

(4) 旋前运动:患者体位及上肢放置位置同旋后运动,嘱患者做旋前动作,正常可达 80°~90°。

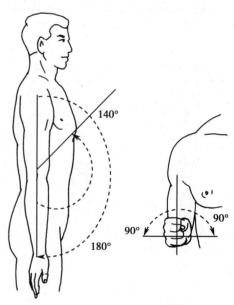

图 6-17　肘关节活动范围

(三) 腕与手部检查

1. 望诊检查

(1) 腕和手的姿势:观察手的休息位与功能位的变化以帮助诊断。手的休息位是手处于自然静止状态,此时手部肌肉处于相对的平衡状态。休息位时腕关节背伸 10°~15°,并有轻度尺偏,手的掌指关节及指间关节半屈曲,拇指轻度外展,第 2~5 指的屈度逐渐增大,呈放射状指向舟骨。手的功能位为腕关节背伸 20°~30°,拇指充分外展,掌指关节及指间关节微屈,其他手指掌指关节及近端指间关节半屈曲,远端指间关节微屈曲。

(2) 腕和手部肿胀:腕部出现肿胀,多因关节内损伤或病变。鼻烟窝肿胀,正常的生理凹陷消失,多因腕舟骨骨折。腕背侧肿胀,多见于伸指肌腱腱鞘炎、腕骨骨折、腱鞘囊肿等。掌指关节与指间关节肿胀,可因外伤引起;如无明显外伤,远端指间关节肿胀,中年以上患者多见于骨性关节炎;近端指间关节梭形肿胀,多见于类风湿关节炎。

(3) 腕和手部畸形

1) 腕部餐叉样畸形:发生于伸直型桡骨远端骨折。

2) 爪形手:若因前臂缺血性肌挛缩所致,出现掌指关节过伸,近端指间关节屈曲畸形;由尺神经损伤所致者,掌指关节过伸,指间关节半屈曲,无名指、小指不能向中间靠拢,且小鱼际肌萎缩。

3) 腕下垂:桡神经损伤后,前臂伸肌麻痹,不能主动伸腕,形成腕下垂。此外,外伤性伸腕肌腱断裂亦可出现垂腕畸形。

4) 锤状指:主要由指伸肌腱止点及附近断裂,或止点处发生撕脱骨折,引起远端指间关节屈曲,不能主动伸指。

5) 并指畸形:多属先天性畸形,也可由损伤、烧伤后处理不当引起。常为 2 个指并连,也有 3 个或 4 个手指连在一起,涉及拇指者少见。

6) 巨指畸形:多为先天性畸形,原因不明。患指过度生长粗大,可发生于 1 个手指或多个手指。

7) 多指畸形:为先天性畸形,大多发生在拇指桡侧,其次发生在小指尺侧。

(4) 手部肌肉萎缩

1) 大鱼际肌萎缩:多由正中神经损伤,肌肉麻痹造成,或腕管综合征正中神经长期受压所致。大鱼际处外伤,造成正中神经运动支损伤,也可引起大鱼际肌萎缩。

2) 小鱼际肌萎缩:由尺神经损伤或在肘后内侧尺神经沟处长期受压,或尺神经炎,可造成小鱼际肌萎缩。

3) 骨间肌萎缩:掌侧骨间肌萎缩因解剖位置关系,临床表现不明显,而背侧骨间肌萎缩可以清楚地看到。

2. 触诊检查

(1) 骨触诊:先检查患者的桡骨茎突、尺骨茎突、桡骨及尺骨远端,触诊其骨轮廓及有无压痛。然后检查近排、远排腕骨,依次触诊掌骨、指骨,注意有无骨中断、触痛。检查掌指关节、近端及远端指间关节有无肿胀、触痛、畸形、运动障碍。

(2) 软组织触诊

1) 腕管触诊:由各种原因引起的腕管内压力增高,使正中神经受压出现功能障碍,为腕管综合征。检查时可发现正中神经分布区皮肤感觉迟钝,拇短展肌肌力弱、肌萎缩,甚至完全麻痹。嘱患者屈腕,医者用拇指压迫腕管近侧缘,麻木加重,疼痛可放射至食指、中指。

2) 腕部尺神经管触诊:触诊腕部尺神经管,检查小指及无名指尺侧半,若有皮肤感觉迟钝,小鱼际及骨间肌肌力减弱、肌萎缩或麻痹,提示有腕部尺神经管综合征。

3) 肌腱触诊:触诊屈肌主要为桡侧腕屈肌、掌长肌、尺侧腕屈肌;伸腕肌主要为桡侧腕长、短伸肌及尺侧腕伸肌;触诊伸指肌,依次检查指总伸肌腱、食指固有伸肌腱、小指固有伸肌腱。接着触诊拇长展肌、拇短伸肌、拇长伸肌。注意其肌张力有无变化,有无触痛,运动有无障碍。

4) 肌肉触诊:固定患者拇指的掌指关节,嘱患者屈曲指间关节,检查拇长屈肌收缩运动。嘱患者屈曲食、中、无名、小指掌指关节并伸展两指间关节,以检查骨间肌及蚓状肌功能。并可嘱患者外展手指,医者触诊背侧骨间肌收缩;内收手指,触诊掌侧骨间肌收缩。检查大鱼际肌群的拇短展肌、拇短屈肌、拇内收肌,触诊其收缩;拇指对掌肌因位置深,不易触及,拇指充分对掌时,可触到该肌收缩。检查小鱼际的掌短肌、小指展肌、小指短屈肌,触诊其收缩;小指对掌肌被小指短屈肌所覆盖,不易触及。

3. 运动检查

(1) 伸腕运动:患者屈肘 90°前臂旋前位,掌心向下,做伸腕运动,正常可达 35°~60°。

(2) 屈腕运动:患者屈肘 90°做屈腕运动,正常可达 50°~60°。

(3) 腕桡偏运动:患者屈肘 90°手做桡偏运动,正常可达 25°~30°。

(4) 腕尺偏运动:患者屈肘 90°手做尺偏运动,正常可达 30°~40° (图 6-18)。

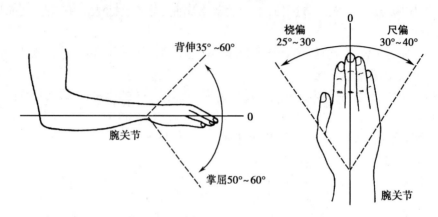

图 6-18　腕关节活动范围

(5) 拇指背伸:患者拇指向桡侧外展,拇指与食指之间的夹角可达 50°,即为拇指背伸的运动度数。

(6) 拇指屈曲:患者掌心向上,拇指运动横过手掌,拇指端可触及小指基底,拇指掌指关节屈曲正常可达 50°,指间关节屈曲可达 90°。

(7) 拇指掌侧外展:患者手伸直,拇指离开手掌平面向掌前方运动,拇指与掌平面构成的角度约为 70°,即为拇指掌侧外展运动的度数。

(8) 拇指背侧内收:患者拇指充分掌侧外展位再回到解剖位置,正常拇指背侧内收为 0°。

(9) 拇指对掌:先将拇指置于掌侧外展位,然后向各指端做对掌运动,正常时拇指端可触及其他各手指指端(图 6-19)。

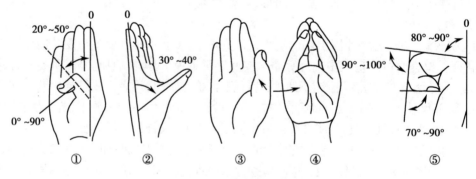

图 6-19　手指关节活动范围

(四) 髋部检查

1. 望诊检查

(1) 前面观察:除观察局部皮肤情况(擦伤、色泽、瘀斑、窦道、肿胀、隆起、皮肤皱襞)、姿势的变化外,还应观察骨性标志。

1) 髂前上棘:两侧是否在同一水平线上。如下肢短缩,在髋关节疾病中最常见的疾病有:髋关节结核,股骨头坏死,小儿股骨头骨骺炎,骨骺滑脱等。

74

2) 股骨大转子:大转子向上移位,常见于股骨颈骨折和髋关节后脱位。如为双侧上移,则出现会阴部平宽,或明显的双侧髋内翻表现,多见于双侧股骨头无菌性坏死和小儿双侧先天性髋关节脱位。

(2) 侧面观察:骨盆和脊柱的力线改变,一般能反映髋部病变。髋关节屈曲畸形的患者在直立时,表现出腰椎产生代偿性前凸。双侧髋关节先天性脱位的患者,往往形成明显的臀部后凸畸形。大转子局部有肿胀包块,若皮肤色泽不变,临床上常见于大转子结核或大转子滑囊炎。

(3) 后面观察:对比两侧臀横纹是否对称,如果不对称,皱褶增多加深、升高,如双侧大转子向外突出,会阴部增宽,则要考虑为双侧先天性髋关节脱位。若坐骨结节部高凸,可能是坐骨结节滑囊炎或坐骨结节结核。

2. 触诊检查

(1) 骨触诊:先检查髋部的前面,触诊髂前上棘、髂嵴、股骨大转子的骨轮廓,注意有无压痛,两侧对比是否等高,触诊耻骨联合有无压痛。进一步检查髋部后面,触诊股骨大转子后面骨轮廓,注意有无压痛、肿胀及波动感。

(2) 软组织触诊:在股三角区触诊淋巴结是否肿大,局部有无肿胀、压痛等。于腹股沟韧带中点的下方触诊股动脉搏动是否正常。腹股沟中点下 2cm 是髋关节的前壁,如触之隆起、饱满,说明有髋关节肿胀;如触到凹陷,则是髋关节后脱位;其压痛多见于髋关节炎症、股骨颈骨折、风湿性关节炎、股骨头无菌性坏死、髋关节结核。梨状肌综合征的患者,梨状肌部位压痛明显。弹响髋的患者,可触到阔筋膜在大转子上的滑动感。

3. 运动检查 髋关节的活动方向有前屈、后伸、内收、外展、内旋、外旋 6 种,检查时患者仰卧位,注意防止脊椎代偿动作(图 6-20)。

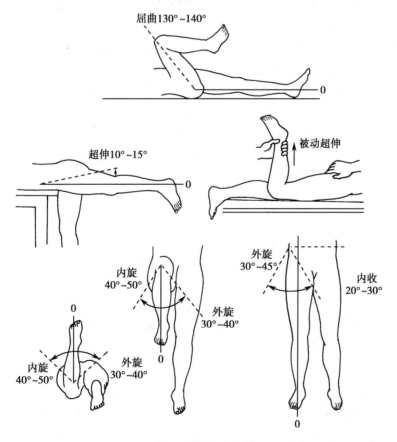

图 6-20 髋关节活动范围

(1) 前屈运动:两下肢中立位,将骨盆放平,正常髋关节屈曲可达145°。

(2) 后伸运动:两下肢伸直,医者将一侧手臂放在患者髂嵴和下部腰椎上固定骨盆,正常可达40°。

(3) 外展运动:两下肢中立位,医者一手按住髂骨,固定骨盆,另一手握踝部缓慢地将患者下肢向外移动,当医者感到骨盆开始移动时,停止外展运动,其外展运动正常可达30°~45°。

(4) 内收运动:两下肢中立位,医者一手按住髂骨,固定骨盆,嘱患者下肢内收,从健侧下肢前方越过中线继续内收,至骨盆开始移动为止,内收正常可达20°~30°。

(5) 外旋运动:下肢屈髋、屈膝各90°,医者一手扶患者膝部,另一手扶足部,使小腿内收,则大腿沿纵轴外旋,测出小腿内收的角度,即为髋关节外旋的度数,正常可达30°~40°。

(6) 内旋运动:下肢屈髋、屈膝各90°,医者一手扶患者膝部,另一手扶足部,使小腿外展,则大腿沿纵轴内旋,测出小腿外展的角度,即为髋关节内旋的度数,正常可达40°~50°。

(五) 膝部检查

1. 望诊检查 观察股四头肌有无萎缩,膝关节有无肿胀,皮肤有无色斑、瘢痕、窦道、浅静脉怒张等。

(1) 肿胀:膝关节前侧及内、外侧缺乏脂肪组织和肌肉的保护,因此,外伤发生率较高,外伤是肿胀最常见的原因。若损伤后膝关节出现弥漫性肿胀,应考虑关节内骨折,如股骨髁间骨折或胫骨平台骨折;如为髌骨骨折,则见关节前部呈弥漫性肿胀伴有瘀斑;如为关节的一侧明显肿胀,则多为股骨或胫骨的内侧髁或外侧髁骨折;如见腘窝部的严重肿胀,应特别注意是否在骨折或脱位的同时并发腘动脉或腘静脉的损伤。若膝关节滑膜炎时,滑膜分泌滑液明显增多,关节肿胀表现为两膝眼部饱满,严重时髌上囊部(膝部髌上部位)明显肿胀;膝关节的梭形肿胀,形似"鹤膝",多见于膝关节结核、风湿性关节炎或类风湿关节炎的表现,膝关节的化脓性炎症,常呈现弥漫性红肿,如已破溃或破溃已愈合者,可遗留窦道和瘢痕。

(2) 畸形:下肢长轴是否有弯曲或旋转,可从髂前上棘到足第1、2趾之间做一直线,如髌骨内侧通过此直线即为正常。成年人女性有10°以上的生理性外翻,男性有5°~10°的外翻,如果超过这个范围,应视为有畸形存在。若大于生理外翻称为膝外翻,单侧膝外翻患者直立时患膝呈K形腿,双侧膝外翻患者直立时两下肢呈X形腿;如正常生理外翻角消失,形成小腿内翻畸形,称膝内翻,若为两侧同时患病称为O形腿。正常膝关节可有0°~5°的过伸,如过伸超过15°,则称为膝反张畸形。膝部以上畸形常见于佝偻病、脊髓前角灰质炎后遗症、骨折畸形愈合、骨骺发育异常等(图6-21)。

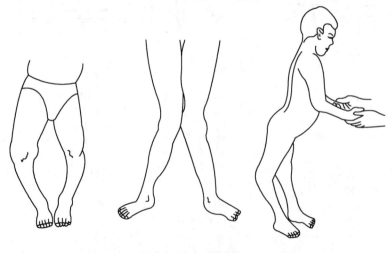

图6-21 膝部畸形

2. 触诊检查

(1)骨触诊:膝关节前面髌韧带两侧可扪及股骨和胫骨之间的关节间隙;在膝关节内侧可触及股骨内侧髁和胫骨内侧髁,在膝关节外侧可触及股骨外侧髁和胫骨外侧髁、腓骨头;在膝关节的前方可触到髌骨,髌骨在屈膝位时固定不动,伸直时髌骨可以活动。触诊时注意有无压痛。骨折时骨折部位常有明显压痛,或有骨擦音,骨折移位明显时可触及移位之骨块。骨肿瘤时局部常有压痛和肿块。如骨软骨瘤,可在股骨下端或胫骨上端触到逆关节方向生长的骨性隆起;青少年胫骨结节骨骺炎时可在胫骨结节处有压痛和异常隆起。髌骨软化症时向下按压髌骨,使髌骨轻轻移动,可出现明显的疼痛反应。

(2)软组织触诊:前面触诊时注意,若髌下脂肪垫肥厚,在髌韧带两侧可触到饱满柔韧的硬性包块。膝部损伤时,如在髌韧带两侧关节间隙向胫骨平台平面按压有明显疼痛,可能为半月板前角损伤。另外,注意触摸股四头肌中的股内侧肌和股外侧肌是否有萎缩。侧面触诊时,在关节两侧间隙处压痛,则可能是半月板边缘部损伤。股骨、胫骨内外髁压痛,可能是膝关节内、外侧副韧带损伤。半月板囊肿以外侧居多,囊肿位于关节间隙,腓侧副韧带的前方。腓总神经损伤者,可在腓骨小头下方有触痛,或传导麻、痛。后面触诊时,触摸腘窝内有无肿块,有无压痛,有无传导痛,有无腘窝部搏动性肿物或股骨下端肿物。

3. 运动检查 膝关节的运动主要有屈曲、伸直、内外旋等(图6-22)。

(1)屈曲:正常可达145°。

(2)伸直:正常伸直为0°,青少年及女性可有5°~10°过伸。

(3)内、外旋:膝关节完全伸直后没有侧屈和内、外旋转运动。当膝关节屈曲90°时,内旋运动可达10°,外旋运动可达20°。

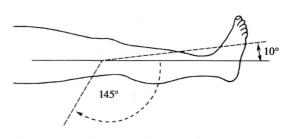

图6-22 膝关节活动范围

(六)踝与足部检查

1. 望诊检查

(1)踝关节肿胀:常见的原因是踝部筋伤、骨折、踝关节结核、骨性关节炎等造成肿胀。踝关节滑膜炎和积液常在关节前或内外踝下有肿胀。

(2)畸形:①足踝部畸形。马蹄足:表现为行走时前足着地负重,踝关节跖屈位,足跟悬起。仰趾足:表现为行走时足跟着地负重,踝关节保持在背伸位,前足仰起。扁平足:表现为足纵弓塌陷变平,足跟外翻,前足外展。高弓足:表现为足的纵弓异常升高,行走时足跟和距骨头着地。②足趾畸形。外翻:表现为足趾向外偏斜合并第1跖骨内翻,第1、2跖骨间隙增宽,第1跖骨头内侧皮下常有增厚的滑囊,常伴有扁平足。锤状趾:主要表现为近端趾间关节屈曲畸形。

2. 触诊检查

(1)骨触诊:在内踝远端的后面可摸到距骨内侧结节,注意骨轮廓有无改变,是否有触痛。触诊足外侧面,沿第5跖骨向近端触诊第5跖骨粗隆,检查有无肿胀、压痛;检查外踝及其前下方的跗骨窦,指压其深部可触及距骨颈,触诊有无压痛。足后区检查跟骨,于跟骨跖面内侧,触诊跟内侧结节,触诊其骨轮廓,注意有无压痛。检查足跖面时,逐个检查跖骨头,有无压痛,注意足前部的横弓是否正常。

(2)软组织触诊:在第1跖趾关节的内侧触诊有无皮肤增厚及滑囊,有无触痛。在内踝下方触诊踝关节内侧副韧带,在内踝与跟腱之间触诊胫骨后肌腱、趾长屈肌腱、胫后动脉、胫神经、踇长屈肌腱,注意肌腱和韧带有无触痛,动脉有无搏动减弱,神经有无触痛、麻木。两侧做对比。于足背部检查胫骨前肌腱、踇长伸肌腱、足背动脉、趾长伸肌腱,注意肌腱的张力,有无触痛及缺损,动脉搏动的强弱。在外踝的前、下、后方,检查距腓前韧带、跟腓韧带、距腓后韧带有无触痛。在足后侧检查跟腱有无触痛,检查跟骨后滑囊及跟腱滑囊有无局部增厚及触痛。足跖面触诊有无结节和触痛。

3. 运动检查　患者两膝关节屈曲 90°。

(1) 踝关节背伸:正常可达 20°~30°。

(2) 踝关节跖屈:正常可达 40°~50°(图 6-23)。

(3) 中跗关节内翻:正常可达 30°。

(4) 中跗关节外翻:正常可达 30°~35°。

(5) 跖趾关节背伸约 45°。

(6) 跖趾关节跖屈 30°~40°(图 6-24)。

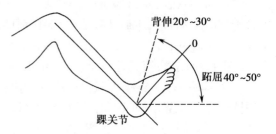

图 6-23　踝关节活动范围

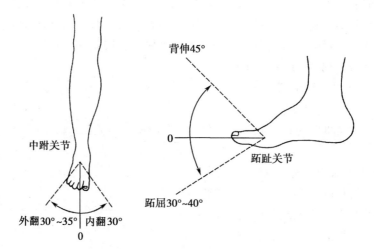

图 6-24　足部关节活动范围

第四节　特殊检查

一、脊柱检查

(一) 颈部

1. 头部叩击试验　患者端坐,检查者以一手掌面平置于患者头部,掌心接触头顶,另一手握拳轻轻叩击放置于头顶部的手背,如果患者感到颈部不适、疼痛或向上肢串痛、酸麻则为阳性。该试验可使椎间孔变窄,对颈神经根刺激,常见于神经根型颈椎病。

2. 分离试验　检查者一手托住患者颌下部,另一手托住枕后部,然后逐渐向上牵引头部,如果患者感到颈部和上肢的疼痛、麻木感减轻则为阳性。该试验可以通过牵拉使狭窄的椎间孔间隙增大,缓解肌肉痉挛,减少对神经根的挤压和刺激,从而减轻疼痛。

3. 椎间孔挤压试验(spurling test)　患者坐位,检查者双手十指相扣,以手掌面压于患者头顶部,向左右或前后施加压力屈伸颈椎,若出现颈部或上肢放射性疼痛加重,则为阳性(图 6-25)。多见于神经根型颈椎病或颈椎间盘突出症。该试验通过使相应椎间孔变窄,从而加重对颈神经根的刺激,出现疼痛或放射痛。

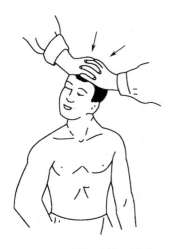

图 6-25　椎间孔挤压试验

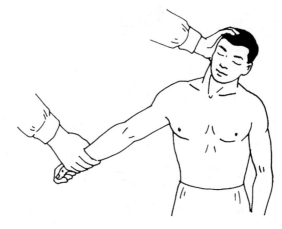

图 6-26　臂丛神经牵拉试验

4. 臂丛神经牵拉试验（Eaten test）　患者坐位，头微屈，检查者立于患者被检查侧，一手推头部向对侧，同时另一手握该侧腕部做相对牵引，此时臂丛神经受牵拉，若出现放射痛、麻木，则为阳性（图 6-26）。多见于神经根型颈椎病患者。

5. 深呼吸试验　患者端坐凳上，两手置于膝部，先比较两侧桡动脉搏动力量，然后让患者尽力抬头做深吸气，并将头转向患侧，同时下压患侧肩部，再比较两侧脉搏或血压，若患侧桡动脉搏动减弱或血压降低，即为阳性。说明锁骨下动脉受到挤压，同时往往疼痛加重。相反，抬高肩部，头面转向前方，则脉搏恢复，疼痛缓解。主要用于检查有无颈肋和前斜角肌综合征。

（二）胸腰背部

1. 压胸试验　患者取坐位或站立位，检查者站于侧方，一手抵住其脊柱，另一手压迫胸骨，轻轻地相对挤压（图 6-27）。若在胸侧壁上某处出现疼痛，即为阳性。这是诊断外伤性肋骨骨折的重要体征。

2. 直腿抬高试验　患者仰卧位，两下肢伸直靠拢，检查者用一手握患者踝部，一手扶膝保持下肢伸直，逐渐抬高患者下肢，正常者可以抬高 70°~90°而无任何不适感觉；若小于以上角度即感该下肢有传导性疼痛或麻木者为阳性（图 6-28）。多见于坐骨神经痛和腰椎间盘突出症患者。若将患者下肢直腿抬高到开始产生疼痛的高度，检查者用一手固定此下肢保持膝伸直，另一手背伸患者踝关节，放射痛加重者为直腿抬高加强试验（Bragard additional test）阳性（图 6-29）。该试验用以鉴别是神经受压还是下肢肌肉等原因引起的抬腿疼痛。

3. 拾物试验　让小儿站立，嘱其拾起地上物品。正常小儿可以两膝微屈，弯腰拾物；若腰部有病变，可见腰部挺直、双髋和膝关节尽量屈曲的姿势去拾地上的物品，此为该试验阳性

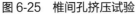

图 6-27　压胸试验

（图 6-30）。常用于检查儿童脊柱前屈功能有无障碍，用于诊断腰椎结核等疾病。

4. 仰卧挺腹试验　通过增加椎管内压力，刺激神经根产生疼痛，以诊断椎间盘突出症。具体操作分 4 个步骤。第 1 步：患者仰卧，双手放在腹部或身体两侧，以头枕部和双足跟为着力点，将腹部及骨盆用力向上挺起，若患者感觉腰痛及患侧传导性腿痛即为阳性。若传导性腿痛不明显，则进行下一步检查。第 2 步：患者保持挺腹姿势，先深吸气后停止呼吸，用力鼓气，直至脸面潮红约 30 秒，若有传导性腿痛即为阳性。第 3 步：在仰卧挺腹姿势下，用力

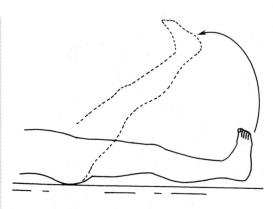

图 6-28　直腿抬高试验

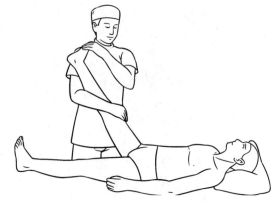

图 6-29　直腿抬高加强试验

咳嗽,若有传导性腿痛即为阳性。第 4 步:在仰卧挺腹姿势下,检查者用手轻压双侧颈内静脉,若出现患侧传导性腿痛即为阳性。

5. 俯卧背伸试验　本试验用于检查婴幼儿脊柱病变。嘱患儿俯卧位,检查者提起其双足,出现腰部过伸,脊柱呈弧形后伸状态为正常。若提起双足时,脊柱呈强直状态,大腿、骨盆和腹壁同时离开床面,此为俯卧背伸试验阳性(图 6-31)。

6. 股神经牵拉试验　患者俯卧位,伸直下肢,检查者以手托住患者膝关节,保持膝关节伸直,同时上抬使髋关节出现过伸位,如果患者出现大腿前方的放射样疼痛,则为股神经牵拉试验阳性。该检查是判断高位椎间盘突出症的一个常用体格检查(图 6-32)。

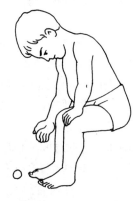

图 6-30　拾物试验

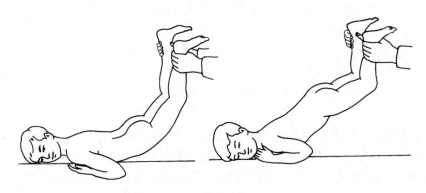

图 6-31　俯卧背伸试验

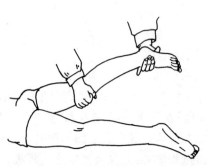

图 6-32　股神经牵拉试验

（三）骨盆

1. 骨盆挤压试验 患者仰卧位，检查者用双手分别于髂骨翼两侧同时向中线挤压骨盆；或患者侧卧，检查者挤压其上方的髂嵴。如果患处出现疼痛，即为骨盆挤压试验阳性，提示有骨盆骨折或骶髂关节病变。

2. 骨盆分离试验 患者仰卧位，检查者两手分别置于两侧髂前上棘前面，两手同时向外下方推压，若出现疼痛，即为骨盆分离试验阳性（图6-33）。表示有骨盆骨折或骶髂关节病变。

3. 骨盆纵向挤压试验 患者仰卧位，检查侧的髋关节、膝关节半屈曲位，检查者用左、右手分别置于髂前上棘和大腿根部，双手用力挤压，若出现疼痛，即为骨盆纵向挤压试验阳性，提示单侧骨盆骨折。

4. 屈膝屈髋试验 患者仰卧位，双腿靠拢，嘱其尽量屈曲髋、膝关节，检查者也可两手推膝使髋、膝关节尽量屈曲，臀部离开床面，腰部被动前屈，若腰骶部发生疼痛，即为阳性。若行单侧髋、膝屈曲试验，患者一侧下肢伸直，检查者用同样方法，使对侧髋、膝关节尽量屈曲，则腰骶关节和骶髂关节可随之运动，若有疼痛即为阳性（图6-34）。提示有闪筋扭腰、劳损，或者有腰椎椎间关节、腰骶关节或者骶髂关节等病变。但腰椎间盘突出症患者该试验为阴性。

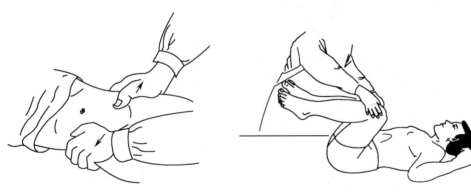

图6-33 骨盆分离试验　　　　　　图6-34 屈膝屈髋试验

5. 梨状肌紧张试验 患者仰卧位，伸直患肢，做内收内旋动作，若有坐骨神经放射痛，再迅速外展、外旋患肢，若疼痛立刻缓解即为阳性，说明有梨状肌综合征。

6. 床边试验 患者靠床边仰卧位，臀部稍突出床沿，大腿下垂。健侧下肢屈膝屈髋，贴近腹壁，患者双手抱膝以固定腰椎。检查者一手扶住髂嵴以固定骨盆，另一手用力下压床边的大腿，使髋关节尽量后伸。若骶髂关节发生疼痛即为阳性，提示有骶髂关节病变（图6-35）。

7. 骶髂关节分离试验（Patrick test） 又称4字试验。患者仰卧位，被检查一侧下肢膝关节屈曲，髋关节屈曲、外展、外旋，将足架在另一侧膝关节上，使双下肢呈"4"字形。检查者一手放在屈曲的膝关节内侧，另一手放在对侧髂前上棘前面，然后两手向下按压，如被检查侧骶髂关节处出现疼痛即为阳性（图6-36）。说明有骶髂关节病变。

二、四肢关节检查

（一）肩部

1. 搭肩试验（Dugas sign） 又称杜加斯征，将患肢肘关节屈曲，患侧手搭在对侧肩部，肘关节能贴近胸壁为正常。若肘关节不能靠近胸壁，或肘关节贴近胸壁时而患侧手不能搭在对侧肩部，或两者均不能，则为阳性（图6-37），提示肩关节脱位。

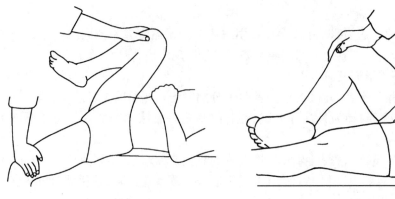

图 6-35　床边试验　　　　　　　　图 6-36　骶髂关节分离试验

2. 直尺试验　正常人肩峰位于肱骨外上髁与肱骨大结节连线的内侧。用直尺贴在上臂的外侧,下端靠近肱骨外上髁,上端如能与肩峰接触则为阳性,提示肩关节脱位(图 6-38)。

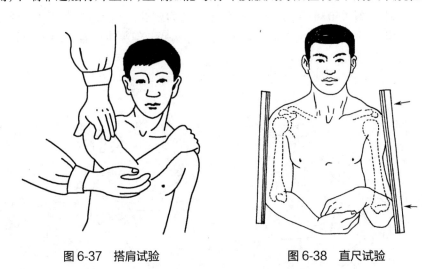

图 6-37　搭肩试验　　　　　　　　图 6-38　直尺试验

3. 冈上肌腱断裂试验　在肩外展 30°~60° 范围内时,三角肌用力收缩,但不能外展举起上臂,越外展用力,肩越高耸。但被动外展到此范围以上,患者能主动举起上臂。最初主动外展障碍为阳性征,提示冈上肌腱断裂。

4. 肩外展疼痛弧试验　在肩外展 60°~120° 范围内时,因冈上肌腱与肩峰下摩擦,肩部出现疼痛为阳性征,这一特定区域内的疼痛称为疼痛弧(图 6-39)。见于冈上肌腱炎。

5. 肱二头肌腱抗阻试验　患者抗阻力屈肘及前臂旋后,引起肱骨结节间沟部位疼痛为阳性征(图 6-40)。见于肱二头肌长头腱鞘炎。

6. 臂坠落试验　患者取立位,先将患侧上肢伸直,被动外展至 90°,去除医生的帮助,令其缓慢地放下上肢,如不能慢慢地放下上肢,而出现突然直落到体侧则为本试验阳性,提示有肩肌腱袖破裂。

(二) 肘部

1. 肘后三角　正常的肘关节在完全伸直时,肱骨外上髁、内上髁和尺骨鹰嘴在一条直线上。肘关节屈曲 90° 时,三个骨突形成一个等腰三角形,称为肘后三角。肘关节脱位时,此三角点关系改变(图 6-41)。用于肘关节脱位的检查,以及肘关节脱位与肱骨髁上骨折的鉴别。

2. 腕伸肌紧张试验(Mills sign)　患者肘关节伸直,前臂旋前位,做腕关节的被动屈曲,引起肱骨外上髁处疼痛者为阳性,见于肱骨外上髁炎(图 6-42)。

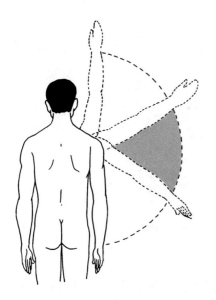

图 6-39 肩外展疼痛弧试验

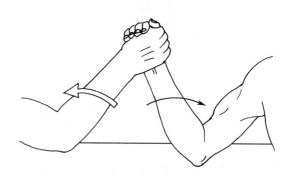

图 6-40 肱二头肌腱抗阻试验

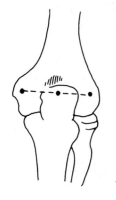

图 6-41 肘后三角

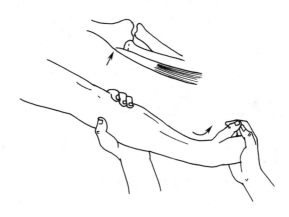

图 6-42 腕伸肌紧张试验

3. 前臂试验 患者与检查者对面而坐,上肢向前伸直,检查者一手握住肘部,一手握腕部并使前臂内收,握肘部的手推肘关节向外,如有外侧副韧带断裂,则前臂可出现内收运动;若握腕部的手使前臂外展,而拉肘关节向内,前臂有外展运动,则为内侧副韧带损伤。

(三)腕部

1. 握拳尺偏试验(Finkelstein test) 又称芬克尔斯坦试验,患者拇指屈曲握拳,将拇指握于掌心内,然后使腕关节被动尺偏,引起桡骨茎突处明显疼痛为阳性征,见于桡骨茎突狭窄性腱鞘炎(图 6-43)。

2. 腕三角软骨挤压试验(crushing test of wrist triangular cartilage) 腕关节位于中立位,然后使腕关节被动向尺侧偏斜并纵向挤压,若出现下尺桡关节疼痛则为阳性,见于腕三角软骨损伤、尺骨茎突骨折(图 6-44)。

3. 屈腕试验 医者手握患者腕部,拇指按压在腕横纹处,同时嘱患腕屈曲。若患手麻痛加重,并放射到中指、食指,即为阳性,见于腕管综合征(图 6-45)。

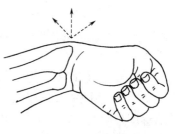

图 6-43 握拳尺偏试验

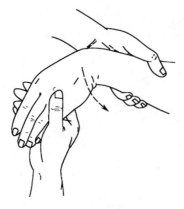

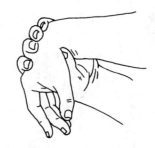

| 图 6-44　腕三角软骨挤压试验 | 图 6-45　屈腕试验 |

（四）髋部

1. 髋关节屈曲挛缩试验（Thomas sign）　又称托马斯征。患者仰卧，当患者双下肢平放到检查台上，出现腰椎前突者为该试验阳性（图 6-46）。或将健侧髋膝关节尽量屈曲，大腿贴近腹壁，使腰部接触床面，以消除腰前突增加的代偿作用；再让其伸直患侧下肢，若患肢随之跷起而不能伸直平放于床面，即为阳性（图 6-47），提示该髋关节有屈曲挛缩畸形。

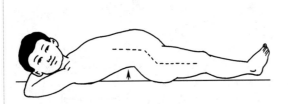

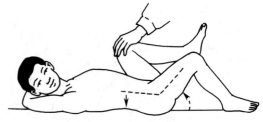

| 图 6-46　髋关节屈曲挛缩试验 1 | 图 6-47　髋关节屈曲挛缩试验 2 |

2. 髋关节过伸试验　又称腰大肌挛缩试验。患者俯卧位，患侧膝关节屈曲 90°，医生一手握其踝部将下肢提起，使髋关节过伸，若骨盆亦随之抬起，即为阳性征，说明髋关节不能过伸。腰大肌脓肿及早期髋关节结核可有此体征。

3. 单腿独立试验（Trendeienburg test）　又称臀中肌试验，此试验是检查髋关节承重功能。先让患者健侧下肢单腿独立，患侧腿抬起，患侧臀皱襞（骨盆）上升为阴性。再让患侧下肢单腿独立，健侧腿抬高，则可见健侧臀皱襞（骨盆）下降，为阳性征（图 6-48），表明持重侧的髋关节不稳或臀中肌、臀小肌无力。任何使臀中肌无力的疾病均可出现阳性征。

4. 下肢短缩试验（Allis' sign）　又称膝高低征。患者仰卧，双侧髋、膝关节屈曲，足跟平放于床面上，正常两侧膝顶点等高，若一侧较另一侧低即为阳性（图 6-49），表明股骨或胫腓骨短缩或髋关节脱位。

5. 望远镜试验　患者仰卧位，医生一手固定骨盆，另一手握患侧腘窝部，使髋关节稍屈曲，将大腿纵向上下推拉，若患肢有上下移动感即为阳性，表明髋关节不稳或有脱位，常用于小儿髋关节先天性脱位的检查。

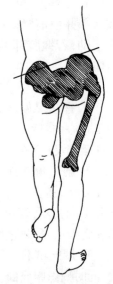

图 6-48　单腿独立试验

6. **蛙式试验** 患儿仰卧位,将双侧髋膝关节屈曲90°,再做双髋外展外旋动作,呈蛙式位。若一侧或双侧大腿不能平落于床面,即为阳性,表明髋关节外展受限(图6-50),常用于小儿先天性髋脱位的检查。

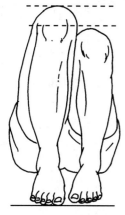
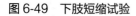

图6-49 下肢短缩试验

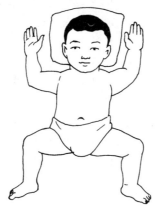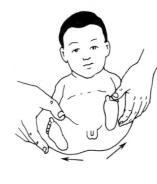

图6-50 蛙式试验

(五)膝部

1. **浮髌试验**(Ballotable patella sign) 患肢伸直,医生一手虎口对着髌骨上方,手掌压在髌上囊,使液体流入关节腔,另一手食指以垂直方向按压髌骨,若感觉髌骨浮动,并有撞击股骨髁部的感觉,即为阳性(图6-51),表明关节内有积液(一般大于50ml)。

2. **抽屉试验**(drawer test) 患者仰卧屈膝90°,检查者轻坐在患者足背,双手握小腿上段,向后推再向前拉。前交叉韧带断裂时可向前拉0.5cm以上;后交叉韧带断裂时可向后推0.5cm以上。将膝关节置于屈曲10°~15°位进行检查,可增加本试验的阳性率,有利于判断前交叉韧带的前内束或后外束的损伤(图6-52)。

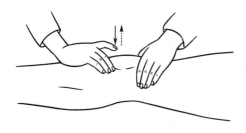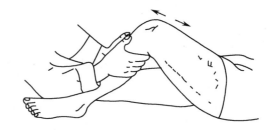

图6-51 浮髌试验　　　　　　　　　　图6-52 抽屉试验

3. **挺髌试验** 患侧下肢伸直,医生用拇、食指将髌骨向远端推压,嘱患者用力收缩股四头肌。若引起髌骨部疼痛即为阳性,常见于髌骨软骨软化症。

4. **髌骨研磨试验** 挤压髌骨,或者上下左右滑动髌骨时有粗糙感和摩擦音,并伴有疼痛不适;或者一手尽量将髌骨推向一侧,另一手直接按压髌骨,若髌骨后出现疼痛,即为阳性,常见于髌骨软骨软化症。

5. **半月板回旋挤压试验**(McMurray test) 又称麦氏征。髋膝屈曲成锐角,尽量使足靠近臀部,检查者一手放在其膝部,手指摸关节间隙,另一手握其踝部。令患者肌肉放松,将患者的髋与膝由被动屈曲而逐渐伸直,同时使其小腿外展外旋或内旋;再使小腿内收内旋或外旋。如果在某一固定角度触到或听到响声并伴有疼痛,即为半月板损伤(图6-53)。

6. 研磨提拉试验（Apley test） 又称膝关节旋转推拉试验或旋转挤压试验。患者俯卧，检查者将膝部或手放于患者大腿的后侧以固定大腿，手握持患肢足部，向上提拉膝关节，并向内侧或外侧旋转，如发生疼痛，表示韧带损伤。反之，双手握持患肢足部向下挤压膝关节，再向外侧或内侧旋转，同时从屈曲到最大限度再伸直膝关节，如发生疼痛，则表示内侧或外侧半月板有破裂（图6-54）。

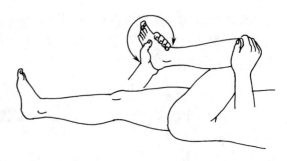

图6-53 半月板回旋挤压试验

7. 侧副韧带损伤试验 又称膝关节分离试验、侧位运动试验。患者伸膝，并固定大腿，检查者一手握踝部，另一手扶膝部，做侧位运动检查内侧或外侧副韧带，若有损伤，检查牵扯韧带时，可引起疼痛或异常活动（图6-55）。

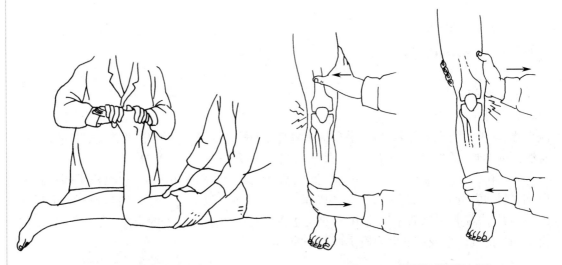

图6-54 研磨提拉试验　　　　　图6-55 侧副韧带损伤试验

8. 膝过伸试验 患者仰卧，膝关节伸直平放。医者一手握伤肢踝部，另一手按压膝部，使膝关节过伸。如果有疼痛，则可能是半月板前角损伤、髌下脂肪垫肥厚或股骨髁软骨伤。

（六）足踝部

1. 踝关节背伸试验 患者屈曲膝关节，由于腓肠肌起点在膝关节线上，此时腓肠肌松弛，踝关节能背伸；当膝关节伸直时，踝关节不能背伸，说明腓肠肌挛缩。若伸膝或屈膝时，踝关节均不能背伸，说明比目鱼肌挛缩。比目鱼肌起点在膝关节线以下，所以伸膝或屈膝时做此试验结果相同。该试验是鉴别腓肠肌与比目鱼肌挛缩的方法。

2. 提踵试验 患足不能提踵30°站立，仅能提踵60°站立，为试验阳性，说明跟腱断裂。因为30°提踵是跟腱的作用，而60°提踵站立是胫后肌、腓骨肌的协同作用。

3. 腓肠肌挤压试验 患者取俯卧位，嘱其放松，膝关节屈曲90°，检查者用拇指和其他手指从内外侧两个方向挤压小腿中段。阳性表现为足部无法跖屈，提示跟腱断裂。

4. 踝关节前抽屉试验 目的是评估距腓前韧带的稳定性。患者取坐位，膝关节屈曲约90°，同时踝关节跖屈约20°。检查者用一只手握住胫骨远端的前方，维持其稳定性或者施加一个轻微向后推的力；同时另一只手半握呈杯状放在患者跟骨后方，用力将跟骨和距骨相对于胫骨向前推。检查中如果发现无法达到一个相对稳固的状态或者前后活动度过大，常提示距腓前韧带中度至重度损伤或者慢性踝关节不稳。

第五节 神经功能检查

一、感觉检查

检查时,患者必须意识清晰,检查前让患者了解检查的目的与方法,以取得充分合作。检查时还要注意左右侧和远近端部位的差别。感觉检查主观性强,易产生误差,因此检查时必须嘱患者闭目,以避免主观或暗示作用。如果患者无神经系统疾病的临床症状或其他体征,感觉功能的检查可以简单地分析远端指(趾)的正常感觉是否存在,检查仅选择触法、痛觉和震动觉。否则,患者需依次进行下列感觉功能检查。

(一)浅感觉检查

1. 痛觉 用别针的针尖均匀地轻刺患者皮肤,询问患者是否疼痛。为避免患者将触觉与痛觉混淆,应交替使用别针的针尖和针帽进行检查比较。注意两侧对比,同时记录痛感障碍类型(正常、过敏、减退或消失)与范围。痛觉障碍见于脊髓丘脑侧束损害。

2. 触觉 用棉签轻触患者的皮肤或黏膜,询问有无感觉。触觉障碍见于脊髓丘脑前束和后索病损。

3. 温度觉 用盛有热水(40~50℃)或冷水(5~10℃)的玻璃试管交替接触患者皮肤,嘱患者辨别冷、热感。温度觉障碍见于脊髓丘脑侧束损害。

(二)深感觉检查

1. 运动觉 检查者轻轻夹住患者的手指或足趾两侧,上或下移动,令患者根据感觉说出"向上"或"向下"。运动觉障碍见于后索病损。

2. 位置觉 检查者将患者的肢体摆成某一姿势,请患者描述该姿势或用对侧肢体模仿。位置觉障碍见于后索病损。

3. 震动觉 用震动着的音叉(128Hz)柄置于骨突起处(如内、外踝,手指、桡尺骨茎突、胫骨、膝盖等),询问有无震动感觉,判断两侧有无差别。震动觉障碍见于后索病损。

(三)复合感觉检查

复合感觉是大脑综合分析的结果,也称皮质感觉。

1. 皮肤定位觉 检查者以手指或棉签轻触患者皮肤某处,让患者指出被触部位。该功能障碍见于皮质病变。

2. 两点辨别觉 以钝角分规轻轻刺激皮肤上的两点(小心不要造成疼痛),检测患者辨别两点的能力,再逐渐缩小两点间距,直到患者感觉为一点时,测其实际间距,两侧比较。正常情况下,手指的辨别间距是2mm,舌是1mm,脚趾是3~8mm,手掌是8~12mm,后背是40~60mm。检查时应注意个体差异,必须两侧对照。当触觉正常而两点辨别觉障碍时,提示额叶病变。

3. 实体觉 嘱患者用单手触摸熟悉的物体,如钢笔、钥匙、硬币等,并说出物体的名称。先测功能差的一侧,再测另一手。功能障碍见于皮质病变。

4. 体表图形觉 在患者的皮肤上画图形(方形、圆形、三角形等)或写简单的字(一、二、十等),观察其能否识别,须双侧对照。如有障碍,常为丘脑水平以上病变。

二、肌力检查

肌力是指肌肉运动时的最大收缩力。检查时令患者做肢体伸屈动作,检查者从相反方

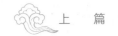

向给予阻力,测试患者对阻力的克服力量,并注意两侧比较。肌力的记录采用 0~Ⅴ级的六级分级法。

　　0 级:完全瘫痪,测不到肌肉收缩。

　　Ⅰ级:仅测到肌肉收缩,但不能产生动作。

　　Ⅱ级:肢体在床面上能水平移动,但不能抵抗自身重力,即不能抬离床面。

　　Ⅲ级:肢体能抬离床面,但不能抗阻力。

　　Ⅳ级:能做抗阻力动作,但不完全。

　　Ⅴ级:正常肌力。

　　临床意义:不同程度的肌力减退可分别称为完全性瘫痪和不完全性瘫痪(轻瘫)。不同部位或不同组合的瘫痪可分别命名为:①单瘫:单一肢体瘫痪,多见于脊髓灰质炎;②偏瘫:为一侧肢体(上、下肢)瘫痪,常伴有同侧脑神经损害,多见于颅内病变或脑卒中;③交叉性偏瘫:为一侧肢体瘫痪及对侧脑神经损害,多见于脑干病变;④截瘫:为双侧下肢瘫痪,是脊髓横贯性损伤的结果,见于脊髓外伤、炎症等。

三、反射检查

　　神经反射由反射弧完成,反射弧包括感受器、传入神经元、中枢、传出神经元和效应器等。反射弧中任一环节有病变都可影响反射,使其减弱或消失;反射又受高级神经中枢控制,如锥体束以上病变,可使反射活动失去抑制而出现反射亢进。反射包括生理反射和病理反射,根据刺激的部位,又可将生理反射分为浅反射和深反射两部分。

　　(一)浅反射

　　1. 角膜反射(corneal reflex)　嘱患者睁眼向内侧注视,以捻成细束的棉絮从患者视野外接近并轻触外侧角膜,避免触及睫毛,正常反应为被刺激侧迅速闭眼和对侧也出现眼睑闭合反应,前者称为直接角膜反射,而后者称为间接角膜反射。直接与间接角膜反射均消失见于三叉神经病变(传入障碍);直接反射消失,间接反射存在,见于患侧面神经瘫痪(传出障碍)。

　　2. 腹壁反射(abdominal reflex)　检查时,患者仰卧,下肢稍屈曲,使腹壁松弛,然后用钝头竹签分别沿肋缘下(胸髓 7~8 节)、脐平(胸髓 9~10 节)及腹股沟上(胸髓 11~12 节)的方向,由外向内轻划两侧腹壁皮肤,分别称为上、中、下腹壁反射。正常反应是上、中或下部局部腹肌收缩。反射消失分别见于上述不同平面的胸髓病损。双侧上、中、下部反射均消失也见于昏迷和急性腹膜炎患者。一侧上、中、下部腹壁反射均消失见于同侧锥体束病损。肥胖者、老年人及经产妇由于腹壁过于松弛也会出现腹壁反射减弱或消失,应予以注意。

　　3. 提睾反射(cremasteric reflex)　竹签由下而上轻划股内侧上方皮肤,可引起同侧提睾肌收缩,睾丸上提。双侧反射消失为腰髓 1~2 节病损。一侧反射减弱或消失见于锥体束损害。局部病变如腹股沟疝、阴囊水肿等也可影响提睾反射。

　　4. 跖反射(plantar reflex)　患者仰卧,下肢伸直,检查者手持患者踝部,用钝头竹签划足底外侧,由足跟向前至近小趾跖关节处转向踇趾侧,正常反应为足趾屈曲(即 Babinski 征阴性)。反射消失为骶髓 1~2 节病损。

　　5. 肛门反射(anal reflex)　用大头针轻划肛门周围皮肤,可引起肛门外括约肌收缩。反射障碍为骶髓 4~5 节或肛尾神经病损。

　　(二)深反射

　　刺激骨膜、肌腱经深部感受器完成的反射称为深反射,又称腱反射。检查时患者要合作,肢体肌肉应放松。检查者叩击力量要均等,两侧要对比。反射强度通常分为以下几级:

0级:反射消失。

1级:肌肉收缩存在,但无相应关节活动,为反射减弱。

2级:肌肉收缩并导致关节活动,为正常反射。

3级:反射增强,可为正常或病理状况。

4级:反射亢进并伴有阵挛,为病理状况。

1. 肱二头肌反射(biceps reflex) 患者前臂屈曲,检查者以左手拇指置于患者肘部肱二头肌肌腱上,右手持叩诊锤叩击左拇指,可使肱二头肌收缩,前臂快速屈曲(图6-56)。反射中枢为颈髓5~6节。

2. 肱三头肌反射(triceps reflex) 患者外展上臂,半屈肘关节,检查者用左手托住其前臂,右手用叩诊锤直接叩击鹰嘴上方的肱三头肌肌腱,可使肱三头肌收缩,引起前臂伸展(图6-57)。反射中枢为颈髓6~7节。

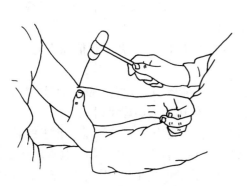

图6-56 肱二头肌反射

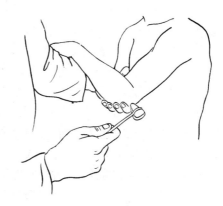

图6-57 肱三头肌反射

3. 桡骨膜反射(radio periosteal reflex) 患者前臂置于半屈半旋前位,检查者以左手托住其腕部,并使腕关节自然下垂,随即以叩诊锤叩桡骨茎突,可引起肱桡肌收缩,发生屈肘和前臂旋前动作。反射中枢在颈髓5~6节。

4. 膝腱反射(patellar tendon reflex) 坐位检查时,患者小腿完全松弛下垂,与大腿呈直角;卧位检查时,患者仰卧,检查者以左手托起其膝关节使之屈曲约120°,右手持叩诊锤叩击膝盖髌骨下方股四头肌腱,可引起小腿伸展。反射中枢在腰髓2~4节(图6-58)。

5. 跟腱反射(achilles tendon reflex) 又称踝反射(ankle reflex)。患者仰卧,髋及膝关节屈曲,下肢取外旋外展位。检查者左手将患者足部背屈成直角,以叩诊锤叩击跟腱,反应为腓肠肌收缩,足向跖面屈曲。反射中枢为骶髓1~2节(图6-59)。

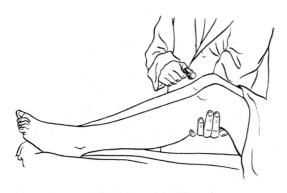

图6-58 膝腱反射

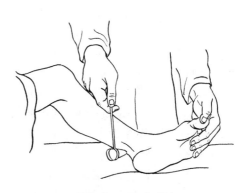

图6-59 跟腱反射

6. 阵挛（clonus） 锥体束以上病变导致深反射亢进时,用力使相关肌肉处于持续性紧张状态,该组肌肉则发生节律性收缩,称为阵挛,常见的有以下两种:

（1）踝阵挛（ankle clonus）:患者仰卧,髋与膝关节稍屈,医师一手持患者小腿,一手持患者足掌前端,突然用力使踝关节背屈并维持之。阳性表现为腓肠肌与比目鱼肌发生连续性节律性收缩,而致足部呈现交替性屈伸动作,系腱反射极度亢进。

（2）髌阵挛（patellar clonus）:患者仰卧,下肢伸直,检查者以拇、食两指控住其髌骨上缘,用力向远端快速连续推动数次后维持推力。阳性反应为股四头肌发生节律性收缩使髌骨上下移动,意义同上。

（三）病理反射

病理反射指锥体束病损时,大脑失去对脑干和脊髓的抑制作用而出现的异常反射。1岁半以内的婴幼儿由于神经系统发育未完善,也可出现这种反射,不属于病理性。

1. 巴宾斯基（Babinski）征 患者仰卧,下肢伸直,检查者手持患者踝部,用竹签沿患者足底外侧缘,由后向前至小趾根部并转向内侧轻划,阳性反应为跟趾背伸,余趾呈扇形展开。此征见于锥体束疾患,亦可在意识不清或深睡时出现。

2. 奥本海姆（Oppenheim）征 检查者弯曲食指及中指,沿患者胫骨前缘用力由上向下滑压,阳性表现同巴宾斯基征。

3. 戈登（Gordon）征 检查时用手以一定力量捏压腓肠肌,阳性表现同巴宾斯基征。

以上3种体征临床意义相同,其中巴宾斯基征是最典型的病理反射。

4. 霍夫曼（Hoffmann）征 通常认为是病理反射,但也有认为是深反射亢进的表现,反射中枢为颈髓7节~胸髓1节。检查者左手持患者腕部,右手食、中二指夹住患者中指并稍向上提,使腕部处于轻度过伸位。以拇指迅速弹刮患者的中指指甲,引起其余四指掌屈反应则为阳性。

（四）脑膜刺激征

脑膜刺激征为脑膜受激惹的体征,见于脑膜炎、蛛网膜下腔出血和颅压增高等。

1. 颈强直 患者仰卧,检查者以一手托患者枕部,另一只手置于胸前做屈颈动作。如这一被动屈颈检查时感觉到抵抗力增强,即为颈部阻力增高或颈强直。在除外颈椎或颈部肌肉局部病变后,即可认为有脑膜刺激征。

2. 凯尔尼格（Kernig）征 患者仰卧,一侧下肢髋、膝关节屈曲成直角,检查者将患者小腿抬高伸膝。正常人膝关节可伸达135°以上,如伸膝受阻且伴有疼痛与屈肌痉挛,则为阳性。

3. 布鲁津斯基（Brudzinski）征 患者仰卧,下肢伸直,检查者一手托起患者枕部,另一按于其胸前,当头部前屈时,双髋与膝关节同时屈曲则为阳性。

四、自主神经检查

自主神经可分为交感与副交感两个系统,主要功能是调节内脏、血管与腺体等活动。大部分内脏接受交感和副交感神经纤维的双重支配,在大脑皮质的调节下,协调整个机体内、外环境的平衡。临床常用的检查方法有以下几种:

1. 眼心反射 患者仰卧,双眼自然闭合,计数脉率。检查者用左手中指、食指分别置于患者眼球两侧,逐渐加压,以患者不痛为限。加压20~30秒后计数脉率,正常可减少10~12次/min,超过12次/min提示副交感（迷走）神经功能增强,迷走神经麻痹则无反应。如压迫后脉率非但不减慢反而加速,则提示交感神经功能亢进。

2. 卧立位试验 平卧位计数脉率,然后起立站直,再计数脉率。如由卧位到立位,脉率增加超过 10~12 次 /min 为交感神经兴奋性增强。由立位到卧位,脉率减慢超过 10~12 次 /min 则为迷走神经兴奋性增强。

3. 皮肤划痕试验　用钝头竹签在皮肤上适度加压画一条线,数秒钟后,皮肤先出现白色划痕(血管收缩)高出皮面,以后变红,属正常反应。如白色划痕持续较久,超过 5min,提示交感神经兴奋性增高。如红色划痕迅速出现、持续时间较长、明显增宽甚至隆起,提示副交感神经兴奋性增高或交感神经麻痹。

4. 竖毛反射　竖毛肌由交感神经支配。正常情况下,将冰块置于患者颈后或腋窝,数秒钟后可见竖毛肌收缩,毛囊处隆起如鸡皮。根据竖毛反射障碍的部位来判断交感神经功能障碍的范围。

5. 发汗试验　常用碘淀粉法,即以碘 1.5g,蓖麻油 10.0ml,与 95% 酒精 100ml 混合成淡碘酊涂布于皮肤,干后再敷以淀粉。皮下注射毛果芸香碱 10mg,作用于交感神经节后纤维而引起出汗,出汗处淀粉变蓝色,无汗处皮肤颜色不变,可协助判断交感神经功能障碍的范围。

6. 瓦尔萨尔瓦(Valsalva)动作　患者深吸气后,在屏气状态下用力做呼气动作 10~15 秒。计算此期间最长心搏间期与最短心搏间期的比值,正常人大于或等于 1.4,如小于 1.4 则提示压力感受器功能不灵敏或其反射弧的传入纤维或传出纤维损害。

五、共济失调检查

机体任一动作的完成均依赖于某组肌群协调一致的运动,称为共济运动。这种协调主要靠小脑的功能以协调肌肉活动、维持平衡和帮助控制姿势;也需要运动系统的正常肌力,前庭神经系统的平衡功能,眼睛、头、身体动作的协调,以及感觉系统对位置的感觉共同参与作用。任何这些部位的损伤均可出现共济失调(ataxia)。

1. 指鼻试验　嘱患者先以食指接触距其前方 0.5m 检查者的食指,再以食指触自己的鼻尖,由慢到快,先睁眼、后闭眼,重复进行。小脑半球病变时同侧指鼻不准;如睁眼时指鼻准确,闭眼时出现障碍则为感觉性共济失调。

2. 跟 - 膝 - 胫试验　患者仰卧,将一侧下肢抬起,用足跟碰触对侧膝盖,然后沿胫骨前缘直线下行。小脑损害时,患者举腿和触膝时呈现辨距不良,下移时常摇晃不稳。感觉性共济失调时,患者在睁眼情况下尚能勉强做此运动,闭眼时则很难寻到膝盖,下移时也不能和胫骨保持接触。

3. 快速轮替动作　嘱患者用一侧手掌和手背反复交替、快速地拍击另一侧手背,或在床面或桌面上连续、快速地做拍击动作。共济失调患者动作笨拙、缓慢、节律不均,一侧快速动作障碍则提示该侧小脑半球有病变。

4. 闭目难立征(Romberg test)　嘱患者足跟并拢站立,闭目,双手向前平伸,若出现身体摇晃或倾斜则为阳性,提示小脑病变。如睁眼时能站稳而闭眼时站立不稳,则为感觉性共济失调。

六、四肢神经损伤检查

(一)上肢神经损伤

上肢神经源自臂丛神经,由第 5~8 颈神经根及第 1 胸神经根前支组成。在前斜角肌外缘由颈 5、6 组成上干,颈 7 延续为中干,颈 8 胸 1 组成下干。三干向外下方延伸,于锁骨中段平面,各干分为前后两股。上、中干前股组成外侧束,下干前股为内侧束,三干的后股组成后束。各束在喙突平面分出神经支,外侧束分为肌皮神经和正中神经外侧头,内侧束分出尺神经和正中神经内侧头,后束分出腋神经和桡神经。正中神经的内、外侧头分别在腋动脉两侧至其前方组成正中神经。

1. 臂丛神经损伤　臂丛神经损伤多由牵拉所致,可表现为上臂丛、下臂丛或全臂丛神经损伤。

(1) 上臂丛损伤:上臂丛的颈5、6或上干损伤,因冈上肌、冈下肌、三角肌、小圆肌、肱二头肌麻痹表现为肩外展和屈肘功能障碍。

(2) 下臂丛损伤:下臂丛的颈8胸1或下干损伤,表现为尺神经支配肌肉麻痹及部分正中神经和桡神经功能障碍。单独颈7或中干损伤少见,常合并上干或下干损伤,表现为桡神经功能障碍。

(3) 全臂丛损伤:表现为整个上肢肌呈弛缓性麻痹。

此外,臂丛神经为根性撕脱伤可出现霍纳综合征(Horner 综合征),即患侧眼睑下垂、眼裂变窄、瞳孔缩小、额面部无汗等。臂丛神经损伤除支配肌肉麻痹外,相应支配的皮肤感觉区域也会出现感觉减退或消失。臂丛神经根的感觉支配为颈5对应上臂外侧,颈6对应前臂外侧及拇、食指,颈7对应中指,颈8对应环、小指及前臂内侧,胸1对应上臂内侧中、下部。

2. 正中神经损伤　常由儿童肱骨髁上骨折和腕部切割伤引起。

(1) 正中神经腕部损伤时,其所支配的鱼际肌和蚓状肌麻痹,表现为拇指对掌功能障碍和手的桡侧半感觉障碍,特别是食、中指远节感觉消失。

(2) 正中神经肘上损伤则所支配的前臂肌亦麻痹,除上述表现外,另有拇指和食、中指屈曲功能障碍。

3. 尺神经损伤　尺神经易在腕部和肘部损伤。

(1) 腕部损伤:主要表现为骨间肌、蚓状肌、拇收肌麻痹所致的环、小指爪形手畸形,手指内收、外展障碍,Froment 征,以及手部尺侧半和尺侧一个半手指感觉障碍,特别是小指感觉消失。典型的畸形是爪形手。Froment 征是指拇指、食指远侧指间关节不能屈曲,使两者不能捏成一个圆形的 O 形,即食指用力与拇指对指时,呈现食指近侧指间关节明显屈曲、远侧指间关节过伸及拇指掌指关节过伸、指间关节屈曲。

(2) 肘上损伤:除以上表现外,另有环、小指末节屈曲功能障碍,一般仅表现为屈曲无力。

4. 桡神经损伤　桡神经在肱骨中、下 1/3 交界处紧贴骨面,该处骨折时容易引起桡神经损伤。

(1) 骨折所致桡神经损伤表现为伸腕、伸拇、伸指、前臂旋后障碍及手背桡侧(虎口区)感觉异常。典型的畸形是垂腕。

(2) 桡骨头脱位所致的桡神经深支损伤,因桡侧腕长伸肌功能完好,伸腕功能基本正常,而仅有伸拇、伸指障碍,无手部感觉障碍。

(二) 下肢神经损伤

1. 股神经损伤　股神经损伤较少见,表现为股四头肌麻痹所致膝关节伸直障碍及股前和小腿内侧感觉障碍。

2. 坐骨神经损伤　髋关节后脱位、臀部刀伤、臀肌挛缩手术伤以及臀部肌注药物均可导致坐骨神经损伤。

(1) 坐骨神经高位损伤,引起股后部肌肉及小腿和足部所有肌肉全部瘫痪,导致膝关节不能屈、踝关节与足趾运动功能完全丧失,呈足下垂。小腿后外侧和足部感觉丧失。

(2) 坐骨神经股后中、下部损伤,则腘绳肌正常,膝关节屈曲功能保存,仅表现为踝、足趾功能障碍。

3. 胫神经损伤　股骨髁上骨折及膝关节脱位易损伤胫神经,引起小腿后侧屈肌群及足底内在肌麻痹,出现踝跖屈、内收、内翻,足趾跖屈、外展和内收障碍,小腿后侧、足背外侧、跟外侧和足底感觉障碍。

4. 腓总神经损伤 腓骨头、颈部骨折易引起腓总神经损伤,导致小腿前外侧伸肌麻痹,出现踝背伸、外翻功能障碍,呈足内翻下垂畸形。伸踇、伸趾功能丧失,小腿前外侧和足背前、内侧感觉障碍。

第六节 四肢血管检查

一、血管破裂与出血的检查

1. 毛细血管破裂出血 表现为缓慢、少量、弥漫的鲜红渗血,检查时擦去渗血,可见点状的毛细血管出血小点。

2. 静脉破裂出血 表现为缓慢、持续而均匀的淌血,量多,色暗红。检查时压迫静脉的远心端可止血。

3. 颈根部静脉破裂出血 除一般静脉出血特点以外,还有血中带有泡沫,或随着呼吸时可闻及创口有吸吮声音的特点。这种泡沫和声音是空气被吸入大静脉的危险征象。常见于合并气道损伤。

4. 动脉破裂出血 表现为出血如喷泉,或如涌泉,可呈搏动性或持续性喷射,色鲜红。如患者发绀,血色也可呈暗红色。如创口较深,或其浅表有组织阻挡其喷射的血液,则可见创口出血,而不见血从何来。

(1) 小动脉破裂出血:小动脉破裂后,其管壁张力立即降低,故开始出血时为喷射状,以后则呈持续状涌血,与静脉出血类似。压迫动脉近心端可止血。多为一点出血,与毛细血管出血有多个小出血点不同。

(2) 大动脉干出血:颈总动脉、腋动脉、股动脉等大动脉破裂出血时,可闻及"嘶嘶"声。该动脉营养范围内,因缺血而变得苍白,远心端动脉搏动减弱或消失。

二、动脉的检查

动脉可因骨折移位、血肿、骨痂形成,夹板、石膏等外固定物压迫而血流受阻,也可因血栓闭塞性脉管炎、闭塞性动脉粥样硬化、大动脉炎、急性动脉栓塞和雷诺病等周围血管疾病导致闭塞。

(一) 动脉的搏动情况

1. 动脉的搏动异常 动脉搏动可分为正常、减弱、消失、可疑、增强5种情况。局部动脉搏动消失,提示其近心端有阻塞、压迫或破裂出血;动脉破裂局部迅速出现肿胀;动脉搏动存在,但肿胀迅速发生,可能是动脉的分支破裂、受压或阻塞、静脉干破裂出血等;肢体动脉搏动消失,其近心端某处有一搏动性肿物并有震颤感,可能为动脉瘤。

2. 检查动脉搏动的常用部位

(1) 面动脉:在咬肌前缘。

(2) 颞浅动脉:在耳屏前侧。

(3) 颈总动脉:在颈动脉三角内(图6-60)。

(4) 肱动脉:在肱骨内侧和肘窝内(图6-61)。

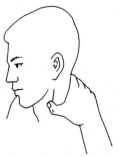

图6-60 颈总动脉搏动处

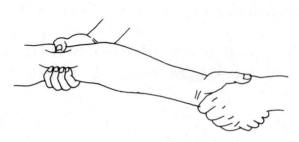

图 6-61　肱动脉搏动处

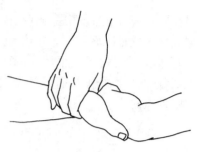

图 6-62　桡动脉搏动处

（5）桡动脉：在桡骨下段（图 6-62）。

（6）尺动脉：在前臂下段，尺侧腕屈肌外侧。

（7）指动脉：在指根部两侧。

（8）腹主动脉：在脐左旁。

（9）股动脉：在腹股沟韧带中点下两横指处（图 6-63）。

（10）腘动脉：在腘窝正中的深处。

（11）足背动脉：在足背踇长伸肌腱的外侧（图 6-64）。

（12）胫后动脉：在内踝后一指宽处（图 6-65）。

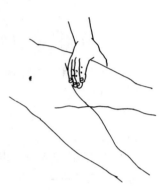

图 6-63　股动脉搏动处

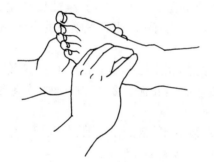

图 6-64　足背动脉搏动处

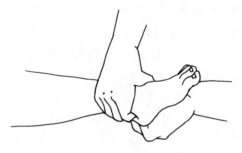

图 6-65　胫后动脉搏动处

（二）动脉功能的检查

1. 如果患肢局部固定或牵引治疗时，应检查肢体位置、循环情况、指（趾）端活动、牵引重量、夹板及石膏等情况。肢体闭合性骨折如胫腓骨骨折、尺桡骨骨折时应仔细检查肢体指（趾）端血供情况，防止出现骨筋膜间室综合征。

2. 动脉阻塞后侧支循环检查　检查桡尺动脉时，按压两动脉，阻断血流，先只放开桡动脉，若手部血运立即改善，说明桡动脉及手部侧支循环通畅；同样方法，放开尺动脉，观察手的血运情况。

3. 微循环再充盈试验　选择骨面比较平坦的部位，以指压迫其皮肤，如额部、胸骨表面、指端、趾端、胫骨前内侧面等处。压迫片刻，使皮肤发白，放手后微血管内迅速充盈而转红。正常充盈时间约 2 秒钟，充盈时间延长，提示末梢循环障碍。多见于休克、肢体局部动脉阻塞的患者。

4. 肢体皮肤温度　一般用手测法，大致判断肢体动脉或静脉阻塞以及末梢循环状态。检查时，必须对两侧对称部位进行对比检查。先将肢体暴露于室温中半小时，室内不要通风。检查者手要温暖，以食、中、无名三指背面触诊，在两侧肢体同等部位来回触诊数次，即可知其肢体冷暖。动脉功能不全时,患肢较冷;末梢循环衰竭时,肢体厥冷;局部静脉阻塞时,患肢较暖。

5. 肢体功能与营养障碍 肢体动脉阻塞、狭窄、动静脉瘘、动脉瘤等引起肢体远端缺血,可出现肢体缺血部位的皮肤厥冷、苍白、麻木、运动障碍、肌肉萎缩或痉挛,甚至发生溃疡或坏死,指甲变化与神经损伤相类似。

三、静脉的检查

静脉可因骨折移位、血肿、骨痂形成,夹板、石膏等外固定物压迫而回流受阻,也可因静脉瓣膜缺陷、浅静脉曲张、深静脉血栓形成等周围血管疾病导致静脉回流受阻。

(一)静脉的视诊

观察静脉有无萎缩、扩张或怒张等异常表现,判断静脉回流有无受阻现象。出现下肢疼痛、肿胀等情况注意检查是否存有下肢静脉血栓形成。

1. 浅表曲张静脉的部位及范围 原发性下肢静脉曲张,浅静脉曲张常位于小腿部,曲张成团且凸于皮肤上,大腿部位很少见。深静脉血栓形成时,浅静脉曲张范围较广泛,曲张较轻,不凸于皮肤,于髋、大腿外侧和下腹壁、会阴部多发。

2. 患肢皮肤颜色改变 静脉曲张或慢性静脉回流障碍时,由于红细胞外渗破坏而致色素沉着,色素沉着区从小腿下段内侧开始,严重时则呈袜套式。

3. 肿胀及水肿 浅静脉曲张,其水肿部位常局限于该段静脉的引流区。如髂股静脉阻塞,其肿胀及水肿可达大腿根部;股静脉阻塞时,其肿胀及水肿可至膝上;腘静脉阻塞则水肿至踝部。

4. 皮肤及皮下组织增厚 是由于长期水肿刺激而引起的纤维组织增生,加上色素沉着,致该段皮肤呈象皮样。

(二)静脉的触诊

触摸静脉,检查静脉有无硬化条索或曲张团块内有无硬化的结节,沿深层静脉走行有无压痛,深层静脉阻塞所致肿胀常使软组织张力增高。

四、特殊检查

1. 斜角肌压迫试验(Adson test) 又称爱德生试验或深呼吸试验。嘱患者坐位,手放在膝部,检查者手摸患侧桡动脉,嘱患者快速深吸气后屏住呼吸,再嘱其仰头并将下颌转向患侧。如果桡动脉搏动减弱或消失则为阳性,提示锁骨下动脉受压,常见于胸廓出口综合征等。

2. 血管通畅试验 又称艾伦试验(Allen test)。嘱患者快速握拳数次,然后握紧,检查者用一手压挤患者紧握的拳,另一手拇指及食指分别放在桡、尺动脉上,将血管压瘪。嘱患者张开手掌,此时手掌应呈苍白色,松开腕部一条动脉,继续压迫另一条动脉,正常时手会立刻变红。红得很慢者为阳性,提示动脉有阻塞。同样方法检查另一条动脉,注意两手对比。此试验是检查尺动脉和桡动脉血液供应是否充分的一种方法。

3. 过度外展试验(Wright test) 又称赖特试验。患者取坐位,检查者一手触摸患者桡动脉,另一手将此上臂被动过度外展,颈过伸,头转向对侧,桡动脉搏动减弱或消失为阳性。

4. 双下肢肢围 测量双侧髌骨上缘以上 10~15cm 和髌骨下缘下 10cm 患肢周长。比较双侧下肢同一部位的周径之差,大于 1cm 以上有临床意义。增粗可见于下肢深静脉血栓形成、动静脉瘘;减小见于动脉缺血性疾患。

5. Homans 征 患者仰卧,下肢伸直,并略抬高,检查者用手握住患者足部用力背屈而牵拉小腿腓肠肌,下肢后方出现绳索样紧硬疼痛者为阳性。提示存在下肢深静脉血栓。检查时注意鉴别腓肠肌本身的疾病,如损伤、炎症、周围组织粘连等引起的假阳性(图6-66)。

6. Neuhof征　患者仰卧,自然屈膝,放松下肢,检查者用手指压迫患者小腿腓肠肌,有饱满紧韧感和压痛者为阳性。提示存在下肢深静脉血栓(图6-67)。

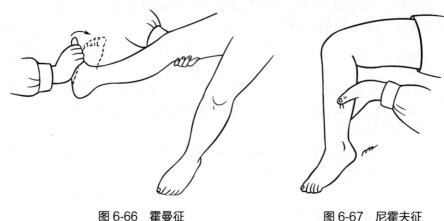

图6-66　霍曼征　　　　　　　　　　　图6-67　尼霍夫征

7. 叩击试验(Chevrier征)　检查者一手食指为触诊指,放于患肢大隐静脉远端,另一手食指为叩诊指,叩击大隐静脉近端,触诊指感到有传导冲击感者为阳性,提示瓣膜关闭不全。

8. 深静脉通畅试验　又称Perthes试验。嘱患者站立,在患肢大腿上1/3处扎止血带,阻断大隐静脉向心回流,然后嘱患者交替伸屈膝关节10~20次,以促进下肢血液从深静脉系统回流,若曲张的浅静脉明显减轻或消失,表示深静脉通畅;若曲张静脉不减轻,甚至加重,说明深静脉阻塞。

●（高曦　郭英）

复习思考题

1. 如何测量上肢周径?

2. 骨盆倾斜,一侧肢体比另一侧肢体长,如何测量下肢长度?

3. 患者出现腰骶部疼痛,该如何对患者进行触诊检查?

4. 直腿抬高试验阳性的判读应考虑哪些方面?

5. 临床中对于膝关节不稳的患者,应考虑膝关节哪些结构损伤,可行哪些特殊检查?

第七章

影像学、实验室及其他检查

学习目标

掌握骨与关节的正常 X 线、CT 及 MRI 表现，骨与关节基本病变的影像学表现，血液学、骨科相关的生化检查、免疫检测项目及临床意义。熟悉超声检查、关节镜在骨关节疾病中的诊断和治疗应用；关节穿刺术、骨髓穿刺术的操作方法、适应证及注意事项；切开活检术、活体组织穿刺术、套针活检术的作用。了解 X 线、CT 与 MRI 等检查方法的成像特点、优缺点，以及在骨伤科临床中的应用范围。

第一节　影像学检查

一、X 线检查

德国物理学家伦琴发现 X 射线后，首先被用到医学诊断上，第二年就提出了用于治疗的设想。在这一百多年当中，X 射线在医学、安检、无损检测、工业探伤等领域中发挥了巨大作用。近年来，随着计算机技术的飞速发展，与计算机技术密切相关的影像技术的发展日新月异，医学影像学成为医学领域发展最快的学科之一，医学影像学设备已全面走向数字化。

X 线的产生必须具备以下三个条件：自由活动的电子群；电子群以高速度运行；电子群在运行中被突然阻止。以上三个条件的发生，又必须具备两项基本设备，即 X 线管和高电压装置。它具有穿透性、荧光作用、感光作用、电离作用及生物作用。X 线检查广泛运用于骨伤科的诊断及临床检查。骨骼是人体中含钙量较多，密度高，且 X 线不易穿透的组织，其与周围软组织形成良好的对比条件，因此在 X 线检查时能呈现清晰的影像。通过 X 线检查，我们可以观察骨骼生长发育的情况，以及某些营养和代谢性疾病对骨骼的影响；我们也可以了解骨骼及关节损伤的部位、类型、范围、性质、程度、与周围软组织的关系等，从而进行疾病的鉴别诊断，为治疗提供可靠的参考；还可以在治疗过程中判断骨折、脱位的手法整复、牵引、固定等治疗效果，病变的发展以及预后等。

（一）X 线检查位置的选择

1. 正位　正位片又可分为后前正位和前后正位。X 线球管从患者后方向前投照，则为后前位；若球管在患者前方、照相底片在体后则是前后位。

2. 侧位　X 线球管置于拍摄部位的侧方，底片在拍摄部位另一侧，投照后获得侧位片，和正位片结合起来，即可获得被检查部位的完整影像。

3. 斜位　常在侧位片重叠阴影太多时运用。在检查脊柱时常拍摄斜位片，用于显示椎间孔或椎板病变;斜位片也常用于观察骶髂关节间隙时及手足疾病的辅助诊断。

4. 开口位　常用于观察第 1~2 颈椎,因其被门齿和下颌重叠,开口位 X 线片可以看到齿状突骨折、齿状突发育畸形、寰枢椎脱位等病变。

5. 过伸过屈位　常用于了解椎间盘退变情况、椎体间稳定情况等,将 X 线球管由侧方投照,令患者过度伸展和屈曲颈椎或腰椎,拍摄 X 线侧位片,也叫脊椎运动检查。

6. 断层摄影检查　常用于观察病变中心的变化情况,例如肿瘤、椎体爆裂性骨折;断层摄影检查采用 X 线焦距的不同,使病变影像分层显示,减少组织重叠。

（二）X 线片的阅片技能

1. X 线片的质量评价　首先要评价此 X 线片质量如何,质量不好的 X 线片常常会使一些病变显示不出来,或无病变区看似有病变,引起误判。高质量的 X 线片黑白对比清晰,骨小梁、软组织的纹理清楚。

2. 骨骼的形态及大小比例　因为 X 线检查对各部位检查的焦距和片距是一定的,所以 X 线片上的影像大体也一致,只要平时掌握了骨骼的正常形态,阅片时对异常情况很容易分辨出来,大小比例虽按年龄有所不同,但也大致可以看出正常或不正常,必要时可与健侧对比。

3. 骨结构　骨膜在 X 线下不显影,若在骨皮质外有骨膜阴影,是骨过度生长的表现,恶性肿瘤可先有骨膜阴影,雅司病、青枝骨折或疲劳骨折时也会出现阴影。骨皮质是致密骨,呈透亮白色,骨干中部厚、两端较薄,表面光滑,但肌肉韧带附着处可有局限性隆起或凹陷,这是解剖上的凹沟或骨嵴,不要误认为是骨膜反应。长管状骨的内层或两端,扁平骨如髂骨、椎体、跟骨等处均系松质骨,良好 X 线片上可以看到按力线排列的骨小梁;若排列紊乱可能有炎症或新生物;若骨小梁透明,皮质变薄,可能是骨质疏松。有时在松质骨内看到有局限的疏松区或致密区,可能是无临床意义的软骨岛或骨岛,但要注意随访。在干骺端看到有一条或数条横形的白色骨致密阴影,这是发育期发生疾病或营养不良等原因产生的发育障碍线。

4. 关节及关节周围软组织　关节面透明软骨不显影,故 X 线片上可看到关节间隙,此间隙有一定宽度,过宽可能有积液,变窄表示关节软骨有退变或破坏。骨关节周围软组织,如肌腱、肌肉、脂肪,虽显影不明显,但它们的密度不一样,若 X 线片质量好,可以看到关节周围脂肪阴影,并可判断关节囊是否肿胀等,对诊断关节内疾患有帮助。

5. 儿童骨骺　注意儿童生长的骨骺骨化中心出现年龄。在长管状骨两端为骨骺,幼儿未骨化时为软骨,X 线不显影;出现骨化后,骨化核由小逐渐长大,此时 X 线片上只看到关节间隙较大,在骨化核和干骺端也有透明的骺板,当幼儿发生软骨病或维生素 A 中毒时,骺板出现增宽或杯状等异常形态。

6. 脊椎　上颈椎开口位要看齿状突有无骨折线,侧块是否对称;侧位观察寰椎的位置,一般寰椎前弓和齿突前缘的距离,成人不超过 3mm,幼儿不超过 5mm,若超过可能有脱位。寰椎后弓结节前缘和第二颈椎棘突根前缘相平,否则可能是脱位。齿突后缘和第二颈椎体后缘相平,否则可能是骨折脱位。

其他颈椎正位呈两侧稍突起,若钩椎关节突起较尖而高,甚或呈鸡嘴样侧方突出,临床上可压迫神经根或椎动脉。侧位片先看椎体、小关节的排列,全颈椎生理弧度是否正常,有无中断现象,还要看椎间隙有无狭窄,椎体缘有无增生,运动照片上颈椎弧度有无异常,椎体间有无前后错位形成台阶状。还要测量椎管的前后径,椎弓根的横径,过大可能是椎管内肿瘤,过小可能是椎管狭窄。颈椎前方为食管、气管,侧位片上椎体和气管间软组织阴影有一定厚度,若增厚应怀疑有血肿或炎症。

胸腰椎正位片要注意椎体形态、椎弓根的厚度和距离。若椎弓根变狭窄,椎弓根距离增大,可能椎管内有新生物,正位片上要注意全长脊柱是否正常,椎体是否正常或有无异常的半椎体,还要注意两侧软组织阴影,寒性脓肿常使椎旁出现阴影或腰大肌肿胀。下腰椎正位片还要注意有无先天异常,如隐形骶裂、钩棘、浮棘、腰椎骶化或骶椎腰化等。

　　胸腰椎侧位片观察椎体排列弧度和椎间隙有无狭窄。下腰椎有时会看到过度前凸,这可能是腰痛的原因之一,如有滑脱或反向滑脱,可能是椎间盘退变的结果。多个下胸椎楔形或扁平可能是青年性骨软骨炎的后果。单个变形以外伤多见,但要注意排除转移病变。质量好的 X 线片,椎体骨小梁清晰可见,若看不见骨小梁或透明样变化,可能有骨质疏松症。

　　胸腰椎斜位片上可以看到小关节和关节对合情况,如果小关节面致密或不整齐,可能是小关节有创伤性关节炎或小关节综合征。腰椎运动侧位 X 线片可发现椎体间某一节段有过度运动或不稳情况。

　　(三)X 线诊断原则

　　1. 全面观察　通过全面细致的观察,达到发现病变的目的。观察中,应用解剖、病理、生理和 X 线基础知识辨认出异常,并防止遗漏微小病变(图 7-1)。

　　2. 具体分析　运用解剖、病理学等方面的知识,分析异常阴影所代表的病理意义。分析时应注意下列各点。

　　(1)病变的位置及分布:某些疾病有一定的好发部位,例如化脓性关节炎好发于软骨,以关节承重部分显著;关节结核常见于关节面的边缘,承重部分晚期出现破坏。

　　(2)边缘及形态:骨质破坏区的边缘模糊者多为急性炎症或恶性肿瘤;边缘清晰者,多为慢性炎症或良性肿瘤。

　　(3)数目及大小:转移性骨肿瘤多为全身骨骼多发溶骨型或成骨型破坏;骨髓瘤多为穿凿状溶骨型破坏,多见于颅骨、骨盆、肋骨等。

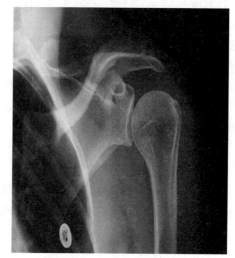

图 7-1　左肩关节正位片

　　(4)密度和结构:骨密度增高者代表增生硬化,减低者代表疏松或破坏。

　　(5)周围组织情况:如脊柱结核,周围可见梭形冷脓肿。骨折时注意观察有无关节脱位。

　　(6)发展情况:如骨折愈合、骨痂形成等。

　　3. 结合临床　由于在工作中常常发生“同影异病、同病异影”问题,必须结合临床、实验室检查和其他辅助检查进行分析,明确该病变的性质、阴影代表何种疾病。分析时应注意现病史和既往史、年龄和性别、居住地区流行病和地方病等。

　　4. 做出诊断　经过观察、分析和结合临床后,所得 X 线诊断有 3 种:肯定诊断、怀疑诊断、现象诊断,故应提出进一步检查意见及其他建议。

　　(四)X 线在骨伤科中的运用

　　1. 常见骨病

　　(1)骨折:X 线表现为骨折线呈密度减低或密度增高致密线,骨皮质及骨小梁扭曲紊乱,碎骨片,骨变形,骨折端呈横移位、纵移位、成角移位和旋转移位、局部软组织肿胀;观察骨折应注意骨折部位、类型、对位对线、愈合情况、与外界是否相通、脱位、金属异物和骨骺损伤等。

（2）骨软骨缺血性坏死：X 线表现为早期无明显骨病变发现，可见股骨颈变短。病变进展期的股骨头密度不均匀增高，见囊状低密度影、变扁，股骨颈粗短，晚期可见股骨头畸形呈蕈状，髋臼浅平，外缘骨增生，髋内翻畸形。

（3）骨结核

1）长骨结核：长骨结核约占骨关节结核的 6%。好发于股骨上下部，其次为胫骨及肱骨上部。长骨结核中以骨骺及干骺端结核为常见。X 线表现：①常先于干骺端偏侧靠近骨骺盘处出现局限性类圆形破坏区，边缘较清楚，周围一般无骨硬化，其内有沙粒样死骨；②多个病灶融合后，破坏区则呈分叶状；③病变早期出现骨质疏松，随病变进展而加重；④病灶即使靠近骨皮质，也很少有骨膜增生；⑤治疗不及时，病变侵入关节形成骨型关节结核。

2）脊椎结核：脊椎结核是最常见的骨关节结核，占 40%~50%。女性略多，青年常见，其次为 10 岁以下幼儿。最常见于腰椎，其次为胸腰段，再次为颈、胸椎，往往多个脊椎受累。X 线表现：①脊椎破坏，依最先破坏部位分为中心型、边缘型、韧带下型和附件型，破坏区边缘不清，其内可有小死骨，多椎受累常见，单椎受累少见；②椎间隙狭窄或消失；③椎体楔形变伴脊柱后凸或 / 和侧弯畸形；④冷脓肿形成，颈椎为咽后壁脓肿，胸椎为椎旁脓肿，腰椎为腰大肌脓肿，冷脓肿可钙化。

（4）骨髓炎

1）化脓性骨髓炎：X 线表现：①急性骨髓炎早期软组织肿胀，干骺端出现骨质疏松；进展期出现跳跃式斑点状骨破坏，骨膜增生及条状死骨形成。②慢性骨髓炎则见骨脓肿，骨质增生硬化，大量骨外膜增生。骨瘘孔形成，死骨反复出现。③急慢性骨髓炎均有增生和破坏，急性以破坏为主，慢性以增生为主。④愈合期骨髓炎骨增生逐渐恢复，死骨清除，骨脓腔消失。

2）慢性硬化性骨髓炎：本病又称干性骨髓炎、加雷骨髓炎（Garre osteomyelitis）。X 线表现：①受累范围广泛，骨皮质增厚，骨髓腔狭小或闭塞，骨外形粗大及边界不规则，骨密度加大；②高千伏摄影或断层摄影，有的病例出现不规则斑点状破坏；③病变区可有骨膜增生；④无死骨形成。

（5）骨肿瘤

1）骨质破坏：①囊性骨质破坏：肿瘤组织呈团块状生长，形成囊状骨质破坏。破坏边缘清楚硬化者，常提示为生长缓慢的良性肿瘤。边缘模糊、生长迅速者多提示为恶性肿瘤。②膨胀性骨质破坏：这是囊状破坏继续扩大，使骨质变薄向外膨胀的改变，多见于良性肿瘤。恶性肿瘤因发展迅速，破坏较快，一般无膨胀性改变，或有轻度膨胀。③浸润性破坏：是肿瘤组织侵蚀骨与骨髓的结果。

2）软骨破坏：当肿瘤继续进展时，软骨组织可被肿瘤组织所替代。

3）瘤骨和瘤软骨：瘤骨是由瘤细胞形成的骨质，良性骨肿瘤所形成的瘤骨与正常骨质相似，而恶性骨肿瘤所形成的瘤骨则为一团无骨结构的杂乱致密影。

2. 关节类疾病

（1）关节病变的基本 X 线表现

1）关节肿胀：X 线表现为关节间隙增宽，关节周围软组织影肿胀，周围脂肪垫和肌肉脂肪层影移位变形或显示不清，关节腔的密度增高，这种改变多见于急性关节炎。

2）关节破坏：X 线表现为关节间隙狭窄，关节面毛糙不光整，严重的破坏可累及全关节，可以产生关节半脱位和畸形。

3）关节强直：可分为骨性和纤维性两种。骨性强直 X 线表现为关节间隙显著变窄或完全消失，骨小梁贯穿于关节间隙之间，使两骨紧密融合犹如一骨。纤维性关节强直在临床上虽然关节活动已消失,但 X 线片上仍可见到狭窄的关节间隙,且无骨小梁贯穿其间。

4)关节脱位:表示构成关节的两个骨端的正常相对位置的改变,依其程度可分为半脱位或全脱位。

5)关节周围软组织改变:表现为关节囊外软组织肿胀、增厚、密度增高,关节周围的脂肪组织影被推移或消失。

6)退行性骨关节病:X 线表现:脊柱多见于颈椎、腰椎,椎体缘及小关节面致密增生、硬化,边缘骨刺、骨赘和骨桥形成,椎间隙狭窄。四肢关节的关节间隙不均匀性狭窄,关节面致密硬化,关节边缘和韧带附着处骨赘形成,关节腔内游离体形成。

7)类风湿关节炎:本病是一种常见的慢性关节炎。X 线表现:常侵犯腕、手、足小关节,偶可侵犯大关节。早期关节周围软组织呈梭形肿胀,关节间隙增宽,骨质疏松。进展期关节边缘出现囊状骨质破坏,关节间隙狭窄,部分关节呈半脱位改变,出现关节强直,以纤维强直多见。

(2)关节感染性病变:X 线表现:①早期有关节软组织肿胀,关节间隙增宽,部分病例发生半脱位或脱位;②进展期(发病 1~2 周内)有关节间隙狭窄,关节面广泛骨破坏,负重部分更明显,破坏区边缘模糊;③恢复期出现纤维性或骨性强直,而以骨性强直更多见;④骨髓炎或外伤引起的化脓性关节炎,可见骨折,异物存留,骨质增生、破坏及死骨等。

(3)关节结核:X 线表现:①滑膜型初期有关节软组织肿胀,关节间隙增宽,骨骺呈方形,患肢骨质疏松。进展期则见关节骨端边缘非负重部分骨破坏,边缘模糊,关节间隙不对称狭窄,关节出现脱位或半脱位。②骨型则有干骺或 / 和骨骺骨质破坏,关节软组织肿胀,关节间隙不对称狭窄等。③全关节型为上述两型发展的结果,常显示关节面严重破坏,关节间隙明显狭窄或消失,出现脱位或半脱位,有时并发感染等。

3. 脊柱类疾病

(1)颈椎病:X 线表现为颈椎曲度变直或反向,椎间隙变窄,椎体后缘、关节突及钩椎关节骨质增生,椎体不稳,椎间孔狭小、变形,病变平面出现双突征和双边征,项韧带及纤维环前缘钙化,椎管矢状径 <12mm。

(2)腰椎间盘突出症:X 线表现:①平片:一般采用正侧位及侧位前屈、后伸功能位照片,显示椎体缘增生硬化,椎间隙狭窄,典型者为前窄后宽状改变,相对缘密度增高。②脊髓造影:直接征象即游离骨块;间接征象为硬膜囊前外侧压迹 >3mm。③硬膜外造影:一般摄正侧位,造影剂用非离子型碘水。造影征象有造影剂柱前外侧方出现半圆形、圆形、横带状充盈缺损或完全阻塞,神经根受压、变形和移位。

4. 发育畸形类疾病

(1)先天性髋关节脱位:X 线表现:①股骨头骨化中心发育不良,小而不规整或出现延迟。股骨头向外上方移位。②髋臼顶发育不良,呈倾斜状,髋臼角增大(正常者新生儿约 30°,1 岁约 23°,2 岁约 20°,成人约 10°)。③患肢股骨发育细小,股骨干颈角加大(正常 120°~130°)及前倾角加大(正常 15°~20°)。有时股骨小粗隆发育较大。有时股骨头骨骺可发生缺血坏死而破裂。④测量法可帮助判断有无脱位。脱位时,Shenton 线不连续,股骨头骺位于 Perkin 方格外上区。

(2)脊柱侧弯畸形:X 线表现为侧弯多发生在胸椎上部,其次为胸腰段。侧弯一般呈 S 形,有三个弯曲,中间的一个为原发侧弯,上下两个为代偿侧弯。病程较久者可出现椎间盘退行性改变。脊柱侧弯角度可在正位片上测量,一般采取以下两种方法。① Cobb 法:在原发侧弯曲上端椎体的上缘及下端椎体的下缘做平行线,此两线的交角或此两线上再做垂线的交角,即侧弯角度;② Ferguson 法:原发侧弯两端椎体中心和侧弯顶点椎体中心连线的交角。

（3）椎弓崩裂与脊椎滑脱：X线表现：①前后位：第4腰椎以上的椎弓峡部能清楚显示。崩裂时，在环形椎弓根影的下方（峡部）可见透亮裂隙，由内上斜向外下，宽约2mm，边缘不整及硬化。②侧位：裂隙在椎弓根后下方，上下关节突之间，自后上斜向前下，可有硬化边。此位置还可确定有无滑脱及其程度。③斜位：正常椎弓及附件的影像似"猎狗"形。狗嘴为同侧横突，耳为上关节突，眼为椎弓根的断面，前腿为下关节突，颈部即为椎弓峡部。崩裂时，在"狗颈部"可见一带状裂隙，犹如狗脖上戴了一个"项圈"。脊椎滑脱时，可因横突和上关节突随椎体前移，而形似其狗头被砍掉。

二、计算机体层成像

计算机体层成像（computed tomography，CT）是用X线束围绕人体具有一定厚度的检查部位旋转，进行层面扫描，由探测器接收透过该层面的X线，在转变为可见光后，由光电转换器转变为电信号，再经模拟数字转换器转为数字，输入计算机处理。CT图像是由一定数目像素组成的灰阶图像。

自1973年Hounsfield发表第一篇关于CT的文章至今，CT技术已经历了几代更新。近几年，多层螺旋CT发展迅速，将来可能会发展为平板CT。

（一）CT图像的特点

1. CT图像是由一定数目、不同灰度的像素按矩阵排列所构成的灰阶图像，这些像素反映的是相应体素的X线吸收系数。

2. CT图像反映器官和组织对X线的吸收程度。所以，CT可以更好地显示由软组织构成的器官，并在良好的解剖图像背景上显示出病变的影像。

3. CT图像是断层图像，常用的是横断位或称轴位。为了显示整个器官，需要多帧连续的断层图像，也称多平面重建（multi-planner reformation，MPR），通过计算机的图像后处理可重组冠状位和矢状位的断层图像。

（二）CT检查技术

CT以高密度分辨力和横断面成像为特点。骨伤科疾病一般先用X线摄片以发现病变，了解病变性质与范围。当临床和X线诊断有疑难时，可选用CT做进一步检查，对骨骼解剖较复杂的部位如骨盆和脊柱，可首选CT。CT扫描分平扫、对比增强扫描和造影扫描（图7-2）。

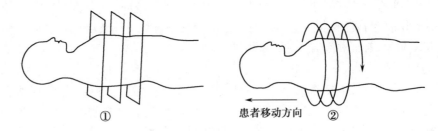

图7-2 扫描方式的几何图对比

1. 平扫　是指不用对比增强或造影的扫描，一般都是先行平扫。

2. 对比增强扫描　是经静脉注入水溶性有机碘对比剂后，再行扫描的方法。

3. 造影扫描　是先行器官或结构的造影，然后再行扫描的方法。

（三）正常CT表现

1. 骨　CT常规行轴位横断面成像，结合矢状位、冠状位重建，相较于X线平片具有更高的组织密度分辨率，并可测量CT值，间接反映组织的密度高低，合理应用层厚、窗宽和窗位，可观察骨皮质、骨松质和骨髓腔。在CT骨窗图像上，骨皮质呈致密的线状或带状影，骨小梁为细密网状高密度影,由于解剖部位、年龄及性别的因素,红、黄骨髓的分布差异导致骨髓腔呈不同程度的低密度影;在软组织窗图像上,高密度的骨质结构,中等密度的肌肉、肌腱和低密度的脂肪组织层次分明、界限清晰。

2. 脊柱 脊柱的 CT 横断图像上,在经椎体中部的层面,椎体呈后缘向前凹的圆形结构,可见由椎体、椎弓根和椎板构成的椎管骨环,环的两侧有横突,后方可见棘突。经椎体上、下部的层面,椎体呈后缘向前凹的肾形,其后方可见椎间孔和上下关节突。椎板内侧可见附着的黄韧带,为软组织密度,厚度 2~4mm。硬膜囊居椎管中央,呈软组织密度,其与椎管骨壁间有数量不等的脂肪组织。经椎间盘的层面,椎间盘密度高于硬膜囊而低于椎体,其 CT 值为 50~110HU。

3. 关节 CT 横断位骨窗图像可显示关节骨端和骨性关节面,后者表现为线状高密度影,适当调整窗宽、窗位可见关节囊、周围肌肉和韧带的断面,但显示不如 MRI 清晰。正常少量关节腔内液体在 CT 上难以发现。关节间隙为关节骨端间的低密度影。MPR 可显示冠状、矢状位影像。

(四) CT 的选择与应用

常规 X 线检查一般是骨关节疾病的首选影像检查方法,但对于解剖结构比较复杂的部位或以显示软组织病变为主时,可首先选用 CT 检查,如骨盆、脊柱、骶骨、骶髂关节、肩盂、肩锁关节、胸骨、跖骨等部位的病变和软组织肿瘤等。CT 检查能清楚地显示 X 线不易发现的轻微骨质破坏、髓腔情况、骨内或软组织内钙化或骨化,以及软组织病变。根据需要可重组冠状、矢状及各种斜位的图像重建,能清楚地显示骨与关节解剖结构和病变,以及空间位置关系。

(五) CT 在骨伤科中的应用

1. 骨骼的基本病变

(1) 骨质疏松:CT 表现主要是骨密度减低。在长骨可见骨小梁变细、减少、间隙增宽,骨皮质出现分层和变薄现象。在脊椎,椎体内结构呈纵行条纹,周围骨皮质变薄,严重时,椎体内结构消失,椎体变扁,其上下缘内凹,而椎间隙增宽,呈梭形,致椎体呈鱼的椎体状。

(2) 骨质软化:CT 表现主要是由于骨内钙盐减少而引起的骨密度减低,以腰椎和骨盆最为明显。与骨质疏松不同的是骨小梁和骨皮质边缘模糊,系因骨组织内含有大量未经钙化的骨样组织所致。

(3) 骨质破坏:CT 表现是骨质局限性密度减低,骨小梁稀疏消失而形成骨质缺损,其中全无骨质结构。骨松质的早期破坏可形成斑片状的骨小梁缺损。骨皮质破坏,在早期发生于哈氏管而引起它的扩大在 CT 线上呈筛孔状。骨皮质表层的破坏,则呈虫蚀状。当骨破坏进展到一定程度时,往往有骨皮质和骨松质的大片缺失。

(4) 骨质增生硬化:CT 表现是骨质密度增高,伴或不伴有骨骼增大,骨小梁增粗,增多,密集,骨皮质增厚,致密。明显者,则难于分清骨皮质与骨松质,发生于长骨可见骨干粗大,骨髓腔变窄或消失。

(5) 骨膜异常:骨膜异常习惯上称为骨膜增生,在早期是一段长短不定、与骨皮质平行的细线状致密影,同骨皮质间可见 1~2mm 宽的透亮间隙。继而骨膜新生骨增厚,常呈与骨皮质表面平行排列的线状、层状或花边状表现。骨膜增生的厚度与范围同病变发生的部位、性质和发展阶段有关。

(6) 骨内与软骨内钙化:可为生理性的或病理性的,软骨类肿瘤可出现肿瘤软骨内钙化,骨梗死所致骨质坏死可出现骨髓内钙化,少数关节软骨退行性变也可出现软骨内钙化。肿瘤软骨内钙化的 CT 线表现为颗粒状,小环或半环状的致密影,数量不等,可在瘤体内广泛分

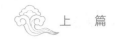

布或局限于某一区域。

2. 周围软组织病变

(1) 对软组织病变的观察:CT 明显优于 X 线,X 线所不能显示或显示不清的一些病变在 CT 上可清晰显示。水肿表现为局部肌肉肿胀,肌间隙模糊,密度正常或略低,邻近的皮下脂肪层密度增高并可出现网状影。

(2) 骨骼与软组织的创伤:CT 不作为一般骨折常规的检查方法,但对骨盆、髋、肩、膝等关节以及脊柱和面骨外伤的检查非常重要,可以了解这些解剖结构比较复杂的部位有无骨折和骨折碎片的数目及位置。三维重组时可以立体显示骨折的详情,有利于临床处理。此外,对于 X 线平片难以确定的骨折和软骨骨折,如不明显的肋骨骨折和肋软骨骨折,CT 检查亦有很大帮助。

3. 脊柱骨折　X 线检查常不能完全显示脊椎外伤的范围和严重程度,而 CT 可以充分显示脊椎骨折的骨折类型、骨折片移位程度、椎管变形和狭窄,以及椎管内骨碎片或椎管内血肿等。CT 还可以对某些脊髓外伤情况做出判断。

CT 较容易发现各种椎体附件骨折和椎间小关节脱位,如椎弓骨折、椎板骨折和横突骨折等。CT 检查的重点是观察骨折对脊髓和神经根的影响,了解有无骨折片突入椎管以及骨折移位对脊髓的压迫情况。

4. 关节病变

(1) 关节肿胀:关节肿胀在 CT 上可见软组织密度的关节囊肿胀、增厚,关节腔内积液表现为关节腔内水样密度影,如合并出血或积脓其密度可较高,关节附近的滑液囊积液表现为关节邻近含液的囊状影。

(2) 关节破坏:虽然目前 CT 尚不能显示软骨,但软骨破坏导致的关节间隙狭窄却易于发现,尤其是与健侧对比时,CT 可清晰地显示关节软骨下的骨质破坏,即使是微细的改变也能发现。

(3) 关节脱位:CT 图像避免了组织的重叠,易于显示一些平片难以发现的关节脱位,如胸锁关节前、后脱位和骶髂关节脱位等。

三、磁共振成像

磁共振成像(magnetic resonance imaging,MRI)是继 CT 之后影像诊断领域里的又一场革命性的进展。它是应用质子从外加的射频脉冲中获得能量,受激发而发生"共振效应",并以共振频率将能量放射至周围环境,这种能量可被检测出来,称为磁共振信号。信号的强弱在人体各部分根据质子的不同差数、活动质子的密度、质子的分子环境、温度与黏稠度等因素而有差异。磁共振器中的电子计算机利用磁共振信号的强弱重组信息,从而得到各种脏器显示出来的不同图像。不同组织在 MRI 图像上可显示不同的灰阶,其信号强度有高低不同,从而极大地拓展了影像诊断的范围,提供了比 X 线技术更为丰富的诊断信息,也使过去许多无法诊断或难于判断的临床疑难病变,尤其是相当部分肿瘤良恶性的鉴别诊断成为可能。

(一) MRI 的选择与应用

随着 MRI 在临床领域的广泛应用,MRI 已经成为许多骨关节及软组织疾病诊断的主要选择。MRI 在骨关节主要应用于骨髓疾病的诊断。目前 MRI 是识别骨髓异常改变,包括感染、缺血、创伤及肿瘤等疾病最敏感而无创的方法。还可以直接显示滑膜、纤维软骨、肌腱、韧带的异常;对膝关节的半月板、交叉韧带及椎间盘等可清楚显示。对于肌肉疾患,如肌肉炎症、创伤、肿瘤等,MRI 也是最佳成像方法。

磁共振成像检查的优点与缺点如下:

1. 优点

(1) 无 X 线辐射损伤,可一次完成多脏器、大范围扫描,如全身成像、全身血管成像和全脊柱成像等,并可短期重复。

(2) 可进行任意方向的断层扫描,常用轴位、冠状位和矢状位。方向的选择取决于解剖特征和显示病变的最佳平面。

(3) 可显示高对比分辨率和高信噪比图像,如脑灰白质、神经核团、关节软骨、半月板和子宫内膜等显示优于 CT。

(4) 无骨伪影,特别在显示后颅凹和颅颈交界处病变时,明显优于 CT(图 7-3)。

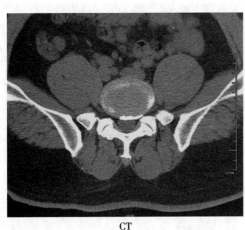
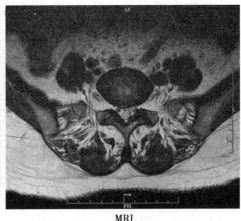

CT　　　　　　　　　　　MRI

图 7-3　CT 与 MRI 对比

(5) 磁共振成像血流相关增强和流空特征可用于心脏、大血管形态和功能的诊断和研究,包括动脉期、静脉期或门静脉期等,可动态显示血管灌流影像。

(6) 可进行磁共振灌注成像和无对比剂的灌注成像(ASL),心肌灌注成像有优势。

(7) 可进行磁共振弥散加权成像(DWI)和弥散张量成像(DTI)。

(8) 可进行磁共振分子影像学成像。

(9) 术中磁共振成像、磁共振介入治疗和 MR/PET 等新技术有很好的发展前景。

2. 缺点

(1) 成像速度慢。

(2) 不能像 CT 那样一次采集迅速完成三维重建。

(3) 对钙化不敏感。

(4) 磁共振成像有来自设备、人体的运动和金属异物的伪影。

(5) 磁共振检查有禁忌证,对危重病患者的应用受到限制,少数患者有幽闭恐惧症。

(二) MRI 在骨伤科的应用

1. 脊柱病变　MRI 图像可显示脊椎、椎间盘、硬膜、黄韧带、脊髓、前纵韧带、后纵韧带、硬膜外脂肪、侧隐窝及神经根,对椎管狭窄、椎间盘突出症,尤其对脊柱肿瘤及结核等疾病的诊断具有重要价值。

2. 骨坏死类疾病　MRI 对骨坏死有非常高的敏感性和特异性,较 CT 更能早期发现病变,能区分正常的、坏死的骨质和骨髓以及修复区带。是一种有效的非创伤性早期诊断方法。

3. 关节病变　MRI 对膝关节半月板和后交叉韧带损伤、肩袖损伤的诊断可提供重要的诊断依据。

4. 骨折类疾病 MRI 对一些隐匿骨折的诊断具有重要价值。

四、造影检查

造影检查是指对于缺乏自然对比的结构或器官,可将高于或低于该结构或器官的物质引入器官内或共用网间隙,使之产生对比以显影,即为造影检查,被引入的物质称为造影剂或对比剂。大部分造影剂中含有碘,碘过敏者应注意。

(一) 关节造影

关节造影是将对比剂注入所需检查的关节腔内再行 CT 扫描。对比剂可以是气体或稀释的有机碘水溶液或两者合并使用(双重对比)。穿刺部位常规消毒后行局部麻醉、穿刺关节等,确认针头到达关节腔后注入适量对比剂,关节适当活动使对比剂分布均匀,然后进行 CT 扫描(图 7-4)。

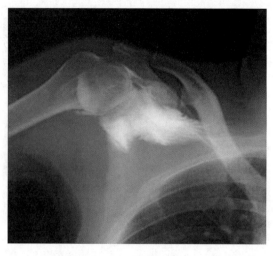

图 7-4 肩关节造影检查

(二) 脊髓造影

1. 适应证 椎管内肿瘤、蛛网膜粘连、椎间盘脱出、黄韧带肥厚以及某些外伤、炎症和血管畸形等,以了解脊髓压迫原因。

2. 禁忌证 急性蛛网膜下腔出血,穿刺部位有炎症。不宜手术治疗者也应视为相对禁忌证。

3. 脊髓造影的目的

(1) 确定病变的部位和范围:可以明确椎管内病变,如脊髓内、外压迫。可以确定病变阶段水平和病变范围,如椎管狭窄的部位和范围及损伤后椎管形态变化,以此作为临床治疗前后的辅助诊断。

(2) 有助于诊断和鉴别诊断:鉴别引起脊髓病变的某些不易鉴别的病理因素,如脊髓本身的病变、椎管内病变等。

(3) 探索性研究:采用高质量水溶性造影剂注入椎管内(蛛网膜下隙),研究动态条件下形态或容量变化。这种研究常在腰椎或颈椎造影同时进行,也可在尸体上研究。

4. 造影方法 造影剂必须选择可被吸收、刺激性小的碘类,经腰椎穿刺注入造影剂,必须证实穿刺针已进入蛛网膜下腔才能注药,注入应均匀缓慢。通常先将造影剂集中在椎管蛛网膜下腔最下方的盲囊,然后逐渐抬高患者脚端床面,使油柱缓慢上行,充填病变区域,以显示椎管内结构。

5. 脊髓造影的影像学表现

(1) 正常表现:造影剂在蛛网膜下腔呈致密柱状,正位观,两侧对称,每于椎间隙水平略内凹,有时可见造影剂沿神经根鞘流出,呈小刺状突出。油柱两侧一般与椎弓根保持等距,二者间距不超过 1.5mm。油柱在腰段偶可显示多条平行的纵行条状负影,为马尾神经造成。侧面观,油柱每于椎间隙后方略有凹陷,但不超过 2mm。

(2) 异常表现:椎间盘脱出轻度压迫者,适对椎间隙水平出现浅凹陷,但其深度必在 2mm 以上。明显的脱出,凹陷可达油柱中心。无论脱出程度如何,其压迫必须适对椎间隙水平,而又必须由前方压迫。髓内肿瘤呈杯口状缺损。髓外硬膜下肿瘤呈偏侧性缺损,该侧蛛网膜下腔扩大。髓外硬膜外肿瘤呈脊髓和蛛网膜下腔同向一侧推移。

五、放射性核素骨扫描

(一) 核素检查

核素骨显像是放射性核素被引入体内并特异性地沉积于骨骼,利用放射性核素探测器对人体放射性核素所发射的放射线进行探测,所形成有关骨骼结构的图像以显示其异常改变。

放射性核素骨显像在骨关节系统中的应用非常广泛,目前骨扫描常用的显像剂是 ^{99m}Tc 标记的磷酸盐化合物。其静脉注射用量一般为 20~30mCi(740~11 10MBq),根据患者的临床特点选择最有效的程序进行检查。骨扫描(包括全身骨扫描和局部骨扫描)的应用范围很广,用于探查诊断多种骨骼系统的病变并确定其分布情况,用于骨转移瘤、原发骨肿瘤或肿瘤样病变、骨缺血性坏死、骨髓炎、关节炎、代谢性疾病、运动损伤、植入骨的成活力等,但特异性差。最常用于早期骨转移瘤的检查以及对其治疗效果的监测评估。

(二) 放射性核素骨扫描在骨伤科的应用

1. 骨骼系统疾病 ^{99m}Tc 磷酸盐作为亲骨作用强且血液清除率快的骨显像剂,具有骨骼摄取量高的特点,因此骨骼的显像清晰。它可比 X 线检查更早发现病灶,其阳性发现率比 X 线高 25%。因其阳性率较高,目前已较广泛地运用于临床骨伤科疾病的诊断中(图 7-5)。

2. 骨转移瘤的早期诊断 常见的恶性肿瘤多发生骨转移,且在转移过程中表现为无骨痛症状。放射性核素骨扫描一般可比 X 线检查早 3~6 个月甚至更长时间发现骨转移灶,且能发现 X 线、CT 及 MRI 等难以查到的病灶,是早期诊断骨转移瘤的首选方法,也是骨转移病灶治疗后疗效观察的主要方法。

3. 原发性骨肿瘤的诊断与疗效观察 肿瘤的良恶性主要通过三时相骨显像进行辅助鉴别,恶性骨肿瘤时血流相、血池相和延迟相在病变部位均表现为放射性明显增浓。恶性骨肿瘤放疗后,放射性核素骨扫描显示病变范围缩小且放射聚集程度减低,表明治疗有效。

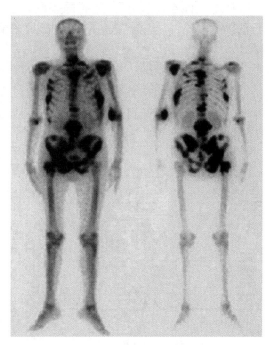

图 7-5 放射性核素骨扫描

4. 代谢性骨病的诊断 代谢性骨病是指一组以骨代谢异常为主要表现的疾病,都具有较明显的一般影像特征且各有特点。但是,畸形性骨炎和骨质疏松症的影像表现较为特殊,畸形性骨炎活动期影像学特点是长骨或扁平骨大片状明显放射性浓集,边界整齐,骨外形增宽或弯曲。骨质疏松症的典型表现为骨普遍性放射性减低,常伴有个别椎体放射性浓集,为压缩性骨折所致。

5. 骨关节病的诊断 放射性核素骨扫描在骨关节病出现临床症状之前常可呈现异常放射性聚集,若有坏死则可表现为放射性稀疏或缺损。

6. 股骨头无菌性(缺血性)坏死的早期诊断 放射性核素骨扫描能比 X 线提前 3~6 个月发现股骨头坏死。股骨头坏死放射性核素骨扫描结果早期常呈现为放射性减低区,后随病情发展,股骨头放射性缺损区周边呈现放射性浓聚,形成"炸面圈"样影像,为本病特征性表现,以后病情继续发展,放射性聚集逐渐增多。

7. 骨折的诊断及急性骨髓炎的早期诊断 临床上大多数骨折运用 X 线即可诊断,运用放射性核素骨扫描的意义在于发现部位较为隐蔽的骨折,还能鉴别骨折类型及监测骨折的修复过程,如应力性骨折、隐匿性骨折等。而在急性骨髓炎发病后 24 小时内,放射性核素骨扫描即可显示为异常放射性聚集,这是由于病变局部血流增加和代谢异常所致,而此时 X 线检查通常是阴性的。

8. 移植骨的监测 放射性核素骨扫描常用于监测移植骨的血供、成活状态、修复速率以及并发症的发生,对于判断移植骨是否成活具有独特的价值。

六、肌电图

广义的肌电图包括常规同心电极肌电图(electromyography,EMG)与神经传导研究,是神经电生理检查的重要组成部分,是通过对周围神经和肌肉细胞电活动的检测,判断是否存在周围神经肌肉系统损害,其主要作用就是将神经源性疾病与肌源性疾病区分开来。

肌电图即常规肌电图,是指采用同心圆针电极插入肌肉中,收集针电极附近一组肌纤维的动作电位,包括在插入过程中、肌肉处于静息状态下和肌肉做不同程度随意收缩时的电活动。

(一)正常肌电图

1. 插入电活动 当针电极插入肌肉时,由于机械地刺激或损伤肌纤维,而产生各种大小不同、形态不同的短暂电位,持续时间是几百毫秒,随着针电极停止移动,插入电活动消失,进入静息状态(图7-6)。

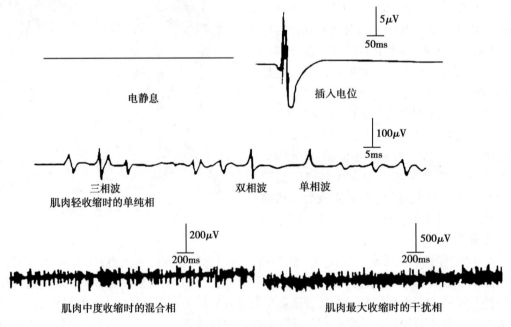

图7-6 正常肌电图

2. 轻用力自主运动状态 肌肉轻度收缩状态下记录的一个运动神经元所支配的一群肌纤维所兴奋的电位,即运动单位电位(MUP)。评价运动单位的时限、波幅、多相波百分比的变化,且不同的肌肉存在不同的正常范围。

3. 最大用力收缩状态 观察肌肉的募集状况,当肌肉大力量收缩时,许多运动单位很快地发放冲动,由于许多不同的运动单位同时兴奋,因此不能辨认各个单独的运动单位,即干扰相。

(二)异常肌电图

1. 插入电活动的改变 插入电活动减少甚至消失常见于严重萎缩或已纤维化的肌肉,而插入电活动延长大多出现在肌炎或者存在肌强直疾病患者中。

2. 异常自发活动

(1)纤颤电位常为双相或三相棘波,时限 1~5ms,波幅 20~200μV,初始为正相,为细胞外记录的肌纤维动作单位,在扬声器中可听到清脆的声音。

(2)正锐波为长时限双相电位,初始为锐利的正相,而后为时限较长的负相,时限 10~30ms,波幅 20~200μV。

(3)束颤电位指在静息状态下,一个运动单位单独自发放电所引发的电位。

(4)其他:如肌纤维颤搐放电、复合重复电位等。

3. 肌强直放电 在肌肉自主收缩或受到机械刺激后出现的有节律的放电,频率为 25~100Hz,波幅在 10μV~1mV 之间,在扬声器中可听到飞机俯冲时发出的声音。

4. 异常运动单位电位

(1)神经源性损害:表现为 MUP 时限增宽,波幅增高,多相波百分比增高。见于运动神经元病、脊髓灰质炎、脊髓空洞症、周围神经病变,或神经损伤后的再支配等。

(2)肌源性损害:表现为 MUP 时限缩窄,波幅下降,多相波百分比增高,常见于肌炎及进行性肌营养不良等肌肉疾病。

5. 异常募集形式

(1)单纯相:在肌肉最大用力下,发放的运动单位明显减少,肌电图上仅出现单个的独立运动单位。

(2)混合相:在肌肉最大用力下,发放的运动单位减少,肌电图上显示单个的独立运动单位和难以分辨的电位同时存在。

(3)病理干扰相:指由于肌肉纤维变性坏死造成运动单位减少,大力收缩时出现参与收缩的运动单位数量增多,在肌电图上表现为低波幅干扰相,即病理干扰相。

(三)肌电图在骨伤科的临床应用

在骨伤科就诊的患者中,各种骨折、关节、椎间盘病变可以引发多种周围神经损害,还有一些骨伤科疾病需要与周围神经疾病相鉴别。这就使得骨伤科医生需要评估患者神经肌肉系统是否存在损害,而肌电图是神经肌肉系统损害必备的客观检查手段。目前肌电图在骨伤科的应用主要体现在单神经病和嵌压性神经病、脊神经根损害判定等。

七、躯体感觉诱发电位检查

躯体感觉诱发电位(somatosensory evoked potential,SEP)是通过刺激肢体末端感觉神经,在躯体感觉上行通路不同部位记录的电位。SEP 能评估周围神经及其近端(神经根)、脊髓后索、脑干、丘脑及皮质感觉区的功能状态。

(一)检测方法

1. 上肢 SEP 记录电极分别置于头顶(C3'、C4')、Erb's 点、第 7 颈椎棘突(C7),参考电极为前额(FPz),采用脉冲电刺激双侧腕部正中神经走行部位。刺激强度为 5~15mA,叠加 128 次。

2. 下肢 SEP 记录电极置于头顶(Cz),参考电极为前额(FPz),采用脉冲电刺激双侧踝关节内侧胫神经走行部位。刺激强度为 15~25mA,叠加 128 次。

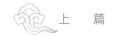

（二）SEP 异常的判断标准和影响因素

SEP 异常判断标准：①各波潜伏期大于正常均值 +3 倍标准差；②波幅下降、波形分化不良及波形消失；③当出现单侧病变，波幅两侧差异超过 50%。影响因素主要为年龄、身高、温度等。

（三）SEP 临床应用

躯体感觉诱发电位检查可以对受测者的感觉神经传导功能进行评判，躯体感觉诱发电位完全消失，其脊髓完全性损伤的可能性极大；潜伏期延长及波幅下降可以反映其感觉神经传导功能存在不同程度的障碍。常用来对颅脑损伤及脊髓损伤的预后进行客观评价。在脊髓手术，尤其是脊椎畸形矫正手术中采取躯体感觉诱发电位，可以减少不必要的脊髓损伤。SEP 还可以用于脑死亡的判断等。

第二节　实验室检查

实验诊断是通过临床实验室分析所得到的信息，为预防、诊断、治疗疾病和预后评价所用的医学临床活动。临床实验室以诊、防、治人体疾病或评估人体健康提供信息为目的，对取自人体的材料进行生物学、微生物学、免疫学、化学、血液学、生理学、细胞学、病理学或其他检验学的分析。通过检验结果所反映的机体功能状态、病理变化或病因等客观资料，进行全面系统的综合分析，来判断健康状况及指导临床诊断、病情监测、疗效观察和预后评估等。

（一）实验室检查的内容

1. 血液学检验　血液和造血组织的原发性血液病以及非造血细胞疾病所致的血液学变化的检查。

2. 体液与排泄物检验　对尿、粪和各种体液、排泄物、分泌液的常规检验。

3. 生物化学检验　对组成机体的生理成分、代谢功能、重要脏器的生化功能等的临床生物化学检验。包括糖、脂肪、蛋白质及其代谢产物和衍生物的检验；血液、体液中电解质和微量元素的检验；血气和酸碱平衡的检验；临床酶学检验；激素和内分泌功能的检验；药物和毒物浓度检测等。

4. 免疫学检验　免疫功能检查、临床血清学检查、肿瘤标志物等的临床免疫学检测检验。

（二）骨伤科常见的实验室检查

在骨伤科临床实验室检查中，比较常见的有以下几种：

1. 类风湿因子（RF）的检测　类风湿因子是变性 IgG 刺激机体产生的一种自身抗体，主要存在于类风湿关节炎患者的血清和关节液内。患类风湿性疾病时，RF 的阳性率可高达 70%~90%，类风湿关节炎的阳性率为 70%。IgG 型与患者的滑膜炎、血管炎和关节外症状有关，IgM 型和 IgA 型的效价，与病情和骨质破坏有关。其他自身免疫性疾病，如多发性肌炎、硬皮病、干燥综合征、自身免疫性溶血、慢性活动性肝炎等也可见 RF 阳性。

2. 血尿酸检测　尿酸为核蛋白和核酸中嘌呤的代谢产物，既可来自体内，亦可来自食物中嘌呤的分解代谢。血尿酸浓度受肾小球滤过功能和肾小管重吸收功能的影响。血尿酸浓度升高见于：①肾小球滤过功能损伤；②体内尿酸生成异常增多，常见为遗传性酶缺陷所致的原发性痛风以及多种血液病、恶性肿瘤等因细胞大量破坏所致的继发性痛风。

3. 碱性磷酸酶检测　碱性磷酸酶升高多见于纤维性骨炎、佝偻病、骨软化症、成骨细胞瘤及骨折愈合期。

4. 酸性磷酸酶检测　酸性磷酸酶是在酸性条件下能催化磷酸基转移反应的酶,主要存在于细胞的溶酶体中。酸性磷酸酶增高见于前列腺癌、原发性骨肿瘤、恶性肿瘤骨转移、代谢性骨病等。

5. 血清抗链球菌溶血素 O 试验　溶血素 O 是 A 群溶血性链球菌产生的具有溶血活性的代谢产物,相应抗体称为抗链球菌溶血素 O(抗 O 或 ASO)。该试验阳性表示患者近期内有 A 群溶血性链球菌感染,常见于活动性风湿热、风湿性关节炎、风湿性心肌炎、急性肾小球肾炎、急性上呼吸道感染、皮肤和软组织感染等。

6. C 反应蛋白检测　C 反应蛋白(CRP)是一种由肝脏合成的,能与肺炎双球菌细胞壁 C 多糖起反应的急性时相反应蛋白。该检测具有以下意义:① CRP 升高见于化脓性感染、组织坏死(心肌梗死、严重创伤、大手术、烧伤等)、恶性肿瘤、结缔组织病、器官移植急性排斥等;②鉴别细菌性或非细菌性感染:前者 CRP 升高,后者不升高;③鉴别风湿热活动期和稳定期:前者升高,后者不升高;④鉴别器质性和功能性疾病:前者升高,后者不升高。需要注意的是,孕妇体内 CRP 含量较高。

7. HLA-B27 检测　外周血 HLA-B27 的表达及其表达程度与强直性脊柱炎的发生有很强的相关性。

8. 红细胞沉降率测定　红细胞沉降率是指红细胞在一定条件下沉降的速率。红细胞沉降率增快临床常见于:①生理性增快:12 岁以下的儿童、60 岁以上的高龄者、妇女月经期、妊娠 3 个月以上,红细胞沉降率可加快。②病理性增快:各种炎症性疾病,急性细菌性炎症时,炎症发生后 2~3 天即可见红细胞沉降率增快;风湿热、结核病时,因纤维蛋白原及免疫球蛋白增加,红细胞沉降率明显加快;组织损伤及坏死如急性心肌梗死、恶性肿瘤等。红细胞沉降率减慢一般临床意义较小,严重贫血、球形红细胞增多症和纤维蛋白原含量重度缺乏者,红细胞沉降率可减慢。

第三节　其他检查

一、超声检查

超声扫描是把雷达技术和声呐原理结合而成的超声技术,用来显示人体组织结构,可用于骨科的临床检查,如血管病变、血肿定位、软组织肿块、婴儿先天性髋关节脱位等。

1. 血管病变　如下肢深静脉血栓、各种血管损伤等的诊断。彩色多普勒超声显像诊断仪采用彩色编码技术,可通过不同颜色显示血流信号,用于诊断脉管炎、动静脉阻塞、动脉瘤等血管疾病。

2. 肌肉骨骼病变　随着现代高性能超声诊断仪以及高频探头的应用,超声对于皮肤、皮下组织、肌肉、肌腱等软组织病变及骨软骨病变的分辨力显著提高,已成为 X 线检查和 CT 扫描的极好补充,可检查肌肉病变、断裂、血肿,以及骨化性肌炎、关节腔积液(积脓、积血)、滑囊炎、青枝骨折、骨髓炎等。

3. 四肢软组织内异物　超声检查不受异物物理性质的限制,可以弥补 X 线及 CT 等其他影像学诊断方式在非金属异物伤诊断方面的局限性,特别是 B 型超声仪拥有超高频探头,可以分辨出微小异物,其诊断准确性极高,在对浅表软组织异物的显像与诊断方面有独特优势。

4. 内脏复合损伤　可用于骨折合并内脏损伤如肝脾破裂内出血的诊断。

5. 各种心血管及内脏疾患　超声检查外周血管可以观察血管形态、走行、管壁结构、管腔内病变(如血栓)及血管与周围组织的关系等;多普勒频谱分析可为临床提供多种血流动力学参数:如血流方向、血流性质、血流速度、阻力指数等。由于超声诊断是一种无损伤的检查方法,尤其是 B 超能实时成像,可以观察到各种脏器的动态情况,因此它已被广泛地应用。

6. 脓肿探测　用于深部感染脓肿、结核寒性脓肿的定性、定位、范围等诊断,以及 B 超引导下的治疗等。

二、骨密度测定

骨密度(bone mineral density,BMD)是指单位体积骨组织内骨矿物质的含量,能够准确反映骨组织的数量异常。因此,BMD 是目前临床上对于引起骨密度变化的疾病诊断及治疗效果评价的重要检测指标。多种疾病可以引起骨密度的改变,特别是年龄相关的骨质疏松。骨密度检测的方法也越来越多,从最初的普通 X 线检测,到后来的单光子骨密度测定法(SXA)、双能 X 射线吸收法(DXA)、双光子 γ 射线吸收法(DPA)、定量 CT 法(QCT)、超声波测定法,以及比较先进的双能 CT 定量法(DEQCT)、中子活化分析法(NAA)、Compton 散射法定量测量等。适用于诊断或辅助诊断原发性、继发性骨质疏松,以及钙磷平衡障碍、营养代谢性疾病、结缔组织疾病、肾性骨病等。

骨密度测定应用:

1. 双光子 γ 射线吸收法　适用于软组织较厚或差异较大的部位,如腰椎及股骨等。此方法可测量躯干骨(脊柱、骨盆等)皮质及松质,消除软组织及骨髓组织对测量结果的影响。DPA 测量的结果是 γ 射线所经扫描通路上衰减值的总和,不仅是椎体松质骨,还包括富于皮质骨的椎体终板和后部附件所致之衰减值在内,是一种较好的早期检测骨质疏松的工具。但不能识别因椎体压缩性骨折、脊椎侧弯及后凸、椎小关节增生肥大、椎体边缘骨赘以及骨旁钙化等导致的假阴性。

2. 双能 X 射线吸收法　该方法被视为金标准,是测量骨密度最可取的方法,精确度高,可准确定位,能除去异位钙化的影响,测量范围广,可做全身或任意部位测量,采用任意扫描角度,免去变换患者体位的麻烦。同时也可行形态学与骨矿含量结合诊断,提高其对骨折的预测性。但腰椎骨质增生、主动脉钙化、肋骨及髂骨重叠常使测量值偏高。测量常选择的部位是股骨颈。

3. 定量CT法　定量CT法是通过图像重建技术获得骨的剖面图像,采用图像分割处理,可分别给出皮质骨、亚皮质骨、松质骨区的骨密度,可分析感兴趣区内小梁骨总数、小梁骨直径和面积,作为无创伤、高精度的骨量测定仪得到广泛应用。定量 CT 是唯一能够提供三维分布的骨密度测量方法,主要反映代谢活跃的骨小梁状况,敏感性高,可选择最佳的测量部位,避免异位钙化影响。可选择感兴趣区测量,还可以测量皮质骨和综合 BMD。理论上定量 CT 可以测量全身任何部位,但实际上绝大多数都集中在腰椎(L_{1-3})。定量 CT 测量受椎体脂肪影响,随年龄的增加,脂肪含量增加,测得的 BMD 值比实际要低。定量 CT 法能精确测定特定部位的骨密度,精确度达 2%~3%,是唯一一种可分别评估皮质骨及松质骨骨密度的定量方法。但不足之处是放射量大,因而限制了它在临床上的应用。

三、关节镜检查

关节镜检查是应用于关节腔内部检查的一种内镜,借助它可以直接观察滑膜、软骨、半月板与韧带,特别是通过关节镜技术采取滑膜,更为诊断各种关节炎提供了病理依据(图 7-7)。它使医务人员可在直视下对关节内进行检查和各种手术操作。在各种关节疾病的诊断、治疗及科研工作中起着其他手段不能代替的作用。关节镜不只为关节病提供直观的信息,同时可在非开放性手术条件下进行关节内病变组织的切除和修复,具有痛苦少、恢复快、减少术后并发症和降低手术费用等优点。

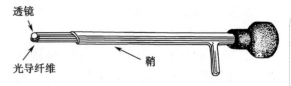

图7-7 关节镜棒镜系统

目前关节镜已发展成为检查、诊断与治疗关节内病损的一种有效器械,尤常用于膝关节、肩关节等部位。主要用于膝关节检查和直视手术,如关节内游离体的清除、滑膜切除、半月板部分切除术、关节软骨修复术、肿瘤切除术等。

（一）用于诊断

关节镜可用于检查关节腔内各种病变,对关节内各种组织结构的状况进行详细评估及记录,还可获取关节液或病变组织,在关节镜监视下进行活检取病理组织,进一步行实验室检查和病理检查。

（二）用于治疗

经过多年的发展,关节镜已经成为骨科医生常用的重要设备,可以应用于膝、髋、肩、肘、腕、指间关节的检查及手术,在明确诊断后,可在镜下用特殊器械进行手术,从而取得满意效果。

四、穿刺检查

骨科的穿刺检查常用于关节、骨髓、腰椎管穿刺,以吸出关节内容物、骨髓、脑脊液进行生化、细菌培养或细胞学等检查,以明确诊断。

（一）关节穿刺术及关节液检查

关节穿刺术是以空心针刺入关节腔,达到吸出关节内容物、注入药物或造影对比剂等目的的一项医疗技术。

1. 适应证

（1）关节炎的确诊:关节有病变时,吸出关节液化验、细菌培养或细胞学检查,以明确诊断。

（2）治疗的需要:关节病变时,吸出关节液做引流,并注入药物进行治疗。

（3）特殊检查需要:需进行造影者,行关节穿刺后注入造影对比剂,并摄片检查。

2. 操作方法

（1）穿刺前准备:常规准备皮肤,操作必须在严格无菌条件下进行。用定位笔标出穿刺点后,再进行皮肤消毒,术者和助手均戴口罩、帽子与无菌橡皮手套。

（2）操作方法:在距离关节腔最近的皮肤表面处穿刺,勿损伤周围重要器官、血管及神经。在穿刺点先注入1%普鲁卡因2~10ml,而后用备妥的注射器和16~18号针头垂直穿入皮肤,并徐徐向前推进,当穿刺针头进入关节腔时,术者有阻力消失的感觉,并可见关节内液体流入注射器。如关节内液体量较少而欲尽量吸出积液,可由助手按压关节周围,以便积液汇集于针头处,吸出积液后,应迅速拔出该针。如欲将抗生素注射于关节内,可在将积液吸去后自该针注入。

（3）穿刺标本:将穿刺所得材料,根据穿刺目的和需要处理(涂片或固定等),送交实验室进行检查。

（4）术后包扎:对渗出性积液或关节内出血,穿刺抽液后应加压包扎。

3. 各关节穿刺途径

（1）肩关节

1) 后侧穿刺(图7-8):①上臂轻度外展、内旋;②在肩胛冈外端,紧贴肩峰下缘穿刺;③针尖可垂直进入。

2) 前侧穿刺(图7-9):①上臂轻度外旋、外展,肘关节呈屈曲位;②在肱骨小结节与肩胛喙突间连线的中点穿刺;③针尖斜向后、内侧穿入。肩关节或附近滑液囊有化脓性炎症时,不宜采用前侧穿刺。

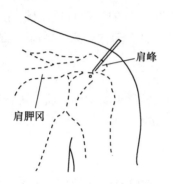

图7-8 肩关节后侧穿刺部位

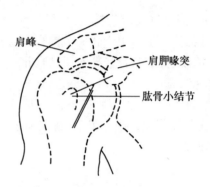

图7-9 肩关节前侧穿刺部位

(2) 肘关节

1) 后侧穿刺(图7-10):①肘关节屈曲90°;②在尺骨鹰嘴尖端,经肱三头肌肌腱穿刺,或在尺骨鹰嘴与肱骨外髁之间穿刺;③针尖向前、向下进入关节腔。

2) 桡侧穿刺(图7-11):①肘关节轻度屈曲;②贴桡骨头上部,在桡骨头与肱骨小头之间穿刺;③针尖可垂直进入。

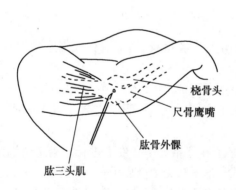

图7-10 肘关节后侧穿刺部位

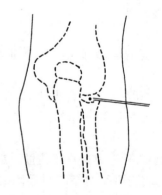

图7-11 肘关节桡侧穿刺部位

(3) 腕关节

1) 桡侧、背侧穿刺(图7-12):①腕取轻度掌屈及向尺侧倾斜位。②在腕关节韧带下缘,拇长伸肌腱与食指固有伸肌腱之间,穿入桡骨与舟骨之间隙;亦可自桡骨茎突远端"鼻烟壶"处穿入。③针尖垂直进入。

2) 尺侧旁穿刺(图7-13):①腕关节轻度掌屈及向桡侧倾斜位;②在尺骨茎突尖端,尺侧腕伸肌腱与指总伸肌腱之间穿入;③针尖垂直进入。

(4) 髋关节

1) 外侧穿刺(图7-14):①取侧卧位;②由股骨大粗隆前下方穿入;③针尖向上向内,针管与下肢成45°角,紧贴骨骼穿入5~10cm。

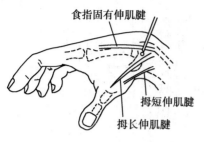

图 7-12 腕关节桡背侧穿刺部位

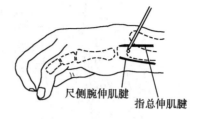

图 7-13 腕关节尺侧穿刺部位

2）后侧穿刺（图 7-15）：①取半俯卧位，腹壁与手术台成 45°角；②在股骨大粗隆中点与髂后上棘之连线的中外 1/3 交界处穿入；③针尖垂直进入。

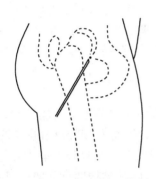

图 7-14 髋关节外侧穿刺部位

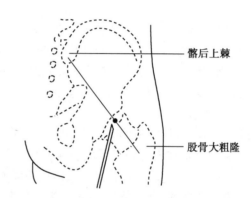

图 7-15 髋关节后侧穿刺部位

3）前侧穿刺（图 7-16）：①取仰卧位；②自腹股沟韧带的中点向下和向外侧 2.5cm 处，即股动脉稍外侧处穿入；③针尖垂直进入直达股骨头处，再退出 2~3mm。

（5）膝关节髌周穿刺（图 7-17）：①膝关节伸直；②由髌骨外上、外下、内上或内下方距髌骨边缘约 1cm 处均可刺入，但以外上方及内上方两处之穿刺最常用；③针尖与额面平行，斜向髌骨与股骨关节面的间隙穿刺。

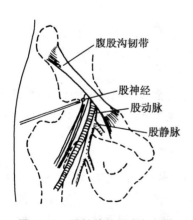

图 7-16 髋关节前侧穿刺部位

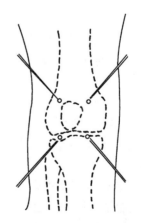

图 7-17 膝关节穿刺部位

（6）踝关节（图 7-18）

1）前外侧穿刺：①患足取轻度下垂及内收位；②在外踝前方，趾伸肌腱与外踝之间，向踝关节面（在约高于外踝尖端 1.5 横指处）水平部位穿刺；③针尖斜向内后方进入。

笔记栏

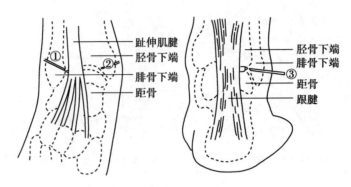

趾伸肌腱
胫骨下端
腓骨下端
距骨

胫骨下端
腓骨下端
距骨
跟腱

图 7-18　踝关节穿刺部位
①前外侧穿刺；②前内侧穿刺；③后外侧穿刺

2）前内侧穿刺：①患足取轻度下垂及外翻位；②在内踝前方,高于内踝尖端约一横指处紧贴胫骨前肌腱内侧与内踝之间,向踝关节水平部位穿刺；③针尖斜向外后方进入。

3）后外侧穿刺：①踝关节轻度背屈；②紧贴外踝后侧,在高于外踝尖端两横指处向踝关节水平部位穿刺；③针尖斜向前内方进入。

4. 关节液检查

（1）肉眼观察：仔细观察穿刺液的性质、黏度与外观。如穿刺液为血性,表示关节严重损伤,应摄 X 线片检查有无骨折,如无骨折,则应考虑关节软骨面、韧带及滑膜囊的损伤；若内含脂肪滴,往往提示有关节内骨折；急性化脓性关节炎初期,关节穿刺液呈淡黄色,黏稠度不大；若炎症继续发展,则关节液逐渐转成浆液纤维蛋白性,其黏稠度显著增加,甚者为脓性,慢性损伤性滑膜炎和滑囊炎,穿刺液亦多为淡黄色并黏稠；冷脓肿者,穿刺液中可见到蛋花汤样薄片。

（2）细胞检查：取 3~5ml 滑膜液,放入有肝素抗凝的瓶内,按血液细胞计数操作方法检查滑膜液的红、白细胞,稀释液要用生理盐水,盐水内放入一滴亚甲蓝液,便于辨认细胞,细胞分类用涂片,并以瑞氏染液染色。此外,用偏光显微镜检查有无结晶体,如有结晶体应加以分类。

（二）腰椎穿刺术及脑脊液检查

1. 腰椎穿刺术

（1）适应证：①颅脑损伤、脊髓损伤或其他中枢神经系统疾病；②用于辨别有无蛛网膜下腔梗阻；③通过注射对比剂做髓腔造影；④在治疗上可放出脑脊液以减低颅内压；⑤麻醉或拟鞘内注射某种治疗用药物。

（2）禁忌证：①穿刺部位的软组织感染或脊椎感染；②严重颅内压增高,有显著视神经乳头水肿者,或疑有脑疝存在者；③已有脑干症状者,应视为绝对禁忌证；④对已处于休克或濒临休克,或躁动不能充分合作的患者均不宜行腰椎穿刺。

2. 操作方法

（1）体位：患者侧卧于检查台或床的边缘上,背部与台（床）面垂直,头部尽量向前胸屈曲,双手抱膝,使躯干尽可能弯曲呈弓形；或由助手在术者对面用一手挽患者头部,另一手挽双下肢腘窝处并用力抱紧,使脊柱尽量后凸以增宽椎间隙,便于进针,头下置一枕头,使头的位置与脊柱保持在一直线上。

（2）定位：通常以双侧髂嵴最高点连线与后正中线的交会处为穿刺点,此处相当于第3~4 腰椎棘突间隙,有时也可在上一或下一腰椎间隙进行。

（3）消毒：用5%碘酊及70%乙醇消毒穿刺中心周围10cm左右的背部皮肤,戴无菌手套、铺上消毒洞巾。

（4）麻醉：用2%利多卡因自皮肤到椎间韧带做逐层局部麻醉，此时拇指仍按住第三腰椎之棘突不动。

（5）穿刺：术者用左手固定穿刺点皮肤，右手持穿刺针以垂直背部、针尖稍斜向头部的方向缓慢刺入，成人进针深度为4~6cm，儿童为2~4cm。当针头穿过韧带与硬脑膜时，有阻力突然消失落空感。此时可将针芯慢慢抽出（以防脑脊液迅速流出，造成脑疝），可见脑脊液流出。如遇到骨性阻碍，表示针头方向不对，应稍将针退出，略调整角度再行刺入。

（6）取脑脊液：当针头的阻力减小，或刺入深度已达到预计的程度时，将针芯拔出，可见有脑脊液滴出。如未见脑脊液流出，则复将针芯置入穿刺针，并缓慢地将针按毫米数逐渐退出，每退1mm则拔出针芯，检查有无脑脊液溢出，这样直至有脑脊液流出为止。有时稍转动针头可使脑脊液流出通畅。放液前先接上测压管测量压力，正常侧卧位脑脊液压力为70~180mmH$_2$O或40~50滴/min。

（7）撤去测压管，收集脑脊液2~5ml送检；如需做培养时，应用无菌试管留标本。

（8）术毕，将针芯插入后一起拔出穿刺针，覆盖消毒纱布，用胶布固定。

（9）去枕平卧4~6小时，以免引起术后低颅压头痛。

3. 并发症　腰椎穿刺可能发生以下并发症：①化脓性脑膜炎或脊椎骨髓炎、假性脑膜炎；②枕骨大孔脑疝、小脑幕脑疝压迫脑干，引起昏迷，停止呼吸，甚至死亡；③头痛、恶心呕吐和眩晕；④腰部疼痛和神经根痛；⑤硬脊膜外出血，蛛网膜下腔出血；⑥椎间盘损伤（较少见）；⑦动眼神经、展神经或其他脑神经瘫痪（少见）；⑧腰椎穿刺针根部折断，残留于穿刺部位。

4. 穿刺后处理

（1）体位：疑有脑疝者，做腰椎穿刺后应用枕垫高腰部，仰卧6~8小时，头勿垫枕头或取头低位，然后平卧2~3日。

（2）卧床休息：一般患者做腰椎穿刺后至少平卧1日，以减少头痛等并发症。

（3）病情记录：腰椎穿刺后，一般应记录穿刺部位，脑脊液初压、终压，放液量，脑脊液外观和标本的处理，并密切观察和记录病情，如发生前述各种并发症，应及时处理。

（4）脑脊液检查：①颜色：脑脊液为无色透明的液体，如为红色，表示混有血液，出血量多为深红色，量少为淡红色。陈旧性出血为黄色，新鲜出血为鲜红色。白色系由白细胞增多所致，多为化脓性脑膜炎的结果。②取量：取脑脊液标本，不能过量，否则会引起头痛等后遗症。一般用两个无菌试管采标本，第一管收集脑脊液3~5ml，因可能混有血液，做生物化学和细菌学检查；第二管收集1~2ml做细胞计数和球蛋白试验用。③送检时间：脑脊液标本取得后，应立即送检，因标本放置过久，产生变性，影响检验结果。如发生凝块，影响细胞计数；细胞破坏，影响分类计数；细菌溶解，影响细菌检出率等。

5. 脑脊液压力测定

（1）操作步骤：腰椎穿刺成功后，穿刺针内有脑脊液滴出，接上测压管，嘱患者肌肉放松，张口呼吸，观察测压表内水柱上升情况，待水柱稳定后记下压力读数，然后取下测压管。

（2）压颈试验：即奎肯施泰特试验（Queckenstedt test），是压迫颈静脉，以检查脊髓蛛网膜下腔有无梗阻及梗阻程度的方法。

1）操作方法：先用血压计气袋将患者颈部缠好，腰椎穿刺成功后，测量脑脊液初压。然后由助手迅速将血压计充气至2.67kPa压力，每5秒记录脑脊液压力1次，至不再升高时为止，或持续30秒，再由助手迅速放出气袋内空气，仍继续每5秒记录脑脊液压力一次，直至压力不再下降为止。

再按上述方法,将血压计分别再充气至 5.38kPa 及 8kPa 压力,记录该结果,最后将三次试验结果绘出曲线图进行分析(图 7-19)。

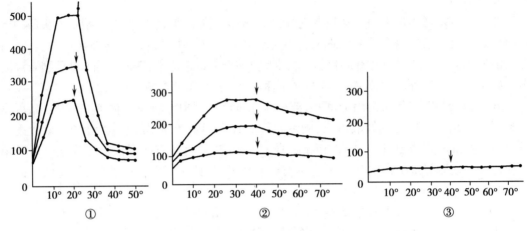

图 7-19　脑脊液压力测定曲线图

2) 结果分析:①椎管内无梗阻:正常人侧卧位脑脊液压力为 0.78~1.76kPa,在加压后 15~20 秒时,应迅速上升至最高点 1.96~2.45kPa,当颈部加压至 8kPa 时,脑脊液压力常可升高至 3.92~4.9kPa。放松颈部压力后,脑脊液压力则迅速下降至初压水平。②部分梗阻:颈静脉加压试验时,脑脊液压力上升及下降均缓慢;或上升快,下降慢;或解除压力后,脑脊液压力不能降至初压水平。③完全梗阻:压颈试验时脑脊液压力无改变或仅有轻度上升。

(三) 骨髓穿刺术

1. 适应证　骨髓增生异常综合征、低增生性白血病、骨髓转移癌、再生障碍性贫血、多发性骨髓瘤等。

2. 操作方法

(1) 选择穿刺部位:①髂前上棘穿刺点:髂前上棘后 1~2cm 处,该处骨面平坦,易于固定,操作方便,危险性极小。②髂后上棘穿刺点:骶椎两侧、臀部上方突出的部位。③胸骨穿刺点:胸骨柄、胸骨体相当于第 1、2 肋间隙的部位。此处胸骨较薄,且其后有大血管和心房,穿刺时务必小心,以防穿透胸骨而发生意外。但由于胸骨的骨髓液丰富,当其他部位穿刺失败时,仍需要进行胸骨穿刺。④腰椎棘突穿刺点:腰椎棘突突出的部位。

(2) 体位:采用髂前上棘和胸骨穿刺时,患者取仰卧位;采用髂后上棘穿刺时,患者取侧卧位;采用腰椎棘突穿刺时,患者取坐位或侧卧位。

(3) 麻醉:常规消毒局部皮肤,操作者戴无菌手套,铺无菌洞巾。然后用 2% 利多卡因做局部皮肤、皮下和骨膜麻醉。

(4) 固定穿刺针长度:将骨髓穿刺针的固定器固定在适当的长度上。髂骨穿刺约 1.5cm,胸骨穿刺约 1.0cm。

(5) 穿刺:操作者左手拇指和食指固定穿刺部位,右手持骨髓穿刺针与骨面垂直刺入,若为胸骨穿刺则应与骨面成 30°~40° 刺入。当穿刺针针尖接触骨质后,沿穿刺针的针体长轴左右旋转穿刺针,并向前推进,缓缓刺入骨质。当突然感到穿刺阻力消失,且穿刺针已固定在骨内时,表明穿刺针已进入骨髓腔。如果穿刺针尚未固定,则应继续刺入少许以达到固定为止。

(6) 抽取骨髓液:拔出穿刺针针芯,接上干燥的注射器(10ml 或 20ml),用适当的力量抽取骨髓液。当穿刺针在骨髓腔时,抽吸时患者感到有尖锐酸痛,随即便有红色骨髓液进入注射器。抽取的骨髓液一般为 0.1~0.2ml,若用力过猛或抽吸过多,会使骨髓液稀释。如果需要做骨髓液细菌培养,应在留取骨髓液计数和涂片标本后,再抽取 1~2ml,以用于细菌培养。

(7)涂片:将骨髓液滴在载玻片上,立即进行核细胞计数和制备骨髓液涂片数张。

(8)加压固定:骨髓液抽取完毕,重新插入针芯。左手取无菌纱布置于穿刺处,右手将穿刺针拔出,并将无菌纱布敷于针孔上,按压 1~2 分钟后,再用胶布加压固定。

3. 注意事项

(1)骨髓穿刺前应检查出血时间和凝血时间,有出血倾向者应特别注意,血友病患者禁止骨髓穿刺检查。

(2)骨髓穿刺针和注射器必须干燥,以免发生溶血。

(3)穿刺针针头进入骨质后要避免过大摆动,以免折断穿刺针。胸骨穿刺时不可用力过猛、穿刺过深,以防穿透内侧骨板而发生意外。

(4)穿刺过程中,如果感到骨质坚硬,难以进入骨髓腔时,不可强行进针,以免断针。应考虑为大理石骨病的可能,及时行骨骼 X 线检查,以明确诊断。

(5)做骨髓细胞形态学检查时,抽取的骨髓液不可过多,以免影响骨髓增生程度的判断、细胞计数和分类结果。

(6)行骨髓液细菌培养时,需要在骨髓液涂片后,再抽取 1~2ml 骨髓液用于培养。

(7)由于骨髓液中含有大量的幼稚细胞,极易发生凝固。因此,穿刺抽取骨髓液后应立即涂片。

(8)送检骨髓液涂片时,应同时附送 2~3 张血涂片。

(9)麻醉前需做普鲁卡因皮试。

五、活体组织检查

活体组织检查是诊断骨肿瘤的一个重要环节。获取活体组织常常采用手术的方法,不恰当的活检手术往往给患者带来难以弥补的危害。在未确定整个治疗计划之前,不应轻易进行活检手术。活检手术前全面的影像学和实验室检查有利于帮助医师判断骨肿瘤患者是否需要活检,采用何种方法活检以及在什么部位进行活检。骨肿瘤的活检手术在切口、进路、取材和引流等操作方面都有其特殊要求,应特别重视操作规范,以减少并发症的发生。

在临床影像学设备的引导下进行活检手术,会提高手术的准确性。超声、X 线透视及 CT,是最常见的引导活检的工具。X 线透视一般用于表浅病损,CT 多用于病变较小、硬化性或囊液性病变,或椎体、骨盆等深部病损,或靠近血管神经束的病损。骨肿瘤的活体组织检查按标本采集方法可分为闭合活检与切开活检,闭合活检又分为针吸活检与套针活检。按病理切片制作方法可分为冰冻活检及石蜡切片,前者主要用于术中快速的初步诊断,后者主要用于术后获取准确的病理学结果。

(一)活体组织穿刺

穿刺活体组织检查是一种简便安全的方法。穿刺标本经染色后可迅速获得结果,且可重复穿刺,故临床应用较广。但此法主要缺点是不能获得充足的诊断材料,有时不易确诊,诊断的准确性在很大程度上取决于标本的采集是否正确。在进行组织学分级,如区分一些恶性肿瘤亚组的亚型,及辨别低度恶性肿瘤和良性或交界性病变上存在困难,骨组织活检的标本要求获得组织细胞团块,才能辨认其组织结构的性质。例如骨囊肿需取囊肿壁上的组织,如只取其囊肿液,则将无法明确诊断。此外,四肢骨干的骨质较硬,穿刺不易获得组织团块。软骨肉瘤易于形成种植病灶,且穿刺物难以与软骨瘤进行鉴别,因此有一定的局限性。

(二) 套针活检

套针活检又称芯针活检。应用套管针深入肿瘤内部取材,可得到直径 3~6mm 的组织芯块,可做石蜡包埋或冰冻切片进行组织学检查以及细胞学检查和免疫组化等辅助检查。该方法可重复操作,组织结构破坏小。获取标本量虽较针吸活检大,但创伤也较针吸活检大,可能引起血肿而污染周围组织。套针活检一般需要在影像学的精确定位下进行操作,较适合于脊柱、骨盆等深部活检,特别是对诊断转移性病变的阳性率最高。在 CT 引导下,确定进针点、穿刺角度和深度,穿入定位针,沿定位针套入扩张套筒,用套管针取出病理组织。最好在取出前 CT 扫描一次,以确定活检部位是病变部位。对骨肿瘤溶骨性病损的诊断准确率高于硬化性或混合性病损,对四肢病损的诊断准确率高于脊柱和骨盆病损,对骨转移病损的诊断准确率高于原发性病损,对恶性肿瘤的诊断准确率高于良性肿瘤。

(三) 切开活检

切开活检可以是单纯切开活检或者是切除活检,在直视下切取肿瘤组织取材。单纯切开活检应用最广泛,几乎是所有恶性肿瘤的常规选择。其最大的优势是可以获得充分的组织以用于诊断,组织学分级准确率最高;缺点是易造成肿瘤局部或全身播散,组织污染可能性大,伤口愈合时间长,有时会影响治疗进程。因此,切开活检目前多用于"疑难病例"及闭合活检失败的病例。术前还应充分考虑如何减少活检手术中的出血,避免病理性骨折,或为病理性骨折的预防性内固定做充分准备。切除活检可兼顾诊断和治疗,适用于骨肿瘤的初期或病损区较小,或影像学诊断考虑为良性,或一些需取较大组织块才能确诊的肿瘤(如骨样骨瘤需显示瘤巢,骨软骨瘤需显示软骨帽等)。对肿瘤发生于可牺牲的骨,如腓骨、肋骨或锁骨等,特别是对活检前考虑为侵袭性良性肿瘤或低度恶性肿瘤,应尽可能考虑一期广泛切除活检,而不必事先做单独切开活检。

● (孙智平)

复习思考题

1. 骨质破坏的 CT 表现有哪些?

2. 磁共振成像的优点与缺点有哪些?

3. 放射性核素骨扫描、肌电图、躯体感觉诱发电位检查在骨伤科疾病中的应用范围有哪些?

4. 关节镜常用于哪些骨关节疾病的诊断和治疗?

5. 选择哪一种骨密度测定法做定量骨密度测定较好? 为什么?

6. 超声检查的适用范围是什么?

扫一扫
测一测

第八章

中医骨伤科学研究基础

📝 学习目标

掌握临床科研设计的基本原则；熟悉临床科研设计的要素、临床流行病学和循证医学的方法学；了解骨伤科研选题的基本流程、方法和注意事项，临床研究设计方案和基本方法。

第一节　骨伤科研究的选题

一、选题的重要性

随着我国经济的发展、人们生活方式的变化、人口结构的老龄化，骨伤科疾病谱也随之出现了变化，成为中医骨伤科研究的新命题。医学科研的目的及意义是提高医疗技术水平和质量，增进人民身体健康。中医骨伤科学的研究以中医药理论为指导，借助循证医学的理念，结合现代科学技术，研究骨伤科疾病的本质及其发生、发展和防治的规律，形成具有中医特色的内伤外损、理筋整骨等理论和适宜技术，以指导临床的诊断、治疗与康复，达到促进人类健康，延长寿命和提高劳动能力的目的。

科研选题一般要根据选题的原则、程序，来确定研究的具体科学技术问题。第一步是选择、确立所要研究的题目，作为整个科研工作的起点，选题是贯穿于整个研究工作的主体思想、指导各项研究设计安排的主线。爱因斯坦曾指出：提出一个问题往往比解决一个问题更重要。选择好的科研题目、确定主攻方向是科学研究工作中具有战略意义的首要问题。中医骨伤科学研究既要着眼于临床诊疗、关注目前诊断和防治效果不理想的骨伤科疾病，又要根据科研条件、技术力量等实际情况，选择恰当的课题。

二、选题的基本原则

(一) 中医特色

中医药学具有独特的理论体系、丰富的实践经验和显著的临床疗效。中医药学重视整体观念、天人合一、辨证论治，这在当前健康观念更新、医学模式转变的过程中，优势尤为突出，特色更加鲜明。因此，中医骨伤科学的研究必须坚持中医特色，坚持在中医理论指导下，积极合理利用循证医学理念、现代科学技术，进一步提高中医药防治骨伤科疾病的水平。

(二) 科学性

选题的科学性，是指选题要建立在严谨的科学依据上，是科研选题的最基本原则。在选

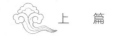

题的过程中还要注意题目需切合实际,以事实为基础,要同已有的科学理论、科学规律及定律相一致,要根据自然科学的基本原则,不能只靠个人的主观臆想或者凭空猜想。骨伤科研究目前大部分基于既往的临床实践经验,因此必须在保证选题方向正确、合理、科学的基础上开展研究工作。

(三) 创新性

创新性是指课题具有新颖性,对自然规律或经典理论提出新见解,在焦点研究领域取得重大进展或者将原先彼此分离的研究领域融合在一起,内容激动人心并富有启发性,具有广泛的科学兴趣,或在已沉寂的研究领域提出新思想等。创新性是科学研究的生命和灵魂,也是科研选题的一项基本原则。作为理论和基础研究课题,要求有新见解、新发现,得出新结论;作为应用研究课题,则要求发明新方法、新技术、新材料、新工艺、新产品,或是将原有技术应用推广于新领域。

(四) 可行性

可行性是指选题实施的可行性,要慎重考虑主客观条件,从实际出发,量力而行。主观上要求正确评价"人"的因素,即申请者的知识结构与水平、研究能力及个人素质,课题组成员知识和技术结构合理;客观上要正确评价是否具备研究条件,这方面主要指动物供应、技术手段、情报文献、临床资料、研究时间、经费支持及协作条件等。

(五) 需要性

需要性原则是指选题要面向实际,着眼于社会的需要,讲求社会效益,体现科学研究的目的性。包括两个方面:一是根据社会实践的需要,这是社会意义;二是根据科学本身发展的需要,这是学术意义。从社会需求的实际需要出发,选择医疗卫生保健事业之中具有重要意义或临床上亟待解决的关键问题进行研究。例如,由于当前我国步入老龄化社会,同时工作人群长期高强度的工作与学习压力,导致骨质疏松症、骨性关节炎、颈椎病、腰椎间盘突出症、腰椎管狭窄症等"慢性筋骨病"已经成为严重危害国民身体健康、影响生活质量的重大疾病,成为中医骨伤科学研究的关键问题,在现有治疗和康复手段不能满足慢性筋骨病患者需求的情况下,对于采用中医药疗法防治该类疾病的研究十分迫切,近年来已经成为医学研究的重要方向。

(六) 效益性

医学研究的目的旨在促进人类健康和社会发展,因此在选题时也应注重科研方向的社会经济效益。中医药领域的科研成果应该对社会经济建设、中医理论发展、临床医疗和医学教育工作等诸多方面产生积极的促进作用,体现综合性效益。

三、选题的基本流程

任何一个科研课题的确立,都需要经过"提出问题""查阅文献""建立假说""确定题目"等环节,即选题的基本流程。

(一) 提出问题

提出问题是科研选题的起始环节。在日常的医疗、教学、科研实践活动中,通常会遇到一些科学理论和科学技术无法解释或无法解决的现象和问题,其实这就是科研选题的土壤,然而要提出一个有意义的科研选题并不是一件容易的事情。根据社会需要及个人学识专长,做科研的有心人,细心观察数据的变化以及差异,善于思考,谨慎分析,发现问题,提出问题,并逐步形成初始构想。能否正确的提出问题,往往在于问题能否被解决以及解决过程的难易程度。

（二）查阅文献

初始构想仅仅局限于研究者对问题的一个粗浅的、初步的认识，而把这种初始构想完善、系统化就必须通过查阅文献资料来完成。因此，在提出问题后，要带着问题或初始构想查阅相关的文献资料，了解前人的研究情况，了解目前的进展动向及存在的关键问题。在资料综合分析的基础上，对问题发生的原因及解决问题的方法提出设想，建立假说。

（三）建立假说

围绕初始构想，经过文献检索，在理论上对所研究的问题进行合理、充分地解释，这种有待证实的理论认识称之为建立假说。"假说"就是根据一定的科学事实和科学理论，对所研究的问题提出假定性说明或试探性解释。科学假说是科学理论形成和发展的中间环节，是医学科研的重要内容，也是科技创新的源泉。因此，假说的建立具有重要意义。

1. 建立科学假说的条件

（1）符合自然科学的基本原理。

（2）基于以往的研究结果。

（3）具有个人的实践经验。

2. 科学假说的特性

（1）来源的科学性：科学假说往往建立在事实资料和科学推理的基础上，具有事实和科学理论的基础，同时也和已知的科学理论和基本事实相符合。

（2）说明的预测性：尽管假说以事实为依据，是通过科学思维做出的推想，但这种推想往往只是一个推测性的想法，尚不能达到确切可靠的认识，因而有待通过科学实验进一步检验或证实，具有一定假定性。假说形式在许多情况下是多元的，其意义也是相对的。

（3）解释的系统性：假说并不单纯需要事实依据，同时还应当能够说明和解释已有的现象，不仅能够解释说明以往理论、事实和现象，也能解释以往理论不能说明的事实和现象。假说能够揭示的范围越大，说明假说反映客观规律的程度越高。中医骨伤科学是临床学科，其假说应以解释临床现象、病理特征、治则治法、预后转归为主要内容。

（4）结论的可验证性：假说的科学价值在于可被重复和验证。一个好的假说应当是可以被重复和验证的，重复和验证的次数越多，科学价值越大，越接近理论范畴。

（四）确定题目

在科学假说建立后，围绕这一假说应当进行科学构思，集思广益，以确定题目。一个好的科研题目应当具有新颖、简明、醒目、高度概括等特点。科研题目往往是反映研究内容的画龙点睛之笔，字数虽然不多，但直接或间接地反映出了处理因素、研究对象及试验效应三大要素，并能够体现假说的内容。

四、选题的方法与注意事项

选题来源广泛，包括疾病的病因病机、诊断治疗、康复等过程。治疗又包括手术改进、药物选用、疗效评价、新技术（如激光、微波、射频等）的应用、技术革新、技术突破等。选题类型多样，包括调查研究、队列研究、资料分析、前瞻性临床研究、实验观察研究、多学科交叉研究以及技术革新等。

（一）实践积累选题

实践积累选题即观察记录一些特殊现象，这是临床医生更多见的一种选题方法。临床上，许多病例是不同于教科书和相关指南的情况，这时要想从中发现问题，观察记录一些特殊现象就显得十分重要。在不断收集整理的积累过程中，发现和提出新的问题，用现有的理论解释难以解决该类问题时，即是触发选题的一个良好的角度。探寻现有方法在工作中不满意而存在的问题以及对现有研究工作中发现问题的深入研究,例如:通过"肢体损于外,则气血伤于内"等中医整体观的运用和大量临床实践,总结出一套以内因为主导,手法整复局部固定、功能锻炼以及"动静结合、内外兼治、筋骨并重、医患合作"为主要内容的中西医结合骨伤科治疗原则。在该原则指导下,创造性地将中西医的精华有机结合起来,使治疗范围不断扩大,疗效持续提高。

要善于从前期工作中挖掘题材,捕捉信息,并在此基础上进一步深入探讨。这种选题工作基础厚实,目的明确,中标和成功的可能性都比较大,是科研选题中较为常用的一种方法和思路。因此,在某种程度上,做中医骨伤科临床医生是十分辛苦的,首先需要坚实的理论基础,其次在大量的临床技能实践过程中,还要保持不断浏览新信息的习惯,保证长期对新的文献信息的获取途径。比如参加国内外大型学术会议,或通过网络资源的检索了解最新的专家共识、临床治疗指南、基础与临床的最新研究结果与技术方法等,这些都是选题的线索和思路。此外,通过学术交流与合作,有助于了解国内外科研动态,发现选题的新方向。

(二) 学科交叉选题

学科交叉可以产生科研新方向,中医骨伤科学不仅可以与医学各专科相结合,同时还要吸收和利用生物学、数学、物理学、化学、细胞学、分子生物学、免疫学等学科的先进技术,特别是生物力学、信息科学、计算机、工程技术等,都是中医骨伤科学今后研究发展可结合的新方向。科学是有结构的,从宏观到微观分为许多层次,不同的层次又依次分为许多学科,学科之间纵横交叉、互相渗透。科研选题要重视学科之间的横向联系,从学科交叉点选题,针对相关学科或相关领域的新成果、新技术、新方法进行借鉴移植,推动本学科的发展。

现代医学的发展,既有精细分科,又有多学科的综合,即既向纵深发展,又在更高层互相渗透。因此,重要或深入的课题,都是多专业、多学科的综合研究。如骨肿瘤的研究,综合了对骨肿瘤的诊断、治疗研究所需要的临床医学、病理学、细胞学、免疫学、放射学及核医学、统计学、药理学以及医用化工、材料学、医用冶金等学科联合协作,组成一个学科间的横向联合体,从而保证科研正确的方向,使科研工作达到明确现象、探索规律、提高疗效、阐明本质的预期目标。学科交叉选题,要求我们不但要了解不同学科、不同领域的背景知识,还要充分发掘其中的科研成果,寻找可行的科研结合点,为发现交叉学科的新方向奠定基础。

(三) 坚持中医特色选题

项目申请指南是立项单位专家组集体智慧的结晶,也是对科研立项的宏观控制政策。无论是国家级还是省部级项目,其指南内容均体现了当前相关学科的发展趋势和重大需求。因此,仔细研读国家科技部、国家自然科学基金委员会等部门的项目指南,把握项目指南对科研立项的宏观政策要求,寻找当前的研究热点与合适的课题切入点,突出中医药研究特色,力求增加选题的准确性和创新性是立项的关键。如"肾藏精""肾主骨""肝主筋""脾主肌肉"等特色鲜明、临床应用广泛的中医骨伤科学经典理论,都值得长期深入研究,而且中医特色鲜明的技术方法也将提高课题的立项成功率。

(四) 在学术争论中选题

外部现象的差异通常是事物内部矛盾的反映。根据从量变到质变的观点来分析,当两类事物间某现象的差异达到一定程度时,就会产生质变,针对事物的特征与区别进行比较时,应先从差异入手。日常工作中,首先要注意观察以往没有观察到的现象,发现以往没有发现的问题。抓住这些线索,也就抓住了科研题目。关注存在争论的学术问题,分析正反方观点不同之处,文献报道是否相互矛盾,深入分析产生争论的焦点,找出解决问题的思路和方法。

第二节　临床研究设计的要素及原则

根据所选定的课题,提出针对性的科学假设,根据研究课题的性质,例如病因、诊断、防治或康复的研究,结合研究的实际情况选择可行的技术路线,是骨伤科课题设计方案的重要基础,下列要素均须提前设定。

一、设计要素

1. 研究对象的选择　临床科研的对象是患者,可来自医院,也可来自于社区;可以是临床期的患者,也可以包括临床早期或不典型患者。对于研究对象的选定,必须要有诊断标准。为了确保研究对象的可比性,避免过于复杂的临床因素干扰比对结果,还应当设计纳入标准及排除标准。

2. 临床干预措施的合理确定　每个临床试验都要至少确定一种可观察评价其临床效应的干预措施。这种干预措施首先应是对受试对象有利无害,还必须是能够通过现有观测手段判定其临床效应的。干预措施的临床效应往往与干预措施的强度或水平有关,即存在着"量 - 效"关系。因此,在确定干预措施的同时,还要把施加的强度或水平合理地确定下来。干预措施的强度不够可能产生不明显的临床效应,强度过高又可能出现较大的副作用或毒性反应,危及受试者的安全,因此,必须结合专业知识和临床前研究结果积极稳妥地加以确定。干预措施在整个试验过程中必须做到"标准化",即自始至终维持不变。

3. 受试对象的正确选择　受试对象是试验研究的主体,临床试验研究的受试对象是患者或志愿者。对患者或志愿者的选择应符合试验的目的要求、有较高的同质性、有良好的依从性、充分尊重受试对象的知情权。

4. 设立对照组　通常情况下临床试验研究都应当设立对照组。在相同条件下,通过对试验组和对照组来进行比较,方能得出较为客观的结论。前瞻性干预的临床试验,对象的分组应当使用随机法,以避免人为选择性偏倚。

5. 确定试验观察的期间要合适　临床试验观察期间往往要根据试验终点的设计指标而定,如终点指标是痊愈、死亡、有效、无效等,根据大多数试验对象预期达到终点的时间,即定为试验观察期间,它的确定需要有生物学及临床预试验依据。观察过短可能导致假阴性结论,过长可能导致资源的浪费。如果试验设计的样本量较大,观察期较长,则可以在样本量趋于半数时,视情况做试验中期效果分析,如呈现最低的显著性效果差异时,可适时考虑提前结束试验观察。

6. 注意盲法的合理应用　对研究观测指标盲法测量以及对治疗措施实施盲法干预,以避免测量性偏倚,干扰研究测试的真实性。

7. 防止混杂因素对研究的影响　设计时常采取研究对象分组时的配对,如性别或年龄的配对,以消除年龄或性别对观测指标的混杂性影响。此外,对资料进行分析的时候,也可以进行分层统计处理。

8. 限制机遇因素对研究结果造成假阳性或假阴性的影响　如果原假设为真时,否定原假设,则发生"弃真",称为Ⅰ类错误、概率为 α。如果在原假设为假时,未能否定原假设,则发生"存伪",称为Ⅱ类错误,概率为 β。在设计中常限制 α 不超过 5%,β 一般以 10% 为宜。

9. 客观评价临床效应　在临床试验设计方案中对如何客观真实地评价临床效应也应有明确规定。由于临床效应一般都是通过某些观测指标来反映的,因此正确地选择观测指

笔记栏

标就成为客观评价临床效应的关键所在。指标是否能真实客观地反映出干预措施的临床效应,在专业上能否得到合理的解释。在临床试验中应该尽量选择客观性指标,即通过测试仪器或工具获得观测结果的指标,而避免选用由研究者主观判断观测结果或根据受试对象主诉获取观测结果的主观性指标。如果必须应用主观性指标,要严格防止由于研究者或受试对象的心理效应所带来的主观偏向性,必要时应采用盲法设计。要尽可能选用最灵敏的检测方法和最先进的检测仪器以提高检测结果的灵敏性。在考虑指标灵敏性的同时,还要兼顾指标的特异性,即检测结果的专一性,以便把假阳性结果控制在最低水平。最好是选用灵敏度高、特异性又好的指标。指标的精确性包括准确性和精密性两个方面。前者是指观测结果与真实情况接近的程度,主要受系统误差的影响。后者是指观测结果的稳定程度,即重复观测时,观察值与平均值接近的程度,属于随机误差的范畴,在临床试验中选择的指标在准确性和精密性上都要有一定的保证。

10. 正确地应用统计学分析方法 在研究设计中,根据干预性措施所产生的预期效应及其相关资料,考虑正确地采用有关统计学的分析方法。临床研究的资料有定量的、定性的,也有配对的、非配对的,有的研究结果需要多组比较,有的仅两组间结果相比较;有的需要做单因素分析,有的需要做多因素分析。总之,不同的研究资料,在研究设计阶段,要考虑采用不同的统计学方法,以利于试验结束时资料的分析比较和评价,这也是研究质量的重要保证。

二、基本原则

首先必须符合《中华人民共和国药品管理法》及《新药审批办法》等法规要求,遵循伦理道德规范及"赫尔辛基宣言"关于进行人体医学研究的准则和方法。临床试验设计的基本原则有:足够大的样本量、设置合理的对照、处理分组的随机、尽可能采用盲法、尽可能减少脱落、尽可能依从方案。同时临床试验必须具有科学性,遵循对照、随机、重复和均衡的原则,这些原则是减少临床试验中出现偏倚的基本保障。

(一) 随机

随机是指参加临床试验的每一个受试者都有相同机会进入试验组或对照组。随机化方法及其隐匿性是临床科研设计的第一原则,它的重要意义体现在以下几个方面:第一,通过随机化进行分组,可以让研究对象中若干重要临床特征在组间相对均衡,继而增加可比性;同时可能存在的有关混杂影响干扰因素,可以因为随机分组和组间平衡而被消除,更利于获得真实的结果。第二,可以防止研究者主观任意性对试验的干扰,以及由此而发生在研究工作中的测量性偏倚或选择性偏倚,从而有利于获得真实的研究结果。具体方法如下:

1. 随机抽样 在被研究的目标人群当中,不需要把全部符合要求的患者都纳入课题中进行研究。一般按照设计的方案,选取一定数量的患者做研究对象。为了使目标人群中所有的合格研究对象都有同等被选择的机会,同时要避免出现选择性的偏倚,使所抽取的样本能够反映总体特征,具有代表性,达到预期的试验目的,通常采用随机抽样的方法。

2. 随机分组 把随机抽样所得到的样本采用随机分组的方法,使其具有相等的概率进入到"试验组"或者"对照组",进而接受相应的试验,尤其是被分层后的研究对象的随机分组,能够使组间已知的或者未知的影响因素基本达到一致,增强各组之间的可比性。运用随机化原则,重点是为了防止在研究对象的选择或分组分配时受到人为的主观因素干扰,其中包括研究者及被研究者两个方面的人为干扰。所以,随机化既不是"随意化",更不是"随便化"。

3. 随机化方法 应用随机法时,常用的有两种方法。一种是单个个体,以单个患者作为随机化单位,通常临床试验采用该方法。或者在目标人群当中随机抽出若干个合格者作为研究对象,并且用随机分配的方法将其逐一分配到各自的试验组中,以接受试验或者对照处理。另一种是群体单位,以一个特殊的群体作为随机化的单位,而不是单个个体,比如:一个小组、一个家庭、一个工厂或一个社区作为随机抽样或者随机分组的一个独立单位,而各群体单位当中符合临床研究设计要求的成员,全部都是被研究观察的对象。常用群体单位的随机化方法有以下几种:

(1)简单随机法:简单随机法有抽签、计算器随机分配法、电子计算机随机分配法或随机数字表法等。简单随机法是其他随机方法的基础,特别是总体单位数不太大时,实施起来并不困难。但在实际中,若总体单位数相当大时,简单随机抽样不容易做到。在临床上的随机对照试验中,通常样本量不大,并且只在一个研究单位当中进行研究时,可以选用随机数字表法。目前,国内外开展的大型多中心随机对照临床试验,大都是由研究中心进行计算机随机分组的,此方法可以较好地确保随机分组的质量。

(2)分层随机分配法:在临床上随机对照试验通常多为中、小样本量的试验。为了保证试验组间样本在数量上的一致性、尽可能消除影响干预治疗结果的试验外干扰因素、增强各组间基线的可比性,在随机分配样本时,通常采用分层随机分配法。经过分层后的随机分配样本,在主要的分层因素分布上达到了基线状态的平衡,增强了可比性。

分层及分层因素的选择应遵循以下原则:第一,选择可能影响临床试验结果的主因素,例如年龄、性别等;第二,选择可能影响被研究疾病的危险因素或者预后因素,例如冠心病发病,以及影响预后的高血压、糖尿病、高胆固醇血症等;第三,分层因素要尽可能选择最主要的,同时限制最小化。如果试验组中分层过多,则可使样本的离散度过大,从而有可能导致最后分组困难的局面。但是,任何研究试验的结果,在分层分析时绝不能纳入过多的因素进行过量分析,不然会导致不恰当的结论。

(3)区组随机化法:区组随机化也称均衡随机化、伪随机化或限制性随机化,同简单随机化相比,区组随机化可以确保整个试验期间进入每一组的对象数基本相同,这样不仅提高了统计效率,而且保证了研究对象分配不受(或降低)时间趋势的影响,即使因为某种原因试验对象预后存在时间趋势,也能将偏倚减到最小,因而,区组随机化是临床试验理想的随机化方法。

(4)动态随机化法:动态随机化指在临床试验的过程中每例患者分到各组的概率是随机应变的,根据一定条件进行调整的方法,它能有效地保证各试验组间例数和重要的预后因素趋于一致。在一些样本量规模不是很大,但是基线的某些预后因素对治疗效果影响较大的临床试验中应用。常用的动态随机化方法包括:瓮法、偏币法、最小化法等。

(5)系统随机抽样法:系统随机抽样法是针对大量的研究个体或者组群单位,选择调查总体量中的一部分(如10%或20%),并以抽样样本量的状况作为总体相关情况的代表。该法既可以用于相关疾病流行病学的患病率、死亡率及其危险因素的调查,也可以用于其他非卫生专业的有关公共事业事务现况的抽样调查等。

(二)对照

为了评价药物或治疗方法的疗效和安全性,必须有用于比较的对照组。对照组是处于与试验组同样条件下的另一组受试者。对照组与试验组唯一的区别是试验组接受试验药物治疗,对照组则接受对照药物的治疗。设立对照组的主要目的是判断受试者治疗前后的变化(如体征、症状、检测指标的改变以及死亡、复发、不良反应等)是由试验药物,而不是其他因素(如病情的自然发展过程或者受试者机体内环境的变化)引起的。对照组的设置能科学地回答如果未服用试验药物会发生什么情况。

第一,干预措施或药物的疗效,在临床研究或者医疗实践中,只有通过若干互相比较观察分析、研究后才能得出利弊的结论。因此,没有确切的对照比较是不能轻易下结论的。

第二,临床上患者因病情轻重不同,对治疗的反应也不同,会受到诸如生理、病理、心理及社会等因素的综合影响,即使是同一治疗药物及措施,它的客观疗效通常也有差异。所以,在临床试验当中,为了求得不同干预措施的真实结果之间的差异度,对于所有受试者(患者)在设置对照组及试验组的时候,各组间患者的临床特征也需要相对均衡,且不具有统计学显著性的差异。

第三,临床试验中在设置对照组进行观察研究时,除了干预措施或者试验药物这唯一的研究因素不同之外,其他所有与治疗相关的因素及环境条件,都要求试验组与对照组保持一致,至少要达到没有显著性的差异。

在现代的临床医学研究设计当中,务必要依据课题的研究性质来设计对照组。在设计对照组时,依据临床试验设计方案的类别与临床研究课题的研究性质,可采取不同的适合于该课题的对照形式。比如,按照临床研究设计方案设立同期随机对照、前后对照和交叉对照、配对对照、非随机对照和历史对照;按照干预措施的性质设立安慰剂对照和有效对照。对照的类型大致如下:

1. 安慰剂对照　试验组用新药(疗法),对照组给安慰剂(与试验药性状相同但不含有效成分)。

2. 空白对照　试验组用新药(疗法),对照组不给任何药物或处理,易导致心理差异。

3. 标准对照　试验组用新药(疗法),对照组给原有的有效药物或疗法(标准治疗)。

(三) 重复

重复是指临床试验中各组的受试者应达到一定的数量(样本含量),即在相同的试验条件下,对不同的个体和样品重复试验的次数足够多,以尽量减少临床试验中的偏倚,反映出所研究药物的疗效和安全性。样本量过少,所给出的安全性和疗效的信息量较少,结论缺乏依据,稳定性较差。样本含量过多,会增加实际工作中的困难以及造成不必要的浪费。因此,在研究方案实施前,需要根据统计学要求,对样本含量作出估计,以保证在可靠性的条件下,以最少的受试者获得所需的试验结论。

选择合适的样本容量应考虑到:

1. 在研究中将涉及的因素个数及其水平数的多少　在单组设计、配对设计、成组设计、单因素多水平设计、多因素析因设计和其他多因素设计中,都有其不同的计算公式。

2. 观测的效应指标的性质　若效应指标是定量的(如比较平均值),则所需样本含量较小;若效应指标是定性的(如比较率或比例),则所需样本含量较大。

3. 精度要求　一般来说,在估计样本含量时,研究者需提出某些精度要求,即容许的误差。容许误差定的越小,所需样本含量就越大。如何确定精度,需要了解其先验知识,就是根据专业知识、文献资料或预试验结果获得的由样本推断总体的相关信息。

4. 研究结果指导将来的应用范围　假定要制定临床上某定量指标的正常值范围,若此正常值范围仅用于一个较小的人群,则所需要的样本含量就可以小一些;若此正常值范围将用于一个较大的人群,则所需要的样本含量就相当大,否则,其代表性就很差。

(四) 均衡

均衡是对一个试验因素的各个水平而言的。在一项试验研究中,若同时需要考察的试验因素为两个或两个以上时,谈论"均衡"仍应限定在每个试验因素各水平之间。例如,在考察四种药物在某种疾病上的疗效时,四个药物组中的患者若用了不同的剂量,则四个药物组在"剂量"这个重要的非试验因素上是不均衡的。均衡原则就是要求同一个试验因素各水平组之间除了所考察的因素取不同水平外,在其他试验因素和一切非试验因素方面都应达到均衡一致。

因此,在进行临床试验设计时,应该注意以下几个方面:

1. 制定合理的纳入和排除受试对象的标准,对参与的研究者进行严格的技术培训。

2. 对试验条件进行标准化管理,如仪器、试剂的校准,制定出科学的诊断、测定和评价标准。

3. 严格按随机原则分配受试对象。

4. 选取合适的设计类型和试验因素。

5. 注重整个试验过程中的质量控制。

6. 在统计分析时,尽可能利用更多的信息,采取相应的统计分析方法消除混杂因素对观测结果的影响。

（五）盲法

盲法是指临床试验中,受试者、研究者、疗效和安全性评价人员、检查者、数据管理员、生物统计学人员不知道其接受试验的组别及干预措施的具体内容,目的是消除提前知道具体干预措施带来的偏倚,能够记录到客观且真实的情况,从而保证研究结果的真实可靠性。

盲法绝非"盲目"地进行临床试验研究,在伦理学规范化的前提下,设计出的盲法临床试验,是由一系列的原则及具体执行方法学所决定的。所以,一旦呈现出某种异常治疗的反应,经过试验专家组的讨论、审核并且证实后,为了受试者自身的利益是可以"破盲"的,甚至也可能终止整个临床试验研究。

1. 双盲法 一般随机化分组的临床试验组当中,一是试验组,一是对照组,而在实施双盲法的随机对照试验当中,研究的执行者不知道谁属于治疗组,谁属于对照组,而受试的研究对象不知道自己所接受的试验药物到底是治疗的药物还是对照剂,因而称为随机双盲对照试验。

在执行双盲法的临床试验设计时,应当注意以下事项。

（1）破盲:在设计中应该有科学严密的管理执行制度与可行的操作方法,对于全部受试对象应当执行严格的、规范化的观察与真实记录,特别要注意试验药物的不良反应,反应严重者需要进行"破盲"。

（2）匹配:如果试验药物与对照药物,从药物本身的要求上有不同用法的时候,除了两种制剂的外观保持一致外,还要做一种与试验制剂一样的安慰剂来匹配,以保证"双盲"的正常进行。

（3）模拟:当试验制剂和对照制剂本身很难保持一致的时候,为了保证"双盲",可以采用"双盲双模拟法"。例如:

试验组:试验制剂药物（片剂）+ 对照安慰液体制剂药物;

对照组:对照制剂药物（液体）+ 试验安慰片剂药物。

无论是片剂、液体制剂,两组外观色泽等都要求没有差别,以保证盲法,在临床执行中应当编号,以防止混淆误用。

（4）监督检查:严格进行监督检查制,定期实施检查汇报制,以保障"双盲"的顺利执行。

2. 单盲法 受试的研究对象处于盲态,既不知归属何组（治疗组或者对照组）,也不知道所用的药物（治疗药物或者对照药物）,但是研究人员不处于盲态,称为单盲试验。

单盲试验简单易行,由于研究人员知情,故而利于进行应对处理,尤其对于可预知的某种试验药物的不良反应,更利于早期发现与及时处理,具有维护受试对象的安全性等优点。但是,单盲法的最大缺点是研究人员通常期望新试验的结果优于对照组,所以对于试验组的对象常常给予过多地关注或者热情,并容易产生各种测量性偏倚,以及受试对象也可能产生"面子效应",报以过多的"良好反应"等,这种自觉或者非自觉的影响,无形中就可能夸大了试验组的效果,导致研究结果出现不同程度地偏离其相对的真实性。

3. 三盲法　"三盲"是在"双盲"试验的基础上,加上试验的数据处理与研究资料的统计分析,以及结局指标评价的"一盲",共为"三盲"。

在当今大型的多中心随机对照试验中,所有的试验数据及其分析处理,通常都是由专业的统计学家为首的组织和团队所承担的,其是独立于临床试验执行组织之外的,是研究执行者与受试对象之外的第三方。资料统计分析者仅限于知道不同的组别资料信息,而不知道不同组别所接受的是哪种干预措施(试验或者对照),在这种"盲法"下进行的统计分析的全部试验结果,就能够保证实事求是地反映出具有真实性的结果。

第三节　临床科研思路

一、临床流行病学的设计、测量与评价方法

临床流行病学的设计、测量与评价方法(design measurement and evaluation method in clinical epidemiology, DME)是实践循证医学最重要的基础方法。研究人员要寻找最佳证据,必须运用 DME 方法进行设计观察、分析,合理地推导结论;如要寻找、筛选最佳的证据,则需要运用临床流行病学 DME 方法对研究报告、文献进行严格评价,务必要掌握各种临床研究设计方案的评价标准,分析在研究中和文献中是否存在有关偏倚和混杂因素的影响及其可被接受的程度;而评价临床研究的临床意义时,也必然会涉及其终点指标的准确度和可靠度、临床价值和统计学意义。

1. 设计　设计指临床研究或观察方法的总体规划。它包括了根据不同的研究类别和目的而确定的设计原则和相应的研究类型,选择恰当的研究对象和合理的统计分析方法等。正确而合理的研究设计,是提高科研结果真实性的关键。不论是探索病因、疾病分布规律或者探讨各种诊断、防治措施的价值,都需要有正确的设计方案。常用的临床医学设计方案有随机对照试验、前瞻性队列研究、回顾性队列研究、病例 - 对照研究、横断面调查、前后对照研究、描述性研究(如病例组分析、病例报告等)。各种设计方案各有优缺点,其研究结果真实性的论证强度也不一样。一般来说,强度是按上述的排列顺序依次递减。

2. 衡量　衡量是确定适当的度量措施和合理的度量指标,以期能客观地表达人群中健康和疾病状况及有关现象的一整套方法。对于致病因素、临床症状和体征、诊断过程或药物的治疗效果,需要采用一些方法和指标来发现与衡量。除此之外,衡量还用于疾病发生的频率、疾病的预后、疾病造成的社会影响、卫生措施的经济费用和效益等方面。

对于一个特定的观察或研究目的,必须针对研究过程的主要环节选用相应的衡量指标,如施加因素、受试对象、试验效应。适当的度量手段和合理的度量指标可以提高调查研究或临床试验结果的准确性和精准性。

硬指标是指有具体的数据要求或定额,可操作性较强;软指标只是有一定的范围或幅度,可操作性较弱。硬指标是以统计数据为基础,把统计数据作为主要评价信息,通过硬指标计算公式,最终获得数量结果的业绩考评指标。软指标是由评价者对观察对象作主观的分析,直接给评价对象进行打分或作出综合评判的业绩考评指标。骨伤科临床上某些体征(如肢体长度、关节活动度等)、实验室检查结果(如血尿酸、碱性磷酸酶、骨钙素及骨密度检测

等),以及骨折的某些后果(如畸形)等,度量指标较易确立,可以用一定的数量或角度表达,这些指标称为硬指标。而像颈椎病所引起的头痛、头晕、目眩、肢体麻木等患者自觉症状的度量指标,则难以用确切的数据确定,这些指标称为软指标。如何确立这一类软指标的衡量方法是临床工作者和医学社会学家所共同关注的问题。中医诊治疾病以辨证论治为特色,中医证候包含了一系列的自觉症状。软指标的衡量和确切的表达对于提高中医辨证论治的准确性和科学性具有重要的临床和应用价值。

3. 评价 评价又称批评性鉴定,是运用科学的方法制订出一定的规则,以分析、确定临床的研究或资料是否能反映事物的真实性,以及可应用性。评价是临床医师做出应用决策时应考虑的重要原则。评价的内容主要有以下三点:

(1) 临床意义的评价:通过临床研究并经临床流行病学系统总结与实践,建立在临床科学证据基础之上的整套关于病因、诊断、治疗与预后等严格评价的标准和方法,用于指导分析和评价临床研究内容和结果的真实性、可靠性及其临床意义。

(2) 研究结果的统计学分析和评价:如果研究的结果具有临床意义的话,那么必须应用正确的统计学方法对结果进行显著性检验,以评价临床差异的真实程度,即肯定结果的真阳性、真阴性的概率及检验效能的水平。当某种研究结果既有临床意义,又有统计学的显著性差异时,即可做出肯定性的结论;如仅有临床意义而统计学差异并不显著时,不能因此而否定临床的价值,此时应计算Ⅱ型错误和检验效能的水平。

(3) 研究结果的卫生经济学的评价:临床医学研究的结果应对其社会效益及经济效益进行评价,应用卫生经济学的原则方法,计算其成本 - 效果、成本 - 效益及成本 - 效用,并进行比较和评价,以肯定那些成本低、效果又佳的研究成果,使之能推广应用。

正确地应用 DME 的原则、程序和方法,在科研设计和实施过程中,防止或减少偏倚对于研究结论的影响,提高研究结果的客观性和科学性。

二、循证医学的方法

循证医学意为"遵循证据的医学",指的是临床医生在获得了准确的临床证据的前提下,根据自己纯熟的知识技能和临床经验,分析并抓住患者的主要临床问题,应用最佳和最新的科学证据,做出科学的诊治决策,结合具体的医疗环境,并取得患者的合作和接受,以实践这种诊治决策的具体医疗过程。根据循证医学的定义,循证医学的实践包括三个要素:即患者、临床医生和最佳证据。患者因病向医生求治,医生要给予患者治疗措施,为了达到理想治疗效果,临床医生不仅要依靠自己的专业知识背景,还应当有效利用最佳证据来帮助做出决策。

1. 循证医学的基础与方法 实践循证医学的基础可以概括为以下几个方面:

(1) 高素质的临床医师:实践循证医学需要高素质的临床医师。临床医师不仅要熟悉和掌握临床专业知识和技能,还必须积累一定的临床经验,同时必须掌握临床流行病学 DME 方法,更需要具备现代医学信息学的知识和技能,从而能熟练地在浩如烟海的医学文献中,准确、高效地检索出所需的信息。

(2) 最佳临床研究证据的收集与传播、推广应用:最佳的临床研究证据是指对临床研究的文献应用临床流行病学的原则和方法以及相关的质量评价标准,经过认真分析与评价获得的最新、最真实可靠、具有临床重要应用价值的研究成果,并迅速应用这些证据指导临床实践或卫生决策,以取得更好的卫生保健效益。实际上,这也是实践循证医学的最终目的。

2. 实践循证医学的方法 可归纳为以下几步:

(1) 在临床实践中发现和提出问题:临床医师在准确采集病史、查体及收集有关实验结果、占有可靠的第一手资料的基础上,经过仔细分析论证后,找出存在于临床中、而现有的理论与实践不易解决的疑难问题。

(2) 系统查找所有相关研究成果(文献):根据第一步提出的临床问题及图书信息情报学的相关知识,确定所需应用的电子检索系统和期刊检索系统,有关主题词、副主题词、关键词及其逻辑关系,建立检索表达式,进行高效率的检索,全面、系统地找出与等待回答的临床问题关系密切的所有研究成果(文献),以供分析评价与利用。

(3) 严格评价文献,发现最佳证据:将收集的有关文献,应用临床流行病学 DME 方法相关的评价标准,从研究的质量、证据的真实性和可靠性、临床价值及其适用性等方面作出具体的评价。当文献的质量和数据符合一定条件时,在定性分析的基础上对研究结果进行综合的定量分析,以得出确切的结论,指导临床决策,这就是系统评价和 Meta 分析。另外,在系统评价和 Meta 分析的基础上,对某些尚难以得到肯定答案的问题,则需要应用临床流行病学 DME 方法进行相关研究,以期获取最佳证据。

(4) 应用最佳证据,指导临床决策:将经过系统评价和 Meta 分析获得的真实可靠并有临床应用价值的最佳证据,用于指导临床决策,服务于临床。反之,对于经过严格评价,认为无效、疗效甚微、甚至有害的治疗措施则予以摒弃。对于尚难定论的治疗措施,则可为进一步的研究提供信息。不难看出,上述循证医学的步骤实际上也是一种临床医师不断提高自身素质、进行知识更新和继续教育的自我学习的过程。临床医师通过循证医学实践,将促进学术水平和医疗质量的提高。

3. 选择文献 根据检索策略在相应数据库中进行检索,获得所有相关文章的摘要。由两位研究人员独立阅读所有摘要,提出可以入选的随机对照试验。然后获取入选的文献全文,分别对各个研究的随机方法、随机隐藏、盲法及随访情况逐一记录,并据此对各项研究的质量进行分类,一般分为 3 类:高质量、中等质量和低质量。

用表格提取各个研究中的各种要素,包括出版日期和地点、病例纳入标准和排除标准,病例的数量、年龄、病程、治疗措施(药物、剂量、剂型、疗程等)、疗效标准、毒副反应、课题资助来源等。如果两人意见不一致,由全体研究人员协商解决。

4. 分析资料,撰写论文

(1) 研究质量:随机对照试验(RCT)一般采用 Cochrane 风险偏倚评估工具,评估内容包括随机序列产生、分配隐藏、对研究者和受试者实施盲法、研究结果进行盲法评价、结局数据的完整性、选择性报告研究结果和其他偏倚。

(2) 数据分析:将所有数据资料输入循证医学协作中心数据分析软件,计算治疗效果的相对危险度。用卡方检验资料的异质性,制作森林图对资料的一致性和效应量进行评估,潜在的发生偏倚用漏斗图检验。

根据资料的分布情况,如果可能将进行亚组分析,做以下几个方面的比较:比较各种中药与安慰剂、比较各种中药与当前其他的治疗方法、比较一种中药与另一种中药等。

常见骨伤科疾病有骨折、颈椎病、肩周炎、腰椎间盘突出症、腰椎管狭窄症、骨质疏松症、膝骨关节炎等,其中很多疾病均以疼痛为主症。这些疾病在临床上有各种各样的治疗方法,但临床疗效不一致。应用循证医学的系统评价,可以用比较统一的标准对相关的文献进行综合评述,从而判断各种治疗方法的有效性和临床意义,并且能够对当前的临床科学研究提供思路和指导性意见。

5. 循证医学的伦理学价值

(1) 循证医学把医学伦理对患者的关怀升华到一个新阶段:循证医学提倡临床医生在重视疾病诊断和治疗的同时,力求从患者的角度出发,了解患者患病的过程及感受,尤其是对疾病的疑虑和恐惧,要充分考虑到疾病对患者机体与身心的影响,要尽可能地了解患者对治疗方案的期望与选择。

循证医学要求在诊断和治疗的过程中,医生要和患者建立平等友好的关系,形成医患联盟,并要求医生要对患者健康全过程服务,而不只是在住院期间。

(2)循证医学还要求医生尊重与患者生命相关的一切权力:循证医学要求医生同情患者,尊重患者,关怀患者。同情、尊重和关怀是医学伦理学的基本内容。

为了落实循证医学的伦理学理念,循证医学在诊断和治疗的过程中有以下措施。循证医学的注册医院都常规设有"伦理委员会"机构,负责制定伦理学的要求,并监督医生的伦理关怀情况。在患者入院以后,负责医生要和患者或患者家属友好对话,安抚患者,解除患者的顾虑与对疾病的恐惧。这种对话绝不同于我们在医院所见到的医生书写病历时那种"需要"式的、只进行对诊断有用的询问,而是极富人性关怀、完全平等的对话。对话的目的不仅是了解病史、确立诊断,更重要的是人文关怀,解除患者顾虑,减少恐惧,相互沟通,建立信任。一般情况下不准隐瞒病情,保证患者的知情权得以实现。隐瞒病情和侵犯患者知情权者要受到伦理委员会的责任追究,甚至法律诉讼。

在不违反"双盲"的原则下,负责医生要向患者介绍治疗方案,说明该方案的必要性以及相关的可能结果,并要征得患者同意,绝不允许医生和医院单方决定与患者生命权力相关的事宜,也不允许侵犯患者的一切合法权益。

在治疗方案的介绍中,循证医学特别规定要向患者详细说明治疗费用。研究人员要充分考虑患者的经济承受能力和应该的、合理的医疗支出,要精确地计算经济效益,不允许过度治疗和过度检查,不允许不计成本的浪费。

当患者出院后,要制定跟踪随访计划。随访持续时间从短期的 3 个月、几年,长到终生,随访方式包括电话随访、门诊复查、家庭访问等。不管方式如何,详细的记录是绝对不能少的,随访记录是治疗资料的重要组成部分。

第四节 临床研究的基本方法

一、受试者的选择与退出

(一)受试者选择标准

1. 诊断标准 临床试验设计要求凡以中医病证和证候为研究对象者,先列出中医病证和证候的诊断标准。以中医病证和证候为研究对象时,如果中医病证与西医病名相对应,则宜加列西医病名,并列出西医病的诊断标准及观测指标作为参考。如果中医病证不与西医病名相对应,则可不必列出西医病名。在以西医病名为研究对象时,则先列出西医诊断标准,同时列出中医证候诊断标准。

(1)西医诊断标准:西医诊断标准应采用国际、国内普遍接受的诊断标准,或权威性机构颁布、全国性专业学会和一些权威性著作标准。对疾病有不同分型的要列出分型(或分期、分度、分级)标准。诊断标准原则上要公认、先进、可行,并注意标明西医诊断标准的名称、来源等。需要时对标准采用的具体情况加以说明。

(2)中医病名诊断标准:中医病名诊断标准应参照全国统一标准制定,若无现行标准,可考虑参照最新版的高等医药院校教材制定,也可采用全国专业学会标准或国际会议等提出的标准。对疾病有不同分类的要列出分类(或分期)标准。同样,中医病名诊断标准原则上应公认、先进、可行,注意标明中医诊断标准的名称、来源等。需要时对标准采用的具体情况加以说明。

(3) 中医证候诊断标准:中药临床研究必须突出中医辨证特色,体现中医学的理论特点。因此,中医证候的诊断及观察对中药新药的临床评价是非常必要的。中医证候诊断标准应参照现行的全国统一标准制定,若无现行标准,可采用全国专业学会标准或国际会议等提出的标准。中医证候诊断标准原则上应公认、权威、可行,注意说明诊断标准的名称、来源(包括原作者和修订者)、制定时间和简要的使用说明以及采用形式等。中医证候诊断标准的内容一般应包括主症和次症,主症和次症宜分别列出。要注意到中医舌、脉特征,并特别注意证候的特异性指标或特征性指标。为使观察指标客观化,症状需分级量化。症状的分级量化应根据病症情况决定,分级量化要客观合理。

2. 纳入标准　试验方案中应预先明确制定入选标准,严格执行,纳入标准必须与临床试验的分期和试验目的相符合,包括疾病的诊断标准、证候诊断标准,入选前患者相关的病史、病程和治疗情况;其他相关的标准,如年龄、性别等。纳入标准的制定一般比较宽泛、简明扼要,可获得研究结果的可外推性。同时为了特殊考虑,纳入标准制定时,才会对疾病的诊断分型、严重程度分期等进行限定。为了保障受试者的合法权益,患者签署知情同意书也应作为纳入标准之一。

3. 排除标准　排除标准的前提是在满足纳入标准的研究对象中进行排除,也就是首先它需要符合纳入标准,或者是在纳入标准范围内。制定某种中药临床试验的受试者排除标准,根据试验目的,可考虑以下因素,如年龄、合并症、妇女特殊生理期、病因、病型、病期、病情程度、病程、既往病史、过敏史、生活史、治疗史、家族史、鉴别诊断等方面。

4. 受试者退出试验条件

(1) 研究者决定的退出:是指已经入选的受试者在试验过程中出现了不宜继续进行试验的情况,如疗效欠佳,发生某些合并症、并发症,或受试者依从性差等,研究者决定该病例退出试验。

(2) 受试者自行退出试验:根据知情同意书的规定,受试者有权中途退出试验,或受试者虽未明确提出退出试验,但不再接受用药及检测而失访,也属于"退出"(或称"脱落"),应尽可能了解其退出的原因,并加以记录。如:自觉疗效不佳,对某些不良反应感到难以耐受,有事不能继续接受临床研究,经济因素,或未说明原因而失访等。

无论何种原因,对退出试验的病例,应保留其病历记录表,并以其最后一次的检测结果转接为最终结果,对其疗效和不良反应进行全数据分析。

(二) 导入期

有些药物研究,受试者在进入临床试验前需有一个导入(清洗、洗脱)期。其目的在于消除已经服用类似药物的延迟作用和稳定基线水平。如受试者在试验前已用过与本试验相关的药物,在病情允许的情况下,可进入导入期。该期的长短应根据观察的病种、使用的药物来确定,已进行药代动力学研究的药物,应根据半衰期确定导入期时间。导入期可使用安慰剂。

经过导入期后,符合临床研究方案制定的入选标准,才可以开始临床试验。若病情不允许停用有关药物时,应在使用相对固定的药物和剂量情况下,待病情相对稳定后,再根据临床方案的要求开始临床试验。此外,有些试验需控制某些检测指标或受试者具备良好的饮食生活习惯后,才能进行临床试验,也应设置导入期,导入期的长短取决于试验的目的、试验药物和适应病证。

二、观测指标

观测指标是否合适,关系到能否准确评价新药疗效和安全性。在对中医"证"和"病"的治疗研究中,这个问题尤为突出。

(一) 指标范围

一般说来,中药临床研究的观测指标有人口学指标、一般体格检查指标、安全性指标和疗效指标四类。其中人口学指标反映受试样本的人口学特征,通常并非试验前的效应指标,故无须做试验后观察。各类指标的主要内容如下:

1. 人口学指标 包括年龄(范围)、性别、种族、身高、体重、健康史、用药史、患病史等。

2. 一般体格检查指标 如呼吸、心率、血压、脉搏等。

3. 安全性指标

(1) 试验过程中出现的不良事件。

(2) 与安全性判断相关的实验室数据和理化检查。

(3) 与预期不良反应相关的检测指标。

4. 疗效指标

(1) 相关症状与体征。应注意与中医证候相关的症状与体征。

(2) 相关的理化检查。

(3) 特殊检查项目如病理、病原学检查等。特殊检查的受试者数量需根据不同疾病来确定。

(二) 结局指标分类

1. 主要结局指标和次要结局指标 主要结局指标是能够为临床试验目的提供可信证据的指标。临床试验的主要指标应选择易于量化、客观性强的指标,并在相关研究领域已有公认的准则或标准。主要结局指标必须在临床试验前确定,在试验方案中要有明确的定义,必要时说明其选择的理由。主要结局指标的数目不宜太多。在有些临床研究中,可采用那些最能反映终点疗效的结局指标,如存活率、复发率、脑卒中发生率等。临床试验如果能够用结局指标作为判断疗效的标准,具有更高的论证强度。如果应用结局指标难以操作,则选择与结局指标关联性最强的指标作为主要指标。

次要结局指标是指与试验主要目的有关的附加支持指标,也可以是与试验次要目的有关的指标,在试验方案中也需明确说明与定义。在评价临床试验的疗效或安全性时,均应以主要指标为依据。

2. 复合结局指标 如果从与试验主要目的有关的多个指标中难以确定单一的主要指标时,可按预先确定的计算方法,将多个指标组合起来构成一个复合指标。中医证候观察和临床上常采用的量表就是一种复合结局指标。当复合结局指标的某些单项指标具有临床意义时,也可以单独进行统计分析。

3. 综合结局指标 将客观指标和研究者对患者的病情及其改变总的印象综合起来所设定的指标,称为综合结局指标,它通常是等级分类指标。综合结局指标在最后判定(如分属不同等级)时往往含有一定的主观成分。如必须通过综合评价指标确认疗效或安全性时,在试验方案中一定要明确规定判断等级的方法,并提供依据和理由。综合结局指标中的客观指标一般应该同时单独作为主要指标进行分析。

(三) 指标观测与记录

1. 指标观测的时点 指标观测时点包括基线点、试验终点、访视点、随访终点。应严格按照方案所规定的、不同观测时点的时间窗完成各项指标的观察、检测和记录。时间窗是指临床实际观测时点与方案规定观测时点之间允许的时间变化范围,时间窗应根据访视时间的间隔长短合理确定。

2. 指标观测的条件 临床试验的场所要具备所需的观测工具,包括检测仪器、试剂、病例报告表等。要注意指标观测、技术操作及操作条件的一致性和稳定性,并做相应的规定。

3. 指标观测的人员 参与指标观测的人员应熟知试验方案,并经过相应的培训。建议通过培训考核,才能开始参加试验研究。

4. 观测结果的记录 各项观测指标的数据是临床试验的原始资料,应准确、及时和完整地予以记录。

(1)各项观测指标应按临床试验方案规定的时间点和规定方法进行检查和记录。

(2)自觉症状的描述应当以受试者自述、自我评价为主,研究者不能以暗示或诱导的结果作为记录。

各观测时点客观指标测试条件应相同,如有异常发现时应重复检查再确定。为了便于统计分析,记录尽可能用数字,少用文字。

三、对照组选择

比较研究是临床试验的重要方法,说明一个新药的疗效和安全性,必须重视对照组的选择。

临床试验要求试验组和对照组来自相同的受试者总体。两组在试验进行中除了试验药物不相同外,其他条件均需保持一致。如果两组患者条件不一致,就会在试验中造成偏倚(bias),影响到分析和结果的解释,所估计的处理效应(treatment effect)会偏离真正的效应值。

临床试验中的对照组设置常有3种类型,即安慰剂对照、阳性对照和剂量-反应对照。对照可以是平行对照,也可以是交叉对照;可以是盲法,也可是非盲法;同一个临床试验可以采用一个或多个类型的对照组形式。

(一)安慰剂对照(placebo control)

安慰剂是一种模拟药物,其外观如剂型、大小、颜色、重量等都与试验药尽可能保持一致,但不含有试验药物的有效成分。

设置安慰剂对照的目的在于克服研究者、受试者,参与评价疗效、安全性的人员等由于心理因素所形成的偏倚,控制安慰作用。设置安慰剂对照还可以消除疾病自然进展、转归的影响,可以分离出由试验药物所引起的真正的不良反应,能够直接度量在试验条件下试验药物和安慰剂之间的差别。

安慰剂对照常常是双盲试验,安慰剂对照可以是平行对照,也可以是交叉对照。必须指出:使用安慰剂的临床试验不一定就是安慰剂对照试验。例如在阳性药物对照试验中,为了保证双盲试验的执行,常采用双模拟设计(double dummy),试验药、阳性对照药都制作了安慰剂,这样的临床试验是阳性药物对照试验,而不是安慰剂对照试验。

安慰剂的使用有一定适用范围,并不是任何临床试验都适用。试验设计时应掌握其使用是否符合伦理学要求,不损害受试者健康和加重病情。在急、危、重症的临床研究中,不适宜单纯应用安慰剂。如果试验组的不良反应比较特殊,使临床试验设计无法处于盲态,也不适宜应用安慰剂。使用安慰剂的受试者往往病情未得到改善,易中途退出试验,造成脱落。

(二)阳性对照(active/positive control)

在临床试验中采用已知的有效药物作为试验药的对照,称为阳性药物对照。阳性对照药物必须是公认安全有效的法定药物。在选择中药对照药时,应考虑新药与对照药在功能和主治上的可比性,还可以从有利于设盲的角度加以选择。在选择化学药作为对照药时,在适应病种上应具有可比性。在选定阳性对照药的同时,应提供相应的背景资料,如对照药的质量标准、说明书的复印件。在双盲试验中阳性对照药物与试验药物在形、味等方面差异较大时,可采取双模拟的方法进行双盲设计;阳性药物对照可以是平行对照,也可以是交叉对照。试验药与阳性药物对照之间的比较需要在相同条件下进行,阳性对照药物使用的剂量、给药方案必须是该药最优剂量和最优方案。如果不是阳性药物的最优剂量,将会导致错误的结论。

阳性药物对照试验,根据试验目的常分为优效性试验(superiority trial)和等效性试验(equivalence trial)两种。从试验设计的灵敏度来看,一旦出现两种药物等效,为了更好地判断试验药物的有效性,可以增加一个安慰剂对照以明确试验药物是否有效。

（三）剂量 - 反应对照(dose-response control)

将试验药物设计成几个剂量,受试者随机分入一个剂量组中观察试验结果,这样的临床研究称为剂量 - 反应对照,它可以包括安慰剂对照,即零剂量(zero-dose),也可以不包括安慰剂。剂量-反应对照主要用于研究剂量和疗效、不良反应的关系,或者仅用于说明疗效。剂量-反应对照有助于给药方案中优剂量的选择。

各个剂量组的样本量不需要保持相同,一般小剂量组需较大的样本提供疗效和安全性信息。通过两个剂量的比较,以及与安慰剂组的比较能够获取不同剂量的疗效变化。当两个剂量组疗效差异无统计学意义时,应选用较低的剂量。获得优剂量或其范围常常是剂量 - 反应对照的目的之一。

四、给药方案

给药方案主要涉及临床试验给药剂量、给药时间、给药途径、疗程、合并用药、注意事项等内容。

（一）给药剂量

中药剂量研究是临床研究中的重要内容,根据法规要求,临床试验应进行剂量研究。中药有效成分药Ⅱ期临床剂量的范围一般是根据有效血药浓度而确定的。除此之外,大部分中药制剂的有效血药浓度很难确定,在需要进行剂量研究的时候,一般可根据Ⅰ期临床试验结果、既往临床经验、文献资料以及药理实验量效研究的结论,推算出临床用药有效剂量范围。在有效剂量范围内确定几个剂量组进行临床研究,找出适宜的临床给药剂量。Ⅲ期临床试验是扩大的多中心临床试验,必要时,可对特殊人群进行剂量研究。

（二）给药时间

临床上给药的时间间隔,一般应根据药物药代动力学试验结果确定。在不能测定血药浓度的情况下,应参考药效和毒理试验结果、临床经验、病情缓急、药物特点等因素决定。有时需要通过临床试验确定。

（三）给药途径

临床试验研究者必须按照申办者的要求和临床试验批文选择正确途径,不能变更。

（四）疗程

中药治疗的疗程,是根据疾病的发展变化规律和药物研制目的、作用特点确定的。一般要考虑:①疾病的病因、病理、发生、发展及转归规律;②药理、毒理研究结果;③文献资料及临床经验;④药物作用特点等。必要时可考虑在临床试验中进行疗程研究。

五、不良反应

世界卫生组织(WHO)对药品不良反应(adverse drug reaction,ADR)的定义是:"为了预防、诊断或治疗人的疾病、改善人的生理功能,而给以正常剂量的药品所出现的任何有害且非预期的反应。在临床试验中,由于超剂量、药物滥用或药物依赖性、药物相互作用引起的损害被认为不良反应"。我国《药品不良反应报告和监测管理办法》把药品不良反应定义为:"合格药品在正常用法用量下出现的与用药目的无关的有害反应。"

临床试验中,试验药品的不良反应是通过对临床试验过程中发生的不良事件与试验用药品因果关系的判断来确定的。不良事件是指受试者接受一种药品后出现的任何不良医学事件,但并不一定与所用药品有因果关系。不良事件有一般不良事件和严重不良事件之分。

严重不良事件,是指临床试验过程中发生的导致死亡或者健康状况严重恶化,包括致命的疾病或者伤害、身体结构或者身体功能的永久性缺陷、需住院治疗或者延长住院时间、需要进行医疗或者手术介入以避免对身体结构或者身体功能造成永久性缺陷;导致胎儿窘迫、胎儿死亡或者先天性异常、先天缺损等事件。

（一）药品不良反应的类型与严重程度

1. 不良反应的类型

（1）A 型不良反应:又称为剂量相关的不良反应,它是由于药物的药理作用增强所致,可以预测,通常与剂量有关,停药或减量后症状很快减轻或消失,发生率高,死亡率低。通常包括副作用、毒性作用、后遗效应、继发反应等。如川乌头、炙附子类药物在剂量较大时可出现口周麻木、舌灼热感、烦躁不安、耳鸣、复视以及全身发痒无力等症状。

（2）B 型不良反应:是与正常药理作用完全无关的一种异常反应,一般很难预测,常规毒理学筛选不能发现,发生率低,死亡率高。B 型不良反应又可分为药物异常性和受试者异常性两种。特异性遗传素质反应、药物过敏反应,以及致癌、致畸、致突变作用等均归属于 B 型不良反应。一般中药过敏反应多属此型。

（3）C 型不良反应:有些不良反应难以简单地归类于 A 型或 B 型,有学者提出为 C 型不良反应。C 型不良反应的特点是发生率高,用药史复杂或不全,非特异性,没有明确的时间关系,潜伏期较长。C 型不良反应的发病机制不清,尚在探讨之中。

2. 不良反应的严重程度　根据受试者的主观感受、是否影响治疗进程以及对受试者健康所造成的客观后果等方面,将不良反应的严重程度分为以下 3 种。

（1）轻度不良反应:受试者可忍受,不影响治疗,不需要特别处理,对受试者康复无影响。

（2）中度不良反应:受试者难以忍受、需要撤药或做特殊处理,对受试者康复有直接影响。

（3）重度不良反应:危及受试者生命,致死或致残,需立即撤药或做紧急处理。

（二）不良反应判断

确定不良事件与药物是否存在因果关系,可从以下几个方面进行分析:不良事件的发生与试验用药有合理的时间顺序;不良事件的表现符合已知的药物反应类型;停药后反应减轻或消失;再次给药后反应再次出现;不良事件无法用受试者疾病来解释。不良反应判断可参照国家药品不良反应监测中心制定的标准（表 8-1）。

表 8-1　国家药品不良反应监测中心制定的标准

判断指标	判断结果				
	肯定	很可能	可能	可疑	不可能
开始用药的时间和可疑出现的时间有无合理的先后关系	+	+	+	+	+
可疑 ADR 是否符合该药品已知 ADR 类型	+	+	+	−	−
所怀疑的 ADR 是否可以用患者的病理情况、合并用药、并用疗法或曾用疗法来解释	−	−	±	±	+
停药或降低剂量,可疑的 ADR 是否减轻或消失	+	+	±	±	−
再次接触可疑药品后,是否再次出现同样的反应	+	?	?	?	−

注:+ 表示肯定,− 表示否定,± 表示肯定或否定,? 表示情况不明。

其中将肯定有关、可能有关、可能、可疑情况合计作为不良反应发生率计算时的分子,分母为用于评价安全性的全部受试者例数。

（三）不良事件的处理与报告

1. 不良事件的处理

（1）轻度不良事件:在不影响受试者健康的情况下,一般不需要特别处理或只对症治疗。

（2）中度不良事件:应中止试验,并对受试者做有针对性的处理。

（3）重度不良事件:重度不良事件危及受试者生命,应立即停止其临床试验并进行紧急救治。

2. 不良事件的报告　临床试验中发生不良事件,研究者有义务采取必要的措施以保障受试者的安全,并记录在案。如发生严重不良事件,应退出临床试验,立即对受试者采取适当的治疗措施,同时在规定时间内分别报告国家药品监督管理局药品注册管理司和省级药品监督管理部门、申办者及伦理委员会,并在报告上签名及注明日期。试验中发生的任何严重不良事件,在及时向药品监督管理部门报告的同时,还要向涉及同一药品的临床试验的其他研究者通报。如果Ⅳ期临床试验中发生新的不良事件和严重不良事件,应同时报告国家药品不良反应监测中心。

六、随访

随访是指试验疗程结束后,继续对受试者进行追踪至随访终点或观察结局。随访又称回访,在临床试验项目中,随访是整个试验不可或缺的一部分,受试者的随访记录是临床试验项目合规的必要条件,对于客观评价观察药物的疗效及安全性具有十分重要的作用。

（一）随访目的

根据药物的不同作用特点和试验目的,可分为随访近期与远期疗效、疗效的稳定性、控制疾病复发作用、生存率及生存时间、迟发或蓄积的不良反应和其他安全性指标。

（二）随访要求

1. 随访计划要写进临床试验方案,病例报告表中应有随访内容的项目。

2. 以相同的、实事求是的态度和方法随访各组(包括试验组和对照组)研究对象。如果为盲法试验,应在盲法下随访,以避免偏倚。

3. 按随访方案观察需要的临床结局指标。

4. 根据试验目的,确定随访人群范围。

（三）随访指标

根据随访目的选择相关的随访指标,比如:

1. 近期和远期疗效。

2. 安全性观测指标,特别应注意不良反应发生时,应随访至各项指标完全正常或医学上认为可以停止观察时为止。

3. 临床症状和客观指标变化情况,如体检、X线片、心电图和实验室其他检查等。

4. 死亡和死亡原因。

5. 生存质量(在临床试验中特指与健康相关的生存质量)。

（四）随访结果评价

1. 评价随访结果的指标有治愈率、缓解率、复发率、病死率、生存(存活)率等,应根据需要选择。

2. 随访期间受试者病情、使用药物情况发生变化,应客观报告随访结果,并做出统计学分析。

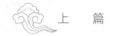

（五）随访实施

随访的期限与次数、间隔时间,应根据研究病种的自然史和对随访终点的要求,并参考有关文献资料而制定。

七、试验中止

试验中止是指临床试验尚未按方案结束,中途停止全部试验。试验中止的目的主要是为了保护受试者权益,保证试验质量,避免不必要的经济损失。

临床试验的中止可从以下方面考虑:

1. 试验中发生严重安全性问题,应及时中止试验。

2. 试验中发现药物治疗效果太差,甚至无效,不具有临床价值,应中止试验,一方面避免延误受试者的有效治疗,同时避免不必要的经济损失。

3. 在试验中发现临床试验方案有重大失误,难以评价药物效应;或者一项设计较好的方案,在实施中发生了重大偏差,再继续下去,难以评价药物效应。

4. 申办者要求中止(如经费原因、管理原因等)。

5. 行政主管撤销试验。

八、病例报告表

病例报告表简称 CRF(case report form),是临床资料的记录方式,它是按试验方案规定设计的一种文件,用以记录受试者试验过程的所有数据。具体临床试验中尽管方案很完善,但如病例报告表设计不严谨,也将影响试验结论的可靠性、准确性,造成难以弥补的损失。

（一）基本要求

按预先设计好的试验方案,详尽设计病例报告表,以便研究者真实、完整、准确、及时地将试验数据记录于病例报告表中,如条件许可时,应将检查报告粘贴在病例报告表上。病例报告表的每一页,都要有记录者签名。在病例报告表的设计过程中,自始至终都应有生物统计专业人员的参与,充分考虑病例报告表的数据录入、统计的需要。一般来说,病例报告表的设计应符合以下各项要求。

1. 一致性　病例报告表各观察项目与内容应和临床方案一致,常常出现研究方案中有某一项目在设计报告表时被遗漏,这样记录后的报告表不能全面反映试验目的。

2. 操作性强,使用方便　病例报告表是给临床研究者填写数据使用的,在多中心试验时,可能有几十个使用对象,所以设计一定既要简明扼要,又不能出现观察项目的遗漏,尽量把每个项目都设计成符号(如画圈、打钩、涂墨等)记录。需要文字记录时,应留有足够的空间,排版不宜过密。把受试者入选标准、排除标准、疗效判定标准、临床操作流程图设计在病例报告表中,或者用手册形式印制,放在研究者最方便处,这是有利于记录的做法,值得提倡。病例报告表设计好后,最好先进行模拟使用,以便发现问题进行修改。

3. 全面性　病例报告表的设计除了依据临床试验方案,还要参照有关法规,故除了设计识别项目、诊断、鉴别诊断、判断疗效、不良反应项目、检测项目等外,还要有提示性项目(如记录方法、判断方法、使用说明、观测日期与具体记录时间)及责任性项目(如签名项目及规定等)。

病例报告表应便于计算机处理。设计成无碳复写三联单式,以便于资料分别保存、检查。病例报告表各项目的排列顺序应符合临床实际操作程序,尽可能方便研究者填写。

需要特别提醒的是:应尽可能避免修改病例报告表。病例报告表中每一页都需填写患者姓名、用药编号、填表日期和填表者签名。

（二）基本内容

病例报告表应按试验目的和特点尽可能设计出各自的特色，一般包含下述内容：

1. 题目页　包括研究题目、研究方法（如多中心、双盲、随机、安慰剂平行对照研究）、研究目的、本组用药编号、随机号、临床试验单位或编号、药物申报单位、试验的开始时间。

2. 填表要求　列出用什么笔、怎么填写、填错时的更正方法、填写时点等。

3. 临床试验流程表　列出该项临床试验的研究流程，并列表表示。如每次访视日期及允许变动范围、需进行哪些检查、药物发放时间、回收药物时间、终止试验时间等。

4. 治疗前（第0天）记录　列出受试者的基本数据，如姓名、汉语拼音名（需要时）、性别、出生年月、年龄、民族、职业、住址、邮政编码、联系电话、吸烟、饮酒、疾病史、家族史等，还要记录入选试验前的服药及治疗情况，包括用药名称、时间、剂量等。

入选试验的时间和接受试验药物的时间。如果试验需要导入期的，需要导入期记录。应记录受试对象的中西医病名、病型、病期、病情、病程、证候等。

入组前的临床表现、体征、实验室检查及结果。

5. 用药后记录

（1）访视记录：用药后每次访视均要逐项记录试验方案中所规定的访视项目。每次访视结果都应分页记录。

（2）用药记录：报告表上应按使用日期记录受试者所使用的药物。当受试者需合并使用方案中未禁用的伴随药物时，也应记入报告表中，包括药物名称、使用时间、剂量。在伴随用药栏中需重申方案中有禁止同时使用的药物名称，以作提醒。从第二次访视起应有药物回收记录。

（3）不良事件记录：包括不良事件的临床表现、出现时间、频率、严重程度、与试验用药品的因果关系判断、对试验的影响、处理措施、转归、处理结果、报告方法等。实验室检查应详细记录测得值、单位和正常值范围，异常情况应加以说明。如为严重不良事件，应填写专门的严重不良事件报告表，向药品监督管理部门、申办者、伦理委员会报告，并签名、注明日期。

（4）依从性记录：应设计受试者依从性记录项目，如是否按时、按量服药，有无遗漏，有否遵守医嘱等。

（5）试验中途退出记录：包括受试者试验中途退出的原因、日期等。

6. 受试者知情同意书记录　知情记录采用知情同意书方式，该同意书可以设计在每一份病例报告表中，占一页，也可单独成一份文件。入组前必须取得知情同意书，如果有导入期的，应在导入期前取得知情同意书。

7. 结束页记录　在病例报告表的结束页上，需说明结束日期、受试者是否完成整个试验，如未完成，应注明原因，并说明最后一次和患者联系的时间，要尽量取得安全性评价数据。此页可设备注栏目，以记录需要补充说明的事项。

8. 实验室检查报告单、化验单粘贴栏目。

9. 签名页　包括临床试验单位、监查员、数据管理员、研究者、本中心试验负责人的签名及日期。

（三）格式

常用的临床试验报告表有判断式表格和问卷式表格。表格可设计成计算机人工输入式或计算机自动扫描输入式。常用填充式或选择式记录，填充式记录的内容要有统一规定，同一结果要用相同的文字表达。但无论何种格式的表格，均应分页记录不同观察时点的项目。

（四）病例报告表的记录

病例报告表是临床试验中收集、记录、保存临床资料的载体，作为试验的重要原始资料，首先必须真实,不得有任何伪造。其次要注意其记录的完整性,即设计的每一时点和每一具体项目都要按方案要求记录,不得遗漏。最后,记录要准确,特别是按文字叙述时,不得夸大疗效,按数字记录时,不得拔高。

记录应用钢笔或签字笔。记录后不得随意修改,如果需要修改,只能在保留原有记录的前提下,由研究者采用附加说明方式,并签名认可。

监查员应确认病例报告表的真实性,所有记录及时、准确和完整。

九、伦理学要求

伦理学要求是基于保护受试者的合法权益而提出的,临床试验应遵循《赫尔辛基宣言》和我国有关临床试验研究规范、法规进行。

临床试验方案应经试验负责单位的伦理委员会批准后才可实施,伦理委员会批准的过程应有记录备查。

每一受试者入选某项研究前,研究者有责任以书面文字形式向受试者或其指定的代表完整、全面地介绍该项研究的目的、程序和可能的风险。让受试者知道他有权随时退出研究,而不会受到歧视或报复,医疗待遇与权益不会受到影响。入选前应给每位受试者一份《受试者知情同意书》(可放于病例报告表中或单列),并有受试者签名及签名日期。知情同意书也应作为临床试验原始资料的重要部分,保存备查。

(王拥军)

扫一扫
测一测

复习思考题

1. 什么是科研选题的创新性?
2. 科学假说的特性有哪些?
3. 不良反应的类型有哪些?
4. 如何判断是否需要中止临床试验?

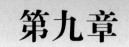

第九章

骨伤科生物力学基础

> **学习目标**
>
> 掌握骨与软骨的生物力学特性、脊柱生物力学特性;熟悉物体的运动、牛顿三大定律、生物力学的研究方法;了解力的概念及受力分析。

第一节　概　论

力学是研究物质机械运动规律的科学。生物学是研究生物的结构、功能、发生和发展的规律,以及生物与周围环境的关系等的科学。随着科学技术的进步和发展,人们不断地向生物学和力学提出新的研究任务和课题,并由此发展形成一系列新的交叉学科,生物力学应运而生,历经半个世纪的发展已形成了其完整的理论基础和科学体系。生物力学是应用力学原理和方法对生物体中的力学问题进行定量研究的生物物理学分支学科,同时,也是多种学科相互交叉、相互渗透所形成的一个新兴边缘学科。

生物力学是生命科学的重要组成部分,通过生物学与力学原理方法的有机结合,认识生命过程的规律,解决生命与健康领域的科学问题。它利用连续介质力学、多相介质力学、断裂损伤力学和流变力学等力学基本原理,结合生理学、医学、生物学来研究生物体,特别是人体的功能、生长、消亡以及运动的规律,最终服务于临床诊断与治疗、生物医学工程和生物技术等高新技术领域,以及人类的保健事业。

人体共有 206 块骨,按形状可分为长骨、短骨、扁骨和不规则骨等。骨的外部形态和内部结构不论是从解剖学还是生物力学的角度来看,都是十分复杂的。这种复杂性是由骨的功能适应性所决定的。骨是一种有生命的、复合的、各向异性的、非均匀的材料,具有黏弹性和良好的力学适应性,骨的一切优良性质都与其功能相一致。

第二节　骨骼力学基础知识

一、力学基本概念

(一) 力的概念

力(F)是一个物体对另一个物体的作用。国际单位为牛顿(N),常用单位有千克力(kgf)。1kgf=9.806 65N(一般计算时可略为 9.8)。

力是矢量,要分析力对物体的作用效果,不仅要确定力的大小和方向,还要确定力的作用点。力可用有向线段"→"来表示,线段的长度表示力的大小,线段带箭头的一端表示力的方向,另一端代表力的作用点。

力的效应是指力对物体作用的结果,力使物体的运动状态发生变化的效应称为力的运动效应(外效应),力使物体的大小和形状发生改变的效应称为力的变形效应(内效应)。

万有引力、弹性力、接触力和摩擦力在各个领域中都有一定的典型性和普遍性,而肌肉力则是生物力学所特有的。

以下我们简要介绍几种本书中所涉及的力。

1. 万有引力　任何两个物体之间都有相互吸引的力的作用,称为万有引力,它们之间的相互作用符合牛顿万有引力定律。万有引力可表示为:

$$F=G\frac{Mm}{r^2}$$

式中 M、m 为两质点的质量,r 为它们的距离,G 为万有引力常数,通常取 $G=6.67\times10^{-11}N\cdot m^2/kg^2$。

地球上任何物体都会受到地球引力作用,一般称为重力,事实证明,物体的重力就是地球对物体引力非常近似的值,可用物体质量(m)和重力加速度(g)的乘积表示。

重力的方向沿其作用方向指向地心。物体的重力和重量不能混为一谈。一个物体在台秤或挂在弹簧秤上,物体对台秤的压力或对弹簧秤的拉力叫做物体的重量。物体重量是物体施加于其他物体的力,不是物体本身所受的力,而物体的重力是物体本身所受的地球引力。当物体相对地球静止时,其重力与重量的大小是相等的。因此,我们可以用物体的重量代替它的重力。

人体所受重力合力的作用点,叫人体重心。它位于身体正中面上第三骶椎上缘前方7cm 处,大约在身高的 55%~56%。重心移动的幅度取决于身体移动的幅度和移动部分的质量。如上肢上伸时重心上移,下蹲时重心下移,大幅度体前屈或做"桥式动作"可引起重心移出体外。

2. 接触力　物体间因接触变形而产生的相互作用力叫做接触力。物体接触时,在接触部位会产生变形,而变形的物体在一定限度内总是企图恢复原状,所以在接触面间产生了相互作用的力即接触力。例如,一物体放在桌面上,若物体接触面之间的摩擦力远小于物体所受到的其他力,则该摩擦力可以略去不计,认为接触面是"光滑"的。假若接触面是光滑的,则物体可以沿光滑桌面滑动,或沿接触面在接触点的法线方向脱离接触,但不能沿法线方向压入接触面,因此物体所受的接触力的方向是通过接触点并且沿着接触面的法线方向,所以接触力又称作法向反力。不论物体多么刚硬,当两个物体接触时,总要发生变形而产生接触力。

3. 弹性力　最典型的弹性力是弹簧的弹性力。引起弹簧发生形变而产生的力称为弹性力,它是以弹簧的伸长或压缩为前提的。在弹性限度内,弹簧的弹性力 F 的大小与弹簧的变形(伸长或缩短)x 成正比关系。

4. 摩擦力　当互相接触的物体有相对滑动或相对滑动的趋势时,在接触面的切线方向出现了阻止相对滑动的作用力,这个力叫滑动摩擦力,简称摩擦力。滑动摩擦力与物体相互滑动的速度有关,滑动摩擦力不仅能够在相互接触的固体之间,而且能在固体与液体、固体与气体之间发生,但它们对于速度的依赖关系是不同的。

在滑动摩擦中,最大静摩擦力的方向与相对滑动趋势相反,大小与两物体间的正压力 N 的大小成正比。这就是库仑摩擦定律。

当物体所受到的外力超过最大静摩擦力,物体开始做相对滑动,此时存在于接触面之间的摩擦力为滑动摩擦力。滑动摩擦力也与接触面的表面状态有关,对于一般的表面状态,滑动摩擦力近似地与接触面间的垂直压力成正比关系。

实验表明,滑动摩擦系数不仅与接触面的性质有关,还与接触面的相对滑动速度有关。对于各种材料的接触面来说,滑动摩擦力总是在开始时随速度的增加而减小,而后随速度的增加而增大。且由实验可知,当速度不大时,滑动摩擦力小于最大静摩擦力。

5. 肌肉力　运动中各种动作的形成,主要是肌肉收缩产生的肌肉力作用于骨骼的结果,肌肉兴奋收缩产生肌张力,并在腱的附着点产生对骨的拉力,从而使肢体产生运动或保持一定姿势。肌肉力简称肌力,其中肌肉是主动部分,骨和骨的连接是被动部分。

运动器官通过肌肉的活动得以调整机体各部分之间的位置关系,得以进行人类所有的各种社会劳动和日常生活。肌肉与前面所提的材料不同,它能利用化学能做机械功。

（二）应力与应变

若把人体看作一个力学系统,人体受力还可分为外力、内力,两者相互作用使人体产生适应、协调和平衡。

外力指物体受到的其他物体的作用,包括载荷(主动力)和约束反力(约束是指限制物体某些运动的条件,是与被约束物体相接触的物体)。约束反力是指外界约束在约束处对物体的反作用力,这种作用力一般是未知的。如小夹板局部外固定治疗骨折时,夹板外缠裹的绷带限制了夹板运动,布带就是给予夹板的约束,夹板及其包围的部位就要受到绷带施加给它们的约束反力。约束反力对物体的阻抗使得物体的某些运动受到限制,所以约束反力的方向总是与约束所限制运动的方向相反。外力可分为体积力或表面力、永久性载荷或暂时性载荷、静载荷或动载荷等。

内力是指组成物体各部分之间的相互作用力。物体受到外力作用发生变形,在其内部产生内力抵抗变形和破坏,但其抵抗能力有一定的限度。

物体在外力作用下,其形状和大小总要发生改变,这种改变称为形变。撤去外力,物体能完全恢复原状,这种形变为弹性形变;若物体不能完全复原(即形变超过了弹性极限),这种形变为塑性形变(范性);而物体在外力作用下产生的形变和外力之间的关系属于弹性力学的内容,下面讨论物体在弹性范围内发生形变时的应力、应变及弹性模量。

1. 应力和应变

（1）正应力和正应变(线性应变):物体受到拉力或压力时,其长度会有变化。

（2）切应力和切应变:在长方体内部任取一个与其底面平行的横截面,由力的传递,截面上下的两部分也互相施加与截面相切的且与 F 的大小相同的内力,且长方体发生如图中虚线所示的平行位移,这种变形称为剪切形变,简称切变(图 9-1)。

在剪切形变中,若物体只有形状的变化而体积不变,且和底面距离不同的截面移动的距离不同但它们的截面积都为 S;若某截面相对底面产生的位移为 ΔX,该截面和底面之间的垂直距离为 d,我们定义 ΔX 和 d 的比值为剪切应变,写作 $\Delta X/d$。

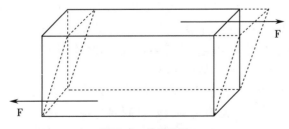

图 9-1　剪切形变

(3) 体应变和体压强：当物体受到压力作用，其形状性质保持不变而体积发生变化时，体积的变化量 ΔV 与原体积 V_0 的比称为体应变。

对各向同性的物体，在外力作用下，引起它的体积发生变化的应力是物体内部各个方向的截面上都有的相同的压应力，即具有相同的压强，那么，我们就可以用压强 P 来表示使体积发生变化的应力，这时的压强 P 可称作体压强。

由上可知，内力是由外力引起的，应力是作用在物体内单位截面上的内力，应力反映了物体在应力的作用下发生形变时物体内部的紧张程度；应变是指物体在应力作用下的相对形变，反映物体的形变程度，是一个无量纲的物理量。要注意的是，物体在外力的作用下，物体内不同截面处的内力和应力一般是不相同的，并且也不一定等于外力。

应该指出，应力的产生以及由此发生的应变，不一定都是由机械外力引起的；热、电的因素也可引起应力和应变。如严冬季节室外水管的冻裂，就是由于温度改变所引起的应力导致的，由热效应引起的应力叫热应力；再如骨骼中存在逆压电效应，在骨骼上施加电场，可在骨骼中产生应力和应变，这是由电的因素引起的。

2. 弹性模量

(1) 材料的弹性和塑性：材料在外力作用下发生形变而产生的应力与应变的关系反映了材料的力学性质，不同的材料有不同的应力 - 应变曲线。

(2) 弹性模量：在材料弹性极限范围内，材料的应变和应力是正比关系，这一规律称为胡克定律。

除此之外，胡克定律还有切变模量和体积模量这两种表达模式。

上述 3 种模量都是反映材料在受到应力时对所产生应变的抵抗能力强弱的物理量，我们也可用刚度来反映材料抵抗变形的能力，所以材料的弹性模量也称为该材料的刚度。在材料的应力 - 应变关系曲线中，弹性区的直线斜率代表的就是该材料的弹性模量，即材料的刚度。所以，在材料的应力 - 应变关系曲线中，可以得到有关该材料的极限强度、刚度和该材料在被破坏前所产生的最大应变。

物体在外力作用下之所以能够产生应力，发生应变，是因为外力对物体做了功。通过外力做功，物体吸收了外部能量并通过变形把该能量转变成其形变势能储存在内部。物体在被破坏前所储存的能量可以用应力 - 应变关系曲线下面的面积来表示（指从应力 - 应变关系曲线的断裂点做纵轴的平行线，该平行线与横轴和应力 - 应变关系曲线所围成的面积）。该面积越大，表明相应材料的强度越大，抵抗破坏的能力越强。当撤去外力时，在材料的弹性区，应力完全消除后，材料内储存的能量可以完全释放出来，材料可以完全恢复原状；在塑性区，材料发生塑性形变后，应力即使完全消除，储存的能量也不会完全释放，会有一部分留在永久变形的材料内成为材料的形变势能。材料负载的过程是其吸收储存能量的过程，若加载过程中导致材料被破坏，那么材料吸收储存的能量会骤然快速地释放出来。

（三）材料的黏弹性

有一些材料如橡胶、高分子塑胶、高温的铁、几乎所有的生物材料等，它们的应力、应变之间达到稳定的对应关系需要一个时间过程，也就是说在对这些材料施加外力和撤去外力时，它们是逐渐变形和复原的，这些材料既具有弹性固体的力学性质，也具有黏滞性流体的力学性质，或者说这些材料的力学性质介于弹性固体和黏滞性流体之间，这类材料称为黏弹性材料。黏弹性材料具有固体和流体双重特性。

黏弹性材料的变形程度取决于外力以如何的速率施加，那么黏弹性材料的应力 - 应变关系不是唯一的，而是一个与时间有关的函数，即黏弹性材料具有时变性。

在研究黏弹性材料的时变性时发现，材料在恒定应力的作用下，开始有一迅速的较大的应变,随后有一缓慢的逐渐增加的应变过程,直到具有恒定应变量的平衡状态,这种现象称为黏弹性材料的蠕变现象。当撤去外力时,若材料是黏弹性固体材料,则变形会完全消失,材料最终会完全复原;若材料是黏弹性流体材料,则材料最终不会完全复原,还会有变形存在。

课堂互动

简述物体内部的应力和其所承受的外力之间的关系。

二、静力学基础

静力学是研究物体在力作用下的平衡规律,对人体的运动或某一器官力学特征进行分析时,常把人体简化成质点、刚体,使问题的研究大大简化。

(一)质点和刚体

1. 质点　质点是指具有质量,但可以忽略其大小、形状和内部结构而视为几何点的物体,是由实际物体抽象出来的力学简化模型。

2. 刚体　在力的作用下不发生变形的物体称为刚体,是由实际物体抽象出来的力学简化模型。在静力分析中,所研究的物体都视为刚体。在生物力学中,把人体可以看作一个多刚体系统。

(二)物体的运动

物体机械运动的形式有平动和转动两种。

1. 平动　平动指运动过程中,物体上任意两点的连线始终保持等长和平行,其运动轨迹是直线或曲线。物体平动时,物体上各点的位移、速度和加速度都相同,所以可把物体简化成质点处理。

2. 转动　转动是指物体运动过程中,组成物体上的所有质点都围绕同一直线(即转动轴)做圆周运动。物体转动时,组成物体的各质点距转轴的距离不同,所以各质点的线速度也不同,只能把物体简化成刚体来处理。

刚体转动时,若其转动轴固定不动,则称为定轴转动。描述刚体转动状态的物理量是角位移、角速度和角加速度。刚体的一般运动是平动和转动的合成,那么,刚体的任何一种机械运动,从最终的效果来看,都是由它的若干个平动和若干个定轴转动组合而成的。

3. 耦合运动(复合运动)　耦合运动是指一个物体围绕或沿着一个轴平移或转动的同时,也围绕另一个轴平移或转动。

人体的大部分运动包括平动和转动,两者结合的运动称为复合运动。研究中通常把复合运动分解为平动和转动,如人骑自行车时,躯干可近似地看作平动,下肢各关节围绕关节轴进行多级转动。

4. 力矩和力偶

(1) 力矩:物体能否转动以及转动状态(快慢)是否发生改变取决于力的大小、方向和作用点三要素的综合作用。如我们开门时,施加于门的作用力平行或者通过门轴,那么再大的力也不能把门打开,要使门绕轴产生转动,必须使力的作用线与轴之间有一定的距离,所以,在研究转动的问题时要考虑力相对于转轴的位置,这就需要力矩的概念。

(2) 力偶:力偶是指作用在同一刚体上的大小相同、方向相反且力的作用线互相平行不重合的两个非共点力。

5. 杠杆　人体的运动装置与杠杆有关,运用杠杆原理对人体运动进行分析,是生物力学研究的重要途径之一。

杠杆装置包括支点、动力点(力点)和阻力点。人体受力可分为动力和制动力(阻力)。如果所受力的方向与人体运动(速度)方向相同,称此力为人体动力,反之则称为人体阻力。人体的运动杠杆装置分为三类。

(1) 平衡杠杆装置:其支点位于力点和阻力点中间,主要作用是传递动力和保持平衡,这类杠杆既产生力又产生速度。在人体运动中这类杠杆较少,如头部的点头动作。

(2) 省力杠杆装置:其阻力点在力点和支点的中间,其力臂始终大于阻力臂,可用较小的力来克服较大的阻力,故称省力杠杆。如站立位提足跟的动作,以跖趾关节为支点,小腿三头肌的跟腱附着于跟骨上的止点为力点,人体重力通过距骨体形成阻力点,在跗骨与距骨构成的杠杆中位于支点和力点之间。

(3) 速度杠杆:其力点在阻力点和支点的中间,此类杠杆在人体上最为普遍,如肱二头肌屈起手中握有重物的前臂的动作,支点在肘关节中心,力点(肱二头肌在桡骨粗隆的止点)在支点和阻力点(手及所持重物的重心)之间。此类杠杆因为力臂始终小于阻力臂,动力必须大于阻力才能引起运动,但可使阻力点获得较大的运动速度和幅度,故称速度杠杆。

(三) 受力分析

受力分析就是对研究对象所受的全部外力进行分析。进行物体的受力分析时,首先要把研究对象从其所处的物体系中分离出来,分离出的研究对象又称分离体,这个过程叫取分离体。在分离体上画出其所受的全部外力的图形叫做研究对象的受力分析图或自由体图。

(四) 力系与力系平衡

1. 力系　一个物体若同时受到几个外力的作用,这些外力就形成一个力系。根据力系中各力的作用线的特征,力系可分为以下几类:

(1) 汇交力系或共点力系:各个外力的作用点为一点,或这些外力的作用线相交于一点,或这些外力的作用线的延长线相交于一点的力系称为汇交力系或共点力系。共点力系中所有力的作用线都位于同一平面内的叫平面共点力系,否则称为空间共点力系。

(2) 平行力系:各力的作用线相互平行的力系称为平行力系。平行力系又分平面力系和空间平行力系。

(3) 一般力系:各力作用线既不平行,又不汇交于一点的力系称为一般力系。一般力系也可分为平面和空间两类。

若两个力系在同样条件下作用于同一物体产生相同的效应,则称这两个力系为等效力系。

2. 平衡　在力学中,把相对于地球处于静止或匀速运动的状态称为物体的平衡状态,简称物体的平衡。静力学就是研究物体在各种力系作用下的平衡条件。

3. 物体平衡条件　当物体运动加速度为零时,物体处于静止状态或匀速运动状态,即物体处在平衡状态。

4. 人体平衡的特点　人体由于生命活动的存在,肌张力也在变化,使得人体重心在一定范围内波动,因此人体平衡是相对的动态平衡。

当人体重心偏移时,人体能借助一些补偿动作来抵消或 / 和中和重心的偏移,如果还不能维持平衡时,人体还可借助恢复动作或 / 和改变支撑面来获得新的平衡。也就是说,人体可以通过视觉和本体感觉,在大脑皮质的控制下,通过肌肉的收缩运动形成人体平衡的力学条件,恢复和维持人体平衡。因此,人体的平衡离不开肌肉的收缩运动,肌力的主要作用就是固定关节、调节控制人体平衡。肌肉运动要消耗生理能量,如果人体保持平衡的时间太长,使得机体能量消耗过多,肌肉疲劳,将会降低人体控制平衡的能力。人体平衡还受心理的影响。

（五）物体平衡方程

当物体受到力系的作用,分析其平衡条件时,首先要对力系进行简化,而力系的简化经常需要力的合成与分解。在研究力的运动效应时,力进行分解或合成时需要移动力时,力的作用点可以沿其作用线任意移动而不会改变其效应;但研究力的变形效应时,力不能沿其作用线任意移动。

1. 力的合成与分解 若几个力同时作用在一个物体上,其作用效果会和某一个力单独作用在该物体上的效果相同,那么后一个力是前面几个力的合力,前面几个力可以说是后一个力的分力。

（1）力的合成:已知分力求其合力的过程就是力的合成（力的叠加）。可用图解法进行力的合成,图解法有平行四边形法则、三角形法则和多边形法则3种方法。

（2）力的分解:已知合力确定其分力或者要确定力沿不同方向的分量的过程称为力的分解。力的分解需要知道一些已知条件,才能确定结果。力的分解是力的合成的逆过程。

2. 刚体在共点力系作用下的平衡方程 对于共点力系,若分力的合力等于零,可以证明分力对任一转轴的合力矩也等于零。

3. 刚体在平面力系作用下的平衡方程 对于平面力系,其分力对任一转轴的力矩只有正负之分,且这些分力也只需在平面直角坐标系内进行分解。

三、动力学基础

动力学的基本定律是牛顿力学定律,也是经典力学的基础。在很多情况下,物体可以看作是质点或质点的集合。牛顿力学定律给出了惯性、加速度和作用力三者之间的关系,揭示了质点运动的共同规律。

（一）牛顿第一定律

牛顿第一定律指出,当物体所受的合外力等于零时,物体将保持静止或匀速直线运动状态,又称为"惯性定律"。牛顿第一定律告诉我们,物体的运动状态并不需要力来维护,只有当物体的运动状态要发生改变时,才需要力的作用,即力是改变物体运动状态的原因。

（二）牛顿第二定律

牛顿第二定律指物体所受合外力的大小与物体加速度的大小成正比关系。若物体所受外力的方向与物体的运动方向相同,物体做加速运动;反之,物体做减速运动。牛顿第二定律的公式形式为

$$F_{合} = ma$$

其中,$F_{合}$为物体所受的合外力,m为物体的质量,a为在合外力的作用下物体的加速度。由牛顿第二定律可知,当物体所受的合外力一定时,物体的质量越大,其加速度越小。即质量大的物体要改变其运动状态较难,反之,较容易。这说明质量反映了物体维持原有运动状态的能力,所以质量是物体平动惯性的量度,又称其为"惯性质量"。

（三）牛顿第三定律

牛顿第三定律指出,当两个物体相互作用时,若F_1表示第一个物体受到的第二个物体对它的作用力,F_2表示第二个物体受到的第一个物体对它的作用力,那么,力F_1和F_2总是大小相同、方向相反,作用线在同一直线上,这两个力称为作用力和反作用力。即物体间的作用是相互的,作用力和反作用力性质相同,同时出现,同时作用,同时消失;大小相同、方向

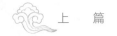

相反、有相同的作用线。在对物体进行受力分析和构建受力图时起重要作用。

牛顿力学定律也有其局限性，它只适合以下范围：①牛顿力学定律适用于惯性系；②牛顿力学定律适用于与光速相比速度比较低的物体，否则要应用相对论力学；③牛顿力学定律适用于宏观领域，在微观领域要应用量子力学。

第三节　骨与软骨的生物力学

骨是一种有生命的、复合的、各向异性的、非均匀的材料，具有黏弹性和良好的力学适应性，骨的一切优良性质都与其功能相一致。骨的功能主要有两方面：一是组成骨骼系统，用来支撑人体和维持人体的正常形态，保护内脏器官，骨骼是肌肉的附着部位，又为肌肉收缩和身体运动创造条件，骨骼本身以连续变化来适应改变形状与结构的需要；二是调节血液的电解质 Ca^{2+}、H^+、HPO_4^- 的浓度来保持体内矿物质的动态平衡，即骨髓的造血、钙磷的储存与代谢等功能。骨的功能适应性是指对所担负工作的适应能力。从力学观点来看，骨是理想的等强度优化结构。它不仅在一些不变的外力环境下能表现出承受负荷（力）的优越性，而且在外力条件发生变化时，能通过内部调整，以有利的新结构的形式来适应新的外部环境。

日常生活中，骨骼受到复杂的力的作用，可发生一定的形态改变，正常情况下，骨组织处于吸收和形成的平衡状态中。一些全身和／或局部因素可以导致骨形成和／或骨吸收的增加或减少。骨的生物学改变可引起骨的显微结构和组成成分的变化，从而影响骨组织的力学特性。为了在骨组织材料的层面上理解局部应力下产生应变与整骨变化之间复杂的关系，需要对整骨的内部应力进行计算和分析，这需要了解所涉及组织的材料性能、整骨的几何特征和承受的负荷。一旦内部应力已知，就能通过与骨组织强度特征的比较，评估骨组织结构发生变化的程度，甚至是骨折的危险性。因此，在预测骨骼变化时需要了解的内容有：组织水平上的骨材料特性、骨的几何参数、骨承受的负荷、对内部应力（需结合骨形态与负荷信息得出）的分析、在组织水平上预测的应力与已知骨强度的比较。如果预测到的应力超出已知强度，则骨在给定的力学负荷条件下将面临骨折的危险。

课堂互动

骨的主要功能包括哪几方面？有什么结构能体现这些功能？

一、骨的功能适应性

（一）骨的刚度、强度、韧性和稳定性

1. **刚度**　刚度是指生物材料或非生物材料组成的构件（如骨或固定系统）抵抗变形能力。表现为应力与应变之间的关系。刚度有大小之分，刚度大说明材料在载荷作用下不容易变形，即抵抗变形的能力强。构件受到外力作用，即使不出现塑性形变也会产生弹性形变，刚度的要求是在外力作用下弹性形变不超过一定的范围。

固定系统跨越骨折区的部分将承受应力作用，这就要求固定物需要具有一定的刚度，同时为了促进骨折愈合，固定物必须允许骨折端在适度范围内产生移位，所以其刚度又可太大。

2. **强度**　强度是指构件抵抗破坏的能力，即所能承受的最大应力而不发生破坏的应力极限,破坏常指断裂或产生了过大的塑性形变。材料不同,其强度也有高低之分,强度高就是指这种材料不容易被破坏,其所能承受的应力水平较高。

固定物的强度同样取决于材料和结构,而且固定物的空间结构对强度的影响比材料性质更大。如果是单次受力,固定物在极限强度处发生断裂,但在反复外力作用下,使固定物破坏的外力将较小,这种现象称为疲劳断裂,这是在设计固定器械时需要考虑的问题。

3. 韧性　韧性指的是材料在外力作用下发生断裂前所能达到的最大变形程度。一般的固定物要求有一定的韧性,如螺钉在拧入时应允许一定程度的过拧,即耐受一定角度的自体扭转变形而不会发生断钉。材料韧性的不足同样可通过结构设计来改善。

4. 稳定性　稳定性是指构件承受载荷作用时在其原有形状下保持为稳定的平衡的能力。有些构件在载荷作用下,可能出现不能保持它原有平衡形式的现象,如对于细长的受压直杆,当压力逐渐增大而达到一定数值时,压杆就会突然从原来的直线形状变成为曲线形状,这种现象称为丧失稳定,在工程中常常见到由于某个受压杆件丧失稳定而导致整个结构物破坏的事故。

（二）骨的功能适应性

骨的结构受 3 种因素控制:遗传、激素活性及载荷。德国 Julius Wolff 于 1892 年提出了"骨变化定律",即骨功能的每一改变,都按照数学法则,以某一定的方式改变其内部结构和外部形态,即骨的外部形态和内部结构反映了其功能。一些学者探讨了 Wolff 定律的反馈机制,认为机体可能通过 4 种方式对载荷做出动态响应,即载荷可能由骨胶原、骨矿物质、骨细胞外液和 / 或骨细胞自身来感受。

骨的内部组织情况也显示骨是一个合理的承力结构。根据对骨骼综合受力情况的分析,凡是骨骼中应力大的区域,其强度也较高。人下肢骨的应力分布曲线显示,骨小梁的排列与此十分相近。可见骨能以较大密度和较高强度的材料配置在高应力区,说明虽然骨的外形很不规则,内部材料分布又很不均匀,但却是一个理想的等强度最优结构。骨小梁在长骨的两端分布比较密集,其优点为:①当长骨承受压力时,骨小梁可以在提供足够强度的条件下使用比骨密质较少的材料;②由于骨小梁相当柔软,当牵涉大作用力时,例如步行、跑步及跳跃情况下,骨小梁能够吸收较多的能量。

骨的功能适应性主要表现为黏弹性、各向异性、壳形(管形)结构、均匀强度分布四个力学功能特点。

1. 黏弹性　所有生物材料都有黏弹性表现,骨和软骨都是黏弹性物体。

骨和软骨中含有大量胶原纤维。这些胶原纤维等有机成分中充满液体。这些液体主要有两个作用:①承担较大的变形;②将骨或软骨表面的所受压力均匀分散到骨或软骨每个部分。故而骨具有较大的黏性与弹性。这就是骨具有黏弹性的原因。

2. 各向异性　各向异性是指复合结构材料的力学性能具有较强的对其成分和结构的依赖性。由骨内部解剖结构可见骨是一种复合材料结构。复合材料的力学特性,包括杨氏模量、剪切模量、黏弹性、极限应力应变等,不仅与其物质成分有关,而且与其结构有关。研究发现,人皮质骨的横向(径向或切向)试件的压缩模量约为纵向试件的 56%。但同一块骨不同部分的力学性能是有差别的,如长骨在其管状部分的强度最高,股骨最强之处在上 1/3 处的外侧。同时,即使是骨的某一点上,各个方向的力学性能也不相同,即具有明显的各向异性。例如长骨主要承受的是轴向的压力,因此沿轴向具有较高的强度和弹性模量。

3. 壳形(管形)结构　骨以其合理的截面和外形成为一个优良的承力结构,以长骨为例加以说明。

（1）弯曲载荷下长骨结构的优化:对骨的应力,可以用对建筑物梁(梁:建筑学名词,是承弯曲构件,瓦屋顶的重量通过檩梁传递到直立的柱身。一般梁断面是矩形)的应力一样的方法来分析。一条两端支持的横梁,在梁的中间加一向下的力,则横梁受到弯曲载荷,会在横梁的顶部产生压应力,底部产生拉应力,越往中部应力小。一般来说,任何形状的梁的中部都受到很小的应力。为此通常都用"工"字形截面的横梁作为建筑物的支持梁,即载面两端厚中间薄,可以节省材料。如果作用力可能来自任何一个方向的话,可用一个空心圆柱梁,这样就可以用最少的材料面获得最大的强度。这种空心横梁和同结构的实心梁具有同样的强度,可节省约 1/4 的材料。人体的长骨,如股骨、胫骨、肱骨等都是中空的结构,都有可能受到来自任何一个方向的力的作用,因此,长骨的空心结构是较完美地适宜于支持作用的结构。在弯曲载荷下,弯曲变形最大的部分往往在骨的中部,而较高强度的骨密质在长骨的中部最厚,在两端较薄,正好适应受力的需要,可见这个设计是高质量的。

(2) 转载荷下长骨结构的优化:将胫骨横截面与工字形梁这一理想的抗弯截面进行比较可以看到,在承受纵轴的弯曲载荷时,骨截面就像工字梁截面一样,大部分材料远离中性轴。如果在考虑到骨还将承受绕横轴的弯曲载荷和绕纵轴的扭转载荷(在截面上产生剪应力,其大小也是与其到截面中心的距离成正比),这说明长骨中空的结构是一个优化的结构。

4. 均匀强度分布　骨具有强度大、重量轻的特点。如果引入比强度(最高强度除以密度)和比刚度(弹性模量除以密度)的概念,则可以见到骨的比强度接近于工程上常用的低碳钢,而骨的比刚度可达到低碳钢的 1/3。

课堂互动

骨的功能适应性体现在哪些方面?

二、骨的基本力学性质

骨骼的受力形式根据外力作用的不同,可分为拉伸、压缩、弯曲、剪切扭转和复合载荷几种形式。这些载荷会在骨内产生拉应力、压应力和剪应力,相应产生拉应变(伸长)、压应变(缩短)和剪应变(截面错位),对骨的结构造成不同的影响。

1. 拉压力学性质

(1) 低碳钢拉伸试验:对于骨骼材料的拉伸,骨骼的应力-应变曲线类似于工程材料,在线性范围内,骨组织的应力与应变关系仍服从胡克定律,即应力和应变成正比,但干骨弹性阶段和塑性阶段不如湿润骨明显。

(2) 低碳钢压缩试验:骨骼不同于一般工程材料,它更倾向于脆性材料,在压缩时的力学性质与拉伸时有较大差别,皮质骨的抗压强度极限和应变,比拉伸时高,但弹性模量在拉伸时较大,一般来说,骨的抗压能力要强于抗拉能力。

2. 剪切力学性质　骨试件的剪切强度受到各种因素的影响。Evans 等(1952)从成人股骨、胫骨和腓骨不同局部解剖位置取试件,沿垂直于长轴方向得到的剪切强度差异可以看出,股骨和腓骨都是在中间 1/3 处的剪切强度较大。

Evans 等(1952)对防腐人股骨各部位的 121 个湿骨试件和 121 个干骨试件的剪切试验表明,湿骨剪切强度大于干骨。

3. 扭转力学性质　Evans 试验了 415 根成人防腐股骨密质骨试件,工作长度 L=0.8mm,直径 2.3mm,测得扭转剪切强度极限均值 45MPa,剪切弹性模量为 6GPa。

4. 弯曲力学性质 骨弯曲时所受的应力要复杂许多,因为弯曲时的应力是拉应力、压应力和剪应力的组合,而且又非均匀分布。骨的弯曲试验通常有两种形式——整骨(整块骨头)和试件(骨头按不同试验类型的需要截取的一部分)。加载方式为四点弯曲(纯弯曲)或三点弯曲(剪切弯曲)。由于长骨不直,横截面形状不规则、不等厚,并且整骨是由密质骨、松质骨、血液、骨髓等物质组成,用整骨弯曲试验可反映整体的力学性质。实际结果显示,整骨和骨试件的扭转试验结果存在着不同。

5. 骨对复合(实际)外力作用的反应 在人体运动中,单纯受到上述某一种载荷的情况很少见,大量呈现的是复合载荷。复合载荷是同时受到上述两种或两种以上的载荷作用。正常行走时,足跟着地时为压应力,支撑阶段为拉应力,足离地时为压应力。在步态周期的后部分呈现较高的剪应力,表示存在显著的扭转载荷,提示在支撑时相和足趾离地时相胫骨外旋。慢跑时的应力方式完全不同。在足趾着地时先是压应力,继而在离地时转为高拉应力,而剪应力在整个支撑期间一直较小,表明转载荷很小。

课堂互动

试分析行走时股骨头所受外力的性质。

三、骨力学性能影响因素

(一) 骨的成分因素

1. 孔隙率 孔隙是指骨组织中为软组织所充填的"腔隙"部分。由于骨髓及其他软组织在非水静压状态下基本没有强度和刚度,因此推测随着孔隙增加,骨强度和刚度随之下降是合乎情理的。骨孔隙率变异很大,使得骨刚度从疏松松质骨的可承受最大压强 0GPa 到致密皮质骨的 15GPa。骨的弹性模量与孔隙率的关系曲线变异很大。

2. 矿化 孔隙率区分的是骨的腔隙与固体基质,而矿化区分的是固体基质中无机和有机成分,这是骨的矿物质部分。骨的力学特性对骨基质的矿化程度非常敏感,随着矿化的增加,骨刚度呈线性或指数增高。矿化程度通常以灰重与干重的比值来表示。矿化主要受骨塑形和骨改建速率的影响。尽管新骨的 70% 约在几天内可得到矿化,但完全矿化需几个月的时间。

3. 密度 讨论骨的材料特性时常常应用"密度"术语。单独应用时,它指的是固体基质的比重,而"表面密度"或"体积密度"指的是单位体积骨块的质量(以 g/cm^3 为单位)。表面密度综合反映了骨材料的孔隙率和矿化程度。松质骨的压缩强度与表面密度的平方成正比,而压缩模量与表面密度的 3 次幂成正比。松质骨的力学特性与表面密度的关系有重要的生理学和生物力学意义,表面密度的微小变化可导致骨的强度和刚度发生显著变化。有人发现,当 X 线摄片示骨密度下降 30%~50% 时,松质骨的强度和弹性模量可发生数量级的下降。

(二) 骨的结构因素

1. 骨小梁结构 大量的实验表明,骨小梁的排列和分隔可影响松质骨的弹性模量、断裂应力及其各向异性特性。松质骨和皮质骨均为各向异性材料。

2. 皮质骨结构 长骨皮质骨及其他部位见到的皮质骨内部结构变异很大。首先要区分"原始"板层骨和继发骨单位构成的板层骨。实验表明,继发骨的强度弱于原始骨。为什么强度高的原始骨会被强度低的继发骨所取代,因为黏合线的存在虽然可使骨单位在单次受载时强度减弱,但在低应变时,却可使骨的疲劳寿命大大增加,因为横形裂纹可进入黏合线界面并沿骨长轴循行。此外,继发骨单位的形成还与取代陈旧的、显微损伤的骨组织有关。

3. 胶原纤维定向排列　胶原纤维的定向排列可影响皮质骨的强度。胶原纤维的优势排列方向也可影响骨组织抵御特定载荷的能力。例如:纵向排列的纤维较多可提高骨的拉伸强度,横向排列的纤维较多可提高骨的压缩强度。机体能根据局部应力环境,通过各种反馈途径调节骨的结构,以获得最佳的材料强度。

4. 疲劳　日常生活劳动时,骨组织经常受到的是疲劳载荷,一般情况下其应力水平不足以导致骨折。然而,与任何其他材料一样,骨组织有其疲劳限度。如受载时,骨的应力较大,反复受载次数较多,即可引起疲劳骨折。皮质骨受到超过限度的疲劳载荷可使骨刚度和强度逐渐丧失,这是由于显微损伤(例如显微断裂和骨单位分离)累积的结果。

(三) 运动负荷

通过对运动员、宇航员、肢体固定观察和动物实验研究,在骨对负荷适应改建方面得到许多有价值的结果。在不同年龄阶段如何选择负荷能够产生适宜的应变以增加骨量,达到预期目的是非常重要的。未成年骨对运动负荷的反应是通过塑形和改建共同完成的。在生长期动物骨骼,较低和中度的运动负荷将使皮质骨和小梁骨新骨形成明显增加,然而,当运动负荷及持续时间超过一定限度时,则皮质骨和小梁骨骨量反而减少,力学性能也有所下降。骨的塑形到成年期基本结束,而骨的改建过程则持续终生。有关负荷对成年骨改建的影响已有大量研究。横向研究表明,运动负荷组有较高的骨量。而纵向研究却提示运动负荷使骨量略增加或不增加。因此,运动负荷对成年骨的作用可能主要是保存骨量,当然不排除其骨量少量增加。疏松骨主要见于长期失用、绝经后女性及老年骨骼。运动负荷可使疏松骨骨量增加,其增加的数量可能不是很多,而且有部位差异。如果运动负荷停止,则增加的骨量可以再度丢失,因此长期不断的运动是颇为重要的。

(四) 年龄

老骨的材料强度和刚度可随着老化而逐渐下降。在皮质骨,随年龄增长,骨的极限强度和弹性模量均可下降,但前者比后者更快、更明显,因而骨的脆性增加,少量形变就可引起骨折,骨折所需能量也大大下降。然而,在塑性形变阶段,皮质骨的刚度却相对增加。轴向强度与横向强度的比值从正常时的2~3增高至4,且女性比男性更为明显。有研究提示,股骨近端松质骨也有类似的效应。

衰老引起的骨材料特性的变化,主要是由于骨的生化成分和显微结构发生变化所导致。其中最重要的变化可能是随着年龄增长骨的矿化增加和胶原老化,虽然这可使骨刚度增加,但可大大降低骨在冲击载荷条件下的能量吸收能力。老年人的骨强度下降可能还与继发骨单位的数量相对增加有关,因为继发骨的强度低于原始骨。此外组织学方法已证实,随着年龄增长,皮质骨的内部孔隙率增加,这是由于哈弗斯系统的数量及平均直径增加所致。Laval-jeantet 等提出,骨孔隙率的增加将导致矿物质密度的下降,这是老年人易于骨折的主要原因之一。就松质骨来说,随着老化,骨小梁数目减少,骨小梁断裂增加,这也是老年人松质骨材料强度下降的主要原因。

课堂互动

年龄影响骨的哪些力学性质?

四、关节软骨的生物力学特性

关节软骨是组成活动关节面的有弹性的负重组织,可减轻关节反复滑动中关节面的摩擦,具有润滑及耐磨损的特性,并且还吸收机械性震荡,传导负重至软骨下骨。目前,没有任何合成材料能够替代关节面完成这些功能。

(一)渗透性

渗透性是指液体流过多孔的固体基质时的摩擦阻力。关节软骨对液体的流动有很大阻力,即渗透性很低。研究表明,当组织受压存在压力差时,水分也可以在多孔-渗透性的固体基质软骨中流动。压力使固体基质压缩,组织间隙压力升高,促使水分流出组织。已在实验中证实了渗透性与组织水分成正比,与蛋白多糖的含量成负相关,且流出的速度由液体流动时产生的黏滞阻力所决定。

但是,在身体上的软骨组织受载的力学性能与加载的速度存在高度相关性。所以它的材料性能与载荷的施加和消除速度密切相关。在快速加载与卸载的情况下,没有时间将液体挤出(如跳跃时)。软骨组织类似于弹性材料,在承载时变形,卸载后立即复原。如果持续性缓慢负载作用于软骨组织,如持续长时间地站立,其内的液体被挤出,组织的变形将随时间持续而加重。消除载荷后,若有充分时间使其吸收液体,软骨组织可恢复原状。

与普通海绵的渗透性相比,健康软骨的渗透性很低。液体通过如关节软骨等多孔介质时是顺液体的压力梯度而行,这种液压梯度是液体在软骨中流动的动力。关节液在软骨中的流动与正常组织的营养需要、关节的润滑、承载能力和软骨组织的磨损程度有密切关系。

关节软骨的变性及机械应力均可影响关节软骨的渗透性,例如,骨性关节炎软骨组织的渗透性较之正常组织要高。

(二)非线性

将平行于软骨组织的分层结构切取全厚标本,制成标准试件。然后在慢速下拉伸(0.5cm/min)直至拉断,记录其拉伸应力、应变参数,可知当应变逐渐加大,开始时应力增大较慢;到一定应变时,应力增大逐渐陡峭,当突破到一个程度后,组织分层断裂。

(三)黏弹性

软骨是一种黏弹性材料,证明其黏弹性的一种简单方法是压痕试验,这可以在自然位置模拟生理状态下进行。在该试验中可以看到与事件相关的蠕变变形,即卸载的时候,发生于时间相关的瞬时恢复。如果试验是在试样暴露在空气中进行的,则恢复不可能是完全的。但是,若试样完全浸泡在浴槽中的溶液里,那么在卸载时,软骨通过吸收液体可达到完全恢复。蠕变的早期有大量液体渗出,当无液体渗出时,蠕变程度较稳定。

1. 黏弹性材料的迟滞性 黏弹性材料的加卸载的应力-应变关系曲线不重合。

2. 黏弹性材料的滞后环 多次循环加卸载后,应力-应变关节曲线趋于稳定,在同一个坐标系中得到的加卸载应力-应变关系曲线能形成一个闭合环。

3. 滞后环面积的意义 代表黏弹性材料在应变过程中所消耗的能量,面积越大,对应过程中消耗的能量越多。

4. 应力松弛现象 在维持恒定变形,应力会随时间的增长而减小,这种现象为应力松弛,它可理解为一种广义的蠕变。

(四)润滑作用

关节软骨在使两个关节骨面更好地适应、吸收能量以减缓冲击力的同时,对关节润滑有着重要的影响。关节面软骨的润滑作用主要借助于关节滑液的存在,在关节面软骨之间形

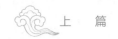

成"界面润滑""液膜润滑",来减少关节面之间的摩擦。

（五）磨损

磨损是通过机械作用去除固体表面的物质。关节软骨的磨损,包括承载面之间相互作用引起的界面磨损,以及承载面变形的疲劳性磨损两种形式。如果两个承载面接触,可因粘连或研磨而产生界面磨损。如果两个承载面接触引起的结合力超过其下面的材料所能承受的力,就会发生疲劳性磨损。

一旦出现软骨面超微结构损害或质量损耗,软骨的表面层即变软,渗透性增加。在这种情况下,液体流动的阻力减少,使液膜中的液体通过软骨而泄漏。这种液体丧失增加了不光滑软骨面紧密接触的可能性,从而进一步加剧研磨过程。

即使承载面润滑作用良好,由于周而复始的反复变形也可发生疲劳性磨损。疲劳性磨损的发生是因为材料反复受压而产生微小的损伤积累而致。虽然施加应力的量远远小于材料的极限强度,但如果经常施加应力最终将发生磨损。

正常关节软骨反复承载,引起固体基质的反复受力及组织间液的反复渗出和吸入,这种反复对胶原蛋白、蛋白多糖基质施加应力可引起胶原纤维、蛋白多糖大分子网(指由蛋白多糖大分子组成的结构,像网状)和纤维及原纤维基质之间的界面成分受到破坏,这些破坏可被认为是软骨组织积累性损伤的原因。

课堂互动

关节软骨磨损之后影响骨的哪些力学性质？会产生什么新的力学特点？

第四节　脊柱生物力学

一、脊柱的生物力学特性

人体脊柱是一个力学结构,以椎体为功能单位,各椎体间通过复杂的关节、韧带系统相互连接在一起,肋骨编成的支架显著增强了这种由韧带连接起来的细长纤弱的骨性结构,脊柱虽具有固有的韧带稳定性,但其机械稳定性主要取决于高度发达的、具有神经支配的肌肉动力系统。脊柱有三方面基本生物力学功能:作为躯干的支架,向骨盆传导头部及躯干部的重力;维持躯体在三维空间内的生理运动,如伸、屈、轴向旋转;保护脊髓免受可能的暴力及创伤性运动的危害。脊柱生物力学功能的实现,有赖于其正常解剖结构的力学特性。

（一）椎间盘

椎间盘具有多种功能,承受大量的各种各样的压力和运动,与小关节一起承担躯体的全部压力载荷。依据载荷的作用时间,可将椎间盘所承受的载荷分为两类,即短时间放大载荷和长时间载荷。

1. 压缩特性　椎间盘受压时主要表现为纤维环间四周膨出,即使在高载荷下,去除载荷后产生永久变形时,也未出现某个特殊方向的纤维破裂。在脊柱的运动节段承受压缩试验中,首先发生破坏的是椎体而不是椎间盘,表明临床上的椎间盘突出不单纯是受压,而更主要的原因是椎间盘内应力分布不均匀。

2. 张力特性　在脊柱前屈、后伸或侧弯活动中,椎间盘的纤维环承受轴向张应力。在围绕脊柱纵轴的旋转活动中,与轴线呈 45°后压应力载荷即转变为张应力。即使在脊柱受压时,也有一部分椎间盘承受张应力。因此,可认为无论椎间盘在哪个方向,在多大的负荷下,椎间盘都承受着张应力。

椎间盘的强度测试实验表明,椎体前后部位的椎间盘强度比两侧的高,中间的髓核强度最低;椎间盘的纤维环在不同方向上也表现出不同的强度,沿纤维走行方向的强度是水平方向强度的 3 倍。了解这一点,对于分析脊柱损伤的发病机制,确定合理的治疗方法具有重要意义。

3. 弯曲特性　引起椎间盘损伤的主要原因是弯曲及扭转载荷,而不是压应力载荷。实验发现,脊柱矢状、额状或其他垂直平面内弯曲 6°~8°时并不发生椎间盘的损伤,但是去除后部结构后,施加 15°的弯曲载荷,可观察到三角形骨块从上位椎体的后下部撕脱,结果与椎间盘的膨出有关,前屈时向前膨出,后伸时向后膨出。在脊柱侧弯时,椎间盘向凹侧面膨出。借助于椎间盘造影技术,Roaf 发现在脊柱的屈伸活动中,髓核并不改变其形状及位置。这些试验结果,为解释卧平板床或轻度屈曲脊柱作为防治腰腿痛的方法提供理论依据。

4. 扭转特性　1973 年 Farfarn 提出假设,扭转可能是主要的损伤性载荷。实验发现,扭矩和转角变形之间的关系曲线呈 S 形,明显地分为三个部分,初始部分为 0°~3°变形,只要很小的扭矩即可产生;在中间部分为 3°~12°扭转,这部分扭矩与转角之间存在着线性关系;在最后部分,扭转 20°左右发生断裂。一般情况下,大的椎间盘能够承受较大的抗扭转强度,圆形的椎间盘比椭圆形的承受强度高。

5. 剪切特性　椎间盘的水平剪切强度大约为 260N/mm²,这一数值具有重要的临床意义,其表明单纯的剪切暴力很少造成纤维环破裂,提示纤维环破裂多是由于弯曲、扭转和拉伸的综合作用所引起。

6. 松弛和蠕变特性　椎间盘在承担载荷时有松弛和蠕变现象。在 3 种不同载荷下观察 70 分钟的结果发现,较大的载荷产生较大的变形及较快的蠕变率。蠕变的特点与椎间盘的退变程度有关,没有退变的椎间盘蠕变很慢,经过相当长的时间也能达到最大变形,并且能在解除负荷后恢复之前未负荷的状态;退变的椎间盘则相反,表明退变的椎间盘吸收冲击的能力减退,也不能将冲击均匀地分布到软骨终板。

7. 滞后特性　椎间盘和脊柱的运动节段均属于黏弹性体,有滞后性能。这是一种结构在循环加载卸载时伴有的能量损失现象。当一个人跳起或落下时,冲击能量通过脚,由椎间盘和椎体以滞后的方式吸收。这可以看作是一种保护机制。滞后与施加的载荷、年龄及椎间盘所处位置有关。载荷越大,滞后越大;年轻人的滞后大、中年以后的滞后小;下腰部椎间盘比胸腰段及上腰部椎间盘的滞后大。同一椎间盘在第二次加载后的滞后比第一次加载时下降,这表明,反复的冲击载荷对椎间盘有损害。汽车驾驶员的腰椎间盘脱出发病率高,可能就是由于反复承受轴向震动的原因。

8. 疲劳耐受　确定纤维环辐射状的周边发生撕裂前,能够承受多少次循环载荷,疲劳试验是重要的依据。在离体的脊柱运动节段疲劳试验发现,施加一个很小的轴向持续载荷,向前反复屈曲 5°,屈曲 200 次时椎间盘出现破坏迹象,屈曲 1 000 次时完全破坏,表明在离体试验条件下,疲劳寿命是较低的。

9. 椎间盘内压　无论是离体的还是在体的椎间盘内压测试都是很困难的,Nachemson 等首先利用髓核的液态性作为载荷的传导体,用一个脊柱运动节段来做离体的测试,发现髓核内压与轴向加载有直接关系。他们的实验方法是将一个微压力传感器装在一个特制的针尖上,当针刺入髓核后,压力便通过传感器反映出来。后来,他们又利用这一方法做了在体的椎间盘内压力测试。

10. 自动封闭现象　由于椎间盘缺乏直接的血液供应,一旦发生损伤,就需要通过一种特殊的方式"自动封闭"来修复。在通过纤维环辐射向穿孔、通过椎间盘的轴向穿孔及切除终板中部和髓核的 3 种椎间盘损伤类型的轴向加载试验发现,单纯纤维环损伤的标本第一次加载的载荷 - 变形曲线与纤维环完整者不同,但加载 2~3 次以后,其载荷 - 变形曲线接近正常情况。这种现象在受扭或受剪时是否存在,在体内是否也存在这种自动封闭现象,还需要进一步研究。

（二）椎体

椎体的强度随着年龄的增长而降低,特别是在 40 岁以后,发生明显的降低。

1. 皮质骨　椎体是脊柱的主要负载成分,在 40 岁以前,皮质骨壳承载 45%,而松质骨核承载 55%;40 岁以后,皮质骨壳承载 65%,而松质骨核承载 35%。这种强度的消长说明,随着年龄的改变,椎体的韧性在不断降低而脆性在不断增高。这可能是老年人骨质疏松,椎体容易发生压缩性骨折的主要原因。

2. 松质骨　椎体松质骨强度测试发现载荷 - 变形曲线有 3 种破坏形式:Ⅰ型显示最大载荷以后强度降低(占 13%),Ⅱ型在最大载荷以后可以维持其强度(占 49%),Ⅲ型在断裂点以后强度升高(占 38%)。实验研究表明,椎体的内部松质骨可以承受很大的压缩载荷,在断裂前其变形率可高达 9.5%,而相应的皮质骨壳的变形还不足 2%,这说明椎体损伤首先发生皮质骨断裂,而不是松质骨的显微骨折。

3. 终板　终板在脊柱的正常生理活动中承受着很大的压力。在脊柱运动节段(完整的椎间盘及其上下椎体)的疲劳试验中,有三分之一的标本发生终板断裂伴髓核突出,而且这种断裂多发生在年龄比较小的标本上。终板的断裂有 3 种形式:中心型、周围型及全板断裂型。中心型在没有退变的椎间盘中最多见,周围型多见于有退变的椎间盘,全板断裂型多发生于高载荷状态。

4. 椎弓　至目前为止,还没有将椎弓分成多部分分别负荷的研究。有试验结果显示,大部分断裂发生在椎弓根。椎弓根的强度与性别及椎间盘的退变与否关系不大,但随着年龄的增长而减退。

5. 关节突　在一个完整的脊柱运动节段加载试验中,关节突关节大约承担 18% 的载荷。在脊柱从后伸到前屈的全过程中,关节突关节承担的载荷从 33% 下降到 0。在极度前屈时,关节突不承担载荷,但关节囊韧带受拉。在扭转试验中发现,椎间盘、前后纵韧带与关节突、关节囊、韧带各承担 45% 的扭转载荷,余下的 10% 则由椎间韧带承担。

（三）韧带

脊柱共有 7 条韧带,从前向后分别是前纵韧带、后纵韧带、横突间韧带、关节囊韧带、黄韧带、棘间韧带和棘上韧带。脊柱的韧带有不同的功能。首先,要保证准确的生理活动及固定椎体间的姿势和状态;其次,限制过度的活动以保护脊髓;最后,在快速高载荷的创伤环境中保护脊髓。这些不仅需要韧带限制椎体位移在安全范围内,而且需要吸收突然施加在脊柱上的大量能量。

二、脊柱的运动

（一）颈椎

1. 枕 - 寰 - 枢椎　无论是解剖学还是运动学方面,枕 - 寰 - 枢椎关节是人体最复杂的关节。

（1）运动范围：两个关节在矢状面参与屈伸活动的范围基本相同，侧屈活动发生在枕寰关节，而轴向旋转则主要发生在寰枢关节。

寰枕关节的解剖结构限制轴向旋转，其作为一个单元在 Y 轴上运动。枕骨的拱形关节面与寰椎的杯状关节面在矢状面形成一个拱状或杯状结构。临床上要以利用寰枕关节缺乏轴向旋转的特点，进行枕 - 寰 - 枢椎复合体损伤的 X 线检查。将 X 线片置于头的一侧，用这种方法可以不考虑颈和肩的位置，而拍一张真正的寰椎侧位 X 线片，因为这种位置下头颅和寰椎之间除非有脱位，否则不会有旋转。

（2）运动方式：头在三维空间的旋转是通过枕 - 寰 - 枢三个运动单位完成的，即屈伸活动，发生在枕寰和寰枢，轴向旋转发生在寰枢，侧屈活动发生在枕寰。

（3）耦合特征：寰枢椎间存在着很明确的耦合力，当寰椎旋转时，伴随着椎骨的位移。

（4）瞬时旋转轴：枕寰运动的水平轴通过乳突的中心，矢状轴位于齿状突尖端上方 2~3cm 的点，轴向旋转的轴心位于齿状突的中心部位。这些结果只是粗略的观察。

（5）解剖单位的功能：在枕寰关节，屈伸运动可通过检查齿状突与椎管前缘的接触来确定，伸直则受覆膜限制，轴向旋转则受寰枢椎间的黄韧带限制。

2. 下位颈椎　枢椎是枕 - 寰 - 枢复合体与下位椎体间的重要过渡节段。下位椎骨的运动特点与枕 - 寰 - 枢复合体的差别较大。

（1）运动范围：颈椎的大部分屈伸活动发生在颈椎的中间部位，最大的运动范围发生在颈 5 和颈 6 之间。这可能是颈 5、6 容易发生颈椎病的一个原因。侧屈和轴向旋转范围越向下部，颈椎活动范围越小。下位颈椎在矢状面（Z 轴）上的最大平移在"生理载荷"条件下，从离体标本上直接测得的平均值为 2mm，最大为 2.7mm。同样的标本用 X 线测得的数值为 3.5mm。

（2）运动方式：一个椎骨的运动方式由其解剖学结构及生理特点来确定。例如：椎骨的位置由全屈至全伸的过程中，整个脊柱有其共同的特点，但不同的节段也各有其不同点。颈椎运动是由平移和旋转两种基本运动形式结合完成的，通常用"角顶"来描述颈曲在全伸至全屈过程中的弧度改变。这个弧度在颈 2 最平坦，颈 6 最尖，颈 7 次之。其他椎骨相差不多。

（3）耦合特征：下位颈椎的力的耦合作用有重要的临床意义。这种耦合表现在脊柱侧弯时，棘突向侧弯的相反方向移动。即向左侧弯时棘突移向右侧，向右侧弯时棘突移向左侧。研究这种耦合作用对于了解脊柱侧弯及某些脊柱损伤和治疗是有意义的。例如，一个暴力损伤使椎间关节超过它的正常运动范围就可能产生脱位，这种力的耦合作用就起到了产生轴向旋转和侧方弯曲的作用，造成一侧关节突脱位。

不同节段椎骨的轴向旋转及侧方弯曲程度是不同的，在颈 2 每 3° 侧方弯曲就伴有 2° 轴向旋转。在颈 7，每 7.5° 侧方弯曲则伴有 1° 的轴向旋转。从颈 2 至颈 7，是一个从上到下逐渐降低的趋势。

（4）瞬时旋转轴：下位椎骨的瞬时旋转轴与相邻椎骨位置、椎体的中心、椎间盘和髓核有关。有人认为颈 2 的椎间旋转轴位于下位椎体的后下缘，而颈 6 的瞬时旋转轴位于下位椎体的前上缘。也有人认为每个椎骨都有很多瞬时旋转中心。到目前为止，还没有一个定量的研究。

（5）解剖单位的功能：离体标本实验显示，无论椎骨前后侧的解剖结构是否完整，都没发生明显异常活动。纤维环的强度和方向及其与椎体及软骨终板的坚韧附着，有力地限制了椎骨在水平方向的平移。这点在脊柱的临床稳定方向有非常重要的作用。

屈伸运动范围主要受椎间盘的刚度和几何形状影响。例如，在侧屈活动时，椎间盘越高、

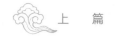

前后径越小,其活动范围越大。同样,如果分析侧弯,若椎间盘左右径小,则侧方活动范围大。另外,椎间盘越硬、活动范围越小。

（二）胸椎

1. 运动范围　胸椎在矢状面屈伸活动范围,上位胸椎为4°,中间部分为6°,下位(胸11~12和胸12~腰1)每个节段为12°。在水平面(轴向旋转),上半部胸椎为8°~9°的活动范围,下位3个运动节段每个椎间隙的活动范围为2°,这组数据与活体的测量结果完全吻合。

2. 运动方式　胸椎在矢状面的运动方式与颈椎相似,用来描述颈椎运动的拱形角度也同样适用于描述胸椎在矢状面和冠状面的运动方式(方向相反)。在矢状面的运动(屈伸)弧度相当小,上位胸椎和下位胸椎的运动方式没有大变化。在冠状面上的运动弧也相当平缓,没有超过矢状面的活动。但上位胸椎与下位胸椎的活动有改变。从胸1~胸12的活动角度趋向增加。

3. 耦合特征　胸椎有许多不同的耦合方式,有些具有重要的临床意义。颈、胸椎共同的耦合特征是侧方弯曲和轴向旋转的耦合。上下位胸椎的侧方弯曲与轴向旋转的耦合明显不同,上位胸椎这两种运动明显地耦合,但不及颈椎明显,中段次之,下段又次之。

4. 解剖单位的功能　各种胸椎的解剖单位在胸脊柱运动学中的作用都有研究,在所有后部附件都切除的标本中,后伸活动增加,这是由于棘突及椎间关节限制了后伸的范围。这一事实支持后部附件有负重功能的说法。当去除后侧附件后,水平面(绕Y轴)的旋转也增加,这种改变也有统计学意义。去除后侧件后,限制活动的结构只剩下纤维环,在临床上,限制则来自纤维环和肌肉。

课堂互动

试述颈椎与胸椎生物力学特征的区别。

（三）腰椎

1. 运动范围　屈伸活动在腰椎一般是自上而下逐渐增加,腰骶关节在矢状面的运动比其他节段明显要大。侧弯在每个节段大致相同,特别是腰骶关节,它的侧弯活动相对地小一些。轴向旋转也很相近,但腰骶关节例外,腰4~5之间和腰5骶1之间的椎间盘承担着最高的载荷和最大的运动量,所以在临床上容易出毛病。

2. 耦合特征　腰椎有几种力的耦合方式,一种是在Y轴(轴向)的旋转和平移。最强有力的耦合是侧弯(绕Z轴旋转)与屈伸(绕X轴的旋转)。与颈胸部脊柱不同的是轴向旋转伴侧弯时,棘突偏向侧弯的相同方向。

3. 瞬时旋转轴　对腰椎在矢状面(屈伸)的旋转轴有过许多研究,其结果相对集中在椎间盘的前缘附近。在侧弯活动中,如果向左侧弯,轴心落在椎间盘的右侧,向右侧弯,轴心落在椎间盘的左侧。当椎间盘退变时,旋转轴心的位置则比较离散。

目前对于瞬时旋转轴心的测量虽然尚未用于临床,但从理论意义上讲,一旦测试技术过关,将对于预测椎间盘退变、椎体失稳及韧带结构的生理特点都有重要意义。除此之外,准确地确定瞬时旋转轴心,有助于预测不同损伤力矢量对脊柱运动单位的影响及各种脊柱融合术的效果。

4. 解剖单位的功能　腰椎的椎间关节限制了向前方的平移,允许矢状面和冠状面旋转,对轴向旋转活动有限制作用,所以单个腰椎功能单位的旋转活动度是很小的,往往要借助腰骶关节及骨盆来完成较大范围的轴向旋转。腰椎水平方向移动(脊椎滑脱)的主要应力是水平向前的剪切应力,有实验观察到双侧峡部离断后,腰椎的水平方向刚度只有峡部完整的73.6%。由此可见,双侧峡部结构破坏使腰椎水平稳定性下降,在向前的剪切力作用下,易出现滑移。

第五节　骨伤科生物力学常用的研究方法

生物力学作为一门新兴的边缘学科,近年来已有很大发展。但这一学科的深入研究仍存在多方面的困难。例如,难以得到理想的活组织的实验资料;生物体的个体差异性很大,难以给出可靠的本构关系,没有本构关系,力学问题便难以着手分析。

生物力学的研究方法仍然离不开成熟的连续介质力学的传统有效的方法。这就是:由各种形式的实验获得的物理现象建立合理的简洁的力学模型,对所建模型进行理论分析,得出各种运动平衡的规律,再回到实践(或实验)中去检验,经过多次修改力学模型,以期得到满意的结果。

由于生物组织器官乃至生物整体系统运动的复杂性,难以用一种统一的方法进行研究。对人体组织如骨、软骨、皮肤、血管、系膜、肌肉、角膜等的生物力学研究,可进行离体或在体实验研究,由于在体实验的困难性,一般来说,现在进行的大都是离体研究;但要采取各种有效的办法,尽量使其最大限度地保持在生理环境中,以便测定其应力 - 应变关系,从而构造合理的本构关系。对于人体器官来说,如耳、眼、肺、心脏、颅脑等,人们需要了解的是它们的工作原理、功能水平、耐受性特征,以及各种病变发生的有关力学的因素和防御办法。研究这类问题,首先仍要确定构成该器官的组织力学特性,给出本构关系模型,进而根据该器官的工作原理,给出该系统的力学模型,例如脑系统可以简化成一个有弹簧支撑的球体。此后,可以根据力学原理和有意义的边界条件,求解边值问题,如颅骨最大承受的压强值。有的可能要用动力学原理,求解边值初值问题,因骨密度减少最终造成骨折的骨密度最大值。最后可用临床观测、生理实验来检验以上理论分析结果。若有不妥,则应进一步修改。理论与实验互相参照,多次修正,以求合理可靠。

对于人体运动系统来说,例如整体运动、关节运动、脊柱、颈椎系统的研究则和上述情况类似。

生物力学中另一大类问题是血液的流动。我们必须了解血液在心脏内、在流过瓣膜时,以及在主动脉中是如何流动的,常见的心脏病是如何发生的,动脉粥样硬化是如何形成的,人体的微循环系统是怎么回事。这些问题涉及的面很广,需要了解流体力学、血液流变学、细胞力学、生理学,等等。这类问题的研究方法,例如心血管系统仍然要确定血液的流变特性、血管的力学特性,进而确定尽可能逼真的简化的力学模型,进行实验与理论的分析与多次修正,以期满意的结果。类似地还有呼吸系统、微循环系统和脑血流系统等。

总之,生物力学的研究方法主要包括以下几方面:

1. 用解剖学方法确定所研究对象结构的几何特征。

2. 用材料力学宏观与微观的方法,确定所研究对象的力学特性,给定本构关系。

3. 根据器官或系统的工作情况,建立合理的力学模型,推导相应的微分方程或微分 - 积分方程。

4. 给出该方程的解析解,或数值解,或近似解等。

5. 建立相应的实验方案,做生理实验及实验室的在体或离体实验。

扫一扫
测一测

6. 反复对比修正,以期得到有临床应用价值的结果。

(丰 哲)

复习思考题

1. 以骨质增生、骨折的再生和修复为例,简述研究骨力学性质的生物医学意义。
2. 应用生物力学原理试述腰椎间盘突出症的病因。

下　篇

◆◆◆ **第十章** ◆◆◆

手 法 治 疗

学习目标

掌握正骨手法、复位手法及理筋手法的操作要领及临床应用;熟悉手法概念、理筋手法功效;了解正骨手法历史沿革、手法应用原则。

手法是指医生运用一定的技巧用手或身体其他部位作用于患者体表(病变部位或穴位),以达到治疗疾病、正骨复位、强壮身体的一种治疗方法。手法包括正骨手法、复位手法和理筋手法,在骨伤科治疗中占有重要地位,临床应用范围很广。正骨手法主要用于骨折复位,清代吴谦《医宗金鉴·正骨心法要旨》将正骨手法归纳为"摸、接、端、提、推、拿、按、摩"八法,现代称之为"正骨八法"。复位手法又称上髎手法,是指整复关节脱位的手法。理筋手法是对皮肤、肌肉、韧带等软组织的急慢性损伤进行治疗的手法。临床上应根据患者病情合理辨证,并且掌握各种手法的适应证及禁忌证,才能很好地应用各种手法。

施用各种手法时要遵循早、准、稳、巧的原则。

1. 早 指手法治疗越早越好。《仙授理伤续断秘方》曰:"凡损伤,其初痹而不痛,应拔伸捺正……三二日后方痛。"《伤科真传秘抄》也指出:"最好随伤随治,瘀血未凝,着手较易。若过半月,则内部瘀血,已凝结成块……势难救治。"所以"治宜及早"。伤后半小时内局部痛轻,肿胀亦轻,肌肉未痉挛,最宜复位;4~6 小时瘀血未成,复位易成功;或在 1~2 天内进行复位效果也较好。骨折 2~3 周内一般均可进行手法复位,超过 3 周则复位困难。因此,早期恰当而及时施用手法,患者痛苦少,损伤修复好,功能恢复快。

2. 准 指手法要用力准确,恰到病位。既包括运用手法时动作要准确、实效,力度轻重适当,避免不必要的动作;又包含医生对局部解剖、患者伤情及损伤特点的把握要熟识准确。

3. 稳 指要稳妥,不能用暴力。施用手法时,一方面要求医生动作稳妥不用暴力,另一方面要注意置患者于舒适又便于医生施术的体位。

4. 巧 指手法轻灵,没有拙笨之感。施用手法时,医生动作要熟练、灵活、敏捷、轻巧,不拖泥带水,才能达到既省力有效,又能减轻患者痛苦的目的。切忌鲁莽粗暴而加重或造成新的损伤。

第一节 正 骨 手 法

正骨手法,又称整骨、接骨手法,是根据不同的骨折类型采用相应手法将畸形的断骨恢复正常。《医宗金鉴·正骨心法要旨》:"夫手法者,谓以两手安置所伤之筋骨,使仍复于旧也"。根据古代医书记载及临床实践,目前已形成一套较为完整的正骨手法。

一、骨折复位原则

骨折复位必须掌握"以子求母",即以"远端对近端"的原则。临床应结合影像学资料,判断骨折移位情况,选择合适的手法。当合并血管神经损伤、休克、脏器损伤及手法复位效果不佳等情况时,应慎重采用正骨手法。

二、基本手法

1. 手摸心会 为施用手法前的必要步骤,即在整复前医生必须先用手触摸骨折局部,触摸时要先轻后重,由浅及深,从远到近,两头相对,根据触摸所得,结合 X 线片、肢体实际情况及临床经验,确定骨折断端移位的程度和方向,达到"知其体相,识其部位,一旦临证,机触于外,巧生于内,手随心转,法从手出"的目的。做到稳、准、轻、巧、有条不紊,切忌粗暴。

2. 拔伸牵引 拔伸牵引贯穿于整个整复过程中,是骨折、脱位复位的最基本手法。其主要作用是克服肌肉拮抗力,缓解肌肉痉挛,矫正"骨折缩短、成角、重叠"移位,恢复肢体长度。按照"欲合先离,离而复合"的原则,开始牵引时先保持肢体原始畸形的方向进行(即顺畸形牵引),然后沿着肢体纵轴分别由远、近骨折断端做对抗牵引,然后再逐渐将肢体置于所需位置。牵引力的大小应根据患者而定,轻重适宜,持续稳妥。青壮年男性、肌肉发达者牵引力量加大,小儿、老人及女性牵引力不宜太大;肌肉丰厚的部位如股骨干骨折应配合持续骨牵引(图 10-1)。

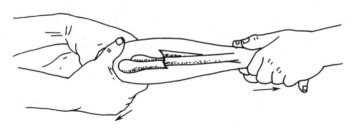

图 10-1 拔伸牵引

3. 旋转屈伸 旋转和屈伸手法,主要是矫正骨折断端间的旋转移位及近关节的短小骨折段(图 10-2)。

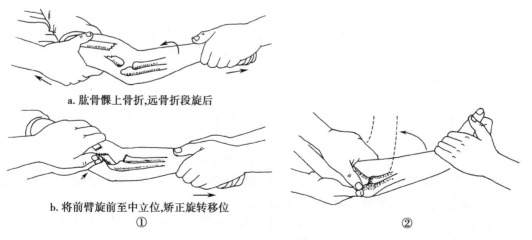

a.肱骨髁上骨折,远骨折段旋后

b.将前臂旋前至中立位,矫正旋转移位
①   ②

图 10-2 旋转屈伸
①旋转法;②屈伸法

（1）旋转法：肢体有旋转移位、部分关节内或近关节骨折的移位时，医生用手握其远骨折段，与助手在拔伸情况下围绕肢体纵轴向左或向右旋转，以恢复其正常生理轴线。

（2）屈伸法：多用于近关节骨折或关节内骨折的复位，或其他骨折整复后检查关节在屈伸时有无阻碍。这是由于近关节的骨折段受某一单方向肌肉的牵拉，牵引力量越大，越难复位，而屈伸手法可使该肌肉紧张或松弛便于整复。

4. 提按端挤　当旋转、成角及重叠移位得到矫正后，侧方移位就成为主要畸形。提按和端挤的手法就是医生用手掌、手指分别置于骨折断端的前后、左右，用力挤按迫使骨折复位。即上提下按，外端内挤。以人体的中轴线来讲，侧方移位可分为前后侧（上下侧）和内外侧（左右侧）的移位（图 10-3）。

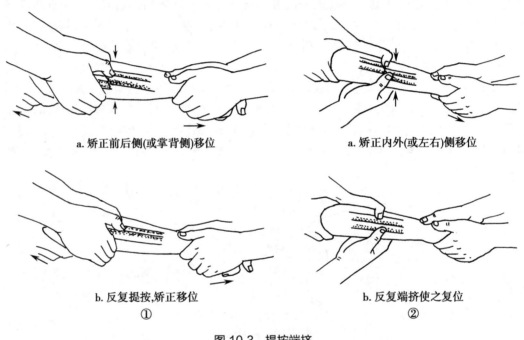

a.矫正前后侧(或掌背侧)移位　　　　a.矫正内外(或左右)侧移位

b.反复提按,矫正移位　　　　　b.反复端挤使之复位
①　　　　　　　　　　　②

图 10-3　提按端挤
①提按法；②端挤法

（1）提按法：用于矫正前后侧（上下侧）移位。医生用两手拇指按压突出的骨折端向下，两手四指提拉下陷的骨折断端向上。

（2）端挤法：用于矫正内外侧（左右侧）移位。医生用一手固定骨折近端，另一手握住骨折端，将向内移位的骨折段推向外侧谓之端，将向外移位的骨折段推向内谓之挤。

操作时用力要适当，方向要正确，部位要准确，着力点要稳固。医生手掌、手指应与患者皮肤紧密接触，切忌在皮肤上摩擦造成皮肤破损。

5. 摇摆触碰　用于横断或锯齿形骨折断端紧密接触或嵌插，增加其稳定性。一般情况下多数骨折经过上述一些手法即可基本复位，但横断或锯齿形骨折的断端间仍有间隙。摇摆角度多在 10°~30°，不宜过大。如骨折为短斜形，则采用摇摆触碰法（图 10-4）。

（1）摇摆法：医生用两手固定骨折部，助手在维持牵引下上下左右轻轻摇动骨折远端，若骨擦音逐渐变小或消失，则骨折断端已紧密接触。

（2）触碰法：即叩击手法，横断骨折复位、夹板固定后，为使骨折断端紧密接触避免出现分离时，可用一手固定骨折部，另一手轻轻叩击骨折远端，使骨折断端嵌插，复位更加稳固。一般经过上述手法，骨折整复即可结束。

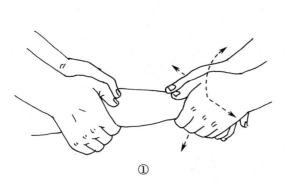 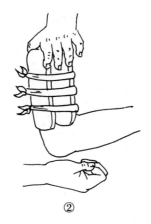

图 10-4 摇摆触碰
①摇摆法;②触碰法

6. 夹挤分骨　用于矫正两骨(或以上)并列部位的骨折移位。尺桡骨、胫腓骨、掌骨、跖骨等部位发生骨折后,骨折段因骨间膜或骨间肌的牵拉而相互靠拢并发生侧方移位,而分骨手法则是其复位的重要手法之一。复位时医生以两手拇指及食、中、无名指三指,相对夹挤骨折间隙,使松弛靠拢的骨间肌紧张,则骨折段分开,远近骨折段相对稳定,并列双骨折就能像单骨折一样,一起复位(图 10-5)。

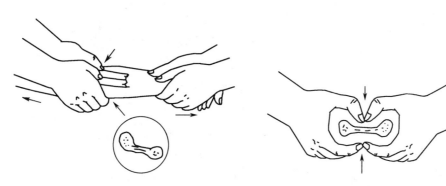

图 10-5　夹挤分骨

7. 折顶回旋(图 10-6)

(1) 折顶法:矫正横断或锯齿形骨折移位,因肌肉发达部位(前臂等)单靠牵引力量不能完全矫正重叠移位时,可用折顶法。在助手牵引下,医生两手拇指抵于突出的骨折一端,其他手指重叠环抱于下陷的另一端,用力向下挤压突出的骨折端,加大成角,角度多在30°~50°,拇指感觉到两骨折断端皮质相对时,骤然反折。用力大小、折顶方向应依据患者移位情况而定,如单纯前后移位可正位折顶,伴有侧方移位者可斜向折顶。

(2) 回旋法:多用于矫正有背向移位的斜形、螺旋形骨折或骨折断端之间有软组织嵌入,拔伸等手法不能将其解脱者。对于有软组织嵌入的横断骨折,应加大牵引力先将两骨折断端分离,使嵌入的软组织解脱,在维持牵引下医生握住远、近骨折段,依原骨折移位方向逆向回转,使骨折复位并根据骨擦音判断复位是否成功。对于有背向移位的斜形骨折则不能用加大牵引力的方法复位,应首先判断背向移位的途径,以骨折移位的相反方向施用回旋手法。复位时应将两骨折段相互靠紧以避免损伤周围组织,若感到回旋有阻力时则须改变复位的方向,从而使骨折完全复位。

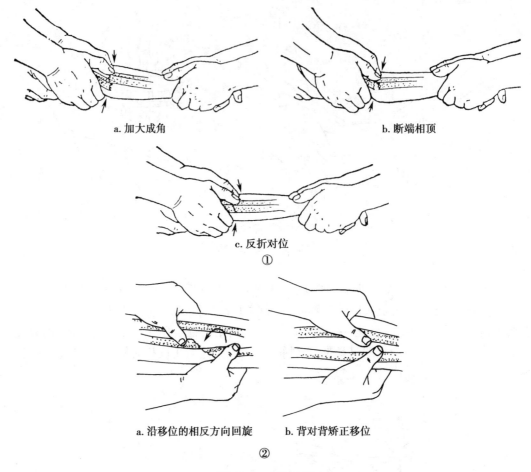

a. 加大成角　　　　　b. 断端相顶

c. 反折对位
①

a. 沿移位的相反方向回旋　　b. 背对背矫正移位
②

图 10-6　折顶回旋
①折顶法；②回旋法

8. 按摩推拿　用于骨折复位后,主要作用是调理骨折周围的软组织,使扭转、曲折的肌肉、肌腱,随着骨折的复位,也能舒展通达,特别对骨关节周围的骨折更为重要。操作时手法要轻柔,用拇指按照肌肉、肌腱的走行方向,由下而上,推捋筋肌,达到舒筋活血的目的。

第二节　复位手法

复位手法又称上髎手法,是对关节脱位进行复位的重要手法。脱位是指正常的骨端关节之间的相互关系发生分离移位而不能自行复位,引起功能障碍者。关节脱位之后,骨端解剖关系发生改变,其病理机制与骨折不同,因此手法也不同。

一、复位原则

1. 复位时应在"手摸心会"的基础上,根据"欲合先离,离而复合"的原则,先使用拔伸牵引的手法。

2. 对于新鲜关节脱位者,应尽早手法复位,根据"骨错则筋挪"的原理,先用捻揉、捋顺等舒筋手法使筋回位;对于陈旧性脱位,应根据病情先采用牵引、中药熏洗配合手法按摩、推拿数日后,再试行复位或手术。

3. 脱位伴有骨折者,应先整复脱位,后整复骨折。

4. 复位前选择便于医生操作且能使患者肌肉放松的体位,根据脱位情况选择有效的整复手法,必要时使用麻醉止痛措施。

5. 复位过程中要求刚柔相济,灵巧准确,精力集中,掌握好复位的力度和方向,灵活轻巧,不可使用暴力,以免造成骨折或神经血管的损伤。

二、基本手法

1. 手摸心会 用手仔细触摸患者伤部,以辨明关节脱位的程度和方向。医生要做到心中有数。

2. 拔伸牵引 是整复脱位的最基本手法,持续的拔伸牵引可以克服肌肉的痉挛性收缩。骨端关节脱出后,由于解剖异常及疼痛使周围组织产生反射性痉挛,以致脱位的骨端被弹性固定在异常位置。因此,想要整复脱位的关节,就必须进行拔伸牵引。操作时,助手固定关节近端肢体,医生握伤肢远端与之对抗牵引,牵引的同时可进行屈曲、伸直、内收、外展及旋转等手法,牵引力量和方向应根据脱位情况,如部位、类型、程度以及患者肌肉丰厚及紧张程度而定。

临床上若出现医生牵引力量不足或牵引时间过长导致疲劳的情况,可让助手使用宽布带或治疗巾辅助固定近端便于做对抗牵引(图10-7)。

3. 屈伸回旋 为临床上常用的整复关节脱位的手法,联合使用了屈曲、伸直、内收、外展、旋转等多种手法,适用于肩关节、髋关节脱位的复位。关节脱位后,关节周围的关节囊、肌腱、韧带等软组织会将脱位的骨端卡住,拔伸牵引往往使其更紧张而复位困难,则越难以纠正脱位。因此,临床上常可采用屈伸回旋的手法,使脱位的骨端沿脱出路径回复。如肩关节前脱位先牵

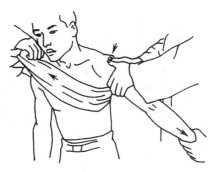

图10-7 拔伸牵引

引下外展外旋患肢,然后逐渐内收内旋,利用杠杆的作用使关节复位。髋关节后脱位,应在屈髋屈膝位牵引患肢,然后内收、屈曲大腿,再外展、外旋、伸直患肢,使其复位(图10-8)。

4. 端提捺正 包括端、提、挤、按4种手法,既可单独使用,也可联合运用,适用于各种脱位,常与拔伸牵引配合使用,将脱出的骨端推送到原来位置(图10-9)。如下颌关节脱位,用两手拇指与四指相对用力端提下颌骨。桡骨头半脱位时,医生用拇指向内下挤压桡骨头。

5. 足蹬膝顶 包括手牵足蹬法、膝顶法,其作用原理是通过足蹬或膝顶产生杠杆支点,在充分拔伸牵引下利用杠杆的作用力整复脱位的关节。优点是可在缺乏助手的情况下实施,加大操作者的牵引力量(图10-10)。

(1)手牵足蹬法:适用于肩、髋关节前脱位。如整复右肩关节前脱位时,患者仰卧,医生站于患侧,双手握住患肢腕部,将患肢伸直并外展,以足底蹬于患者右腋下(左侧脱位用左足,右侧脱位用右足),手牵足蹬,缓慢用力持续牵引,并在牵引下使患肢外旋、内收,同时足底用力蹬顶肱骨头,使之复位。

(2)膝顶法:适用于肘关节脱位。如整复肘关节后脱位时,患者取坐位,医生站在患侧,用两手分别握住患肢上臂和腕部,将一足蹬踩于患者的坐椅上,膝关节屈曲置于患肢肘部前方,用力向下顶压,握上臂之手固定,握腕之手用力沿前臂方向牵拉,并将肘屈曲,使关节复位。

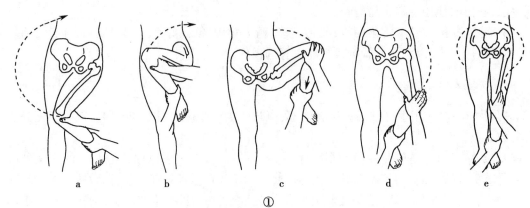

①

a.b.屈髋屈膝位牵引　c.外展　d.e.外旋伸直患肢

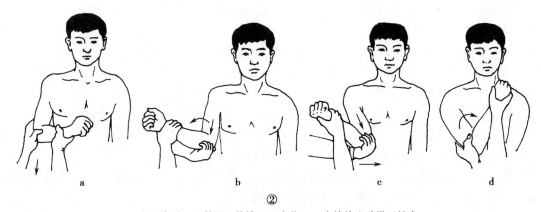

②

a.向下牵引　b.外展、外旋　c.内收　d.内旋将患肢搭于健肩

图 10-8　屈伸回旋
①髋关节后脱位回旋复位法;②肩关节脱位旋转复位法

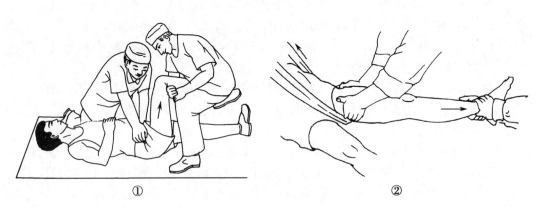

①　②

图 10-9　端提捺正
①髋关节脱位端提法;②髋关节脱位捺正法

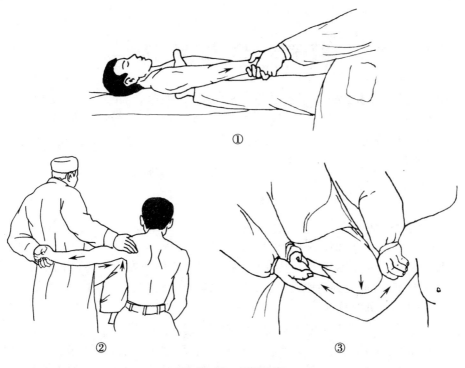

图 10-10　足蹬膝顶
①手牵足蹬法；②膝顶法；③肘脱位膝顶法

6. 杠杆支撑　即利用木棍、椅背或立柱等作为支点，以增大复位的杠杆支撑作用力，来加大牵引力量和活动范围，多用于难以整复的肩关节脱位或陈旧性脱位等。如整复陈旧性关节脱位，利用杠杆支撑法可以使外展角度、关节各方向活动度加大，使关节粘连松解，解除肌肉韧带的痉挛。整复肩关节脱位时，可用长木棍，支点部位用棉垫包裹，置于患肢腋窝，两助手上抬，医生用双手握住腕部，在外展 20°~30° 位置向下缓缓牵引，解除关节周围肌肉与韧带的痉挛，使肱骨头摆脱关节盂的阻挡使其复位（图 10-11）。

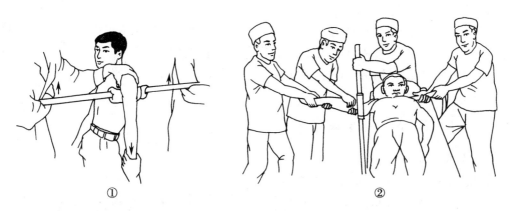

图 10-11　杠杆支撑

总之，手法整复关节脱位的作用原理，一是利用手法解除周围软组织的紧张与痉挛，使脱位的骨端关节解除影响复位的阻挡物；二是利用杠杆的支撑作用，以医生的手足或器具等采用屈伸回旋、端提捺正等手法使脱位的关节复位。

第三节　理 筋 手 法

理筋手法,又称治筋手法,由推拿按摩手法组成,是治疗筋伤的主要手段之一。治筋手法的作用是多方面的,主要利用不同手法对所伤之筋进行活血散瘀、消肿止痛、舒筋活络等治疗,也可有效纠正肌腱、韧带、肌纤维的翻转、扭曲、错缝、滑脱、痉挛,以及关节错缝、组织粘连、关节僵硬等。

一、理筋手法的功效

(一) 活血化瘀,消肿止痛

机体损伤后受伤局部可有不同程度出血,组织液渗出,血离经脉而成瘀血,经脉阻塞,气血流通受阻,血瘀气滞,不通则痛。理筋手法则可以促进机体血液循环和淋巴回流,使气血通畅,加快瘀血的吸收而达到活血化瘀、消肿止痛的目的,有利于组织损伤的修复。

(二) 舒筋通络,解除痉挛

因急性或慢性损伤所产生的疼痛可以反射性地引起局部肌肉、筋脉痉挛,而痉挛又可加重疼痛,影响肢体的功能活动。理筋手法具有镇痛解痉的作用,可以直接作用于受伤局部使患处脉络通畅,疼痛减轻,解除由于损伤所引起的肌肉痉挛,起到舒筋通络、解除痉挛的作用,为组织修复和肢体功能的恢复创造条件。

(三) 理顺筋络,整复错位

理筋手法也是临床治疗损伤所造成的肌肉、肌腱、韧带、筋膜等组织的破裂、滑脱或关节的脱位、错缝主要手段之一,使"筋出槽、骨错缝"得到整复。如腰椎小关节紊乱、腰椎间盘突出症、颈椎病等。理筋手法对于软组织损伤、关节滑脱、错缝具有整复、理顺、复位的作用。

(四) 松解粘连,通利关节

软组织损伤后由于局部出血,血肿机化,组织粘连引起关节活动障碍。而理筋手法具有活血化瘀、松解粘连、通利关节的作用,因此临床上对于组织粘连、关节功能活动障碍者,可采用舒筋弹拨和关节活络手法,配合功能锻炼,使关节粘连得以松解,关节功能逐渐恢复。

(五) 通经活络,祛风散寒

肢体损伤后期或慢性劳损,经络不通,气血不和,常表现为肢体麻痹疼痛等。理筋手法具有镇痛、止痛的作用,如点穴法就是利用手法刺激相应的穴位使之得气或局部反复强刺激,起到调和气血、温经通络、散寒除痹的功效,从而调整机体内阴阳平衡失调,达到促进肢体功能恢复的目的。

二、理筋手法的基本要求和操作

(一) 基本要求

施用手法治疗筋伤时,其基本要求有以下几点:

1. 持久　是指手法的操作能持续运用一定时间,并保持动作和力量的连贯性,特别是治疗部位的手法操作更应维持较长时间,使治疗部位得到足够的刺激量(即得气),以增强治疗效果。

2. 有力　是指手法必须具有一定的力量,这种力量应根据患者的体质及治疗部位等不同情况而酌情增减。

3. 均匀　是指手法要有一定的节律性,手法操作的频率要有节奏而协调,不能时快时慢,也不能时轻时重,用力均匀沉稳。

4. 柔和 是指手法要轻而不浮,重而不滞,不可用暴力或蛮力,变换手法要自然。

以上基本要求是密切相关的,持久能使手法逐渐渗透到深层组织,均匀协调的动作能使手法更趋柔和。要做到熟练掌握各种理筋手法并在临床灵活运用,必须经过长时间的手法练习和临床实践,做到由生而熟,熟能生巧,最后达到运用自如。

(二) 基本手法

1. 推法 医生用指、掌、肘或拳背近侧指间关节等部位,着力于治疗部位,做单方向直线运动的手法称为推法,包括指推法、掌推法、肘推法等。操作时要求指、掌或肘部要紧贴体表,用力要稳,速度要缓慢而均匀(图 10-12)。

推法具有疏通经络、理筋活血、活血散瘀、缓解痉挛的作用。在临床上多用于腰背及四肢部,可治疗风湿痹痛及各种慢性劳损、肌肉拘急、感觉迟钝麻木等症。

2. 捋顺法 医生用手掌单方向由肢体近端向远端推动(离心)的手法称为捋法;由肢体远端推向近端(向心)的手法称为顺法,即"捋下来,推上去",或"捋下来,顺上去"。两手法的力度与推法相同(图 10-13)。

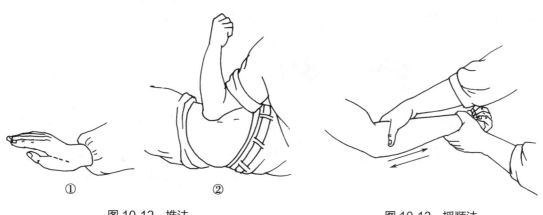

图 10-12 推法
①掌推法;②肘推法

图 10-13 捋顺法

3. 摩法 医生用食、中、环三指指腹或手掌附着于治疗部位或穴位上,以腕关节为中心做环形而有节律抚摩的手法称为摩法。操作时要求肘关节自然屈曲,腕部放松,掌指关节伸直,动作和缓而协调,抚摩而不带动皮下组织。包括轻度按摩法(又称浅表摩法)(图 10-14)、深部按摩法(又称推摩法)(图 10-15)。

摩法具有镇静止痛、消瘀退肿、缓解紧张的作用。临床上常作为理筋开始的手法,目的是使患者能有一个逐渐适应的过程,或作为治疗的结束手法,以缓和强手法的刺激。多用于胸腹、背、腰部。

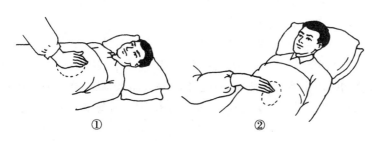

图 10-14 轻度按摩法
①掌摩法;②指摩法

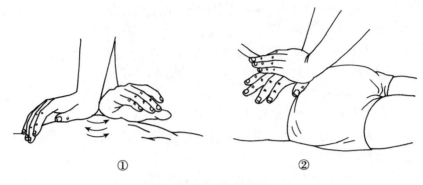

图 10-15　深部按摩法
①单掌推摩法；②叠掌推摩法

4. 揉法　医生用手指、手掌或掌根吸定于治疗部位或穴位，做轻柔和缓的回旋运动，称为揉法。操作时要求腕部放松，以前臂带动腕和掌指关节活动，着力部位一定要吸定皮肤、穴位，并带动皮下组织一起运动。包括指揉法、掌根揉法等（图 10-16）。

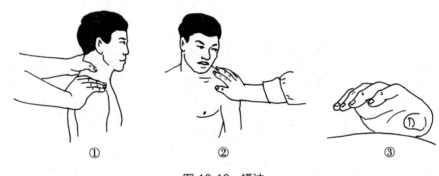

图 10-16　揉法
①指揉法；②掌揉法；③掌根揉法

揉法刺激缓和，具有活血祛瘀、消肿止痛、放松肌肉、缓解痉挛的作用。临床上多用于治疗肢体急性外伤肿痛、慢性劳损、风湿痹痛等症。

5. 按法　医生用拇指指端、指腹、掌根、掌面或双掌重叠或肘尖按压治疗部位的手法，称为按法。操作时要求紧贴治疗部位，不可移动。用力要由轻到重，不可用暴力。包括指按法、掌按法、肘按法（图 10-17）。

按法具有松弛肌肉、开通闭塞、活血止痛、温经散寒的作用。指按法常用于全身各部穴位；掌按法常用于腰背和胸腹部；肘按法则仅适用于腰臀等肌肉丰厚的部位。临床上多用于治疗急慢性腰腿痛、肌肉痉挛、筋脉拘急等症。

6. 擦法　医生以一手大、小鱼际或掌面附着在患者体表治疗部位或穴位，快速地做上下或左右直线往返摩擦的手法，称为擦法（图 10-18）。操作时应手指自然伸开，着力部位要贴住治疗部位，移动时以上臂带动手掌，往返距离要直而长，动作均匀有连续性，使皮肤有红热舒适感。由于直接在皮肤上操作，因此常配合用介质，如按摩乳等，防止擦伤皮肤又能增强疗效。

擦法具有活血散瘀、消肿止痛、温经通络、松解粘连、软化瘢痕的作用。临床上适用于腰背部以及肌肉丰厚处，可治疗慢性劳损和风湿痹痛等症。

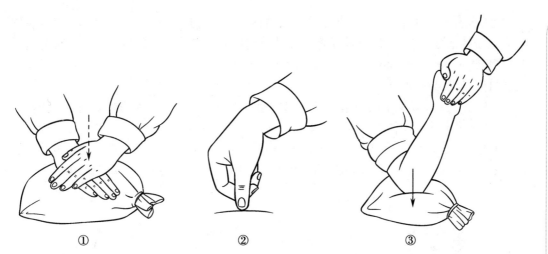

图 10-17 按法
①掌按法;②指按法;③肘按法

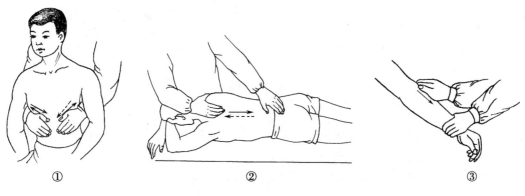

图 10-18 擦法
①掌擦法;②小鱼际擦法;③大鱼际擦法

7. 滚法 医生以一手呈半握拳状,以手的尺侧缘(侧滚法)或第 3~5 掌指关节的背侧(立滚法)贴附于治疗部位,以肘部为支点,前臂主动摆动,带动腕部摆动和屈伸活动的手法,称为滚法(图 10-19)。操作时着力部位要紧贴体表,使产生的压力轻重交替而持续不断地作用于治疗部位,不可跳动或拖泥带水。

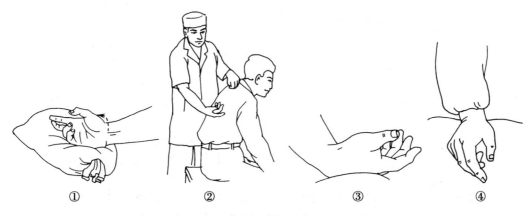

图 10-19 滚法
①沙袋练习;②人体操作;③侧滚法;④立滚法

擦法具有舒筋活血、调和营卫、滑利关节的作用,可以有效地缓解肌肉、韧带痉挛,增强肌肉、韧带的活动能力,促进血液循环以及消除肌肉疲劳等作用。临床上适用于颈肩背、腰臀及四肢等肌肉丰厚的部位,治疗陈伤、慢性劳损所致的筋骨痹痛、麻木不仁,如颈椎病、落枕、腰椎间盘突出症等。

8. 拿法　医生以一手用拇指与其余四指相对用力一紧一松拿捏患处肌肉、韧带等软组织的手法称为拿法。操作时要求用力要由轻至重,不可突然用力,动作缓和而有连贯性。

拿法具有祛风散寒、开窍止痛、舒筋通络的作用。临床常配合其他手法用于颈项、肩部和四肢等部位,如拿肩井、拿腓肠肌;临床常与揉法结合使用,称拿揉法(图 10-20)。

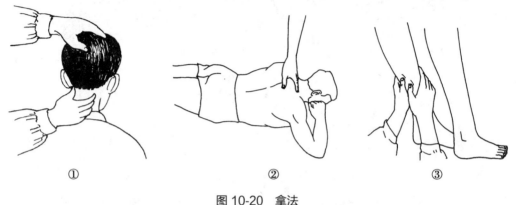

图 10-20　拿法
①拿揉法;②拿捏斜方肌;③拿捏腓肠肌

9. 拍法　医生用一手或双手虚掌拍打体表的手法称为拍法。操作时要求手指自然并拢,掌指关节微屈成虚掌,平稳而有节奏地拍打患处(图 10-21)。

拍法具有舒筋活血、行气通络的作用,临床上适用于肩背、腰臀及下肢。可治疗风湿痹痛、局部感觉迟钝或肌肉痉挛等症。

10. 点法　医生用指端或屈指点压体表的手法称为点法,又称点穴法。屈指点又分屈拇指点、屈食指点两种,由于点穴法以指代针,又称指针疗法(图 10-22)。

点法具有开通闭塞、活血止痛、调整脏腑功能的作用。临床上常用于治疗脘腹疼痛及腰腿痛等病证。

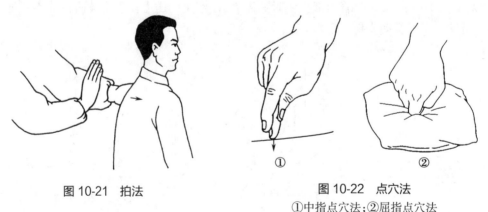

图 10-21　拍法

图 10-22　点穴法
①中指点穴法;②屈指点穴法

11. 抖法　医生用双手握住患者的上肢或下肢远端,用力做连续小幅度的上下颤动的手法,称为抖法(图 10-23)。操作时要求颤动幅度要小,频率要快,轻巧舒适,嘱患者充分放松肌肉。

抖法具有调和气血、舒筋通络的作用。可用于四肢,以上肢最常用。并与搓法配合使用,称搓抖法。

12. 搓法　医生用双手掌面夹住一定部位,相对用力做快速搓揉,同时做上下往返移动的手法称为搓法(图 10-24)。操作时要求双手用力要对称,搓动要快,移动要慢,动作要轻快、协调、连贯。

搓法具有调和气血、舒筋通络、缓解肌肉痉挛的作用,是临床上缓解肌肉疲劳的常用手法之一。最多用于上肢,常与抖法配合使用,并作为推拿的结束手法。

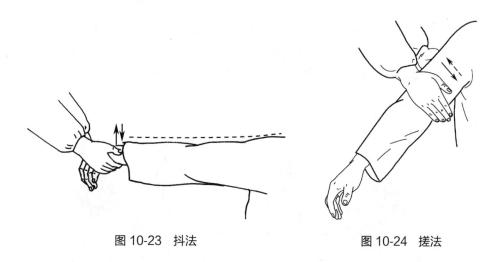

图 10-23　抖法　　　　　　　图 10-24　搓法

13. 击法　医生用拳背、掌根、掌侧小鱼际、指尖或桑枝棒叩击体表的手法称为击法。包括拳击法、掌击法、侧击法、指尖击法(图 10-25)。操作时要求用力轻巧而有弹性,快慢适

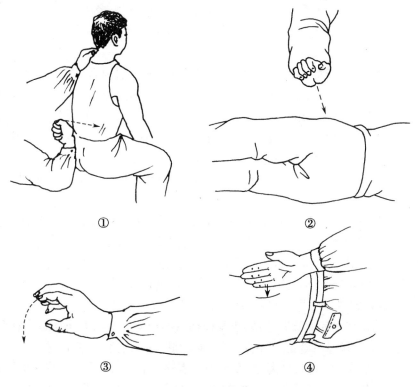

① ② ③ ④

图 10-25　击法
①拳击法;②掌击法;③指尖击法;④侧击法

中而有节律。拳击时应手握空拳;侧击时应手指自然伸直,腕略背伸用单手或双手的小指侧击打;掌击时应使手指放松,腕伸直用掌根叩击;指尖击法则是运用腕关节的屈伸以指端轻轻击打。

击法具有舒筋通络、调和气血、祛风散寒、消除疲劳的作用,临床常用于治疗风湿痹痛、局部感觉迟钝、肌肉痉挛或头痛等症。拳击法常用于腰背部,掌击法常用于腰骶臀部及四肢部,侧击法用于腰背及四肢部,指尖击法用于头面、胸腹部。

14. 扳法　医生双手用力将肢体做相反方向扳动的手法称为扳法。包括颈部扳法、胸背部扳法和腰部三扳法。

(1) 颈部扳法:医生一手托住下颌,另一手扶住头枕部,两手向上用力托起,做颈部缓慢的环旋摇晃后,向一侧旋至最大限度后瞬间用力扳动,或一手托下颌,另一手按住偏歪的颈椎棘突做旋转扳动,可听到"咔嗒"的响声(图 10-26)。

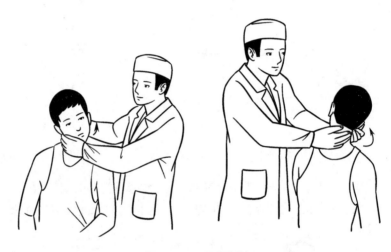

图 10-26　颈部扳法

(2) 腰部三扳法:包括腰部后伸扳肩法、腰部后伸扳腿法、侧扳法(图 10-27)。

(3) 腰椎旋转复位扳法:患者坐在方凳上,腰部放松,两足分开与肩同宽,以向右侧旋转为例,一助手面对患者站立,用两腿夹住患者左腿,双手按住其左腿根部,以固定患者。医生坐在患者右后侧,右手自患者右腋下穿过,绕至颈后,以手掌扣住其颈项,左手拇指向左顶住偏歪的棘突,然后先使患者腰椎慢慢前屈至一特定角度时,右手用力将腰椎向右侧屈并旋转,左手拇指同时用力向左前方推顶棘突,常可听到"咔嗒"声和拇指下有棘突跳动感,提示复位成功(图 10-28)。

扳法具有舒筋通络、滑利关节、纠正解剖位置失常的作用。多用于脊柱四肢关节,特别是关节旋转功能障碍的病证,如颈椎、腰椎僵硬,关节粘连及小关节滑脱错缝等。

15. 摇法　医生用双手做关节的被动环转活动的手法称为摇法。操作时要求动作缓和,用力要稳,摇动方向及幅度须在患者生理许可范围内进行,由小到大。

摇法具有滑利关节、增强关节功能活动的作用。临床适用于四肢关节及颈、腰椎,是治疗颈椎病、腰椎间盘突出症的有效手法,也是损伤后期帮助关节功能恢复的有效手法。

16. 背法　医生和患者背靠背站立,医生略屈膝,用两肘套住患者肘弯部,然后弯腰屈膝挺臀,将患者反背起,使其双足离地,以牵引患者腰及脊柱,最后再做快速伸膝挺臀动作,并以臀用力颤动或摇动患者腰部。操作时要求臀部的颤动与两下肢的屈伸动作协调一致(图 10-29)。

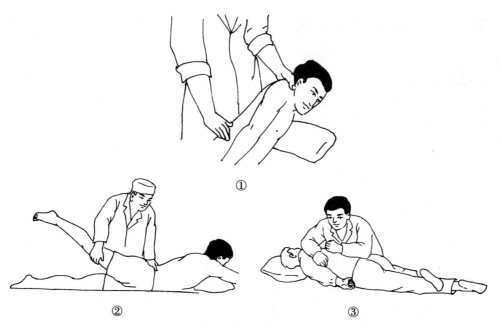

图 10-27 腰部三扳法

①腰部后伸扳肩法；②腰部后伸扳腿法；③侧扳法

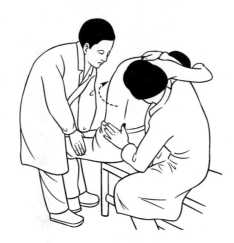

图 10-28 腰椎旋转复位扳法

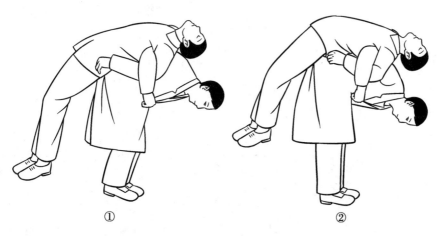

图 10-29 背法

背法具有滑利关节、通经止痛的作用,常用于治疗腰扭伤及腰椎间盘突出症。

　　　　　　　　　　　　　　　　　　　　　　　　　　　　　　　　（陈　江）

复习思考题

1. 试比较骨伤科各类手法的异同。

2. 试述各个手法的临床应用。

3. 与现代医学对骨折的处理方式相比,中医正骨有什么优势?

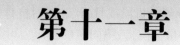

第十一章
固定与牵引

笔记栏

PPT 课件

学习目标

掌握夹板、石膏固定的原理、适应证、禁忌证、操作步骤和注意事项,各类牵引的原则、操作要求以及适应证和禁忌证;熟悉切开复位内固定的适应证、禁忌证、并发症,以及材料要求和内固定的种类;了解骨外固定器械、支具固定的种类和适应证。

第一节 固定疗法

固定是治疗骨伤科疾病的一种重要手段。为了维持损伤整复后的良好位置,防止骨折、脱位再移位,保证损伤组织正常愈合,在复位后必须予以固定。常用的固定方法有外固定与内固定两大类。外固定有夹板、石膏、绷带、骨外固定器械、支具等;内固定有接骨板、螺丝钉、髓内钉、钢丝等。良好的固定方法应具有以下标准:

1. 能起到良好的固定作用,对被固定肢体周围的软组织无损伤,保持损伤处正常血运,不影响正常的愈合。

2. 能有效地固定骨折,消除不利于骨折愈合的旋转、剪切和成角外力,使骨折端相对稳定,为骨折愈合创造有利的条件。

3. 对伤肢关节约束小,有利于早期功能活动。

4. 对骨折整复后的残留移位有矫正作用。

一、外固定疗法

外固定是指损伤后用于体外的一种固定方法。目前常用的外固定方法有:夹板固定、石膏固定、骨外固定器械固定及支具固定等。

(一) 夹板固定

夹板固定是我国最古老、应用最广泛的骨折外固定物。骨折复位后选用不同的材料,如柳木板、竹片、杉树皮、纸板等,根据肢体的形态加以塑形,制成适用于各部位的夹板,并用系带扎缚,以固定垫配合保持复位后的位置,这种固定方法称为夹板固定。夹板固定是从肢体功能出发,通过扎带对夹板的约束力,固定垫对骨折端防止或矫正成角畸形和侧方移位的效应力,并充分利用肢体肌肉收缩活动时所产生的内在动力,克服移位因素,使骨折断端复位后保持稳定。

1. 夹板固定的作用机制

(1) 扎带、夹板、固定垫的外部作用力:扎带的约束力是局部外固定力的来源,这种作用力通过夹板、固定垫和软组织传导到骨折段或骨折端,以对抗骨折发生再移位。如三垫固定的挤压杠杆力可防止骨折发生成角移位,二垫固定的挤压力可防止骨折发生侧方移位。总之,用扎带、夹板、固定垫可防止骨折发生侧方、成角移位,合并持续骨牵引能防止骨折端发生重叠移位。

（2）肌肉收缩的内在动力:骨折经整复后,夹板只固定骨折的局部和一个关节,一般不超上下关节,这样既有利于关节屈伸及早期进行功能活动,又不妨碍肌肉纵向收缩活动,使两骨折端产生纵向挤压力,加强骨折端紧密接触,增加稳定性。另外,由于肌肉收缩时体积膨大,肢体的周径随之增大,肢体的膨胀力可对固定垫、夹板产生一定的挤压作用力。与此同时,骨折端亦承受了由夹板、固定垫产生的同样大小的反作用力,从而也加强了骨折断端的稳定性,并起到了矫正骨折端残余移位的作用。当肌肉舒展放松时,肢体周径恢复原状,夹板也恢复到原来的松紧度。因此,按照骨折不同类型和移位情况,在相应的位置放置恰当的固定垫,并保持扎带适当的松紧度,可把肌肉收缩的不利因素转化为对骨折愈合的有利因素。但肌肉收缩活动必须在医护人员的指导下进行,否则可引起骨折再移位。

（3）伤肢置于与移位倾向相反的位置:肢体骨折后的移位可由暴力作用的方向、肌肉牵拉和远端肢体的重力等因素引起。即使骨折复位后,这种移位倾向仍然存在。因此,应将肢体置于与损伤机制相反方向的位置,以防止复位后骨折端的再移位。

2. 夹板固定的适应证和禁忌证

（1）适应证

1）不全骨折和稳定性骨折。

2）四肢闭合性管状骨骨折。股骨干骨折因肌肉发达,收缩力大,须配合持续骨牵引。

3）四肢开放性骨折,创面小或经处理伤口闭合者。

4）陈旧性四肢骨折可运用手法整复者。

（2）禁忌证

1）较严重的开放性骨折。

2）难以整复的关节内骨折。

3）难以固定的骨折。

4）严重肿胀或伴有张力水疱者。

5）伤肢远端脉搏微弱,末梢血液循环较差,或伴有动脉、静脉损伤者。

🔍 知识链接

夹板局部外固定是中国传统医学治疗骨折的特色,小夹板治疗骨折最早见于汉代《中藏经》的记载:“大段折伤者,上更以竹片夹之。”晋代葛洪著《肘后备急方》指出:“以竹片夹裹之,令遍病上,急缚,勿令转动。”从而奠定了治疗骨折应用夹板外固定疗法的基础。到了唐代,蔺道人的《仙授理伤续断秘方》从夹板制作、应用、夹缚、功能锻炼、解除夹板时间等方面做了详细的阐述,特别指出整复和固定是治疗骨折所不可缺少的方法。宋朝的《太平圣惠方》《圣济总录》都有关于小夹板的记载,其材料多样化,如竹片、杉木、笔子、柳树条枝等。元朝危亦林在小夹板的应用方面,除了使用杉木皮、竹片夹板外,对下肢骨折还应用长木板的副夹板,用软衣垫之或外加砖头靠实;为了加强脊柱骨折的固定效果,提出用杉木板与桑白皮并用的方法,并提出“莫令屈”的主张。到了明朝,小夹板固定疗法迅速发展。王肯堂《证治准绳》记载:用超关节小夹板固定桡骨下端骨折,并明确指出了四肢骨折可用夹板固定,关节内骨折不宜用夹板,可用绢布软包扎固定法。《普济方》记载:"如破伤折骨用正副夹缚定,正夹用杉皮去外重皮,约手指大,排肉上,以药敷杉皮上,药上用副夹,用竹皮去里黄,疏排夹缚。"清代是小夹板应用的鼎盛时期,吴谦《医宗金鉴·正骨心法要旨》一书中比较集中地反映了当时骨伤科使用小夹板的状况。书中介绍了"诸如裹帘、杉篱、披肩、腰柱、通木、抱膝器"。夹板材料中有竹帘、竹片、竹篱、树皮(苦楝树皮、桉树皮、杉树皮等)、木板(柳木、橄榄木、榆木、杨木、松木等)。除了固定物外,也注意到用棉絮、白布或麻布以贴身垫好,免致疼痛及皮肤压疮。

中华人民共和国成立后,中医小夹板治疗骨折法得到充分发掘。因地域和取材不同,目前小夹板主要有南北派之分,南派以杉树皮小夹板为代表,北派以柳木夹板为代表,两者各具特色。

3. 夹板的材料与制作要求　夹板的材料应具备以下性能:

(1)可塑性:制作夹板的材料能根据肢体各部的形态塑形,以适应肢体生理弧度的要求。

(2)韧性:具有足够的支持力而不变形,不折断。

(3)弹性:能适应肌肉收缩和舒张时所产生的肢体内部的压力变化,发挥其持续的固定复位作用。

(4)通透性:能被 X 线穿透,有利于骨折复位后 X 线的复查。亦应有利于肢体在固定期间皮肤呼吸代谢正常进行。

(5)质轻:不增加肢体的负重。

常用的夹板材料有:杉树皮、柳木板、竹片、厚纸板、胶合板、金属铝板、塑料板等。木板、竹片应按损伤的部位和类型,锯成长宽适宜的形状,并将四角边缘刨光打圆。需要塑形者,用热水浸泡后再用火烘烤,预弯成各种所需要的形状,内粘毡垫,外套袜套。按大、中、小成套备用(图 11-1)。

夹板长度应视骨折的部位不同而异,分不超关节固定和超关节固定两种,前者适用于骨干骨折,夹板的长度等于或接近骨折段肢体的长度,以不妨碍关节活动为度;超关节固定适用于关节内或近关节处骨折,其夹板通常超出关节处 2~3cm,以能用扎带捆住为度。夹板固定一般为 4~5 块,总宽度相当于所需要固定肢体周径的 4/5 或 5/6 左右。每块夹板间要有一定的间隙。夹板不宜过厚或过薄,一般来说,竹片为 1.5~2.5mm,木板为 3~4mm,如夹板增长时,其厚度也应相应增加。纸板以市售工业用纸板为佳,厚度 1~2mm,可根据肢体的部位和形态剪裁,两板间距约一指宽,在夹板内面衬以 0.5cm 厚毡垫或棉花。

4. 固定垫　固定垫又称加压垫,一般安放在夹板与皮肤之间。利用固定垫所产生的压力或杠杆力,作用于骨折部,以维持骨折断端在复位后的良好位置。固定垫必须质地柔软,并具备一定的韧性和弹性,能维持一定的形态,有一定的支持力,能吸水,可散热,对皮肤无刺激。可选用毛头纸、棉花、棉毡等材料制作(内放金属纱网等)。固定垫的形态、厚薄、大小应根据骨折的部位、类型、移位情况而定。其形状必须与肢体外形相吻合,以维持压力平衡。固定垫安放的位置必须准确,否则会起相反的作用,使骨折端发生再移位。

(1)固定垫种类:常用的固定垫有以下几种(图 11-2):

1)平垫:适用于肢体平坦部位,多用于骨干骨折。呈方形或长方形,其宽度可稍宽于该侧夹板,以扩大与肢体的接触面;其长度根据部位而定,一般 2~6cm;其厚度根据局部软组织厚薄而定,为 1.5~4cm。

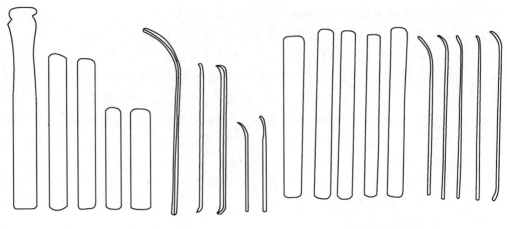

肱骨外科颈骨折固定板（连肩板）　　　　　　胫腓骨干骨折固定板

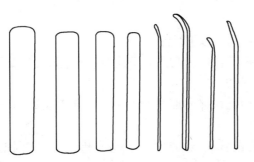 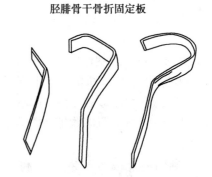

桡骨远端骨折固定板　　　　　　　　　掌骨骨折固定板

图 11-1　塑形配套夹板

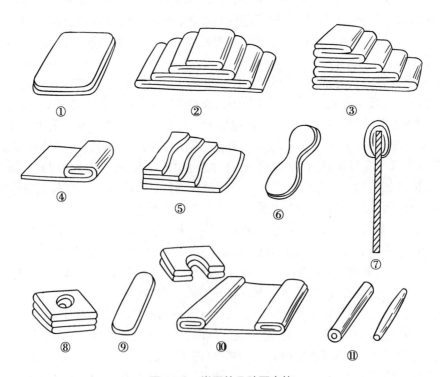

图 11-2　常用的几种固定垫

①平垫；②塔形垫；③梯形垫；④高低垫；⑤抱骨垫；⑥葫芦垫；⑦大头垫；⑧空心垫；⑨横垫；⑩合骨垫；⑪分骨垫

2) 塔形垫:适用于肢体关节凹陷处,如肘、踝关节。做成中间厚、两边薄、状如塔形的固定垫。

3) 梯形垫:一边厚,一边薄,形似阶梯状。多用于肢体有斜坡处,如肘后、踝关节等。

4) 高低垫:为一边厚、一边薄的固定垫。用于锁骨骨折或复位后固定不稳的尺桡骨骨折。

5) 抱骨垫:一侧呈半月状,一侧呈方形。适用于髌骨及尺骨鹰嘴骨折。最好用绒毡剪成。

6) 葫芦垫:厚薄一致,两头大、中间小,形如葫芦状。适用于桡骨头骨折或脱位。

7) 横垫:为长条形厚薄一致的固定垫,长 6~7cm,宽 1.5~2cm,厚约 0.3cm。适用于桡骨下端骨折。

8) 合骨垫:呈中间薄或凹陷、两边厚的固定垫,适用于下尺桡关节分离。

9) 分骨垫:用一根铅丝为中心,外用棉花或纱布卷成(不宜过紧),其直径约 1cm,长 6~8cm。适用于尺桡骨骨折、掌骨骨折、跖骨骨折等(图 11-3)。

10) 大头垫:用棉花或棉毡包扎于夹板的一头,呈蘑菇状。适用于肱骨外科颈骨折。

11) 空心垫:将平垫的中央切割成一圆孔。适用于内外踝等骨隆起部位,防止压迫性溃疡。

(2) 固定垫的使用方法:使用固定垫时,应根据骨折的类型、移位情况,在适当的位置放置固定垫。常用的固定垫放置法有:一垫固定法、两垫固定法及三垫固定法(图 11-4)。

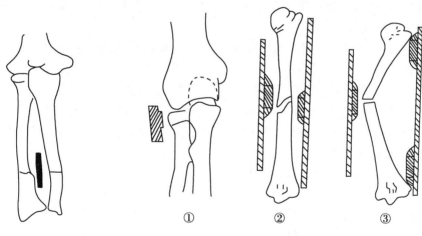

图 11-3 分骨垫放置　　图 11-4 固定垫放置
①一垫固定法;②两垫固定法;③三垫固定法

1) 一垫固定法:主要压迫骨折部位,多用于肱骨内上髁骨折、桡骨头骨折及脱位等。

2) 两垫固定法:用于有侧方移位的骨折。骨折复位后,将两垫分别置于两骨端原有移位的一侧,以骨折线为界,两垫不能超过骨折端,以防止骨折再发生侧方移位。

3) 三垫固定法:用于有成角畸形的骨折。骨折复位后,一垫置于骨折成角突出部位,另两垫分别置于靠近骨干两端的对侧。三垫形成杠杆力,防止骨折再发生成角移位。

5. 扎带　扎带的约束力是夹板外固定力的来源。临床常用宽 1.5~2cm 的扁平布带,或用绷带折叠而成。将夹板放置恰当后,依次捆扎中间、远端、近端、缠绕两周后打活结于夹板的前侧或外侧,便于调整扎带的松紧。扎带的松紧度要适宜,以能提起扎带在夹板上下移动 1cm 左右为度,即扎带的拉力为 800g 左右。扎带太紧会影响肢体的血液循环,造成压迫性溃疡或肌肉缺血性坏死等不良后果;太松则起不到固定效果,引起骨折端的移位。

6. 夹板固定的操作步骤　各部位及不同类型骨折,其固定方法亦不一样。现以长骨干骨折局部小夹板固定为例,说明其操作步骤。

(1) 物品的准备:根据骨折的部位、类型及患者肢体情况,选择大小、形状合适的夹板,将固定垫、扎带等所需用的固定器材准备齐全。

(2) 外敷药:先手法整复,在助手维持牵引下,如需外敷药者将药膏摊平敷好,用胶布固定,或用绷带缠绕 1~2 周,再将所需的压垫安放于适当的位置。

(3) 放置固定垫:将棉垫或绵纸包裹于伤处,勿使其有皱褶,将选好的固定垫,准确地放置在肢体的适当部位,最好用胶布予以固定。

(4) 安放夹板:将夹板置于外层,排列均匀,夹板间距以 1~1.5cm 为宜。夹板的两端不能超过棉垫,骨折线最好位于夹板中央,由助手扶持夹板。

(5) 扎带捆扎:术者依次用捆扎系带。两端扎带距板端 1~1.5cm 为宜,防止滑脱。固定完毕后,如需附长板加固者,可置于小夹板的外层,以绷带包缠;如需持续牵引者,按牵引方法处理。

7. 夹板固定后注意事项

(1) 抬高患肢,以利肿胀消退。

(2) 密切观察伤肢的血运情况,特别是固定后 3~4 天内更应注意观察肢端皮肤颜色、温度、感觉及肿胀程度。如发现肢端肿胀、疼痛、皮温下降、颜色紫暗或苍白、肢端麻木、伸屈活动障碍并伴剧痛者,应及时处理。切勿误认为是骨折引起的疼痛,否则有发生缺血坏死,造成严重并发症的危险。

(3) 注意询问骨骼突出处有无灼痛感,如患者持续疼痛,则应解除夹板进行检查,以防止发生压迫性溃疡。

(4) 1~2 周内要经常检查并调整扎带的松紧度。一般在 4 日内,因复位而引起继发性损伤,局部损伤性炎症反应,夹板固定后静脉回流受阻,组织间隙内压有上升的趋势,可适当放松扎带。待组织间隙内压下降,血液循环改善,扎带松弛时应及时调整扎带的松紧度,确保上下 1cm 的正常移动度。

(5) 定期进行 X 线检查,了解骨折是否发生再移位,特别是在 1 周以内要经常检查,如有移位应及时处理。

(6) 指导患者进行合理的功能锻炼,并将固定后的注意事项及练功方法向患者及家属进行宣教和指导,取得患者的合作,医患合作才能取得最终的良好疗效。

8. 拆除夹板固定的时间　夹板固定时间的长短,应根据骨折临床愈合的具体情况而定。达到骨折临床愈合标准,即可解除夹板固定。一般成人需 4~6 周,儿童 2~3 周。

(二) 石膏固定

石膏固定是骨伤科最常用的外固定方法之一。医用石膏的成分为无水硫酸钙,是由天然结晶石膏($CaSO_4 \cdot 2H_2O$)煅制而成。将天然石膏捣碎,碾成细末,加热至 100~200℃,使其失去水分,变成白色粉状,即为无水硫酸钙(熟石膏)。使用时石膏粉吸水后又变成结晶石膏而凝固。凝固的时间随温度和石膏的纯度而异,在 40~42℃温水中,10~20 分钟即凝固。水温越高、环境气温越高,石膏凝固越快,反之则越慢。临床上通过调节水温来控制石膏凝固的时间。石膏中加少许盐可缩短凝固时间。石膏凝固后体积膨胀 1/500,故使用石膏管型不宜过紧。石膏干燥一般需要 24~48 小时。

1. 石膏固定的分类　石膏固定按包裹的范围可分为石膏托(图 11-5)、石膏夹板(图 11-6)、石膏管型

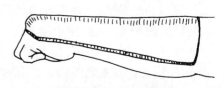

图 11-5　前臂石膏托

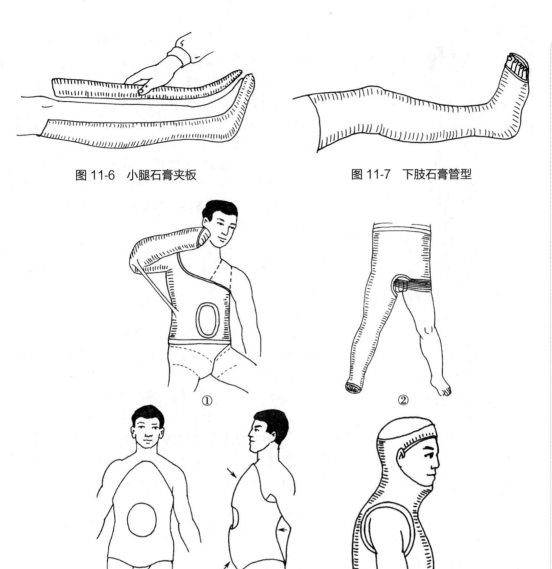

图 11-6　小腿石膏夹板　　　　　　　图 11-7　下肢石膏管型

①

②

③

④

图 11-8　其他部位固定石膏
①上肢肩人字形石膏;②下肢髋人字石膏;③石膏背心;④头颈胸石膏

(图 11-7)等;按固定部位可分为上肢石膏、前臂石膏、上肢肩人字形石膏、下肢短腿石膏、下肢长腿石膏、下肢髋人字形石膏、石膏背心、头颈胸石膏(图 11-8)等。

2. 石膏绷带的用法　临床上使用的石膏,多已制成现成的石膏绷带卷。使用时将石膏绷带卷平放在 30~40℃温水桶内,待气泡出净后取出,以手握其两端,挤去多余水分,即可使用。石膏在水中不可浸泡过久,或从水中取出后放置时间过长。因耽搁时间过长,石膏很快硬固,如勉强使用,各层石膏绷带将不能互相凝固成为一个整体,从而影响固定效果。

3. 石膏绷带内的衬垫　为了保护骨隆突部的皮肤和其他软组织不受压迫,包扎石膏前必须先放好衬垫。常用的衬垫有绵纸、棉垫、棉花或棉袜套等。根据衬垫的多少,可分为有衬垫石膏和无衬垫石膏。有衬垫石膏衬垫较多,即将整个肢体先用棉花或绵纸自上而下全部包好,然后外面包石膏绷带。有衬垫石膏,患者较为舒适,但固定效果略差,多在手术后做固定用。无衬垫石膏,也需在骨突处放置衬垫(图 11-9),其他部位不放。无衬垫石膏固定效果

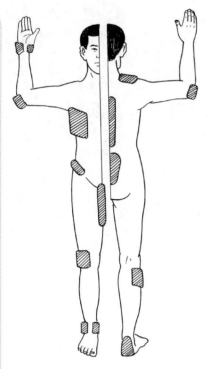

图 11-9 需放置衬垫的位置

较好,石膏绷带直接与皮肤接触,比较服帖,但骨折后因肢体肿胀,容易影响血液循环或压伤皮肤。

4. 石膏绷带操作步骤

(1) 包扎前准备

1) 人员安排:小型石膏 1~2 人即可,大型石膏,如髋人字石膏,需 3 人以上。

2) 患者准备:向患者言明石膏固定的注意事项,清洗伤肢。如需外敷药者,将药膏摊平敷好,用胶布固定或用绷带缠绕 1~2 周。有伤口者先换药,胸腹部石膏固定者,患者不宜空腹或过饱。

3) 石膏及工具准备:根据石膏固定的大小与范围的不同,需要准备相应规格与数量的石膏绷带卷以及相应的工具。

(2) 操作步骤

1) 体位:将患肢置于功能位或特殊要求体位。如患者无法持久维持这一体位,则需有相应的器具,如牵引架、石膏床等,或有专人扶持。

2) 保护骨隆突部位:放上棉花或绵纸。

3) 制作石膏条:在包扎石膏绷带时,先做石膏条,放在肢体一定的部位,加强石膏绷带某些部分的强度。其方法是在石膏桌上,按所需要的长度和宽度,折叠 10~15 层,每层石膏绷带间必须抹平,切勿形成皱褶。也可不用石膏条,在包扎过程中,可在石膏容易折断处或需加强部,按肢体的纵轴方向,往返折叠数层,以加强石膏的坚固性。

4) 石膏托的应用:将石膏托置于需要固定的部位,为避免关节部位石膏皱褶,可将其横向剪开一半或 1/3,呈重叠状,然后迅速用手掌将石膏托抹平,使其紧贴皮肤。对单纯石膏托固定者,按体形加以塑形。此时,内层先用石膏绷带包扎,外层则用纱布绷带包扎。包扎时一般先在肢体近端缠绕两层,然后再一圈压一圈地依序达肢体的远端(图 11-10)。关节弯曲部注意勿包扎过紧,必要时应横向将绷带剪开适当宽度,以防边缘处的条索状绷带造成压迫。对需双石膏托固定者,依前法再做一石膏托,置于前者相对的部位,然后用纱布绷带缠绕二者之外。

5) 管型石膏的应用:先将需要固定的肢体置于功能位,由助手扶持,按规定加垫,必要时先制作石膏托,然后将浸透的石膏绷带由上而下围绕着固定肢体均匀滚动,绷带边相互重叠 1/3,接触肢体的内层石膏绷带平整,不应有皱褶或绷带间遗留空隙,更不要缠绕过紧,其基本手法在于石膏绷带是粘贴上去的,而不是拉紧了再缠上去。缠绕石膏绷带时,术者应逐层用手掌均匀抚摸,促使各层

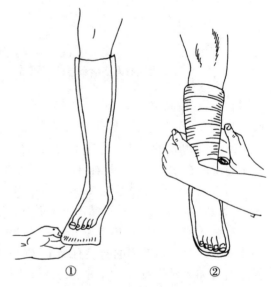

图 11-10 小腿石膏托固定
①小腿后铺石膏托;②绷带外包扎

紧密接触,一般要 5~8 层,如不放置石膏托,则需 10~14 层。在石膏绷带边缘部、关节部、骨折部应多包 2~3 层加固。术者,尤其是助手,在缠绕过程中不应中途改变肢体的位置及屈伸度,以防折断石膏,影响固定效果。此外应以手掌托持患肢,禁止抓提,更不应用手按压,以免局部石膏凹陷形成压迫,造成肢体血液循环障碍或产生压迫性溃疡。石膏包扎完毕后,应按肢体轮廓进行塑形,以增强石膏绷带对肢体的固定性能。将边缘多余部分修整,充分露出不包括在固定范围内的关节以及指(趾),以便观察肢体血液循环、感觉、运动情况,同时有利于它们的功能锻炼。用记号笔注明诊断、受伤日期和石膏绷带包扎日期,有创口的可将伤口位置标明或将开窗位置画好。

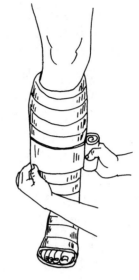

图 11-11 石膏绷带环向缠绕

6) 包扎石膏的基本方法:环绕包扎时,一般由肢体的近端向远端缠绕,且以滚动方式进行,切不可拉紧绷带(图 11-11),以免造成肢体血液循环障碍。在缠绕的过程中,必须保持石膏绷带的平整,切勿形成皱褶,尤其在第一、二层更应注意。由于肢体的上下粗细不等,当需向上或向下移动绷带时,要提起绷带的松弛部并向肢体的后方折叠,不可翻转绷带。操作要迅速、敏捷、准确,两手互相配合,即一手缠绕石膏绷带,另一手朝相反方向抹平,使每层石膏紧密贴合,勿留空隙。石膏的上下边缘及关节部要适当加厚,以增强其固定作用。整个石膏的厚度,以不致折裂为原则。上肢一般 10~12 层,下肢一般 12~15 层。最后将石膏绷带表面抹光,并按肢体的外形或骨折复位的要求加以塑形。因石膏易于凝固,必须在凝固成形前数分钟内完成,否则不仅达不到治疗目的,反而易使石膏损坏。对超过固定范围部分和影响关节活动的部分(不需固定关节),应加以修削。边缘处如石膏嵌压过紧,可将内层石膏托起,并适当切开。对髋人字石膏、蛙式石膏,应在会阴部留有较大空隙。最后在石膏显著位置标记诊断及日期。有创面者应将创面的位置标明,以备开窗。

5. 石膏固定体位 如无特殊治疗需要,肢体关节必须固定在能发挥最大功能的位置(即使关节在这种位置强直),此位置称为关节功能位。关节功能位是相对的,在选择时应考虑患者年龄、性别、职业,该关节的主要功能以及关节活动情况等。以髋关节为例,若患者是缝纫工,坐位时间长,髋关节功能位就要多屈曲一些;如患者职业以站立体位为主,则髋关节应适当伸直。各关节功能位及固定范围均以中立位 0°法计(表 11-1)。

表 11-1 关节功能位及固定范围

关节	功能位置	固定范围
肩关节	上臂外展 45°~60°,前屈 30°,外旋 15°,肘关节屈肘 90°,拇指尖对准鼻尖为准	肩人字石膏,包括胸、肩、上臂、肘及前臂。女性托起乳房防受压
肘关节	屈曲 90°,前臂中立位	自腋部起下至手掌远侧横纹
腕关节	腕背屈 20°~30°,手半握拳,拇指对掌位	肘下至手掌远侧横纹
手指关节	掌指关节屈曲 60°,指间关节屈 30°~45°	前臂至手指
髋关节	屈曲 15°~20°,外展 10°~15°,外旋 5°~10°	从乳头至足趾,必要时包括对侧髋关节,下至膝关节上缘
膝关节	屈膝 10°~15°,小儿全伸	大腿根部至足趾
踝关节	中立位,无内外翻	小腿至足趾
脊柱	尽量按正常生理弧度。两髋稍屈,并适当外展,膝关节稍屈曲	T_4 以上包括头颈部,L_4 以下包括两侧大腿

6. 石膏固定后注意事项

（1）石膏固定完成后，要维持恰当体位直至完全干固，以防断裂。为加快石膏的干固，可用电吹风或红外线照射等其他办法烘干。

（2）在石膏未干以前搬动患者，注意勿使石膏折断或变形，常用手掌托起石膏，忌用手指捏压，回病房后必须用软枕垫好。翻身或改变体位时，应保护石膏原形，避免折裂变形。

（3）抬高患肢，以利于消肿。下肢可用软垫垫高，上肢可用支架悬挂。若肿胀消退后石膏松动，应及时更换石膏。

（4）使用石膏管型时，注意有无受压症状，随时观察指（趾）血运、皮肤颜色、皮温、肿胀、感觉及运动情况。如有肢体受压表现，应立即将石膏管型纵向切开。待症状改善后，用浸湿的纱布绷带重新包缠，使绷带与石膏粘在一起。固定后肢体又肿胀，可沿剖开缝隙将纱布绷带剪开，将剖缝扩大，在剖缝中填塞棉花并用纱布绷带包扎。

（5）注意保持石膏清洁，避免被尿、大便等浸湿污染。石膏被血或脓液浸透，应及时处理。

（6）注意冷暖，寒冷季节注意外露肢体保温；炎热季节，对包扎大型石膏的患者，要注意通风，防止中暑。

（7）如因肿胀消退或肌肉萎缩致使石膏松动者，应立即更换石膏。

（8）石膏固定期间应指导患者及时进行未固定关节的功能锻炼。

（9）定期进行 X 线摄片检查，观察石膏固定的效果。

7. 石膏的开窗、剖开、楔形切开和拆除　切开石膏的工具有石膏剪、石膏刀、石膏锯、撑开器、电锯等（图 11-12）。

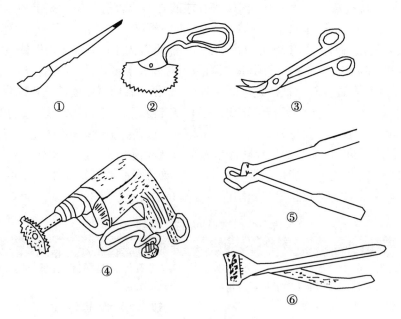

图 11-12　拆石膏工具
①石膏刀；②石膏锯；③短石膏剪；④拆石膏电锯；⑤长柄石膏剪；⑥石膏撑开器

（1）开窗：有以下情况者需行石膏开窗。

1）术后需要切口换药和缝线拆除者。

2）石膏固定后，局部尤其是骨隆突处有持续性疼痛不能缓解者。

需要对石膏开窗者，即在石膏固定完毕后（未干固前）按创面大小、部位，在石膏上做一矩形全层切开，待石膏稍干固后，将石膏块取出，换药后放归原处，外面再用纱布绷带包扎。

如果石膏干固后需要开窗者,可按照预先画好的标志用石膏锯全层切开,直至衬垫为止,将石膏块取出,进行处理。完毕后须用棉花塞入石膏窗内,将石膏块安放原位,并用纱布绷带包扎,以免由于该处压力降低致使组织膨出,而在创缘部造成压迫性溃疡。

(2) 石膏剖开:用于以下两种情况(图 11-13)。

1) 针对性石膏剖开:急性损伤的肢体,在石膏固定过程中(特别是早期),肿胀可能继续加重,甚至造成血液循环障碍。石膏管型固定后,选择不影响骨折对位且石膏较薄处,将石膏全层剖开。但必须注意不要损坏石膏管型,在剖开裂隙处填入绵纸,外用绷带包扎。

2) 急诊石膏剖开:如果在石膏管型固定过程中发现肢体末端有明显肿胀、发绀、疼痛等血液循环障碍者,应立即在石膏管型的侧方做纵形全层剖开,并用撑开器扩大石膏缝隙,抬高患肢,密切观察血液循环情况。如果上述症状消失,再用纱布绷带包扎或更换石膏。

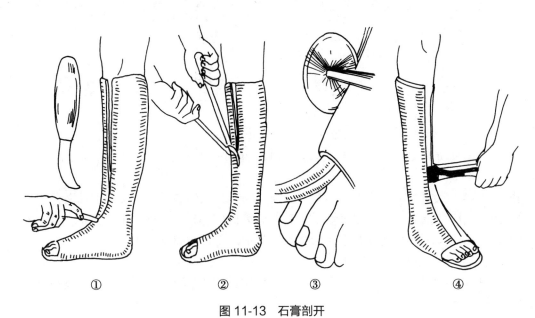

图 11-13 石膏剖开
①石膏刀剖开;②石膏剪剖开;③石膏锯剖开;④石膏撑开器撑开

(3) 楔形切开:即在石膏管型一定部位做周径 60%~80% 环形切开,用于矫正成角畸形。

若骨折成角畸形或行截骨矫形术后,X 线复查发现骨折或截骨处对位尚好,但尚有成角畸形者,可在成角畸形部位的凹面横行切断石膏周径的 2/3,以石膏凸面为支点,将肢体的远侧段向凸面方向反折,即可纠正成角畸形。然后用大小合适的木块填塞石膏的裂隙中,再以石膏绷带缠绕固定,防止木块脱落和石膏断裂(图 11-14)。

(4) 拆除石膏:骨折断端经 X 线复查有足够骨痂形成,或因固定过紧,发生血液循环障碍时,需拆除石膏。

课堂互动

临床上夹板固定可以替代石膏固定吗?哪些情况下不可以替代?

(三) 骨外固定器械固定

现代骨外固定的概念是指依据应力刺激组织再生与重建理论,在微创原则下,应用体外

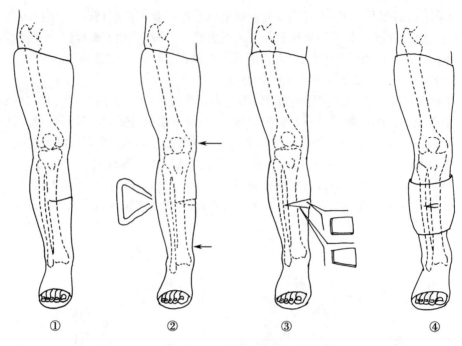

图 11-14　石膏楔形切开
①次环状切开;②矫正成角畸形;③切开处木块撑开;④底部及周围垫以棉花,外包以石膏

固定调节装置经皮骨穿针与骨构成的复合系统,治疗骨折、矫正骨与关节畸形和肢体组织延长的技术。用于骨外固定技术的机械装置称为骨外固定器械。骨外固定器械是在骨折外固定法和内固定法两种固定方法启示下形成的一种治疗骨折的固定形式。

1. 骨外固定器械的类型(图 11-15)

(1) 单边架:在骨折的一侧上下端各穿一组固定针,穿过两层骨皮质,但不穿越对侧的软组织。

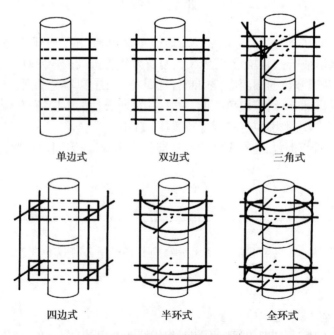

单边式　　　双边式　　　三角式

四边式　　　半环式　　　全环式

图 11-15　骨外固定器械的类型

（2）双边架：固定针穿过两侧软组织，外露的固定针通过连接杆加以固定。

（3）三角形架：将穿针设在两个或多个平面上，以增加其稳定性。

（4）四边形架：特点是肢体两侧各有两根伸缩滑动的连接杆，每侧两杆之间也有连接结构。这种外固定器的稳定性最佳，但体积较大，灵活性也最差。

（5）半环形架：外固定器呈半环形，安装在肢体一侧，可多向穿针，既能牢稳固定，又兼有复位的作用。

（6）环形架：外固定器呈环形，把肢体完全环绕，可多方向穿针，但不如半环架简便。

（7）梯形架：外固定器呈梯形，用于骨盆骨折。

2. 骨外固定器械的适应证

（1）软组织损伤、肿胀明显的四肢长管状骨开放性骨折。

（2）骨折同时需行交腿皮瓣、肌皮瓣、带血管蒂皮瓣等修复性手术。

（3）骨折需要牵引固定，保持肢体长度。

（4）多发骨折，经骨外固定器械固定保护肢体，便于运送、搬动、观察伤口。

（5）骨折伴有主要血管、神经损伤，在探查血管、神经的同时，可行外固定器械固定。

（6）感染性骨折、骨不连，病灶区外穿针固定有助于控制感染，促进骨折愈合。

（7）烧伤合并骨折，用于固定骨折，便于创面处理，将伤肢架空还可以防止植皮区受压。

（8）骨盆骨折与脱位，可用外固定器械早期复位固定，控制出血，减轻疼痛。

（9）断肢再植术，可快速、牢固地固定骨折，有利于神经、血管的吻合。

（10）肢体延长术，或肘、膝、踝关节加压融合术。

3. 骨外固定器械的优点

（1）能为骨折提供牢固的固定而无须广泛切开软组织。

（2）便于处理创面而不影响骨折复位固定。

（3）允许早期功能锻炼。

（4）骨折断端不存留异物，有利于感染的控制、伤口和骨折的愈合。

（5）易于拆卸，避免二次手术切开。

（6）操作简单，能随时调整固定。

4. 骨外固定器械的缺点

（1）针孔易发生感染，特别是直径较粗的钢针和穿过肌腹的钢针。

（2）穿过肌肉的钢针可影响穿针平面以下的关节活动。

（3）固定钢针松动时影响骨折愈合。

（4）骨外固定器械给生活带来不便，影响美观。

5. 注意事项

（1）保持针孔的清洁，术后第二天即应更换敷料，每天1次用75%乙醇滴于针眼处。根据病情适当应用抗生素，防止针道感染。

（2）术后每天观察固定针有无松动，骨外固定器有无移位及固定锁钮是否松动，如有松动及时拧紧，保证固定效能确实可靠。

（3）需多次调节固定者，如肢体延长、关节融合加压固定等，应注意保持固定针与皮肤界面处于无张力状态，否则应切开松解，以免皮肤受压坏死。

（4）鼓励患者术后行肢体关节及肌肉的主动和被动功能锻炼。下肢骨折者，如全身情况允许且骨折固定稳定可靠，可在医生的指导下，于术后1周左右扶双拐下地练习不负重或部分负重行走。

（5）定期X线检查，了解骨折端有无移位，如发生移位，随时调节外固定器予以矫正。

当 X 线片显示骨折线模糊、有骨痂形成时,应拆除外固定器。

（四）支具固定

支具又称矫形器,是指用具有一定硬度和支撑作用的托板、支架等器具,固定人体躯干或四肢外面的一种固定方法,具有固定、制动、保护、支撑身体,预防和矫正畸形等作用。

1. 支具的适应证

（1）先天性疾病:①先天性脊椎裂、脊索瘤伴有截瘫或不全瘫;②3~4 岁以下先天性马蹄足;③3~4 岁以下先天性髋关节脱位或脱位复位术后的固定;④先天性斜颈、先天性膝关节脱位、先天性平足矫形或矫形术后的固定;⑤先天性脊柱侧凸术前矫形或术后固定。

（2）创伤性疾病:①腰部及四肢急性扭挫伤;②创伤性关节炎;③外伤性截肢;④外伤性下肢不等长。

（3）术后固定:①颈椎病前路融合术后;②肌性斜颈术后;③膝关节半月板、滑膜切除术后;④四肢关节脱位手术复位术后;⑤先天性马蹄足矫形术后。

（4）炎症:①脊柱及四肢的骨与关节结核或化脓性感染;②风湿和类风湿关节炎;③强直性脊柱炎。

（5）退行性变:①腰椎间盘退行性变或突出;②颈椎病;③骨性关节病。

（6）瘫痪:①脑性瘫痪;②脊髓外伤性截瘫;③脊柱结核性截瘫;④脊柱肿瘤性截瘫;⑤周围神经损伤性部分肌肉瘫痪。

2. 支具的分类

（1）按使用目的分类:分为固定性支具、保护性支具、矫形性支具、牵引性支具、免负重支具等。

（2）按制作材料分类:分为金属支具、塑料支具、木制支具、硬纸板支具、组合支具等。

（3）按材料弹性分类:分为软性支具、硬性支具、半硬性支具。

（4）按作用部位分类:分为脊柱支具、上肢支具、下肢支具。

（5）按功能作用分类:分为康复性支具、功能性支具、预防性支具。

3. 常见支具

（1）颈支具:分为前后两块,前块上缘超过下颌,下缘达上胸部;后块上缘达枕骨,下缘达胸背部。主要限制头颈部的屈伸和旋转活动。多用于落枕、颈椎骨质增生、颈椎病、颈椎骨折、颈椎脱位复位后的固定。

（2）腰支具:又称腰围。前面上缘达剑突下约 1cm,下缘至耻骨联合上缘约 1cm;后面上缘达肋弓,下缘包裹臀肌隆起部。可减少腰骶椎负荷,用以限制腰部和腰骶关节活动,保护腰肌并让其得以休息。适用于急性腰扭伤、腰肌筋膜炎、腰肌劳损及腰椎间盘摘除术后、腰椎融合术后。

（3）肩外展支具:支具主体呈 Z 形,用于安放患侧上肢。患侧上肢在外展支具上分别置肩、肘和腕关节于功能位。可用于固定治疗肱骨外科颈骨折和肱骨干骨折、肩袖损伤、冈上肌腱断裂、急性肩周炎等。

（4）双髋外展支具:又称 Atlanta 支具。多用于治疗双侧先天性髋关节脱位以及双侧股骨头缺血性坏死的早期固定（图 11-16）。

二、内固定疗法

内固定是在骨折复位后,用金属或非金属材料内固定物维持骨折复位的一种方法。内固定是治疗骨折的方法之一,具有严格的适应证。在骨伤科,随着复位与外固定技术不断提

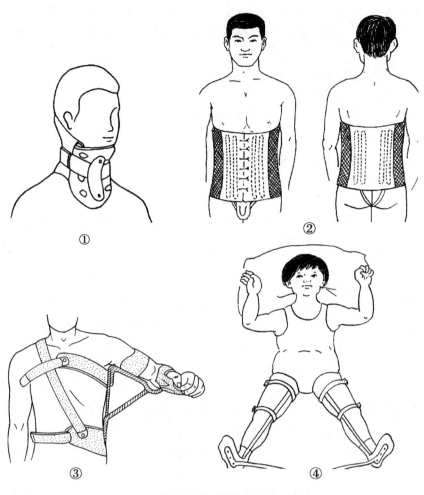

图 11-16 常见支具
①颈支具;②腰支具;③肩外展支具;④双髋外展支具

高,大多数骨折都能得到治愈,但是有些复杂骨折及合并损伤采用非手术治疗效果不佳,仍需切开复位内固定。

20世纪60年代末,在瑞士成立了专门研究骨折内固定的学术组织,即国际内固定研究学会(AO/ASIF),简称AO。AO具有完整的体系,包括固定的理论、原则、技术和内固定物的设计、制造、使用。AO早期建立的四大原则是:解剖复位、坚强固定、保护血运及功能康复。

在临床实践中,证实了经AO技术处理后,一些复杂的骨折获得了前所未有的疗效,但也陆续发现了一系列的缺点和问题。首先是若干骨干骨折按照AO原则进行了坚强固定,但却无法早期活动,甚至连早期功能锻炼都需要慎重。其次,在使用加压接骨板固定的骨干骨折愈合后,拆除接骨板再发生骨折。因而提出了应力阻挡和接骨板下皮质骨因血供破坏而出现哈弗斯系统加速重塑的概念。由于逐渐认识到AO理论单纯强调力学固定的不足,内固定原则逐渐演变成以生物学固定为特点的BO原则,即生物学接骨术(biological osteosynthesis,BO)。其核心理念在于间接复位、生物学固定,不追求坚强固定,以寻求骨折稳固和软组织完整之间的一种平衡。BO理念的具体措施包括:间接复位;减少内固定与骨质的接触面积;使用低弹性模量的内固定物;不强求解剖复位及坚强固定;追求微创内固定手术。BO原则指导下的骨折愈合为典型的二期愈合,即骨愈合历经血肿机化、骨痂形成和骨痂改造塑形等阶段,表现在 X 片上的大量骨痂形成。与既往 AO 追求的无骨痂性一期愈合相反。BO 原则是对 AO 原则的补充与修正,两者在现今骨折内固定中的指导意义皆至关重要。

(一) 切开复位内固定的适应证、禁忌证

1. 切开复位内固定的适应证

(1) 有移位的关节内骨折,手法不能达到满意复位,或复位后容易移位的骨折,估计以后必将影响关节功能者。

(2) 手法复位与外固定未能达到功能复位的标准,而影响肢体功能者。

(3) 骨折端有肌肉、肌腱、骨膜或神经、血管等软组织嵌入,手法复位失败者。

(4) 撕脱性骨折,多因强大肌群牵拉而致,外固定难以维持其对位。

(5) 骨折合并重要神经、血管损伤者,须探查神经、血管进行修复,并同时做骨折内固定。

(6) 开放性骨折,在 6~8 小时之内需要清创,如伤口污染较轻,清创较彻底,可直接采用内固定。

(7) 骨折伴有肌腱、韧带完全断裂者。

(8) 多发骨折或多段骨折,为了预防严重并发症和便于患者早期活动,对多发骨折某些重要部位可选择内固定;多段骨折难以复位与外固定,如移位严重应采用内固定。

(9) 骨折伴有关节脱位,经闭合复位未能成功者。

(10) 畸形愈合或骨不愈合造成功能障碍者。

2. 切开复位内固定的禁忌证

(1) 瘢痕、烧伤、活动性感染或皮炎导致手术部位软组织覆盖太差。

(2) 骨质疏松致骨质脆弱不能用内固定来固定的骨折。

(3) 对于活动性感染、骨髓炎等,多采用外固定,同时结合生物学方法来控制感染。

(4) 已不能成功进行重建的粉碎性骨折。

(5) 患者有心、脑、肾等严重的基础疾病,全身情况较差,不能耐受手术、麻醉等。

(6) 没有足够手术设备条件和手术技术水平。

(二) 内固定物的材料要求

用于人体内的内固定物,必须能与人体组织相容,能抗酸抗碱,而且不起电解作用;必须是无磁性的;在相当长的时间内有一定的机械强度,不因长时间使用而发生疲劳性折断;出于安全性考虑,不提倡混合使用不同成分的金属内固定物。

常用的金属内固定物的材料有铁基合金(不锈钢)、钴基合金(钴铬钼合金)、钛和钛基合金等。

(三) 内固定的准备

1. 除开放性或合并神经、血管损伤的骨折外,一般不需要紧急手术。

2. 如为开放性骨折,术前应用抗生素,并常规注射破伤风抗毒血清。估计术中出血较多时,应备适量红细胞悬液、血浆等。

3. 骨折畸形愈合需行截骨矫形者,术前应根据 X 线片测量截骨角度。

4. 根据手术部位的不同,所采用的内固定术式也不同,需准备相应的内固定器材。常用的有钢丝、螺丝钉、接骨板、克氏针、斯氏针、髓内钉等。还须准备手术所用的特殊器械,如手摇钻或电钻、三叉固定器、螺丝刀、持钉器、持骨器、骨撬等(图 11-17)。

(四) 内固定方式、种类

1. 不锈钢丝内固定　临床多用于髌骨骨折、尺骨鹰嘴骨折、髁间隆突骨折、短小骨的斜形骨折、长管骨粉碎性骨折等,有较大骨片分离而又无其他固定方法者,均可采用不锈钢丝

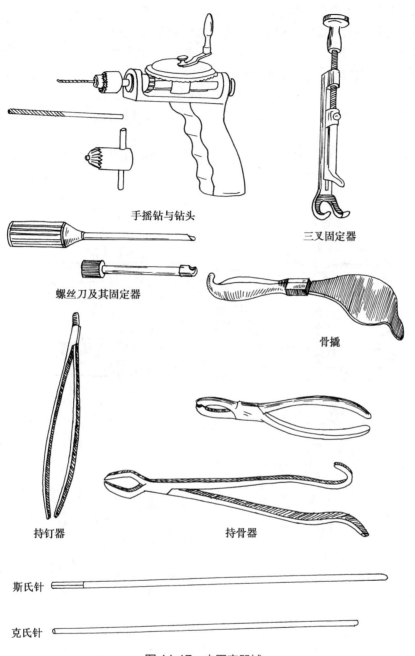

手摇钻与钻头

三叉固定器

螺丝刀及其固定器

骨撬

持钉器

持骨器

斯氏针

克氏针

图 11-17　内固定器械

内固定。如髌骨骨折采用钢丝内固定（图 11-18）。

2. 螺丝钉内固定

（1）螺丝钉种类：按不同的功能作用和使用方法，内固定螺丝钉可分为：松质骨螺丝钉、皮质骨螺丝钉、加压螺丝钉、自攻螺丝钉、自钻螺丝钉、空心螺丝钉、锁定螺丝钉等。

（2）适应证：一般多与接骨板同时应用，在下列情况可单独应用。

1）在骨隆突部位发生的骨折，如股骨、胫骨内外髁骨折，肱骨内外髁骨折（图 11-19），尺骨鹰嘴骨折等。

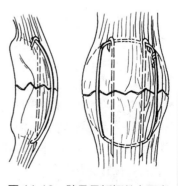

图 11-18　髌骨骨折钢丝内固定

2) 长管状骨的斜形及螺旋形骨折,有时也可用几枚螺丝钉做内固定,但必须有可靠的外固定,否则容易发生螺丝钉松动或折断,导致骨折再移位。使用时应注意螺丝钉的方向与骨折面相垂直,否则固定后易发生断端移位;但如果固定的目的是防止骨折短缩移位,则螺丝钉方向应与骨干垂直。因此,最好的办法是多枚螺丝钉内固定,其中一枚螺丝钉与骨干的纵轴垂直,其余螺丝钉与骨折面垂直(图 11-20)。

3) 长管骨骨折有骨折片时,在采用其他内固定器材的同时,也可用螺丝钉将骨片固定于骨折端上。

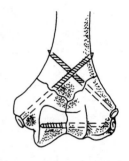

图 11-19　肱骨内外髁骨折加压螺丝钉内固定

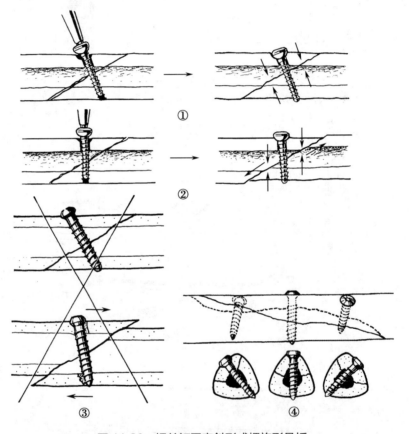

图 11-20　螺丝钉固定斜形或螺旋形骨折
①螺丝钉垂直骨折面;②螺丝钉垂直骨干;③螺丝钉垂直骨折面引起短缩移位;④多枚螺丝钉固定

4) 股骨颈骨折可以用加压螺丝钉进行内固定。这种螺丝钉较普通螺丝钉粗,仅螺丝钉头部有螺纹,螺纹宽且深,无螺纹部分直径较细。钉的有纹和无纹部分须分别固定于骨折远、近端内,才能起到拉力加压作用,所以这种螺丝钉又称为拉力螺丝钉(图 11-21)。螺丝钉尾需有一宽的垫圈,以防钉尾陷于骨内。由于加压螺丝钉多用于松质骨,依靠螺纹将骨折断端相互扣紧,故所用钻头的直径只需相当于螺丝钉直径,不能过大,以防松动。

3. 接骨板螺丝钉内固定

(1) 适应证:一般用于长骨干骨折,如股骨、胫骨、肱骨、尺桡骨骨

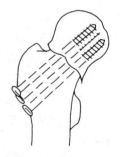

图 11-21　股骨颈骨折加压螺丝钉固定

折等；也有特制型接骨板以固定掌骨、指骨、跖骨骨折等；有的与加压螺丝钉联合应用固定转子间或转子下骨折、股骨髁部骨折，如髋动力加压接骨板；有的制成 L 形接骨板固定股骨髁上、胫骨平台骨折；有的制成三叶草形接骨板固定内踝骨折；还有的制成特殊形状的，如跟骨接骨板固定跟骨骨折。

（2）接骨板的种类

1）普通接骨板：固定骨折的长度应为骨折部位骨干直径的 4~5 倍。用在股骨固定者须用 8~10 孔接骨板，胫骨骨折应用 6~8 孔接骨板，肱骨、尺桡骨多用 6 孔接骨板。

2）加压接骨板：加压接骨板较普通接骨板厚而宽，其强度超过普通接骨板。在接骨板的一端洞壁上有一个可供加压器钩住的小孔。先用螺丝钉将接骨板固定于一侧骨折段上，再将加压器固定于另一骨折段上，并钩住接骨板。拧紧加压器的螺母，使骨折断端纵向挤压。然后将接骨板固定于骨折处，使骨折断端维持压缩力，以消除断端间坏死骨组织吸收后残留的间隙（图 11-22）。

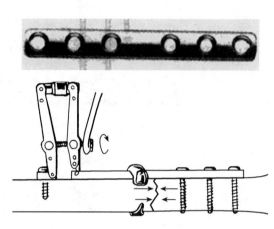

图 11-22　加压接骨板

3）动力加压接骨板：采用钴基合金或钛基合金制成。这种接骨板是利用螺丝钉帽下的斜面和接骨板钉孔的"错配"关系而设计的加压接骨板。接骨板的孔有波浪形斜槽，拧上螺丝钉时，能使断端自动压缩，维持高压（图 11-23）。固定时，先将中间两个孔用螺丝钉固定，之后依次向外固定，每上一枚螺丝钉，骨折端之间即增加一份压缩力，可消除断端间隙。但高压内固定所导致的接骨板下骨皮质血供破坏和应力遮挡作用，可发生局部骨质疏松，骨折愈合并不能加速，取出接骨板后可能再发生骨折。

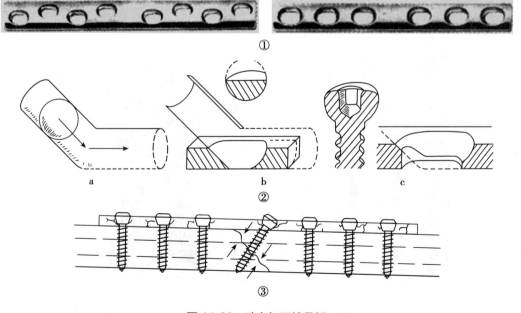

图 11-23　动力加压接骨板
①动力加压接骨板；②动力加压原理；③动力加压接骨板固定

199

为了能克服这种副作用,在动力加压接骨板的基础上,又提出了有限接触性加压接骨板的概念。较之前者,这种接骨板的螺丝钉孔之间的底面,有横截面呈梯形的沟槽,使得接骨板与骨皮质之间的接触面积大大减少,从而最大限度地避免了接骨板下的骨质疏松。另外,由于这种接骨板的结构性下表面,使其刚度能均匀分布,容易弯曲成形,而且当弯曲时接骨板在任一钉孔处都没有任何应力集中(图11-24)。

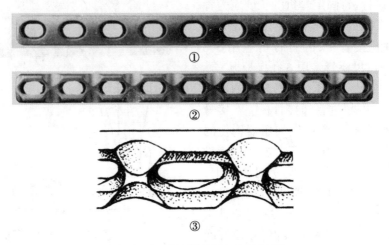

图 11-24 有限接触性加压接骨板
①正面观;②反面观;③底面沟槽

4)重建接骨板:特征是在接骨板的钉孔之间有很深的沟槽,这样可以将接骨板在平面上准确地改变形状,或者使接骨板弯曲,但是不宜做锐性弯曲。这种接骨板在强度上比上述加压接骨板要弱,在强迫塑形之后其强度会更加减弱。接骨板孔是椭圆形的,可以允许动力加压。这些接骨板特别适用于三维几何形状复杂的骨折,如骨盆、髋臼、锁骨骨折等。在使用时,可以使用折弯器将接骨板进行塑形(图11-25)。

5)解剖接骨板:依据人体四肢关节的自然形态设计而成,可与骨关节自然匹配,表现出良好的贴附性。原则上,解剖接骨板一般不宜再塑形。T形接骨板、L形接骨板、三叶草形接骨板、跟骨接骨板都属于解剖接骨板(图11-26)。

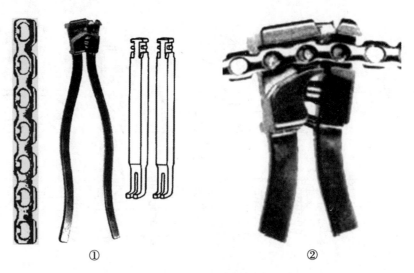

图 11-25 重建接骨板
①重建接骨板;②折弯器

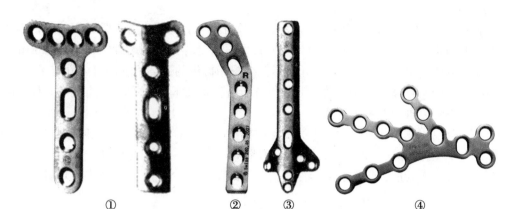

图 11-26　解剖接骨板
①T 形接骨板；②L 形接骨板；③三叶草形接骨板；④跟骨接骨板

6）管形接骨板：为 AO 早期所设计的动力加压接骨板，可分为 1/2 管形、1/3 管形、1/4 管形（图 11-27）。1/2 管形接骨板多用于尺、桡骨近端骨折；1/3 管形接骨板多用于外踝、跖骨、掌骨骨折；1/4 管形接骨板多用于指骨骨折。因为管形接骨板厚度薄（厚度为 1mm），且易于发生疲劳性折断，现已很少使用。

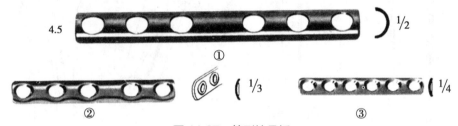

图 11-27　管形接骨板
①1/2 管形；②1/3 管形；③1/4 管形

7）锁定接骨板：是一种螺丝钉孔带螺纹的接骨板。这些孔在带有螺纹头的螺丝钉拧入后，接骨板与螺丝钉的接触面无法发生角度运动，从而构成一套固定角度的内固定支架系统。锁定接骨板的设计无须顾及螺丝钉扭矩和接骨板与骨接触面的摩擦力，显著减少为了内固定植入所需的软组织剥离，极大改善了骨膜的血运，有利于骨痂的生长；另外，锁定接骨板系统将负荷下内固定的剪切力转换为螺丝钉与骨之间的压力，这种力学转换有利于骨折的固定，刺激骨痂的生长。在锁定接骨板上同时具有锁定孔和非锁定孔，以供不同的螺丝钉拧入（图 11-28）。一般认为，使用锁定螺丝钉时，选择单层皮质骨螺丝钉优于双层皮质骨螺丝钉。

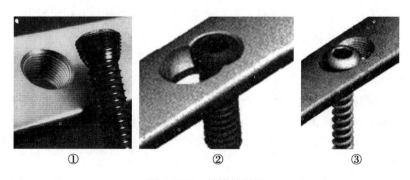

图 11-28　锁定接骨板
①锁定接骨板和锁定螺丝钉；②锁定孔固定；③非锁定孔固定

4. 髓内钉内固定 髓内钉内固定是用金属长钉在髓腔内固定管状骨骨折的一种方法,可以牢固地固定骨折,不但保证骨折对位,而且可以控制骨折断端的旋转和成角畸形;而远离骨折部位的闭合穿钉,避免了对骨折局部软组织和血供的破坏。髓内钉内固定术后可不用外固定,行早期功能锻炼,为促进骨折愈合与早期恢复肢体功能,创造了有利的条件,同时可避免因长期固定而产生的并发症。

(1) 适应证:①肱骨、胫骨、股骨干的斜形或横行闭合性骨折。②股骨粗隆间骨折。③前臂双骨折。④锁骨骨折。⑤长管状骨的病理性骨折或骨折不愈合、延迟愈合。

(2) 禁忌证:①开放性骨折及粉碎性骨折。②儿童及青少年骨干骨折,易破坏骨骺,影响骨骼发育。

(3) 髓内钉的类型:髓内钉有不同的类型,可分为普通髓内钉、交锁髓内钉、弹性髓内钉等(图 11-29)。

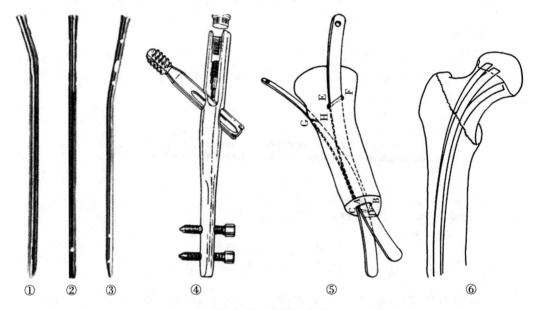

图 11-29 常见髓内钉

①不带锁髓内钉;②直形交锁髓内钉;③预弯形交锁髓内钉;④Gamma 钉;⑤矩形弹性钉;⑥Ender 钉

5. 椎弓根钉内固定 经椎弓根内固定技术自 1963 年开始应用于临床以来,已被公认为是脊柱外科重大的进展之一,是一种有效的手术治疗方法。

(1) 椎弓根内固定系统主要分为两类:①钉板系统:如 Steffee、Roy-Camille、Louis 等内固定系统。该类系统抗旋转作用较强,但撑开力量较弱。②钉棒系统:如 C-D、Dick、R-F、A-F、GSS、FASS、DSS、ISObar 等内固定系统。该类系统明显加强了撑开力和压缩力。由于操作简便、创伤小,钉棒系统在临床上更为常用。

(2) 椎弓根内固定适应证:①不稳定性胸腰椎骨折、脱位。②脊柱侧弯畸形、脊柱肿瘤、脊柱结核或脊柱退行性变致脊柱不稳。③其他需行脊椎稳定手术者。

6. 记忆合金内固定 记忆合金是一种具有记忆效应的合金材料。记忆合金用于内固定的主要原理是利用其形状记忆效应。所谓形状记忆效应,是指一定形状的记忆合金在低温状态下可明显变形,而将合金加热到一定温度后可恢复原有形状,且在形状恢复过程中产生一定的回复力。

现在用于临床的记忆合金主要是镍-钛记忆合金,具有强度高、比重低、抗疲劳性能佳、耐腐蚀、耐磨、低磁性、无毒、生物相容性好等优点,可安全地植入人体。

常用的记忆合金内固定器主要有以下几种(图11-30):①骑缝钉,固定范围小,适用于关节附近骨折或截骨固定;②环抱器,由体部和臂部组成,体与臂构成约270°圆弧,适用于长管状骨骨干骨折;③聚髌器,适用于各种类型的髌骨骨折。

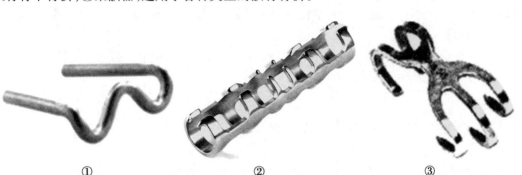

图 11-30　记忆合金内固定
①骑缝钉;②环抱器;③聚髌器

7. 生物可吸收材料内固定　在临床中使用最普遍的生物可吸收材料是α-羟基聚酯类,这一家族中的代表包括聚乳酸、聚左旋乳酸、聚羟基乙酸等。这类有机高分子化合物在人体内通过水解作用,最后都代谢为 H_2O 和 CO_2 而排出体外。

较之传统的金属内固定物,可吸收材料的优点主要表现在:①弹性模量与骨组织相似。②随着固定物的降解和强度减低,负荷逐渐转移到由骨骼承担,避免了金属内固定应力遮挡效应的发生。③对儿童骨骺骨折的固定无不利影响,对骨骼生长发育无明显障碍。④固定物在体内经降解吸收而排出体外,避免二次手术。

但是可吸收材料也存在一些不足之处,比如这类内固定物无法在 X 线下显影,使医生不能有效地评价手术的结果;其对骨折端的加压作用不及金属螺丝钉;其强度和刚度虽然不断得到改善,但是对于下肢的负重骨骨折的应用,仍然要慎重,必要时加用外固定;使用可吸收材料做内固定,可能发生远期的体内非感染性炎症反应。

第二节　牵引疗法

牵引疗法是通过牵引装置利用悬垂重量作为牵引力,身体重量作为反牵引力,以克服肌肉的收缩力,从而达到整复和固定骨折或脱位,矫正骨折重叠移位,预防和矫正软组织挛缩以及某些疾病术前组织松解或术后制动的一种治疗方法。它既是复位方法,又是固定方法,多用于四肢和脊柱。

临床常用的牵引疗法包括皮肤牵引、骨牵引和布托牵引等,使用时可根据患者的年龄、体质状况、骨折部位和类型、肌肉发达的程度和软组织的损伤情况等,选择应用。牵引重量以短缩移位的程度和患者的体重而定,应随时进行调整。牵引重量不宜过大或不足,过大可引起过度牵引使骨折断端发生分离移位,造成骨折延迟愈合或不愈合,而牵引重量过小则不能达到复位和固定的目的。

一、牵引装置

(一) 牵引床

可以选用特制的骨科牵引床,或在骨科病床的基础上改造。将骨科病床上铺木板,以便于安装固定牵引装置;安装牵引床架,可以悬吊支架及方便卧床患者的功能锻炼;为方便卧床患者大、小便,可在木板床的中部相当于臀部处开一圆洞,将便盆放在洞下使用(图11-31)。

1. 牵引床架　有木制和铁制两种。目前临床上多采用金属床架,基本结构是在病床两端各固定1~2个支柱,支柱间装有横杆,横杆上装有滑轮和拉手,以便进行悬吊牵引和患者进行功能锻炼。

2. 床头牵引架　结构简单,使用时将其挂在床头即可,多用于下肢水平位的皮牵引、颅骨牵引、枕颌布托牵引等(图11-32)。

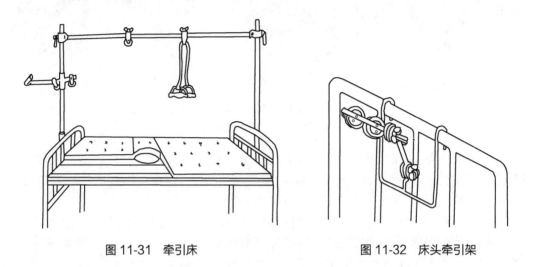

图 11-31　牵引床　　　　　　　　　　　图 11-32　床头牵引架

(二) 牵引支架

1. 勃朗毕 - 毕洛支架　该支架的作用是可根据患肢长度和牵引角度进行调整,使用方便,多用于下肢骨折牵引(图11-33)。

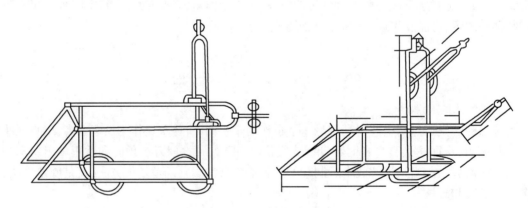

图 11-33　勃朗毕 - 毕洛支架

2. 托马斯架　临床上常与 Pearson 小腿附架联合使用,其特点是结构简单、轻便。故可将支架悬吊起来便于患者在床上进行活动(图11-34)。

3. 床脚垫　主要作用是将床尾抬高后利用患者自身重量来加强对抗牵引力量。

4. 牵引用具

(1) 颅骨牵引弓:用于颅骨牵引。

(2) 各种牵引弓:用于四肢骨牵引。

(3) 扩张板:用于皮牵引、骨牵引。

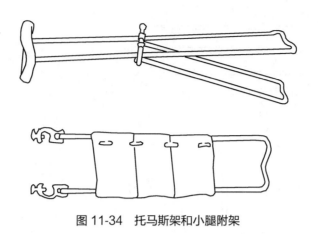

图 11-34　托马斯架和小腿附架

（4）医用宽胶布：用于皮牵引。

（5）牵引砣：有不同重量的牵引砣，可根据需要选择使用。

（6）牵引绳：尼龙绳。

（7）骨圆针或克氏针：不同规格以适应不同部位的骨牵引。

（8）专用牵引带：如颈颌牵引带、骨盆悬吊带、腰椎牵引带及踝托牵引带等。

二、骨牵引疗法

骨牵引疗法是指通过穿入骨骼内的骨圆针或牵引钳，使牵引力直接作用于骨骼，使骨折复位、固定的治疗方法，是骨科临床常用的外治法之一。

（一）骨牵引的优点

可以承受较大的牵引重量，适用范围较广；牵引期间便于患肢的检查；配合局部夹板固定，可以保持骨折不移位的情况下，便于患肢进行功能锻炼，以防止发生关节僵直、肌肉萎缩等骨折并发症；正确使用不会产生皮炎、皮肤水疱、皮肤压迫性溃疡及循环障碍等不良反应。

（二）骨牵引的缺点

该牵引方法是利用骨圆针或克氏针经皮穿入骨骼内，如消毒不严或护理不当，可引起针孔处感染的危险；穿针时操作不当可能会损伤关节、周围神经、血管，或造成骨质劈裂；对于儿童则可能造成骨骺损伤。

（三）骨牵引适应证

一般适用于成年人肌力较强部位的骨折尤其是不稳定性骨折；开放性骨折；骨盆骨折、髋臼骨折及髋关节中心性脱位；学龄前儿童股骨干不稳定性骨折；颈椎骨折脱位；不能采用皮牵引的手与足短小管状骨的骨折，如掌骨、指（趾）骨；一些手术前的准备，如陈旧性股骨颈骨折行人工股骨头置换术前等；需要采用牵引但不宜用皮牵引的患者，如伤肢患有静脉曲张而不能采用皮牵引的骨折患者；多根肋骨多段骨折造成浮动胸壁出现反常呼吸的患者。

（四）骨牵引禁忌证

对于穿针处有炎症或开放性创伤污染严重者，牵引局部骨骼有病变或严重骨质疏松的患者，牵引局部需要切开复位者，均应禁用骨牵引疗法。

（五）骨牵引操作方法

1. 骨牵引用具

（1）骨牵引包：包内应包括手术巾、布巾钳、消毒钳、血管钳、手术刀、各种规格的骨圆针、克氏针数根、骨锤、手摇钻或电钻、钻头、巾钳等，严格消毒后备用（图 11-35）。

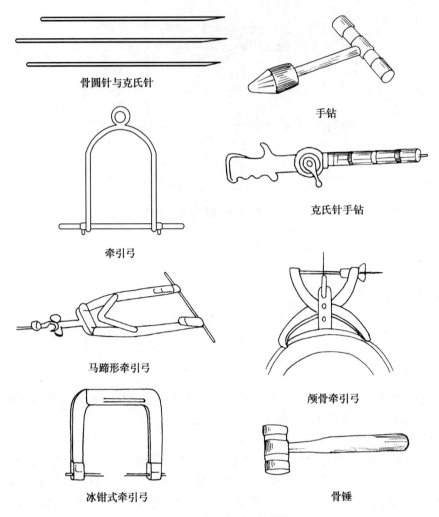

骨圆针与克氏针

手钻

克氏针手钻

牵引弓

马蹄形牵引弓

颅骨牵引弓

冰钳式牵引弓

骨锤

图 11-35　骨牵引器械总图

（2）局部麻醉及消毒药品和用具：一次性注射器 5ml 或 10ml、2% 利多卡因 10~20ml、生理盐水 10~20ml。

（3）牵引弓：常用的有马蹄形牵引弓、张力牵引弓及颅骨牵引弓等。马蹄形牵引弓适用于克氏针牵引；张力牵引弓适用于斯氏针牵引；颅骨牵引弓是特制的颅骨专用牵引器，其弓的两端带有短针可以钩住颅骨外板，而尾部带有螺杆及调节钮，用以方便控制短针在颅骨外板卡紧的程度。

（4）其他：消毒用碘伏及 75% 乙醇、记号笔及棉棒等。

（5）骨牵引注意事项

1）骨牵引安装完成后应将牵引针的两端多余部分剪掉，并套上安瓿瓶，以防止针尖的伤害。

2）注意牵引针两侧有无阻挡，如有阻挡感应及时调整，以免降低牵引力。

3）骨牵引术后要经常检查针眼处有无感染。为防止感染，隔日一次向针孔处滴 75% 的乙醇 2~3 滴，或隔日一次针眼碘伏消毒并更换无菌剪口纱布。如感染明显又无法控制时应将牵引针拔出，根据病情改用他法治疗。

4）注意牵引针有无滑动或将皮肤拉豁。此种情况多见于使用克氏针的牵引，应注意及时调整牵引弓或重新更换。

5）注意肢体有无压迫性溃疡的发生。

6）鼓励患者及时进行肢体肌肉和关节的主动功能锻炼。

7）牵引期间应测量肢体长度，检查复位情况，并与健侧肢体对比。在牵引早期，要及时进行床边 X 线检查，以便了解骨折对位情况，若对位不良应及时调整牵引方向或牵引重量。

8）牵引重量应一次加到适当最大值，以矫正骨折重叠移位。复位后可维持牵引量。

2. 颅骨牵引的操作方法　颅骨牵引适用于颈椎骨折脱位。

（1）牵引前准备：患者剃光头发，清洁头部皮肤后取仰卧位，头下置一适当高度的枕垫。助手固定头部。先用记号笔标记钻孔位置，方法是：取两乳突处（或两外耳孔）连线与人体正中线相交点为中点，沿中点向两侧将颅骨牵引弓两臂张开，使其钉齿落在距中点等距离的额状线上，该处即为进针点。

（2）将头顶部常规消毒，铺无菌巾，局部麻醉后，用尖刀分别在两点处各做一长约 1cm 的小切口，深达骨外膜，止血。

（3）用带安全隔板的钻头或限深的钻头在颅骨表面斜向内侧约 45° 方向以手摇钻或电钻钻穿颅骨外板（成人约 4mm，儿童约 3mm）。注意防止穿过颅骨内板，伤及脑组织。然后张开颅骨牵引器的两脚，将钉齿插入颅骨穿孔内并拧紧牵引器的螺旋钮，使牵引器钉齿与颅骨外板卡紧。

（4）缝合切口并用酒精纱布敷盖。系上牵引绳将其通过挂钩牵引架的滑轮，抬高床头进行牵引。

（5）牵引重量：1~2 颈椎牵引重量约 4kg，每下一椎体则增加 1kg；复位后的维持牵引重量则为 3~4kg。

（6）注意事项：为防止牵引弓滑脱，于牵引后的 1~2 天内，可每天将牵引弓的螺旋钮加紧一扣。

（7）牵引时间：颅骨牵引时间为 2~3 周（图 11-36）。

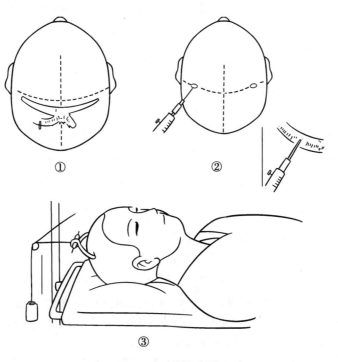

图 11-36　颅骨牵引
①颅骨钻孔部位的选取；②颅骨钻孔方法；③颅骨牵引

3. 尺骨鹰嘴牵引的操作步骤　适用于难以复位或肿胀严重的肱骨髁上骨折、肱骨髁间骨折、肱骨下端粉碎性骨折、移位严重的肱骨干骨折(大斜形)或开放性骨折。

(1) 牵引体位:患者取仰卧位,屈肘90°,前臂中立位。

(2) 操作方法:取尺骨鹰嘴尖下2cm与尺骨嵴向前一横指相交处即为进针点,用记号笔做标记。常规皮肤消毒后、铺巾,将进针点局部麻醉后,由内向外将克氏针刺入直达骨骼,注意避开尺神经,然后转动手摇钻或电钻,使克氏针垂直钻入并穿出对侧皮肤,使克氏针两侧长度相等,以酒精纱布覆盖针眼处后,安装牵引弓进行牵引。

(3) 牵引重量与时间:牵引重量一般为2~4kg,时间为3~4周。

(4) 注意事项:操作时注意避免伤及尺神经;儿童患者可用大号布巾钳代替克氏针进行牵引(图11-37)。

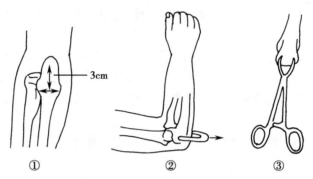

图11-37　尺骨鹰嘴牵引
①进针点;②克氏针牵引法;③布巾钳牵引法

4. 肋骨牵引的操作步骤　适用于多根多段肋骨骨折造成浮动胸壁,出现反常呼吸时。

(1) 牵引体位:患者仰卧位,常规消毒铺巾。

(2) 操作方法:选择浮动胸壁中央的一根肋骨,局部浸润麻醉后,用无菌巾钳将肋骨夹住,钳子的一端系于牵引绳,进行滑动牵引。

(3) 牵引重量与时间:牵引重量一般为2~3kg。时间2~3周(图11-38)。

5. 股骨下端(髁上)牵引的操作步骤　适用于股骨干中1/3与下1/3骨折、股骨颈或粗隆间骨折、髋关节脱位、骶髂关节脱位、骨盆骨折半侧骨盆向上移位、髋关节手术前需要进行关节松解粘连的患者。

(1) 牵引体位:患者取仰卧位,伤肢置于牵引架上,使膝关节屈曲40°。

(2) 操作方法:在股内侧的内收肌结节上2cm处标记进针部位(该处是股骨下端前

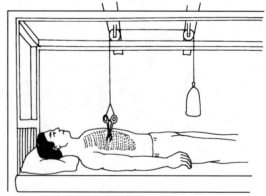

图11-38　肋骨牵引

后的中点,由内向外穿针)。常规消毒铺巾,局部麻醉后,在标记的进针部位,向上拉紧皮肤,以克氏针穿入皮肤,直达骨质,掌握好骨钻的进针方向,用手摇钻缓缓穿针或电钻,或以骨锤锤击克氏针尾部,当穿过对侧骨皮质时,同样向上拉紧皮肤,以手指压迫针眼处周围皮肤,穿出克氏针,使两侧克氏针相等,用酒精纱布覆盖针眼处,安装牵引弓进行牵引。

(3) 牵引重量与时间:牵引重量一般为患者体重的1/8~1/6,复位后的维持牵引重量为3~5kg。时间为6~10周。

（4）注意事项：穿针时一定要由内向外进行，避免损伤神经血管。进针的方向应与股骨纵轴垂直，否则克氏针因两侧负重不均衡而造成骨折断端成角畸形；老年人由于骨质疏松，进针点应选择较高位置（髌骨上一横指），年轻人骨质坚强，进针点位置可选在平髌骨上缘（图 11-39）。

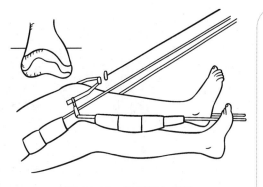

图 11-39　股骨髁上牵引

6. 胫骨结节牵引的操作步骤　适用于股骨干上 1/3 骨折、伸直型股骨髁上骨折等。

（1）牵引体位：患者取仰卧位，患肢置于牵引架上。

（2）操作方法：取胫骨结节最高点向后 1.25cm 再向下 1cm 做进针点的标记。常规消毒铺巾，局部浸润麻醉后，为避免损伤腓总神经，应在小腿外侧沿进针点由外侧向内侧进针，用手摇钻缓缓穿针或电钻，克氏针穿出内侧皮肤后，使两侧克氏针相等，用酒精纱布保护针眼，安装牵引弓进行牵引。

（3）牵引重量与时间：牵引重量一般为 7~8kg，复位后的维持牵引重量为 3~5kg。牵引时间为 5~8 周。

（4）注意事项：进针方向要由外向内，以免损伤腓总神经；采用克氏针做牵引时，必须用手摇钻或电钻穿针，禁用锤击打，以免造成骨质劈裂；儿童可在胫骨结节下 2cm 处穿针，以免损伤骨骺（图 11-40）。

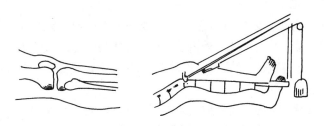

图 11-40　胫骨结节牵引

7. 跟骨牵引的操作步骤　适用于胫骨髁部骨折、胫腓骨不稳定性骨折、踝部粉碎性骨折、跟骨骨折向后上移位、膝关节屈曲挛缩畸形等。

（1）牵引体位：患者仰卧位，患肢置于牵引架上，小腿远端垫一沙垫使足跟抬高，助手一手握其前足，另一手握其小腿下段，将踝关节维持在中立位。

（2）操作方法：取内踝尖与足跟后下缘连线的中点作为穿针部位；或选取内踝顶点下 3cm 处，再向后画 3cm 长的垂直线，其顶点即是穿针处。将所选取的进针点用记号笔做标记，常规消毒铺巾，局部麻醉后，以手摇钻或电钻、骨锤，将骨圆针由内向外钻 / 锤入，直达骨质。胫腓骨骨折时，应保持穿针方向与踝关节面成 15°，即进针处低，出针处高，这样有利于恢复胫骨的正常生理弧度。将骨圆针缓慢穿过骨质和外侧皮肤，用酒精纱布覆盖针眼，安装牵引弓进行牵引。

（3）牵引重量与时间：牵引重量一般为 3~5kg。时间 4~6 周。

（4）注意事项：采用跟骨牵引用于成年患者时，最好选用骨圆针，其优点是骨圆针较克氏针更粗、不易折弯，因此更加稳妥，不易将以松质骨为主的跟骨拉豁；用于治疗胫腓骨骨折时，穿针方向应与踝关节平面成 15°左右的角度，以恢复胫骨的生理弧度（图 11-41）。

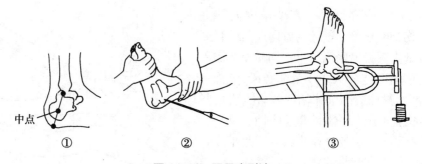

中点

① ② ③

图 11-41　跟骨牵引法
①②跟骨牵引的进针部;③跟骨牵引示意图

三、皮牵引疗法

皮牵引疗法,又称皮肤牵引。是利用胶布或乳胶海绵条粘贴于肢体皮肤上使牵引力直接作用于皮肤,通过对皮肤的牵拉使作用力间接作用于肌肉和骨骼,而使骨折复位、固定的一种骨伤科临床常用技术。

（一）皮肤牵引的优点

皮肤牵引对患肢基本无损伤,患者痛苦少,无穿针感染的风险。

（二）皮肤牵引的缺点

由于人体皮肤本身所能承受的牵拉力有限,而且皮肤对牵引所用胶布的黏着不能持久,因此皮肤牵引疗法的适用范围有一定局限性。

（三）皮肤牵引的适应证

皮肤牵引适用于骨折需要持续牵引又不需要强力牵引或不能采用骨牵引、布托牵引者,如老年人的股骨颈骨折、小儿股骨干骨折、肢体严重肿胀或皮肤有张力水疱不能立即复位的肱骨髁上骨折;下肢脱位整复后的固定,如髋关节脱位以及下肢关节炎需制动者。

（四）皮肤牵引的禁忌证

皮肤对胶布过敏者;皮肤有损伤或炎症者;肢体有血液循环障碍者,如患有静脉曲张、慢性溃疡、血管硬化及栓塞等;严重骨折错位需要强力牵引方能矫正畸形者。

📺 课堂互动

老年人发生股骨颈骨折时,你认为哪种牵引方法比较适宜? 为什么?

（五）皮肤牵引的操作方法

1. 皮牵引前准备

（1）准备好所需的牵引架及附属装置。

（2）宽胶布:一般选用圆桶装的医用宽胶布,可根据需要酌情裁取。

（3）绷带:成人一般用宽 10cm 的绷带,小儿可用宽 5cm 或 8cm 的绷带。

（4）扩张板:根据患者不同部位分为 6cm×6cm、7cm×7cm、8cm×8cm、10cm×10cm 4 种,扩张板的厚度为 1cm,并在中央钻直径约 0.5cm 的圆孔,供牵引绳穿入。

（5）牵引绳:常用尼龙绳。

（6）清洁伤肢皮肤:除紧急情况外,一般对患肢先以肥皂水擦拭,除去油污,再以清水洗净,剃去汗毛,涂抹苯甲酸酊,以保护皮肤并增加胶布的黏着力（图 11-42）。

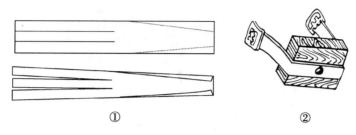

图 11-42 牵引胶布条及扩张板
①制作胶布条;②扩张板

2. 操作方法

(1) 制作牵引用胶布条:按患者肢体长度和粗细,将胶布撕成所需宽度(一般与扩张板的宽度相同)的长条,其长度则为患肢骨折线以下肢体长度与扩张板长度两倍之和。

(2) 将扩张板粘于胶布的中央稍偏内侧 2~3cm,并在扩张板中央孔处将胶布钻孔,穿入牵引绳,于板的内侧面打结,防止牵引绳滑脱。

(3) 医生将胶布条两端按三等分或两等分撕开,其长度为一侧胶布全长的 1/3~1/2。

(4) 一助手牵引患肢,另一助手在骨突处放置纱布以保护骨突皮肤,医生先持胶布较长的一端平整地贴于大腿或小腿外侧,并使扩张板与足底保持两横指的距离,然后将胶布的另一端贴于内侧,注意两端长度要一致,以保证扩张板处于整个胶布的中心点。

(5) 用绷带缠绕,将胶布平整地固定于肢体上。注意勿过紧或过松,过紧容易造成血液循环受阻,过松则不能起到固定作用。

(6) 将肢体置于牵引架上,根据骨折对位要求调整牵引方向和滑轮的位置。

(7) 牵引重量:应根据骨折类型、移位程度及患者肌肉发达等具体情况而定,一般小儿牵引重量较轻,成人宜重,但一般不超过 5kg。

(8) 注意事项:在腘窝及跟腱处应放置棉垫,不能空悬;注意检查牵引重量是否合适,及时调整;注意观察有无皮炎的发生,特别小儿对胶布反应较大,若有皮肤刺痒等不适反应,应及时检查或停止皮肤牵引改换其他方法;注意检查胶布和绷带是否脱落,有脱落者要及时更换;特别要注意观察患肢血运及足趾(指)的功能活动情况(图 11-43)。

四、布托牵引疗法

布托牵引是利用厚布或皮革按局部体形制成相应的布托,托住患部,再用牵引绳使布托和牵引重量通过滑轮进行牵引。常用的有以下几种:

(一) 枕颌布托牵引

1. 适用于无脊髓损伤的颈椎骨折脱位、颈椎病及颈椎间盘突出症。

2. 操作方法

(1) 枕颌布托可自制,亦可采用工厂的成品布托。

(2) 将布托远侧的长带托住下颌,短带托住后枕部,两带之间以横带固定,可以起防止滑脱的作用。

(3) 为防止牵引时布带钳夹头部引起患者不适,可用一金属杆撑开布托近端的两侧头带。

(4) 牵引绳系住金属杆的中部,并通过滑轮进行牵引。

(5) 牵引时患者可取坐位或卧位。

(6) 牵引重量一般为 3~5kg,每天 1 次。每次牵引时间可根据患者病情及患者对牵引的

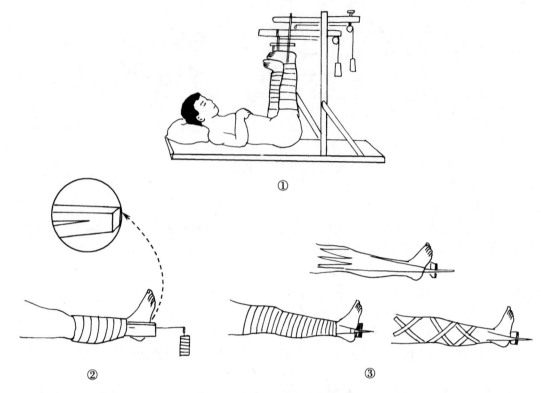

图 11-43　皮肤牵引
①<3 岁儿童悬吊皮牵引;②成人皮牵引法;③胶布粘贴法

反应而定,初次牵引时间可在 20~30 分钟,以后可酌情增加和减少(图 11-44)。

(二) 骨盆悬吊牵引

1. 适应证　适用于骨盆骨折有分离移位的患者,如耻骨联合分离、骨盆环断裂分离移位、髂骨翼骨折向外移位、骶髂关节分离等病症。

2. 操作方法

(1) 布兜以长方形厚布制成,两端各穿一木棍。

(2) 患者取仰卧位,用布兜托住骨盆,以牵引绳分别系住横棍的两端,通过滑轮进行牵引。

(3) 牵引重量以能使患者臀部稍离开床面即可,一般牵引重量为 3~5kg。

(4) 牵引时间为 6~10 周(图 11-45)。

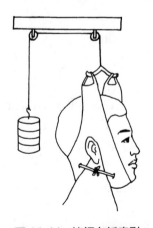

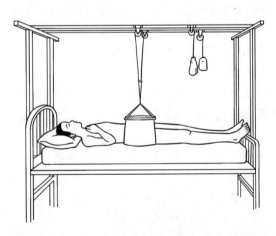

图 11-44　枕颌布托牵引　　　　　　　图 11-45　骨盆悬吊牵引

（三）胸部骨盆牵引带牵引

1. 适应证　适用于腰椎间盘突出症、腰椎小关节紊乱症等。

2. 操作方法　胸部骨盆牵引带包括胸部牵引带、骨盆牵引带。牵引时患者取仰卧位,胸部带系住胸部,并用两根牵引绳将其固定于床头上;骨盆带系住骨盆,亦用两根牵引绳分别系于两侧牵引扣眼,然后通过床尾上的滑轮进行牵引,并将床尾抬高。一般一侧牵引重量为 5~15kg,牵引时间为20~30 分钟(图 11-46)。

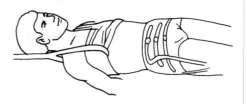

图 11-46　胸部骨盆牵引带牵引

（厉　驹　何承建）

复习思考题

1. 骨折经夹板外固定 2 周后,X 线复查发现骨折断端有移位,应当如何处理?

2. 骨折使用管型石膏固定后,肢体肿胀明显、末梢循环不佳,应该怎样处理?

3. 骨折经手术切开复位内固定后,发生骨折不愈合、接骨板断裂,如何进一步处理?

4. 牵引疗法的主要分类及牵引的主要注意事项有哪些?

5. 不同年龄段的股骨干骨折患者,可采用的适宜牵引疗法有哪些?

6. 骨牵引疗法和骨盆兜悬吊牵引疗法,临床上分别适宜哪种骨盆骨折患者?

7. 颈椎骨折脱位的患者应采用哪种牵引方法?

扫一扫
测一测

◇◇◇ 第十二章 ◇◇◇

药 物 疗 法

学习目标

通过内服药物和外用药物的学习,掌握骨伤不同时期的病理病机及其演变规律,骨伤三期辨证的治疗原则和代表方药,外用药和敷贴药的临床应用注意事项;熟悉药物疗法的特点和分类;了解药物疗法的适应证和常用方剂。

第一节 内 治 法

中医骨伤科内治法是以阴阳、寒热、虚实、表里八纲辨证及脏腑、经络、卫气营血、三焦辨证为指导,以药物内服为治疗手段,贯彻内外兼治、局部与整体兼顾治疗原则的重要方法。《普济方·折伤门》曰:"凡从高处坠下,伤损肿痛,轻者在外,涂敷可已,重者在内,当导瘀血,养肌肉。宜察浅深以治之。"又曰:"血行脉中,贯于肉理,环周一身。因其肌体外固,经隧内通,乃能流注不失其常。若因伤折,内动经络,血行之道,不得宣通,瘀积不散,则为肿为痛。治宜除去恶瘀,使气血流通,则可以伤完也。"正如《正体类要》所述:"肢体损于外,则气血伤于内,营卫有所不贯,脏腑由之不和。"这一经典的叙述阐明了肢体外伤对整体功能的影响,也说明治疗外伤必须具备整体观,既要重视局部损伤的轻重特点,也要重视损伤对整体的影响,更要考虑到机体原有疾病对损伤转归的影响,才能从整体上、从整个损伤治疗转归的高度把握治疗的各个环节,针对不同阶段制订出适合患者病情的治疗方案,以期取得良好的治疗效果。

根据"损伤之证,专从血论""恶血必归于肝""形伤肿、气伤痛""肝主筋、肾主骨"以及"客者除之,劳者温之,结者散之,留者攻之,燥者濡之"等伤科基本理论,内治法一般可以归纳为下、消、清、开、和、续、补、舒八法。临床根据治疗疾病的不同特点和规律,将内治法大体分为骨伤内治法和骨病内治法两类。

一、骨伤内治法

(一) 损伤三期辨证治法

1. 初期治法 《医宗金鉴·正骨心法要旨》曰:"今之正骨科……专从血论,须先辨或有瘀血停积,或亡血过多……二者治法不同,有瘀血者,宜攻利之;亡血者,宜补而行之。"气为血帅,血为气母,气行则血行,气滞则血瘀,气血两者是紧密联系,不可分割的。因此,伤气必及血,伤血亦必及气,在治疗上必须活血与理气兼顾,注重瘀血化热或兼腑实闭阻之证。

(1) 行气消瘀法:又称行气活血法,是伤科内治法中最常用的一种方法。适用于气滞血瘀,肿胀疼痛,无里实热证,或宿伤而有瘀血内结,或因某种禁忌而不能猛攻急下者。常用方剂:以活血化瘀为主的复元活血汤、活血止痛汤、活血化瘀汤等,以行气为主的柴胡疏肝散、加味乌药汤、金铃子散以及活血行气并重的膈下逐瘀汤、顺气活血汤、血府逐瘀汤等,可根据气滞与血瘀孰轻孰重,或重于活血,或偏于行气,灵活选用。本法属"消"法,即"结者散之"之法,其用药较缓和并不峻猛,如瘀血较重、肿痛明显者,往往需要逐瘀,应与攻下药配合应用,以便瘀血能随腑气排而泄之,又能避免瘀血化热腐肉成脓。对于禀赋体弱或妊娠、月经期间不宜使用活血化瘀破散之品者,应配合益气、养血、养阴药物,以免攻伐太过。

(2)攻下逐瘀法:跌打损伤必使血脉受伤,瘀血停滞,脏腑功能紊乱,尤其腑气不通,瘀结中满,故《素问·缪刺论》曰:"人有所堕坠,恶血留内,腹中满胀,不得前后,先饮利药。"这是运用具有苦寒泻下作用的药物,通泻大便,排出积滞,以达逐邪外出的目的。攻下逐瘀法属"下"法,药效峻猛,故只适用于伤后有瘀血内积,腹中胀满,大便不通,苔黄舌燥,脉洪数的体实患者,年老体弱、气血虚衰、失血过多、有宿疾者,皆不宜用。对于妊娠期、产后或月经期亦当禁用或慎用。常用的方剂有桃核承气汤、鸡鸣散、大成汤、黎洞丸等。

(3)清热凉血法:本法包括清热解毒与凉血活血两法。《素问·至真要大论》说"治热以寒""热者寒之",是用性味寒凉、凉血解毒之品组方,适用于伤后瘀血化热,热毒内蕴,伤处红肿热痛,或血热妄行,或邪毒侵袭、火毒内攻之证。常用的清热解毒方剂有五味消毒饮、黄连解毒汤,凉血活血方剂有犀角地黄汤、清营汤等。清热凉血法属"清"法,药味寒凉易伤脾胃,且寒凉过度易致瘀血凝滞不行,故体质虚寒、脾胃虚弱之人,或产后虽有热证亦不可过用本法。

(4)开窍通关法:是用辛香走窜、开窍通关、镇心安神的药物来急救的一种方法,属"开"法,用以治疗损伤后气血逆乱,瘀血攻心,致神志不清、胡言乱语、神昏窍闭等急危重症。根据不同情况可选用清心开窍法、豁痰开窍法、辟秽开窍法,常用的方剂有苏合香丸、安宫牛黄丸、紫雪丹、至宝丹、玉枢丹、行军散等。

2.中期治法 损伤诸证经过初期治疗,肿痛减轻,但瘀血未尽,筋骨伤而未愈。中期诸法是在八法中"和"法和"续"法的基础上发展而来,其本质和精髓是活血化瘀行气与滋补肝肾、接骨续筋相结合,从而达到进一步调和气血、祛瘀生新、接骨续筋、疏风通络、活血舒筋的目的。

(1)和营止痛法:适用于虽经活血消下等法治疗,瘀血凝滞尚未尽除,伤处仍有肿痛,肌肉硬韧,可扪及包块等,而继续应用攻下之法又有损伤正气之虞。常用方剂有和营止痛汤、定痛和血汤、正骨紫金丹、七厘散、和营通气散等。

(2)接骨续筋法:适用于损伤中期,骨已理正,筋已理顺,筋骨已有连接但尚未坚实,尚有瘀血未去者。瘀不去则新不生,新不生则骨不能合,筋不能续,故主要使用接骨续筋药,佐以活血化瘀药,以取活血化瘀、接骨续筋之效。常用的方剂有接骨丹、接骨紫金丹等。

(3)舒筋活络法:主要使用活血与祛风通络药,佐以理气药,以宣通气血,消除凝滞,增强舒筋通络之功,属"舒"法。适用于损伤肿痛虽已渐消,但仍有瘀血凝滞、筋骨粘连、关节屈伸不利的伤筋中期,或兼有风湿、气血不得通畅的肢体痹痛等证。常用方剂有舒筋活血汤、蠲痹汤、独活寄生汤等。

3.后期治法 损伤后期多伤之已久,虽瘀血已去,但正气亦衰,故当以扶正固本为主,包括补气养血、补养脾胃、补益肝肾3种方法,属"补"法。另外,损伤后期气血喜温而恶寒,亦有应用温经通络之法。

(1)补气养血法:使用补气养血药物,使气血旺盛以温煦濡养筋骨。凡外伤筋骨必内耗气血,伤后长期卧床,久卧伤气,就会出现各种气血亏损,筋骨痿弱。本法适用于伤后日久,气短神疲,心慌虚汗,面黄甲苍等,常用方剂有以补气为主的四君子汤,以补血为主的四物汤以及气血双补的八珍汤、十全大补汤等。

(2) 补养脾胃法:适用于损伤日久,耗伤正气,或长期卧床而致脾胃虚弱,运化失常,症见食欲减退,消化不良,肌肉瘦弱,便溏等。补益脾胃法可促进中焦腐熟运化功能,"中焦受气取汁变化而赤是谓血",气血旺盛则筋骨肌肉就能恢复迅速。常用方剂有补中益气汤、参苓白术散、归脾丸、健脾养胃汤等。

(3) 补益肝肾法:筋骨损伤内应肝肾,皆因肾主骨生髓、肝主筋之理,补益肝肾即能强筋壮骨,促进骨折愈合,适用于筋骨及腰背损伤的后期,年老体弱,骨痿疏松,骨折愈合缓慢等症,多与补气养血法结合使用。常用方剂有壮筋养血汤、生血补髓汤等。以肾阴虚为主者,症见潮热盗汗,五心烦热,面色潮红,舌红少苔,脉细数,可用六味地黄汤、四物汤加左归丸。肾阳虚为主者,可见肢冷神疲,面色㿠白,小便清长,五更便溏,腰背酸冷等症,以右归丸、金匮肾气丸主之。筋骨痿软者用健步虎潜丸、壮骨续筋丹等方。

使用补法应注意两点:第一要照顾脾胃,补益之剂尤其滋阴补血或血肉有情之品,多有碍胃之弊,补之过量反能妨碍脾胃运化,以致脘腹胀满,嗳气反酸,食欲不振,故在使用补法时,多佐以理气之品,以达补而不腻、补而不滞之效。第二要适时而补,邪势正盛而正气不虚之时,或虽有正虚但瘀血已有化热之势时,切忌滋补,应以祛邪为要。第三要针对虚之方面使用补法,根据患者阴阳、气血、脏腑孰虚孰弱加以辨证施治,切不可不辨而滥用补法。

(4) 温经通络法:本法使用温性或热性的祛风、散寒、除湿药物,并佐以调和营卫或补肝肾之药,以祛除流注于骨节经络之风寒湿邪,使血活筋舒,关节滑利,经络通畅。适用于损伤后气血运行不畅,或因阳气不足,腠理空虚,风寒湿邪滞留,或筋骨损伤日久,气血凝滞者。常用方剂有麻桂温经汤、乌头汤、大活络丹、小活络丹等。

骨伤之内治法,在临床应用时有一定的规律和原则,即损伤初期在整复固定之后,以活血化瘀、消肿止痛为主,中期以接骨续筋、和营活络为主,后期则以补气养血、滋补肝肾为主。筋伤内治初期以活血化瘀为主,中期以续筋活络为主,后期常用温经通络,适当结合强筋壮骨的方法。开放性损伤,在止血以后按证候运用以上各法。失血过多者应用补气摄血法急固其气,防止虚脱。临证变化多端,必须灵活变通,审慎辨证,正确施治,不可拘泥和机械地分期。

(二)按损伤部位辨证治法

人体气血依循经络周流不息,损伤一证虽专从血论,"恶血必归于肝",但由于损伤部位不同,累及的脏腑经络各异,药物的性味归经已有所不同,因此治疗方法也有所不同,这就是按部位辨证施治的道理所在。元代张元素《活法机要·坠损》中提出:"治登高坠下,重物撞打,箭镞刃伤,心腹胸中停积郁血不散,以上中下三焦分之,别其部位。上部易老犀角地黄汤,中部桃仁承气汤,下部抵当汤下之,亦可以小便酒同煎治之。"临床应用可根据损伤部位选方用药:头面部用通窍活血汤、清上瘀血汤,四肢损伤用桃红四物汤,胸胁部可用复元活血汤,腹部损伤可用膈下逐瘀汤,腰及小腹部损伤可用少腹逐瘀汤、大成汤、桃核承气汤,全身多处损伤可用血府逐瘀汤、身痛逐瘀汤加味。

中医骨伤科也很重视根据损伤的不同部位,在主方基础上加用引经药,使药力更能有效地作用于损伤部位。如上肢损伤加桑枝、桂枝、羌活、防风;下肢损伤加牛膝、木瓜、独活;头部颠顶损伤加藁本、细辛;两太阳穴损伤加白芷;后枕部损伤加羌活;肩部损伤加姜黄;胸部损伤加柴胡、郁金、制香附、紫苏子;两胁肋部损伤加青皮、陈皮、延胡索;腰部损伤加杜仲、补骨脂、川续断、桑寄生;腹部损伤加枳壳、厚朴、木香;小腹损伤加小茴香、乌药。

明代《跌损妙方·用药歌》云:"头上加羌活,防风白芷随。胸中加枳壳,枳实又云皮。腕下用桔梗,菖蒲厚朴治。背上用乌药,灵仙妙可施。两手要续断,五加连桂枝,两胁柴胡进,胆草紫荆医。大茴与故纸,杜仲入腰支。小茴与木香,肚痛不须疑。大便若阻隔,大黄枳实推。小便如闭塞,车前木通提。假使实见肿,泽兰效最奇。倘然伤一腿,牛膝木瓜知。"该歌诀介绍了跌打损伤部位引经药的使用,很有实用价值。

二、骨病内治法

骨病是中医骨伤科中除骨伤、筋伤之外,以骨科疾病、肢体畸形为主的另一重要内容。骨病的发生、发展与损伤可能有一定关系,但其病因病机、临床表现与损伤显然有很大不同,其治疗也有其特殊性和自身规律。骨病的治疗也应在中医整体观念和四诊八纲等辨证的基础上分而治之。《素问·至真要大论》曰:"寒者热之,热者寒之,微者逆之,甚者从之,坚者削之,客者除之,劳者温之,结者散之,留者攻之,燥者濡之,急者缓之,散者收之,损者益之,逸者行之,惊者平之,上之下之,摩之浴之,薄之劫之,开之发之,适事为故。"这些见解充分体现了辨证论治的精神,骨病治疗中的用药原则基本遵循上述原则。例如,骨痈疽初期未成脓时,宜用清热解毒之消法,中期脓肿已成则用托毒透毒的内托法,后期脓毒已泄,溃疡形成,正虚邪弱,则宜用补气养血生肌长肉之法。骨痨之疾未破之时或阳虚寒凝痰结,或阴虚内热,前者治宜温阳化痰,后者则以滋阴清热为要。痹证皆因风寒湿三气杂至为病,故以祛邪通络法治之。痿证肌肉消瘦萎缩,治宜独取阳明补益脾胃,益气养血。骨痿之证,多从肝肾入手,补肝益肾强筋壮骨。骨岩之证,多因瘀毒蕴结,治宜活血解毒。骨病种类繁多,病因复杂,病机亦多交叉互结,其治疗时也往往数法合用,并结合引经药合而治之。

1. 清热解毒法　适用于骨痈疽,热毒蕴结于筋骨或内攻营血诸症。骨痈疽早期可用五味消毒饮、黄连解毒汤或仙方活命饮合五神汤加减。如热毒重者加黄连、黄柏、生栀子,有损伤史者加桃仁、红花;热毒在血分的实证,疮疡皆见高热烦躁、口渴不多饮、舌绛、脉数者,可加用生地黄、赤芍、牡丹皮等药;热毒内陷或有走黄重急之征象,症见神昏谵语或昏沉不语者,当加用清心开窍之药,如安宫牛黄丸、紫雪丹等。本法是用寒凉的药物使内蕴之热毒清泄,因血喜温而恶寒,寒则气血凝滞不行,故不宜寒凉太过。

2. 温阳驱寒法　适用于阴寒内盛之骨痨或附骨疽。本法是用温阳通络的药物,使阴寒凝滞之邪得以驱散。流痰初起,患处漫肿酸痛,不红不热,形体恶寒,口不作渴,小便清利,苔白,脉迟等内有虚寒现象者,可选用阳和汤加减。阳和汤以熟地黄大补气血为君,鹿角胶生精补髓、养血助阳、强壮筋骨为辅。麻黄、生姜、桂枝宣通气血,使上述两药补而不滞,主治一切阴疽。

3. 祛痰散结法　适用于骨病见无名肿块,痰浊留滞于肌肉或精髓之内者。骨病的癥瘕积聚均为痰滞交阻、气血滞留所致。此外,外感六淫或内伤情志以及体质虚弱等,亦能使气机阻滞,液聚成痰。本法在临床运用时要针对不同病因,与下法、消法、和法等配合使用。才能达到化痰、消肿、软坚之目的。常用方剂有二陈汤、温胆汤、苓桂术甘汤等。

4. 祛邪通络法　适用于风寒湿邪侵袭而引起的各种痹证。祛风、散寒、除湿及宣通经络为治疗痹证的基本原则,但由于各种痹证感邪偏盛及病理特点不同,辨证时还应灵活变通。常用方剂有蠲痹汤、独活寄生汤、三痹汤等。

第二节　外　治　法

损伤外治法是指对损伤局部进行治疗的方法,在骨伤科治疗中占有重要的地位。清代吴师机《理瀹骈文》曰:"外治之理,即内治之理;外治之药,即内治之药,所异者法耳。"临床外用药物大致可分为敷贴药、搽擦药、熏洗湿敷药与热熨药。

1. 敷贴药　外用药应用最多的剂型是药膏、膏药和药散3种。使用时将药物制剂直接敷贴在损伤局部,使药力发挥作用,可收到较好疗效。正如吴师机论其功效:一是拔,二是截,凡病所结聚之处,拔之则病自出,无深入内陷之患;病所经由之处,截之则邪自断,无妄行传变之虞。

(1) 药膏(又称敷药或软膏)

1) 药膏的配制:将药碾成细末,然后选加饴糖、蜜、油、水、鲜草药汁、酒、醋或医用凡士林等,调匀如厚糊状,涂敷伤处。近代骨伤科医家的药膏用饴糖较多,主要是取其硬结后药物本身的功效和固定、保护伤处的作用。饴糖与药物的比例为3:1,也有用饴糖与米醋之比为4:1调拌的。对于有创面的创伤,都用药物与油类熬炼或拌匀制成的油膏,因其柔软,并有滋润创面的作用。

2) 药膏的种类:①消瘀退肿止痛类:适用于骨折、筋伤初期肿胀疼痛剧烈者,可选用消瘀止痛药膏、定痛膏、双柏膏、消肿散、散瘀膏等药膏外敷。②舒筋活血类:适用于扭挫伤筋,肿痛逐步减退之中期患者。可选用三色敷药、舒筋活络药膏、活血散等药膏外敷。③接骨续筋类:适用于骨折整复后,位置良好、肿痛消退之中期患者。可选用外敷接骨散、接骨续筋药膏、驳骨散等。④温经通络类:适用于损伤日久,复感风寒湿外邪者。发作时肿痛加剧,可用温经通络药膏外敷;或在舒筋活络类药膏内酌加温散风寒、利湿的药物外敷。⑤清热解毒类:适用于伤后感染邪毒,局部红、肿、热、痛者。可选用金黄膏、四黄膏。⑥生肌拔毒长肉类:适用于局部红肿已消,但创口尚未愈合者。可选用橡皮膏、生肌玉红膏、红油膏等。

3) 注意事项:①药膏在临床应用时,摊在棉垫或纱布上,大小根据敷贴范围而定,摊妥后还可以在敷药上加叠一张极薄的绵纸,然后敷于患处。绵纸极薄,药力可渗透,不影响药物疗效的发挥,又可减少对皮肤的刺激,也便于换药。摊涂时敷料四周留边,以防药膏烊化弄脏衣服。②药膏的换药时间,根据伤情的变化、肿胀的消退程度及天气的冷热来决定,一般2~4天换1次,古人的经验是"春三、夏二、秋三、冬四"。凡用水、酒、鲜药汁调敷药时,需随调随用勤换。一般每天换药一次。生肌拔毒类药物也应根据创面情况而勤换药,以免脓水浸淫皮肤。③药膏一般随调随用,凡用饴糖调敷的药膏,室温高容易发酵,梅雨季节易发霉,故一般不主张一次调制太多,或将饴糖煮过后再调制。寒冬气温低时可酌加开水稀释,以便于调制拌匀。④少数患者对敷药及药膏过敏而产生接触性皮炎,皮肤奇痒及有丘疹、水疱出现时,应注意及时停药,外用青黛膏或六一散,严重者可同时给予抗过敏治疗,如蒲公英、黄芩、金银花、连翘、车前子、生薏苡仁、茯苓皮、甘草水煎服。

(2) 膏药:古称为薄贴,是中医学外用药物中的一种特有剂型。晋代《肘后备急方》中就有膏药制法的记载,后世广泛应用于各科的治疗上,骨伤科临床应用更为普遍。

1) 膏药的配制:将药物碾成细末配以香油、黄丹或蜂蜡等基质炼制而成。①熬膏药肉:将药物浸于植物油中,主要用香油(芝麻油),加热熬炼后,再加入铅丹(又称黄丹或东丹),其主要成分为四氧化三铅,也有的用主要成分为一氧化铅的密陀僧制膏。经过"下丹收膏",制成的一种富有黏性,烊化后能固定于伤处的成药,称为膏或膏药肉。膏药要求老嫩合度,达到"贴之即粘,揭之易落"的标准。膏药肉熬成后浸入水中数天,再藏于地窖阴暗处以"去火毒",可减少对皮肤的刺激,防止诱发接触性皮炎。②摊膏药:将已熬好经"去火毒"的膏药肉置于小锅中用文火加热烊化,然后将膏药摊在皮纸或布上备用,摊时应注意四周留边。③掺药法:膏药内药料掺和方法有3种,一是熬膏药时将药料浸在油中,使有效成分溶于油中;二是将小部分具有挥发性又不耐高温的药物,如乳香、没药、樟脑、冰片、丁香、肉桂等先研成细末,在摊膏药时将膏药肉在小锅中烊化后加入,搅拌均匀,使之融合于膏药中;三是将贵重的芳香开窍药物,或特殊需要增加的药物,临贴时加在膏药上。

2) 膏药的种类:膏药按功效可分为三类。①治损伤类:适用于损伤者,有坚骨壮筋膏;适用于陈伤气血凝滞、筋膜粘连者,有化坚膏。②治寒湿类:适用于风湿者,有狗皮膏、伤湿宝珍膏等;适用于损伤与风湿兼证者,有万灵膏、损伤风湿膏等。③提腐拔毒生肌类:适用于创伤而有创面溃疡者,有太乙膏、陀僧膏等。一般常在创面另加药散,如九一丹、生肌散等。

3) 注意事项:①膏药由较多的药物组成,适用于多种疾患,一般较多应用于筋伤、骨折的后期,若新伤初期有明显肿胀者,不宜使用。②对含有丹类药物的膏药,由于含四氧化三铅或一氧化铅,X 线不能穿透,所以做 X 线检查时应取下。

(3) 药散:又称药粉、掺药。

1) 药散的配制:是将药物碾成极细的粉末,收贮瓶内备用。使用时可将药散直接掺于伤口处,或置于膏药上,将膏药烘热后贴患处。

2) 药散的种类:①止血收口类:适用于一般创伤出血撒敷用,常用的有桃花散、花蕊石散、金枪铁扇散、如圣金刀散、云南白药等。近年来研制出来的不少止血粉,都具有收敛凝血的作用,对一般创伤出血掺上止血粉加压包扎,即能止血。但较大的动脉、静脉血管损伤的出血往往需要采用其他的止血措施。②祛腐拔毒类:适用于创面腐脓未尽,腐肉未去,窦道形成或肉芽过长的患者。常用的有红升丹、白降丹。红升丹药性峻猛,系朱砂、雄黄、水银、火硝、白矾炼制成,临床常加入熟石膏使用。白降丹专主腐蚀,只可暂用而不可久用,因其纯粹成分是氧化汞,故也需加赋形药使用。常用的九一丹即指熟石膏与红升丹之比为 9∶1,七三丹两者之比为 7∶3。红升丹过敏的患者,可用不含红升丹的祛腐拔毒药,如黑虎丹等。③生肌长肉类:适用于脓水稀少、新肉难长的疮面,常用的有生肌八宝丹等,也可与祛腐拔毒类散剂掺和在一起应用,具有促进新肉生长、创面收敛、创口迅速愈合的作用。④温经散寒类:适用于损伤后期,气血凝滞疼痛或局部寒湿侵袭患者,常用的有丁桂散、桂麝散等,具有温经活血、散寒逐风的作用,故可作为一切阴证的消散掺药。其他如《疡科纲要》之四温丹等都可掺膏内贴敷。⑤散血止痛类:适用于损伤后局部瘀血结聚肿痛者,常用的有四生散、消毒定痛散等,具有活血止痛的作用。四生散对皮肤刺激性较大,使用时要注意皮肤药疹的发生。⑥取嚏通经类:适用于坠堕、不省人事、气塞不通者。常用的有通关散等,吹鼻中取嚏,使患者苏醒。

2. 搽擦药 搽擦法始见于《素问·血气形志》:"经络不通,病生于不仁,治之以按摩醪药。"醪药是配合按摩而涂搽的药酒,搽擦药可直接涂搽于伤处,或在施行理筋手法时配合推擦等手法使用,或在热敷熏洗后进行自我按摩时涂搽。

(1) 酒剂:又称为外用药酒或外用伤药水,是用药与白酒、醋浸制而成,一般酒醋之比为 4∶1,也有单用酒浸者。近年来还有用乙醇溶液浸泡加工炼制的酒剂。常用的有活血酒、伤筋药水、息伤乐酊、正骨水等,具有活血止痛、舒筋活络、追风祛寒的作用。

(2) 油膏与油剂:用香油把药物熬煎去渣后制成油剂,或加黄蜡或白蜡收膏炼制而成油膏,具有温经通络、消散瘀血的作用。适用于关节筋络寒湿冷痛等证,也可配合手法及练功前后做局部搽擦。常用的有跌打万花油、活络油膏、伤油膏等。

3. 熏洗湿敷药

(1) 热敷熏洗:《仙授理伤续断秘方》中就有记述热敷熏洗的方法,古称"淋拓""淋渫""淋洗"或"淋浴",是将药物置于锅或盆中加水煮沸后熏洗患处的一种方法。先用热气熏蒸患处,待水温稍减后用药水浸洗患处。冬季气温低,可在患处加盖棉垫,以保持热度持久。每日 2 次,每次 15~30 分钟,每贴药可熏洗数次。药水因蒸发而减少时,可酌加适量水再煮沸熏洗。具有舒松关节筋络、疏导腠理、流通气血、活血止痛的作用。适用于关节强直拘挛、酸痛麻木或损伤兼夹风湿者。多用于四肢关节的损伤,腰背部也可熏洗。常用方药可分为新伤瘀血积聚熏洗方及陈伤风湿冷痛熏洗方两种。①新伤瘀血积聚者:用散瘀和伤汤、海桐皮汤、舒筋活血洗方。②陈伤风湿冷痛、瘀血已初步消散者:用八仙逍遥汤、上肢损伤洗方、下肢损伤洗方,或艾叶、川椒、细辛、炙川草乌、桂枝、伸筋草、透骨草、威灵仙、茜草共研为细末包装,每袋 500g,分 5 次开水冲,熏洗患处。

(2) 湿敷洗涤:古称"溻渍""洗伤"等,在《外科精义》中有"其在四肢者溻渍之,其在腰腹背者淋射之,其在下部者浴渍之"的记载。多用于创伤,使用方法是"以净帛或新棉蘸药水","渍其患处"。现临床上把药制成水溶液,供伤口湿敷洗涤用。常用的有金银花煎水、野菊花煎水、2%~20% 黄柏溶液,以及蒲公英等鲜药煎汁。

4. 热熨药　热熨法是一种热疗方法。《普济方·折伤门》有"凡伤折者,有轻重浅深久新之异,治法亦有服食淋熨贴熁之殊"的记载。本法选用温经祛寒、行气活血止痛的药物,加热后用布包裹,热熨患处,借助其热力作用于局部,适用于不宜外洗的腰脊躯体之新伤、陈伤。主要的剂型有下列几种:

(1) 坎离砂:又称风寒砂。用铁砂加热后与醋水煎成药汁搅拌后制成,临用时加醋少许拌匀置布袋中,数分钟内会自然发热,热熨患处,适用于陈伤兼有风湿证者。现工艺革新,采用还原铁粉加上活性炭及中药,制成各种热敷袋,用手轻轻摩擦,即能自然发热,使用更为方便。

(2) 熨药:俗称"腾药"。将药置于布袋中,扎好袋口放在蒸锅中蒸气加热后熨患处,适用于各种风寒湿肿痛证,可舒筋活络、消瘀退肿。常用的有正骨熨药等。

(3) 其他:如用粗盐、黄沙、米糠、麸皮、吴茱萸等炒热后装入布袋中热熨患处。民间还采用葱姜豉盐炒热,布包罨脐上治风寒。这些方法简便有效,适用于各种风寒湿性筋骨痹痛、腹胀痛及尿潴留等症。

(闵　文)

复习思考题

1. 试述损伤初期行气消瘀法的适应证、常用方剂及注意事项。
2. 按三焦辨证治法,临床如何根据损伤部位选方用药?
3. 试述药膏的种类并思考临床应用时应注意什么。

第十三章

手 术 疗 法

📖 **学习目标**

掌握骨伤科手术的基本原则;熟悉围手术期处理原则;了解骨伤科常用手术器械。

手术疗法历史悠久,具有丰富的学术价值和卓越的医疗成就,对中华民族的繁衍昌盛和世界医学的发展,有着深远的影响。

据《韩非子·安危》记载:扁鹊治病"以刀刺骨",说明当时"刀"已经作为骨伤手术工具用于临床;《列子·汤问》已有在全身麻醉下进行开胸术的记载。唐代蔺道人著《仙授理伤续断秘方》最早有骨折"取开捺正"(切开复位)手术的记载。元代危亦林不仅在麻醉下进行手术,如骨折切开复位或取出异物;而且在手法整复骨折、脱位时,为使患者免除痛苦,亦广泛地应用了麻醉技术。历代医书中关于手术与麻醉术均有记载,且有专著。因此,手术疗法是中医骨伤科的传统治疗手段之一,可用以弥补其他疗法之不足。

骨伤科医生必须掌握扎实的医学知识与熟练的手术操作技能,严格选择手术适应证。绝大多数闭合性骨折采用手法整复、夹板固定,配合功能锻炼都能取得较好的效果,不必盲目施行内固定手术,给患者带来不必要的痛苦及并发症,如感染、骨不连接、关节僵直等。但某些骨伤疾患,如肿瘤、畸形等,只有手术治疗才能挽救患者的生命或重建肢体功能。骨伤科手术方式的选择,应因人而异,辨证施术。同一种疾病往往有几种术式可供选择,应根据患者的年龄、性别等情况选择最佳术式。一个操作正确的手术,可能因手术前的准备不足或手术后处理不当,致使手术结局失败。因此,术前完善的准备、术中正确的操作和术后妥当的处理是医生应同等重视的三个重要环节。

第一节 骨伤科手术的基本原则

1. **整体性原则** 骨科疾病多数会导致运动系统中某一肢体产生病证,但在治疗过程中我们要有一个整体的理念,即重视局部与全身的关系。要考虑年龄、性别、职业特点和自身情况以及患者的具体要求来制订全面细致的治疗计划,设计手术方案,选择最佳的手术时机。

2. **功能恢复原则** 骨科疾病首先要强调的是功能恢复的原则。恢复正常的解剖形态、重建功能是手术治疗的目的。但是,如不能恢复解剖形态,则恢复功能第一,解剖重建求次。

3. **微创操作原则** 外科是以手术为主要手段来治疗疾病的学科,尽可能减少手术所造成的医源性创伤,即保护组织,最终充分恢复机体的功能。这"消除"与"保护"的关系无时无地不存在于外科治疗之中。任何外科创伤在应激状态下,"达到和保持最佳的内环境稳定状态"应该是外科所必须遵循的基本原则。微创操作就是将不可避免的创伤减少到最小程度。骨科手术大部分是传统直视下手术,部分需要内镜技术,虽然骨科手术不像整形外科那样过分强调精雕细琢,但养成精细的微创操作的工作作风是必要的。手术对软组织的剥离、夹持、牵拉、显露、止血、缝合等应尽量细致与轻柔,避免或减轻一切不必要的创伤。骨科医师不但要善于完成一项手术操作,还必须准确、敏捷、干净、利索,争取以最短时间高质量地完成手术,提高手术安全性。微创操作原则也是避免手术感染的重要因素之一。因此,在手术过程中,要求切口要整齐,操作要细致轻巧,对重要的组织应多做锐性剥离,擦拭伤口要轻柔,最好尽量使用止血带,以减少反复擦拭,这些都可使组织创伤减少到最低限度。手术时间要尽量缩短,反复无目的的无效动作会给组织造成很大的创伤和延长手术时间,参加手术人员都重视微创技术,可减少术后反应,使伤口愈合快,感染率低,功能恢复好。

4. 最合适方案原则　手术方案的选择不但要考虑到骨科疾病分类复杂,同一种疾病个体差异较大,而且应结合医院具体条件、医生的技术水平、患者的实际情况等,选择最合适的手术方法。对较复杂疾病可以拟定几个不同方案进行统筹,优选出其中适合实际情况的最佳手术方案,安排合理的实施及康复计划。其标准是:既能体现时代的高新技术,又必须符合简便、经济、安全、满足治疗的要求;既能保证良好的治疗效果,又可避免手术并发症的发生。

第二节　围手术期处理

一、术前准备

手术前的准备工作是整个手术治疗中的重要组成部分。充分做好术前准备,不仅有助于手术的顺利进行,又能达到治疗目的。否则会给患者带来不应有的痛苦,甚至造成功能障碍。

(一) 全面掌握病情

手术者必须全面地掌握病史、体检、影像检查和化验等病情资料,并将这些资料进行归纳和分析,才能得出正确的诊断和手术指征,这是保证患者安全和手术成功的首要条件。

1. 病史　病史是骨伤科疾病发生、发展的过程,要详细询问受伤的时间、地点、受伤机制和现场急救及运送过程中的处理。分析暴力的性质、大小和方向,以便于确定创伤的部位和性质。对骨与关节的疾病,要详细询问发病原因、发展过程、治疗经过。对其他系统疾病的病史和既往史也需要详细询问。

2. 检查　体征是疾病的主要表现,是重要的客观证据,因此,查体要全面、系统、仔细。全身检查包括体温、脉搏、呼吸、血压及其他各系统。检查运动系统时,要求患者躯体暴露要广泛,肢体两侧要对比,按照望、触、动、量(测量长度、周径、角度)逐一进行检查。这样所得到的体征才是客观全面的。

3. 影像学检查　对骨骼系统疾病和损伤的影像检查,主要有 X 线检查、CT 扫描及磁共振成像等辅助检查方法,是对骨伤疾病进行诊断和治疗的主要依据。进行手术治疗时影像资料要带进手术室,消毒前要进行核对,以免切口时切错部位或弄错左右。目前许多医院都有信息平台系统,手术室内电脑屏幕可直接阅片。

4. 实验室检查　除进行血、尿、大便常规检查,出凝血功能检查,生化全套检查及血源传播性疾病检查外,某些骨病还要化验血磷、碱性磷酸酶及肿瘤标志物等,对其诊疗有指导意义。

5. 辅助检查 心电图检查作为术前常规必不可少,心脏彩超、动态心电图等,根据患者情况酌情检查,高龄及关节置换患者还要做下肢血管超声检查。

（二）手术前讨论

手术前,参加手术的有关人员,必须常规地进行周密讨论。凡是参加手术的人员要共同从病史、体格检查和化验室检查所获得的资料加以归纳、整理,认真讨论,细致分析,最后进一步明确诊断。随着正确的诊断,针对伤病及功能恢复的估计,指出手术指征、是否存在禁忌证等,然后制订出可行的手术方案。

同一骨科手术常有几种手术方法,选择其中之一的方法时要结合患者的全身情况、局部病变情况和手术者的习惯。

手术者要反复熟悉手术的全过程,掌握每个环节,做好多种准备,以备应急。考虑到术中可能发生的异常情况,制订出相应的防治措施,做到有备无患。

（三）术前备血

根据手术的部位、大小,估计术中出血量的多少,做好输血、血液稀释、术中自体血液回收准备。术前纠正贫血。

（四）术前用药

骨伤科手术对无菌要求比较严格,除严格要求备皮、无菌操作外,手术前 30 分钟开始预防性应用抗生素,如手术较大、出血较多、手术时间较长等,术中可追加应用抗生素。

对一般手术患者,术前应加强休息。如果患者肝功能较差或出凝血时间过长、血压高或合并其他慢性疾病者,应邀请相关科室会诊。术前纠正贫血及水电解质紊乱,使用必要的抗生素,中医药方法辨证施治,中西医结合治疗并发症(如高血压、心脏病、肾炎等)都很重要。经治疗后,再次请相关科室及麻醉科医生会诊同意时,才考虑手术。

（五）术前牵引

某些骨与关节畸形,陈旧性骨折、脱位等,为了缓解关节的挛缩,骨折短缩,不致造成手术时整复困难,术前要进行骨牵引或皮牵引。

（六）术前挑选手术器械

骨科手术所用的器械较多,各种人工关节、固定材料的种类和规格也有不同,术者的使用习惯亦有所差异,手术中为了得心应手,利于操作,手术前 1~2 天,术者可亲自选好器械,经消毒灭菌后备用。

（七）术前谈话

术前主治医生应把患者的病情、手术计划以及手术中和手术后可能出现的情况,例如术中麻醉的意外、围手术期应激性心脑血管意外、切口感染、肢体功能恢复不理想等情况,向患者、患者亲属实事求是地讲清楚;谈话时也要将手术后的近期及远期疗效讲清楚,切忌夸大手术疗效。要尽到告知义务,征得他们的理解和同意,方能实施手术。

（八）术前备皮

骨科手术的目的是解除患者的痛苦,尽快恢复其正常的功能活动。这不但要求手术者具有高水平的手术操作技能,同时还要求手术前认真仔细地做好手术区皮肤的准备,避免切口感染。这对保证手术效果也是一项重要措施。

1. 时间与方法 因暴力损伤所致的开放复杂性骨折需要争分夺秒抢救生命和伤肢,在短时间内要完成必要的术前备皮。其他四肢骨、躯干骨、关节矫形手术以及肌肉、肌腱、韧带等手术,是选择性手术,可以从容不迫地进行术前备皮。

手术前一天,做清洁消毒,修剪指(趾)甲,然后沐浴,用肥皂和自来水洗擦全身。更换衣

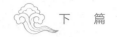

服和床单。下肢皮肤清洗后不再下地行走。足部手术者,用1∶1 000苯扎溴铵溶液浸泡约半小时,并且在浸泡中,不断洗擦,至皮肤干净为准。如果患者患有手癣或足癣,须治愈后再行手术。

2. 备皮范围　皮肤的准备范围,根据手术部位而不同。对四肢的皮肤准备一般要超过手术部位的上、下各一个关节,为手术中需临时扩大手术范围做准备。具体准备范围如下。

(1) 手部手术:上界超过肘关节,下界包括全手。

(2) 前臂部手术:上界达上臂的中部,下界包括全手。

(3) 肘部手术:上界平肩峰,下界达腕关节。

(4) 肩、臂部手术:上界的前方平甲状软骨,后方平乳突部;下界平肋弓最低点,在臂部向下超过肘关节;前、后界均须超过躯干中线。

(5) 足、踝部手术:上界超过膝关节,下界包括全足。

(6) 小腿部手术:上界过膝关节,下界包括全足。

(7) 膝部手术:上界至腹股沟,下界包括踝关节。

(8) 股部手术:上界超过髋关节,下界达小腿中部。

(9) 髋部手术:上界平肋弓,下界达膝关节,前、后均须超过躯干中线。

(10) 颈椎手术:上界至头顶,下界平肩胛骨下角,两侧均须至腋中线。

(11) 胸椎手术:根据部位的高低不同,上界平乳突,下界平髂嵴,两侧均须至腋中线。

(12) 腰椎手术:上界平腋窝,下界平骶尾部,两侧均须至腋中线。

二、术中无菌原则

手术进行过程中,每个手术人员必须严肃认真地执行无菌操作,违者必须立刻纠正。

(一) 手术人员的无菌原则

手术人员各就各位站定位置后,不能离开手术台,更不能随意走动。传递器械或物品时不可在手术人员的背后进行;手术人员的手、臂,必须在手术区内操作,不能离开手术区,不可放置于自己腰部以下或抬高超过肩部,亦不能触及手术台边缘;在手术过程中,如手术人员需要更换位置时,同侧与同侧更换时一人应先退后一步,另一人原地不动,背对背转过身进行更换,以防止触及对方背部有菌区;手术参观人员必须与手术人员保持一定距离,不可靠近手术人员或站得过高,尽量减少在室内走动,以减少污染机会。

(二) 操作过程的无菌原则

手术操作时要聚精会神,避免议论与手术无关的话题。不能朝向手术区咳嗽或打喷嚏。更不能让汗珠滴入手术区,如有出汗,应将头偏向一侧,由其他人员协助擦去,以免汗液坠落手术区内;手术操作要按步骤循序渐进,动作要轻柔,随时都要注意保护好暴露的肌肉、肌腱、神经、血管和骨骼等组织;手术过程中,手术人员助手应尽量不接触或少接触切口内的各组织和手术器械的前段部分。对各种内固定器材、人工关节或移植的骨、肌腱等组织,应垫以无菌纱布取拿或用器械夹持。

(三) 污染物的处理原则

垂落在手术台边缘的器械或物品均视为被污染,要重新消毒。污染的物品或器械均不能放回,应即时弃换;手术台上的布单或器械盘上的盘套,如果被灭菌盐水或血液浸湿透,应另加铺无菌巾;手术过程如果发现手套破裂,应立即更换。

(四) 切口

在切开皮肤前,要贴切口保护膜;手术结束,缝合切口前,手术切口内要用大量生理盐水冲洗,有条件的手术室最好用脉冲冲洗,以清除游离的凝血块、肌肉、骨屑等。在冲洗时注意严防冲洗液从外反流或反弹回切口内造成污染;缝合切口前先用酒精涂擦切口两侧的皮肤后再缝合,缝合后的切口用酒精再涂一遍,最后用无菌纱布覆盖包扎。

三、术后处理

手术完成并不是治疗的结束。为了保证手术治疗的成功,促进患者迅速恢复健康,术后处理非常重要。

(一) 全身处理

手术完毕,医生必须观察患者的一切变化,并且积极地进行正确处理。密切观察患者术后反应,包括创伤、失血后的恢复情况、麻醉反应、复苏情况、手术后并发症等。常规观察血压、脉搏、呼吸、体温、神志、疼痛、液体出入量、引流量;治疗方面包括输血、输液、止痛药及抗菌药物等;还应通过术后辨证用药,运用活血行气化瘀药物及物理疗法,中西医结合积极预防深静脉血栓形成。

(二) 局部处理

1. 肢体抬高 手术后,应将患肢放于支架或枕头上,以抬高患肢,其高度一般应超过心脏平面,以利于淋巴、静脉回流,减轻肢体水肿。

2. 血运观察 用石膏固定的肢体,要严格观察露于石膏外面的肢端情况,如有循环、感觉、运动功能的改变或局部剧痛,应予及时处理。

3. 观察伤口 骨科手术后,密切观察患者脉搏、血压,以及包扎的敷料或石膏表面渗血面积有无扩大。若是缓慢地扩大,可进行加压包扎压迫止血。若仍继续扩大,患者的脉搏、血压不稳,应及时送回手术室进行手术探查。对截肢患者术后应在床旁准备止血带,以备大血管出血时紧急使用;颈前路手术后在床旁可备气管切开包,以备伤口内出血引流不畅压迫气管时紧急使用。

(三) 动静结合,功能锻炼

根据患者的具体情况,灵活地掌握动静结合的原则,积极鼓励患者尽早进行肌肉收缩活动,术后早期生命指征平稳,一般状态良好后即可开始有限功能锻炼。练习肌肉张力,减少肌肉与其他软组织的失用性萎缩、关节挛缩及粘连。助行器辅助行走功能训练以及关节康复训练等。后期辅以包括物理治疗、按摩推拿、针灸等,使肢体尽可能达到其应有的功能范围。

(四) 并发症的预防原则

骨科手术后的患者,一般多需较长时间的卧床休息,因此必须注意防止肺炎、压疮、泌尿系结石和下肢深静脉血栓形成等并发症的发生。如为下肢手术,应经常活动上半身和所有未被固定的关节;如为上肢手术,应使患者尽早离床,这样既可防止并发症的发生,又可促进新陈代谢和改善血液循环,以利组织恢复。

第三节 骨伤科常用手术器械概述

骨科手术与外科其他手术一样,是一门专项技术,除一些通用器械外还需要专用手术器械,以下对一些常用骨科手术器械做一简单介绍。

1. 牵开器 牵开器又称拉钩。为了充分显露手术野,使手术易于进行,并保护组织,避免意外损伤,骨科手术除了应用一些普通的牵开器外,还可根据手术部位的不同,选用一些具有特殊性能的牵开器,如胫骨牵开器(图 13-1)和自动牵开器(图 13-2)等。

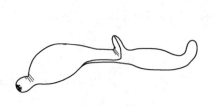

图 13-1　胫骨牵开器　　　　　　图 13-2　自动牵开器

2. 骨膜剥离器　又称骨膜起子或骨膜剥离子。应用骨膜剥离器,可将附着于骨面上的骨外膜及软组织自骨面上剥离下来。骨膜剥离器有多种不同形状,其刃的锐利程度亦有所不同,常用者如图 13-3 所示。

3. 持骨器　又称持骨钳或骨把持器。持骨器用以夹住骨折端,帮助骨折复位并保持复位后的位置,以便于进行内固定。有骨钳和骨夹两种形式(图 13-4)。

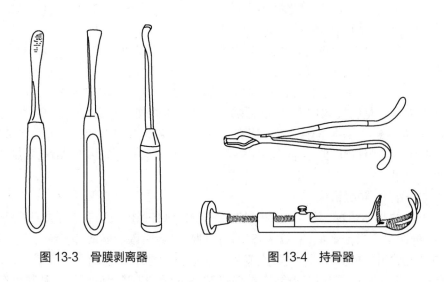

图 13-3　骨膜剥离器　　　　　　图 13-4　持骨器

4. 骨钻和钻头　可分为手摇钻(图 13-5)及电动钻(图 13-6)、气钻等。前者构造较简单,只能用于在骨上钻洞,优点为灭菌方便;又因其转动速度较慢,不产生高热,故不致引起钻孔周围组织"灼伤"。后者构造复杂,维护要求较高,电动钻、气钻除可用于钻洞外,还附有各种形状和大小不等的锯片。除去钻头,装上锯片后,即成电动锯、气锯,可用于采取植骨块和截骨等。电动钻和气钻还附有修整骨面的附件,故适用范围较广,对缩短手术时间有一定帮助。在选用钻头时,必须与螺丝钉相匹配。

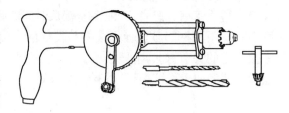

图 13-5　手摇钻

5. 骨锤　骨锤的用途是敲击功能,包括直接敲击或间接敲击。分通用骨锤和专用骨锤。一般专用骨锤是配套专门工具使用,通用骨锤则应用广泛。锤头部分多用金属制成,有硬木或聚乙烯做锤头表面(图 13-7)。骨锤一般按其重量及大小等分成不同型号。轻型主要用于指骨、趾骨及小关节的手术;中型主要用于尺、桡骨及脊柱手术;重型用于股骨、胫骨、肱骨和大关节的手术。

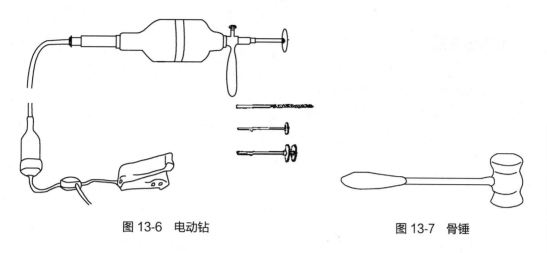

图 13-6 电动钻　　　　　　　　　　图 13-7 骨锤

6. 骨凿和骨刀(图 13-8)　骨凿的头部仅有一个斜坡形的刃面。骨凿之刃面短而粗,因此在操作时有凿裂骨片的危险。骨凿主要用于修理骨面和取骨。骨刀则由两个相等坡度的斜面相遇于一个刀口而构成,主要用于截骨和切骨。有各种形状及型号之骨凿和骨刀。

7. 骨剪和咬骨钳　骨剪(图 13-9)用于修剪骨片和骨端。咬骨钳(图 13-10)用于咬除骨端的尖刺状或突出的骨缘。骨剪和咬骨钳除有各种不同的宽度和角度外,还有单关节和双关节之分。

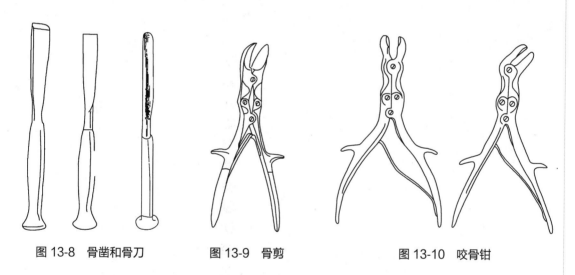

图 13-8 骨凿和骨刀　　　　图 13-9 骨剪　　　　　　图 13-10 咬骨钳

8. 骨锉　骨锉(图 13-11)用于锉平骨的断端,有扁平形和弯形等各种形式。

9. 刮匙　刮匙(图 13-12)可用于刮出骨腔内的小死骨、肉芽组织和瘢痕组织等。在做颈腰椎间盘、脊椎结核病灶清除等手术时,须备有不同角度和大小的长柄刮匙,以便于从各种角度进入椎间隙或病灶,刮除椎间盘或死骨及干酪样坏死组织等。

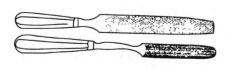
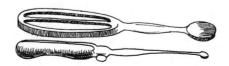

图 13-11 骨锉　　　　　　　　　图 13-12 刮匙

(林梓凌)

扫一扫
测一测

复习思考题

1. 如何进行骨伤科手术设计?
2. 手术人员的无菌原则有哪些?
3. 请问你认同骨科手术需要"微创"的说法吗? 为什么?

第十四章

骨伤康复疗法

学习目标

通过本章学习,掌握练功疗法的作用、全身锻炼方法和常见骨组织损伤的物理疗法;熟悉练功疗法的注意事项和物理疗法的作用机制、适应证、禁忌证;了解练功疗法的分类、局部锻炼方法,以及物理疗法的常用方法、技术,常用物理疗法的操作方法。

第一节 练 功 疗 法

练功疗法古称导引,在现代康复技术中又称为功能锻炼或运动疗法,是指通过肢体运动的方法来防治伤病,增进健康的一种疗法。传统的练功疗法在肢体运动的同时还强调调神与调息,运用肢体运动与意、气结合的方法来防治皮肉、筋骨、气血、脏腑、经络的伤病,达到防病治病的目的。练功疗法数千年来一直为历代医家所应用,是中医骨伤科有效的传统疗法之一。

一、概述

(一)练功疗法的分类

1. 按锻炼部位分类

(1)局部锻炼:为了预防或治疗肢体伤病,患者在医生的指导下进行某一肢体的主动活动称为局部锻炼。局部锻炼采用的动作,多具有独立性,互不相连,活动量小,每个动作的临床意义明确,可针对患者的伤病重复操练,具有促进局部组织的血液循环,消除肿胀,减少疼痛,防止组织粘连、关节僵硬、肌肉萎缩、关节失稳等作用。在局部锻炼时配合调神与调息,则可使患者在肢体活动的同时逐步做到排除杂念,呼吸匀和,用意识引导肢体活动,使肢体活动更加协调,减轻疼痛。如在骨折的早、中期,嘱患者在复位固定后,进行骨折周围肌肉不带动关节运动的等长收缩锻炼,有促进血液循环、改善静脉回流、消肿止痛的作用。通过肌肉的收缩,还可增加骨折端的应力,从而促进骨折的愈合。如果在锻炼的同时,采用调神与调息方法,则可使患者在锻炼时逐渐转移对骨折处疼痛的感受,消除因骨折而产生的焦虑不安及其他杂念,使患者的身心都得到放松,达到用意识引导肢体活动,减少不必要的肌肉紧张,使肢体运动更加协调,符合锻炼的要求,真正达到减轻疼痛、促进骨折愈合的目的。

(2)全身锻炼:为了预防疾病,增强体质,延缓衰老,或配合某些伤病的治疗,在医务人员指导下进行肢体的全面锻炼称为全身锻炼,全身锻炼除采用体育疗法外,还可配合太极拳、八段锦、五禽戏等,组成套路,并根据功法的不同,采用不同的调息与调神方法,使锻炼时做到外动内静、动中有静,身、心、息密切结合,对调和气血、促进与协调脏腑功能、延缓衰老有积极的作用,常能弥补方药之不足。全身锻炼方法,运动量较大,动作较多,故适宜体质较好、肢体运动自如者。如有明显的伤病,则采用局部锻炼为宜。

2. 按有无辅助器械分类

(1)有器械锻炼:患者使用锻炼器械辅助练功,称为有器械锻炼。局部锻炼采用器械的目的主要是方便伤肢关节的主动活动,增加关节活动的范围、力量,恢复损伤肢体各关节的协调活动,有时还可减少无须锻炼部位的疲劳伤损,从而弥补徒手锻炼的不足。全身锻炼采用器械,主要是增加全身活动的负荷和提高锻炼兴趣,进一步促进脏腑气血运行和肢体功能的协调运动。

(2)无器械锻炼:患者依靠自身机体活动,徒手练功称为无器械锻炼,该法经济、方便、简单、有效,是练功疗法最常见的形式,如太极拳、八段锦及各种其他保健功法等。

(二)练功疗法的作用

1. 消肿定痛　损伤后,由于瘀血凝滞,脉道不通,从而导致肢体疼痛肿胀。有效的练功有促进肢体气血流通,促进静脉血液、淋巴液的回流,达到活血化瘀、消肿定痛的作用。

2. 舒筋活络　肌筋劳损、损伤后期或年老体衰,肢体气血不畅,致使筋失所养,筋肉萎缩而见肢体酸痛麻木,活动不利。练功可使肢体气血通畅,筋肉得养,关节滑利,肌肉容积增加而减轻损伤肢体的痿废。

3. 促进骨折的愈合与肢体功能的恢复　骨折复位后,在有效固定的同时,进行三期练功,可促进骨折的愈合与肢体功能的恢复。早期进行骨折周围肌肉不带动关节活动的等长收缩,在消除组织肿胀的同时可增加骨折两断端的应力,有效促进骨折的愈合。骨折中、后期,通过伤损肢体肌肉带动关节活动的等张收缩,在促进肢体气血流通、利于骨折愈合的同时,还能及时改善伤损肢体的运动功能,从而达到快速康复的目的。

4. 避免骨质疏松和关节粘连　肢体活动减少是骨质疏松的重要原因之一,而损伤肢体长期固定又是产生关节粘连、僵硬强直的常见原因,所以坚持适宜的全身锻炼是防治骨质疏松最简单、有效的方法。指导损伤患者进行正确的局部锻炼,在不加重损伤的前提下,可促进伤肢的气血流通,舒筋活络亦是减轻或消除关节粘连、避免关节僵硬强直的有效措施。

5. 防病延年　《正体类要》曰:"肢体损于外,则气血伤于内。"局部损伤能影响全身的气血,导致脏腑虚损,正气不足,易于感受风、寒、湿、热等外邪的侵袭。而素体本虚、脏腑失调之人,则更易产生气血不足、筋骨失养而使肢体易于劳损。现代社会生活节奏快,精神负担重,体力活动明显减少也成为影响机体健康的重要因素。而导引练功采取与意气相结合的各种肢体运动及自我按摩、拍打等方法,在锻炼筋骨肌肉的同时,还可排除外界干扰、使人体身心放松,充分发挥人体自动调节机制作用,保持并完善机体各器官系统功能,改善新陈代谢,减轻紧张的生活节奏所导致的神经-体液调节功能紊乱,以及由此产生的免疫功能紊乱,从而减少疾病的发生与发展,达到扶正祛邪、防病延年的目的。

(三)练功的注意事项

1. 制订练功计划　练功要在医务人员的指导下进行。医务人员应根据患者的体质和伤病的性质、程度、部位及骨折整复后的稳定情况制订练功计划,并定期随访,观察患者的病情变化,了解患者的功能恢复情况,以及在练功过程中有无偏差,及时调整练功的内容与运动量。一般情况下,体质较差者或肢体有伤的患者应在医务人员的指导下,先根据伤病或体质的具体情况,选择合适的局部练功方法,以增加体力或尽快恢复肢体功能。然后,在身体条件允许的情况下,选择适当的全身练功的锻炼功法,以进一步增强体力,预防疾病的发生。

2. 局部练功的目的与动作要领　医者应使患者了解练功的目的,充分发挥患者的主观能动性,坚定其练功的信心与耐心。正确掌握动作要领可使患者在练功时克服畏痛、焦虑等各种杂念,专心致志练习动作,在肢体运动的同时亦达到调心宁神的目的,这是使患者自觉坚持练功,达到防治疾病的关键之一。

(1)颈部练功:颈部练功的目的主要是促进颈部组织的血液循环,促进颈部组织的修复,减少颈部软组织的疲劳,消除颈肌痉挛,增加颈部肌肉容积,减轻椎间关节囊水肿,改善颈部软组织的柔韧性,延缓颈椎间盘失养退变,稳定由颈椎退变产生的椎间失稳,有良好的防治颈椎病的作用。颈部练功要在颈部生理活动许可的范围内进行,动作要正确、缓慢,尽可能达到颈生理活动所允许的最大范围。颈部急性损伤,细菌性或变态反应性炎症、骨病、脊髓压迫症等影响颈椎稳定,易于造成脊髓损伤加重的患者则不宜进行颈部练功。脊髓型颈椎病患者须在医务人员的指导下,根据不同的情况,分别设计特殊练功动作,方可进行颈部练功,以免加重病情。

(2)腰部练功:腰部练功的目的除改善腰部的血液循环,促进腰部损伤的修复外,主要是增加腰部的稳定性,减轻腰椎间盘的负荷,延缓腰椎间盘的退变、破裂,减少劳损性腰腿痛的发生发展。传统的腰部练功,多以锻炼腰背肌为主,而根据腰椎间盘内压在不同姿势时测压的结果证实,在腹肌收缩、胸腹腔压力增加时,可以从脊柱前方给予支持,从而减轻腰椎间盘的负荷。故在站立位时腰椎间盘内压比坐位时小。在锻炼腹肌时也需注意减少腰部的活动,减少腰椎间盘的负荷,故多采用仰卧、屈髋、屈膝位的仰卧起坐方法。

(3)上肢练功:上肢练功的目的主要是恢复手的功能,凡上肢各部损伤的治疗均应保持指、腕、肘、肩各关节的灵活性,所以在伤情允许的条件下,应尽早进行上肢各关节的功能锻炼,改善或防止各关节的功能障碍。

(4)下肢练功:下肢练功的目的,是恢复下肢的负重与行走功能。故在保持下肢关节活动功能的同时,还需通过锻炼,使臀大肌、股四头肌和小腿三头肌强大有力,以保持正常的行走和关节稳定。

3. 分期练功,循序渐进 练功活动应以主动练功为主,被动练功为辅,在练功过程中必须循序渐进。运动量由少到多,逐渐加大,动作由简到繁。练功时不应引起疼痛,即使引起轻微的疼痛,练功结束后疼痛应随即减轻或消失。如果练功后疼痛不减或局部肿胀,应及时检查,调整练功方法,及时调整或减少练功的运动幅度与运动量,以免加重损伤,延缓恢复。

4. 调息与调心 在练功活动中,在肢体运动的同时,可指导患者进行调息与调心,从而提高练功的保健治疗作用。调息即指在肢体运动时配合呼吸,不同的功法有不同的调息要求。在一般情况下,局部锻炼可采用肢体开、伸、起动作时做吸气运动;合、屈、落动作时做呼气运动。调心亦叫调神,指在练功时,患者应排除各种杂念以入静。除了运动部位外,其他部位尽可能放松,做到用意识引导动作。练功同时配合调息与调神,有调动和培养自身的生理潜能,达到提高免疫能力、调和脏腑功能的作用。

5. 其他

(1)练功次数以每日 2~3 次为宜,局部锻炼每次 15~30 分钟,全身锻炼每次为 30~60 分钟,以不感到疲劳为宜。

(2)练功思想要集中,动作正确、缓慢,不宜在疲劳、食后与饥饿时练功。

(3)骨折后期的练功,可配合热敷、熏洗、擦外用药水、药酒、药油及按摩、理疗等方法。

(4)练功应选择空气新鲜的地点,室内、外均可,要注意四时的气候,注意保暖,特别应注意避免风寒等外邪的侵袭,预防其他兼证。

二、骨伤科疾病的练功疗法

(一)局部锻炼方法

1. 肌力训练

(1)适应证:失用性肌萎缩,肌源性肌萎缩,神经源性肌萎缩,关节源性肌无力。

(2) 禁忌证:骨折未愈合且未行内固定处理,关节不稳,体质差或合并严重的心肺功能不全。

(3) 肌力训练原则:阻力原则,可通过肌肉自身的重量或外界阻力来增强肌力;超量负荷原则,即训练时必须超过一定的负荷量和时间;适度疲劳原则,是控制超常负荷不至于过度的主观限制指标,从训练开始至感到疲劳时中间不休息;循序渐进与个体化原则,根据患者的性别、年龄和肌群分布特点,实施个体化训练方案,根据肌力大小逐渐增加负荷。

(4) 肌力训练方法的选择:肌力为 0 级时,选择电刺激疗法,被动运动训练和传递神经冲动训练(即患者主观用力,试图引起瘫痪肌肉的主动收缩)。肌力为 1 级或 2 级时,选择电刺激疗法或肌电生物反馈疗法。肌力为 3 级或 4 级时,宜进行徒手抗阻训练和各种器械的抗阻训练。

2. 肌肉耐力训练　肌肉耐力是指有关肌肉持续进行某项特定任务的能力,其大小可用从开始收缩直至出现疲劳时收缩的总次数或所经历的时间来衡量。肌肉耐力是肌力所维持的时间,肌力训练原则是重负荷少重复,耐力训练原则是轻负荷多重复。临床上常常肌力和耐力结合进行。

3. 关节活动度训练

(1) 适应证:能引起关节挛缩僵硬的伤病,肢体瘫痪,周围神经损伤引起的关节活动受限。

(2) 禁忌证:骨折未愈合且未行内固定处理,肌肉、肌腱、韧带损伤急性期,深静脉血栓,心血管病患者不稳定期,关节旁的异位骨化,肌肉、肌腱、韧带或皮肤手术后初期。

(3) 治疗方法:对暂时不能活动的关节要尽早在不引起病情加剧和不引起不能耐受的疼痛情况下进行被动活动,要循序渐进。

主动运动:动作应平稳、缓慢,尽可能达到最大幅度,然后稍加维持。

被动运动:由治疗师或患者自己用健肢协助按需要的方向进行关节被动活动,以牵伸挛缩或粘连的组织。

助力运动:由患者健肢徒手或通过棍棒、滑轮和绳索等简单器械,帮助患肢运动。

关节功能牵引:将挛缩关节的近端肢体用支架或特制的牵引器稳定固定于适当姿势,然后在其远端肢体上按需要的方向用沙袋做重力牵引。重量以引起一定的紧张,或轻度的可以忍受的疼痛感觉,但不引起反射性肌痉挛为度。一次牵引持续 10~20 分钟,每日进行 1~2 次。

持续被动运动:是利用专用器械使关节进行持续较长时间的缓慢被动活动。其运动的幅度、速度和持续时间可酌情选择。现代研究显示,关节活动和肌力训练应结合应用。如对膝骨性关节炎的康复训练,主要是对萎缩的股四头肌等进行有效的肌力训练,具体的方法有等长、等张、等速收缩三类,三类训练法的临床随机对照试验研究证实,其疗效基本相同。然而,在实际临床中,进行等速收缩训练的患者在膝关节运动时容易出现疼痛,等速收缩训练也往往因此而被中途放弃,而等长收缩训练近年被广泛采用。

4. 步行训练

(1) 适应证:神经系统、骨骼运动系统的病变或损伤影响行走功能的患者。

(2) 禁忌证:站立平衡功能障碍,关节不稳,下肢骨折未愈合且未行内固定处理。

(3) 训练方法:步行前的训练包括肌力训练、起立床训练、平衡杠内站立训练、平衡训练及负重训练。此过程中医护人员必须随时评定患者的功能状态,严加保护,避免意外。步行训练应先在平衡杠内进行以确保安全,其后在平衡杠外借助拐杖行走,然后才独立行走。其持拐步行训练如下:

1) 持双腋杖的步行方式:持双腋杖步行多经历迈至步、摆过步、四点步等步骤。

迈至步:先用双腋杖同时向前伸出,然后支撑并向前摆动身体使双足迈至双拐落地点的附近,故称为迈至步。

摆过步:先将双拐伸出,然后支撑并向前摆动身体使双足迈至双拐落地点的前方并着地,再将双拐向前迈以获得平衡,故称摆过步。

四点步:依次为伸左拐、迈右腿、伸右拐、迈左腿,故称四点步。

2) 持手杖的步行方式:有三点步、两点步。

三点步:一般先伸出手杖,后迈出患肢,最后迈出健肢。

两点步:一般手杖与患肢同时迈出,然后迈出健足。

3) 使用助行器的步行训练:适用于辅助患者初期的行走训练,为患者使用腋杖或手杖做准备,也适用于下肢无力但无双下肢瘫痪者、一侧偏瘫或截瘫患者以及行动迟缓的老年人。其方法是患者用双手握住助行器两侧的扶手,提起助行器使之向前移动 20~30cm 后,迈出一侧下肢,再移动另一侧下肢跟进,如此反复进行。

（二）全身锻炼方法

练功疗法的方法很多,下面只介绍太极拳、八段锦、五禽戏等人们比较熟悉的 3 种方法。

1. 太极拳

（1）概述:太极拳经过世代相传,不断改变创新,现流传于世的种式很多。它汲取了古代健身运动的精华,是我国目前流传最广的健身运动。经常练习太极拳有调理脏腑、疏通经络、补气益血等作用。太极拳动作缓慢轻柔,尤其适合疾病恢复后的中老年人及高龄老人练习。随着高龄化社会的到来,学太极拳的人越来越多,已成为大家所喜爱的群众性健身活动。

太极拳的流派较多,各家自有一套。但练者不必追求套路的差异,能熟练掌握一种套路就行,贵在熟能生巧,常年不懈。简化太极拳综合了各式太极拳的长处,又合乎中医特色,简便而易学。

（2）太极拳的要领

1) 动作连贯,柔和缠绕,劲力完整:太极拳要求手、脚、头、眼神配合一气,保持上下相随,节节贯穿,连续圆活,轻柔自然地做好每一个动作。在每一个动作的转换过程中不能有停顿和断续的感觉。似停而非停,在似停的一瞬间,动作表现得极缓,但仍要求保持所有动作能缠绕不断地进行。

整套太极拳的劲力配合也比较讲究,自始至终劲力均匀。动作的速度须保持大致相等,不能妄动抽力。要快均快,要慢均慢。初学者速度开始要慢,反复练习后,始能逐渐加快,做到快慢轻重得心应手,动作才能表现出柔和、自如、优美。

2) 呼吸配合,意念集中,以意导动:太极拳准备开始,首先调节呼吸,开始用自然呼吸、腹式呼吸,练久后需要用呼吸配合动作。一般呼气时间稍长,动作均在推、展等末段部分;吸气时间稍短,动作处于收、提等动作的开始阶段。随着动作变化,一呼一吸自然而又有意识地配合进行锻炼。

自古以来,太极拳行家们很重视精神、意念的锻炼,甚至超过肉体锻炼。曾提出"用意不用力"的观点。在打太极拳的过程中,应排除杂念,意念集中,意守"丹田",也就是意想气存小腹,处在一种放松、心静、无思无虑的状态之下开始动作。动后则应全神贯注,不断用意念来指导每个动作过程。把全部精神、意念用在指挥动作上去,"以意导动,意动行随",使内部与外形,开合虚实,呼气、吸气,变换结合,融为一体。太极拳功夫越深,练得就越安宁,使人沉浸在幽幽自乐之中。

3) 保持体位,以身带臂,自如舒展:太极拳属于全身运动,起势后,架式的高低根据练习者的体力条件和掌握程度决定。初学者可略高点,练熟后可把架子逐渐放低,越低运动量越大。起势后定好的架式高度,在整套太极拳的练习过程中,不要或高或低地改变架式,要始终保持这种高度。

动作是以腰为轴,带动四肢。腰是上下肢转动的关键,对全身动作的变化,调整身躯的重心稳定,以及推动劲力到达肢体的各个部位都起主导作用。腰力运用得当,可加强发力,提高发力的速度。腰部须竖直,方能坚强有力。通过腰脊来带动上肢动作,力起于腰,行于肩,通于臂,达于手;带动下肢动作,腰连于胯,行至膝,达于脚。身腰挺直,中轴不弯,才能使内劲支撑八面,功力有劲灵活,从而在练拳时亦能有利于呼吸的深长、转换,在全身放松的要求下,逐步松开各个关节。太极拳在腰脊的运动下带动四肢进行圆转的上下左右的缠绕伸缩动作,脊柱和几个主要关节活动松开,使全身运动节节连贯,劲正而灵活,自如又舒展。

4) 动作协调,刚柔相济,柔中寓刚:太极拳在演练的过程中,身体似展未展,欲发未发,开中有合,合中有开。又由于身体重心力的虚实变换,手法、步法的"折叠"进退,使整个太极拳的动作协调、轻灵、圆活。

动作的刚柔,速度的快慢,劲力的蓄发,是相对而言的。一般来说动作的终点、定势为"实",动作的变转过程为"虚"。分清动作的虚实,在用力的时候,就要有张有弛,区别对待。实的动作和做动作的部位,用力要求沉着、充实,各动作体现出松沉、稳定、有力;虚的动作和做动作的部位,要求轻灵、含蓄,各动作体现出舒松、活泼、柔和,刚柔相济,张弛交替。太极拳的锻炼要点体现在"由松入柔,积柔成刚,刚复归柔,柔刚相济"。柔与刚始终贯穿在各式太极拳的运动之中,也是练好各式太极拳的基础。太极拳要求"沉、匀、连、缓"。

(3) 简化太极拳的动作名称:简化太极拳共为24式,打一套简化太极拳大约需要6分钟。

第一组:起势;左右野马分鬃;白鹤亮翅。

第二组:左右搂膝拗步;手挥琵琶;左右倒卷肱。

第三组:左揽雀尾;右揽雀尾。

第四组:单鞭;云手;单鞭。

第五组:高探马;右蹬脚;双峰贯耳;转身左蹬脚。

第六组:左下势独立;右下势独立。

第七组:左右穿梭;海底针;闪通臂。

第八组:转身搬拦捶;如封似闭;十字手;收势。

2. 八段锦

(1) 概述:八段锦最早见于南宋无名氏编写的《八段锦》,整套操练动作按八套图势,依次连贯进行,遍及周身运动。这八节动作是经过精心选编的,有如"锦"之优美而名世,所以叫"八段锦"。由于八段锦动作简单,易学易练,因此广泛流传,并在实践中不断得以修改、创新,在当时的文、武八段锦的基础上,又演变出许多种类,到明代后八段锦已有了很大发展。

八段锦把肢体运动与按摩、吐纳相结合,也把古代导引与中医理论结合起来,具有我国传统健身法的特点。由于运动量不大,人人可行,随时可做,随地可练,八段锦特别适合于各脏腑组织或全身功能的衰减者,尤其是受到老年人、慢性病患者的喜爱。

(2) 八段锦的要领:八段锦的运动要求"用意引导动作"。意到身随,动作不僵不拘。要心情舒畅,精神安定,意识与动作配合融为一体。姿势自如,强调"意守丹田",意练重于体练。在练习八段锦时要求全身肌肉放松,身体重心放稳,动作轻缓、有力,练功时始终注意松中有紧,松力时要轻松自然,用力时劲要使得均匀,稳定而且含蓄在内。

八段锦同样要配合呼吸。初学者呼吸自然、平稳,腹式呼吸。练久练熟后,逐步有意识地用呼吸与动作配合。一般动作开始吸气为多,动作终了呼气为多,做到呼吸深、长、匀、静。意念与每个动作的要领相配合,贯穿一气,更好地利用意识引导练功。

(3) 八段锦的动作名称

第一段:两手托天理三焦;第二段:左右开弓似射雕;第三段;调理脾胃臂单举;第四段:

五劳七伤向后瞧;第五段:摇头摆尾去心火;第六段:两手攀足固肾腰;第七段:攒拳怒目增气力;第八段:背后七颠诸病消。

3. 五禽戏

(1) 概况:后汉三国时期名医华佗,总结了前人仿禽兽动作锻炼身体的经验,他把"熊经鸟伸"的运动发展创编为"五禽戏",后人称之为"华佗五禽戏"。五禽戏是我国古代流传下来的具有民族特点的一种有效的健身运动。

五禽戏流派也很多,有书可考的已达十余种。归纳起来,"五禽戏"大致可分 3 种类型。

外功型:这类五禽戏以体操形式演练了虎、鹿、熊、猿、鸟五禽的动作。运动量大,难度较高,对增强体质有显著效果。

内功型:这类五禽戏是以练气功产生内功和外功来引发五禽的动作,达到舒展经络、流畅气血、治病强身的作用。

外内功结合型:这类五禽戏是配合呼吸或意念活动,在做五禽戏动作的同时,拍击指定的身体部位、穴位,以达到强身治病的目的。

各类"五禽戏"虽然流派、风格和动作不同,但都贯穿着"吹呴呼吸,吐故纳新,熊经鸟伸"的原则。虽各家各派不同,但都有强身祛病的效果,疗效大致相同,并能在短期内收到明显的效应。

(2) 五禽戏的要领:同其他健身运动的要求基本一致,除全身放松,意念集中,呼吸均匀外,还要求动作形象化。练虎戏,动作刚猛,有助于增强体质,充实元气;练熊戏,动作沉稳,能加强五脏六腑功能以及健脾助运,活动肩关节等;练鹿戏,动作舒展,轻松,有助于舒展筋骨,通畅经络,松散紧张情绪;练猿戏,动作敏捷,有助于灵活身心;练鹤戏,动作昂然,有助于增加肺的呼吸,增强心肺功能,健肾壮腰,调达气血等。

练功疗法种类不同,功能各异,在临床应用中必须严格掌握其适应证、适应期及注意事项,在医生的指导下循序渐进,规范操作,以利于损伤及整个机体的全面恢复。同时,目前临床中亦存在许多问题,尤其是各种功法的规范化、标准化及疗效作用机制尚须进一步探讨。

第二节 物 理 疗 法

一、概述

(一) 作用原理

现代医学把研究和应用天然或人工物理因子作用于人体,并通过神经、体液、内分泌和免疫等生理调节机制,达到保健、预防、治疗和康复目的的方法或学问,称为物理疗法(physiotherapy),简称理疗。不同的理疗具有镇痛解痉、消炎消肿以及改善血液循环等共同作用,同时也有各自的特殊作用。根据物理因素的作用原理和用途,可分为直接作用与反射作用。①直接作用:如紫外线杀菌和刺激皮肤细胞,直流电场内的离子移动,高能量激光治疗疣、胎痣、血管瘤,超高频电场促使分子振荡及电解拔毛等。②反射作用:物理因素可使人体各种感受器产生冲动,经传入神经传至大脑,经分析整合后,再发生冲动,经传出神经作用于机体各个效应器而引起反应,即非条件反射,亦可形成条件反射。这种反射作用是理疗的主要作用机制,是借机体的反射作用与防御反应,来恢复和保持生理平衡,达到消除病理过程的目的。理疗具有收效快、无创无痛、副作用少、疗效持久以及对环境无污染的特点。另外,物理因素也可导致内分泌系统功能的改变,激素通过血液与淋巴循环系统途径也可间接起

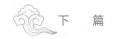笔记栏

作用,并有体液系统的参与。

(二)物理疗法的种类

物理疗法除防治疾病外,还被广泛地应用于疾病的诊断,如肌电、超声波、红外线热像图等。根据物理因素的来源,物理疗法可分为人工物理因素疗法与自然物理因素疗法两大类。

1. 人工物理因素疗法

(1)电疗法:包括静电疗法、直流电疗法(稳恒直流、脉切直流、断续直流)、低频脉冲电疗法(尖波、方波、三角波、梯形波和调制波形等)、中频正弦电疗法(干扰电波、等幅中频正弦电疗)、高频电疗法(高频电疗法、超高频电疗法、特高频电疗法)、射频疗法(即大功率高频、超高频、特高频电疗)、毫米波疗法(即极高频电疗法)、电离空气疗法(各种使空气电离的方法)、离子导入疗法(利用各种电流导入药物离子的方法)、电水浴疗法(包括局部或全身的直流电或低频电水浴及水中药物离子导入)等。

(2)光疗法:包括红外线疗法、可见光疗法、紫外线疗法、激光疗法(包括可见光、红光与紫外线激光)等。

(3)超声波疗法:包括超声疗法、超声-间动电疗法、超声雾化吸入、超声药物透入、超声波骨折治疗等。

(4)磁疗法:包括低频磁场疗法(异名极的旋磁法或电磁法)、中频电磁场疗法(专用的电磁机产生中频交变磁场)、高频电磁场疗法(如短波的电缆电极,即产生高频磁场)、静磁场疗法(主要为敷磁疗法)、脉动磁场疗法(如同名极的旋磁法)等。

(5)传导热疗法:包括蜡疗、泥疗等。

(6)水疗法:包括各种方式的水疗和人工矿水浴。

(7)运动疗法:包括医疗体育、器械疗法。

(8)拔罐疗法:包括火罐、竹管及其他局部负压疗法。

(9)电子生物反馈疗法:即患者利用来源于自身的、经过处理放大的生理信号去主动控制某种病理过程,达到治疗目的。

(10)冷疗法:包括冷敷法、冰块按摩法、浸泡法、喷射法、循环冷却法等。

(11)冲击波疗法:即利用能量转换和传递原理,造成不同密度组织之间产生能量梯度差及扭拉力,并形成空化效应,达到治疗目的。

2. 自然物理因素疗法　临床常用的有矿泉疗法、气候疗法、空气疗法、森林日光疗法、海水疗法等。

(三)应用范围

1. 治疗方面

(1)镇痛:疼痛是一个极为复杂的问题,引起疼痛的原因很多,损伤、炎症、缺血、痉挛、肌力不平衡、反射性乃至精神因素均能引起。运用物理因子镇痛需要弄清病因,依据疼痛的部位和性质有针对性地进行治疗。可选用动磁疗法、脉冲中频正弦电疗法、干扰电疗法、药物离子导入疗法、间动电疗法、紫外线疗法、超短波疗法、微波疗法、激光疗法等,可缓解神经、关节、肌肉疼痛及内脏痉挛性疼痛。治疗痉挛性疼痛,常采用红外线、蜡疗等能产生内生热的温热疗法。应用物理因子镇痛,与因子选择、实施方法、采用剂量、治疗部位等有密切关系,要结合患者的具体情况,认真研究,方能取得理想的结果。

(2)消炎:皮肤、黏膜、肌肉、关节,乃至内脏器官等由各种病因引起的急慢性炎症,都是理疗的适应证,可采用不同的物理疗法进行治疗。临床常根据炎症的性质选用相应的理疗方法。①急性化脓性炎症:可选用微波疗法、激光疗法、超声波疗法、紫外线疗法、药物离子导入疗法等;②非化脓性炎症:可选用超短波疗法、微波疗法、磁疗法、激光疗法、药物离子导

入疗法、超声波疗法、紫外线疗法等;③慢性炎症:若系多发性或全身性炎症,可选用水疗法、温泉疗法、电水浴疗法、全身光疗法、磁疗法,局部炎症还可选用蜡疗法、红外线疗法及高频电疗法等。

(3) 镇静安眠:指具有镇静、催眠作用的物理疗法。常选用电睡眠疗法、全身性磁疗法、静电疗法、药物离子导入疗法、镇静性水疗法、电离空气疗法等。这些物理疗法均能增强大脑皮质的扩散性抑制,解除全身紧张状态,因而产生明显的镇静和催眠效果。

(4) 缓解痉挛:可选用短波疗法、超短波疗法、微波疗法、超声波疗法、红外线疗法、磁疗法、石蜡疗法及其他传导热疗法。物理疗法缓解痉挛的机制主要在于热能降低肌梭中 γ 传出神经纤维的兴奋性,使牵张反射减弱和肌张力下降。

(5) 兴奋神经 - 肌肉:对于神经麻痹与肌肉萎缩,主要选用低、中频电疗法,并配合热疗法;周围性运动神经麻痹可用电体操疗法、干扰电疗法、间动电疗法等;局部感觉障碍宜选用感应电疗法、电刺激疗法等。其机制是细胞膜受电刺激后,产生离子通透性和膜电位的变化,形成动作电位而发生兴奋,引起肌肉收缩反应。

(6) 松解粘连,软化瘢痕:可选用等幅中频正弦电疗法、离子导入疗法、超声波疗法、直流电 - 泥疗法等。

(7) 杀菌、脱敏:常选用紫外线、激光、离子导入疗法等。

(8) 治疗癌症:应用短波、微波等疗法,可使局部组织温度升高(>42℃),达到杀死癌细胞的目的,特别是在配合应用 X 线治疗时,治疗癌症可获得较好疗效。

(9) 其他:①解热:如凉水浴、短时间的湿布包裹法;②发汗:如温水浴、热水浴、温泉浴及长时间的湿热布包裹法等。

2. 康复方面　物理疗法广泛应用于病后康复与伤残者的功能重建。患病后通过理疗,如水疗法、温泉疗法、紫外线疗法、日光浴疗法等,可以增进食欲,促进体力恢复。若欲恢复伤残肢体的功能,可选用电疗、水疗、光疗、体育疗法等,以提高劳动能力和降低残废率。

3. 预防保健　有些物理疗法可以提高机体抵抗力,预防某些疾病。如紫外线照射可增强对流感、咽峡炎的抵抗力和预防软骨病,体育疗法、电疗法可防止术后粘连等。

(四) 注意事项

1. 综合应用物理治疗方法　临床上常采用 2 种以上的物理治疗方法,目的是利用物理因素的协同作用以增强疗效、缩短病程,但应注意不可互相削减或产生拮抗作用。综合应用一般不超过 3 种。物理疗法的综合应用形式常有以下几种:

(1) 联合疗法:指先后连续应用 2 种以上的物理疗法。如水疗或温泉浴后,再照射紫外线;先在局部热疗或可见光疗法,继后进行按摩疗法等。

(2) 复合疗法:指在同一患者或同一部位同时进行 2 种以上的物理疗法。如超声 - 间动疗法,就是超声加间动电疗法;直流电药物离子导入疗法,即直流电加药物;电水浴药物离子导入疗法,就是直流电加水浴加药物等。

(3) 交替联合疗法:指 2 种物理疗法间隔时间较长的联合应用,即交替应用。如射频疗法与放射治疗的交替应用等。

2. 加剧反应的发生和处理

(1) 正常病理反应:在矿泉浴、水浴、紫外线及某些电疗过程中,有时可见症状、体征有所加重,此系正常病理反应。一般无须特殊处理,多在理疗过程中会自然消退。

(2) 局部加剧反应:系病灶反应,如治疗局部的关节肿胀加重、疼痛加剧等,一般理疗3~5 次后迅速好转。若持续 1 周以上,或症状进一步加重者,应减少理疗的剂量,延长间隔时间,或停止理疗。待反应消退后,再从小剂量开始或改用其他理疗方法。

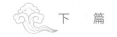

（3）全身加剧反应：理疗后若出现神疲乏力、食欲不振、失眠头晕等症持续不见好转,应停止理疗数日,再从小剂量开始,或改用其他理疗方法。

（五）适应证与禁忌证

1. 适应证

（1）各种炎症：急性、亚急性、慢性化脓性和非化脓性炎症均可以理疗。

（2）骨伤科疾病：骨折、脱位中后期,筋伤各期,损伤感染、粘连、溃疡以及软骨病、佝偻病等。

（3）神经系统疾病：自主神经功能失调,末梢神经系统疾病等。

（4）心脑血管疾病：冠心病、高血压、脑血管病及其后遗症、周围血管疾病等。

（5）其他：皮肤病及五官科、口腔科其他疗法无显效的疾病,物理疗法多有一定疗效。

（6）各种运动功能障碍：各种原因造成各种性质的肢体运动功能障碍、排便排尿功能障碍等。

2. 禁忌证　严重心脏病、严重动脉硬化、有出血倾向、恶病质及可刺激肿瘤细胞生长的物理因素等禁用。全身衰竭状态、心肺衰竭、出血疾病与出血倾向者、植有心脏起搏器、孕妇、对某些物理因子过敏者禁用电疗。另外,高热、败血症、活动性肺结核、局部急性皮炎、感觉障碍、动脉瘤等,常不适宜理疗。

二、骨伤科疾病的物理疗法

（一）电疗法

1. 直流电疗法（galvanization）　是使用低电压的平稳直流电通过人体一定部位以治疗疾病的方法,是最早应用的电疗之一。目前,虽然单纯应用直流电疗法较少,但直流电疗法是离子导入疗法和低频电疗法的基础。

治疗作用：

（1）促进局部小血管扩张和加强组织营养：直流电治疗后,局部小血管扩张,血液循环改善,加强组织营养,提高细胞的生活能力,加速代谢产物的排出,因而直流电有促进炎症消散,提高组织功能,促进再生过程等作用。直流电引起局部组织内理化性质的变化,对神经末梢产生刺激,通过轴索反射和节段反射而引起小血管扩张。

（2）对神经系统和骨骼肌的影响：①直流电对中枢神经系统的兴奋和抑制过程有调整作用,即在兴奋与抑制过程失调的情况下,直流电有使之正常化的作用。②直流电可改变周围神经的兴奋性,并且有改善组织营养,促进神经纤维再生和消除炎症等作用,因此,直流电常用以治疗神经炎、神经痛和神经损伤。③对自主神经的作用,直流电刺激皮肤或黏膜的感觉神经末梢感受器,能反射性地影响自主神经的功能,从而影响内脏器官和血管的舒缩功能。④断续直流电刺激神经干或骨骼肌时,在直流电通断瞬间引起神经肌肉的兴奋而出现肌肉收缩反应。断续直流电可用以治疗神经传导功能失常和防治肌肉萎缩。

（3）微弱直流电阴极促进骨再生修复：临床实践证明 $10 \sim 20 \mu A$ 直流电阴极对骨折不连接有促进愈合作用。这种治疗需要将阴极电极（不锈钢丝或克氏针,外套硅胶管,露出金属顶端 $0.5 \sim 1cm$）直接插入骨不连接处,阳极铅片置于附近皮肤上。伤肢用木夹板固定,微电流发生器绷附在小夹板外,连续通电 $1 \sim 4$ 个月。用于促进骨折愈合,减轻周围神经损伤、脊髓损伤、瘢痕增生及粘连等。若有高热、恶病质、急性湿疹、心力衰竭、出血倾向、局部有严重皮损及对直流电过敏者忌用。

2. 电水浴疗法　指将肢体浸入水中,再通过不同波形的电流以治疗疾病的方法。用于神经痛、多发性神经炎、周围神经麻痹、多发性关节炎等疾病。患有严重的心血管器质性疾病、癌症、高热、出血倾向、局部皮肤炎症及化脓性病变等,禁忌使用本法。

3. 直流电药物离子导入疗法(electrophoresis) 指利用直流电将药物离子导入人体以治疗疾病的方法,简称离子导入疗法。是常用的电疗方法之一,广泛应用于临床各科疾病的治疗。

治疗作用:

(1)直流电和药物的综合性作用:直流电药物离子导入除药物作用外,同时有直流电的作用,两者互相加强,其疗效比单纯的药物或直流电的疗效好。目前很少单用直流电疗法,多用直流电药物导入疗法。

(2)神经反射治疗作用:直流电药物导入治疗时,将一定面积的电极放置在身体某些部位,由于直流电引起组织内理化性质变化和药物在表层组织内存留,构成了对内外感受器的特殊刺激因子,通过反射途径引起机体的一定反应。特别是电极放置在某些神经末梢分布丰富的部位,通过感觉-自主神经节段反射机制影响相应节段的内脏器官和血管功能。

直流电药物离子导入疗法适用于周围神经炎、神经痛、骨折、术后瘢痕粘连、周围神经损伤等,禁忌证同直流电疗法,注意不能用过敏性药物做离子导入。各种药物还具有相应的治疗作用和适用范围,临床使用时还应注意所选药物的功效与禁忌范围。

选择离子导入用药的原则:①易溶于水,易于电离、电解;②明确需导入的药物有效成分及其极性;③成分纯,不得同时应用几种药物或单味、多味中草药煎制导入,或阴阳极交替导入;④局部用药有效;⑤一般不选用贵重药。

4. 低频脉冲电疗法 指应用频率低于1 000Hz的各种波形的脉冲电流治疗疾病的方法。因为此种电流对感觉和运动神经系统具有强刺激作用,故又称刺激电流疗法。

治疗作用:

(1)兴奋神经肌肉组织:该疗法能兴奋神经肌肉组织是这种电流的重要特征。因为电刺激可以破坏细胞膜极化状态,因而有可能引起神经肌肉的兴奋。而哺乳动物运动神经的绝对不应期多在1ms左右,因此频率在1 000Hz以下的低频脉冲电的每个脉冲都可能引起一次运动反应。

(2)促进局部血液循环:是低频脉冲电流的主要生理和治疗作用之一。

(3)镇痛:是低频脉冲电流的重要作用之一。

(4)镇静。

(5)对非特异性炎症具有消炎作用。

5. 中频电疗法(medium frequency electrotherapy) 指使用频率为1 000~100 000Hz的正弦交流电进行治疗的方法。临床上常用的有干扰电疗法、等幅中频电疗法和调制中频电疗法3种:

(1)干扰电疗法:指同时使用两路频率相差0~100Hz的中频正弦电流,交叉地输入人体,在交叉处发生干扰,形成干扰场而"内生"0~100Hz的低频调剂的脉冲中频电流,用以治疗疾病的方法。

治疗作用:

1)促进血液循环:50~100Hz差频电流作用明显,毛细血管开放数量增多,动脉扩张。

2)镇痛作用:100Hz或90~100Hz差频的干扰电镇痛明显。可抑制感觉神经,使痛阈升高。

3)消肿作用:50Hz固定差频干扰电效果明显。可使皮温升高,血液循环改善。

4)治疗和预防肌肉萎缩的作用:10~50Hz差频电流作用明显。

5)调整内脏功能:刺激自主神经,改善内脏血液循环,提高胃肠平滑肌张力,调整支配内脏的自主神经功能。

6）调节自主神经：作用于交感神经节，调节血压，升高皮温。

7）促进骨折愈合：促进骨痂形成，加速骨折愈合。

干扰电疗法适用于：①局部血液循环障碍性疾病，如缺血性肌痉挛；②周围神经疾病，如神经炎、神经痛、周围神经损伤或麻痹、肌肉萎缩等；③关节肌肉疾病，如扭挫伤、劳损、肌肉痛、颈椎病、各种慢性骨关节炎疾病、慢性腱鞘炎及滑囊炎等。患有急性化脓性炎症、出血倾向、血栓性静脉炎、活动性肺结核等病灶区禁忌使用。

（2）等幅中频电疗法：指应用频率 1 000~5 000Hz 的等幅中频正弦电流治疗疾病的一种电疗法。目前常用频率为 2 000Hz，曾称为"音频电疗法"。

治疗作用：

1）镇痛止痒作用：有立即镇痛效果（痛阈升高 10% 左右），但效果不及正弦调制电流，且持续时间不长。

2）促进局部血液循环，消炎、消肿作用：调节血管神经功能，改善局部皮肤微循环的作用。

3）软化瘢痕和松解粘连的作用：由于其消炎作用及振动的刺激，可使粘连得以松解和软化。

4）其他：局部作用还有促进腺体（汗腺、乳腺等）分泌，毛发生长及降低血压等作用。

等幅中频电疗法适用于各类瘢痕、劳损伤筋、扭挫伤、肩周炎、关节炎、骨关节炎、肱骨外上髁炎、风湿性关节炎、神经损伤和神经痛等。禁忌证有急性感染性疾病、肿瘤、出血性疾病、严重心力衰竭、肝肾功能不全、局部有金属异物、心区、孕妇腰腹部、安装心脏起搏器者等。

（3）调制中频电疗法：又称脉冲中频电疗法，使用的是一种低频调制的中频电流，其幅度随着低频电流的频率和幅度的变化而变化，调制中频电流具有低、中频电流的特点和作用。根据调制中频波电流的不同，分为正弦调制中频波和脉冲调制中频波。低频调制波频率多为 1~150Hz，波形有正弦波、方波、三角波、梯形波。中频载波频率多为 2 000~8 000Hz。调制中频电流因调制方式的不同而分为 4 种波形：连调、断调、间调、变调。

治疗作用：

1）止痛作用：正弦调制中频电流作用于机体时，有明显的舒适振动感。100Hz、全波连调波，持续时间 2.5~3 秒的全波断调波（调幅波频率 100Hz）及 90~120Hz 全波变调波均有较好的止痛效果。疼痛较剧时调幅度用 25%~50%，疼痛减轻后用 75%~100%。

2）改善局部血液循环：正弦调制中频电流作用于局部血管，可使小血管及毛细血管扩张，血液循环加快。

3）促进淋巴回流：临床可用于治疗肢体淋巴淤滞。

4）电刺激锻炼肌肉：具有提高神经、肌肉兴奋性的作用。①对失用性肌萎缩，用通断比 1∶1，50Hz，调幅度 100% 的间调波；②对部分失神经肌肉，用通断比 1∶1，20~50Hz，调幅度 100% 的间调波；③对完全失神经肌肉，用通断比 1∶（3~5），10Hz，调幅度 100% 的间调波。

5）不同波形的主要作用特点：①连调波，止痛和调整神经功能作用，适用于刺激自主神经节；②间调波，适用于刺激神经肌肉；③断调波与变调波，有显著止痛、促进血液循环和炎症吸收的作用。

调制中频电疗法适用于：①骨关节、软组织疾病：颈痛、肩痛、背痛、腰痛、腿痛等；②神经系统疾病：痉挛性瘫痪、弛缓性瘫痪、血管神经性头痛等；③消化系统疾病：胃十二指肠溃疡、慢性胆囊炎等；④泌尿系统疾病：尿路结石、慢性前列腺炎、神经源性膀胱等。急性炎症、出血性疾患、局部有金属固定物和有心脏起搏器者禁用。

6. 高频电疗法（high frequency electrotherapy）　应用频率为 100kHz~300GHz 高频电流治疗疾病的方法称为高频电疗法。医用高频电流按照波长、频率分为长波、中波、短波、超短波、微波 5 个波段。其中长波、中波疗法逐渐被淘汰。

（1）短波疗法（short wave therapy）：指应用频率为 3 000~30 000kHz 的高频电磁波对人体进行治疗的一种电疗方法。适用于各种亚急性炎症、外伤血肿、骨膜炎、扭挫伤、神经损伤、神经痛、肩周炎、关节及软组织损伤后遗症等。患有活动性肺结核、恶性肿瘤、出血或出血倾向、急性化脓性疾病等禁忌使用。

（2）超短波疗法（ultrashort wave therapy）：指应用 1~10m 的电磁波对人体进行治病的一种电疗方法。超短波疗法的治疗作用与短波疗法基本相同，但热效应比短波更好、更均匀。其适用范围与禁忌证同短波疗法。

短波、超短波疗法的治疗作用：

1）消炎、消肿作用。

2）镇静、解痉、止痛作用。

3）对内脏器官的作用：增强肝解毒、促进胆汁分泌、改善肾脏血流、缓解胃肠平滑肌痉挛，调节卵巢功能。

4）增强细胞免疫功能的作用。

5）中小剂量治疗时血液循环改善，组织营养增强，可促使组织修复愈合。

6）大剂量抑制或杀灭恶性肿瘤。

（3）微波疗法（microwave therapy）：指应用 1mm~1m 的特高频电磁波对人体进行治疗的一种电疗方法。特点是作用局部热效应均匀。

治疗作用：

1）热作用：微波辐射人体后，电解质离子及电解质偶极子产生振荡，为克服所在媒质的黏滞性而消耗能量并产生热。在产热过程中，水分子的高频率振荡，使富含水分子的组织产生大量热能。因此，组织温度升高，血管扩张，血流加速，代谢加快，营养改善，促进组织再生。具有止痛、解痉、消炎、加速创口愈合等治疗作用。

2）热外作用：小剂量的微波对炎症有良好的治疗作用，可引起神经系统兴奋，促进胃肠吸收功能，但对成长中的骨组织有损害，能破坏骨骺，因此，成长中的骨骺及骨折愈合前不宜做局部的微波辐射治疗。

微波疗法适用于肌炎、蜂窝织炎、术后感染、急性乳腺炎、腱鞘炎、滑膜炎、肩周炎、关节炎、软组织扭挫伤、肥大性脊柱炎、胆囊炎、膀胱炎、前列腺炎、盆腔炎、鼻窦炎、中耳炎等。活动性结核、心力衰竭、高热、出血倾向、局部金属异物、孕妇、植有心脏起搏器者禁用。

（4）毫米波疗法（millimeter wave therapy）：应用波长 10~1mm，频率 30 000~30 000MHz 的微波治疗疾病的方法为毫米波疗法。因毫米波属于极高频电磁波，故毫米波又称为极高频电疗法。常用仪器的波长 8mm，频率 37.5GHz；波长 7.11mm、频率 42.19GHz；波长 5.6mm、频率 3.53GHz。多为连续波，亦有方波调制的脉冲波，调制频率为 2、4、8、16、64Hz。输出功率为 40~100mW，功率密度 1~5mW/cm²，亦有 10mW/cm² 以上者。毫米波在高频电疗中最短，近于红外线，更明显的是兼具光波的特性，为直线传播。振荡量子能量大，空气中能量衰减快，极易被水吸收。

治疗作用：

1）对血液循环的作用：使毛细血管扩张、延伸，血流加快，血供增加，白细胞活跃，可促进水肿吸收、炎症消散、疼痛减轻、组织生长修复。

2）对造血功能的影响：毫米波作用于穴位，可以减轻放、化疗所引起的骨髓抑制，促进造血功能恢复。

3）对免疫功能的影响：增强受抑的免疫反应。

4）对皮肤的作用：小剂量促进伤口愈合，较大剂量则有损害作用。

5）对眼睛的影响：较大剂量可引起角膜上皮和基质的损害，造成虹膜炎、晶状体混浊等。

6）对细胞和微生物的作用：能抑制核酸、DNA、RNA 的合成，损伤细胞壁和细胞膜，使膜电位发生改变。对病毒、大肠杆菌有抑制作用，连续波促进白念珠菌生长，调制波有抑制作用。

7）对生殖器官的影响：大剂量使睾丸的精原、精母细胞减少。

8）对神经系统的作用：小剂量促进神经再生、镇痛。

9）对肿瘤的作用：大剂量可抑制甚至破坏肿瘤细胞生长，可与放疗联合应用。

毫米波疗法适用于颈椎病、腰椎间盘突出症、关节损伤、骨折、各种扭挫伤、软组织损伤、各种炎症（如神经炎等）、带状疱疹后遗神经痛、伤口愈合迟缓、颞颌关节功能紊乱等。妊娠、局部金属异物或安装心脏起搏器、活动性结核、眼部疾病等患者禁用。

（二）光疗法

光疗法（phototherapy）是指利用光（日光、红外线、紫外线、激光等）照射人体，以达到防治疾病目的的理疗方法。光是一种辐射能，具有波粒二重性。光谱是整个电磁波谱中的一小部分，其波长为 1 000μm~180nm。按其波长排列可分为红外线、可见光、紫外线 3 部分。可见光在光谱中位于红外线与紫外线之间。分为红、橙、黄、绿、青、蓝、紫 7 种。临床常用的光疗法有以下 3 种：

1. 红外线疗法　应用光谱中波长为 0.76~400μm 辐射线治疗疾病的方法称为红外线疗法（infrared therapy）。分为近红外线和远红外线两类：近红外线波长 0.76~1.5μm，穿入人体较深，为 5~10mm；远红外线波长为 1.5~400μm，多被表层皮肤吸收，穿透组织深度小于 2mm。红外线的治疗作用基础是温热效应，具有改善血液循环、促进吸收、缓解痉挛、消散慢性炎症及镇痛等作用。适用于风湿性关节炎、关节纤维性挛缩、软组织扭挫伤恢复期、软组织炎症感染吸收期、慢性溃疡、压疮、烧伤、冻伤、周围神经损伤或麻痹等。患有活动性肺结核、高热、出血倾向、重度动脉硬化、闭塞性脉管炎、局部感觉或循环障碍者均不宜做红外线疗法。

2. 紫外线疗法　应用紫外线防治疾病的方法称为紫外线疗法（ultraviolet therapy）。紫外线系不可见光，因位于可见光谱紫色光线的外侧而得名。波长为 400~180nm。其光谱分 3 个波段：①长波紫外线，波长范围 400~320nm；②中波紫外线，波长范围 320~280nm；③短波紫外线，波长范围 280~180nm。紫外线透入人体皮肤的深度不超过 0.01~1mm，大部分在皮肤角质层中吸收，使细胞分子受激呈激发态，形成化学性质极活泼的自由基，从而产生光化学反应。

治疗作用：

（1）抗炎作用：紫外线红斑量照射是强有力的抗炎因子，尤其对皮肤浅层组织的急性感染性炎症效果显著。

（2）加速组织再生：小剂量紫外线照射可促进组织再生，骨折、周围神经损伤等均可应用小剂量紫外线以促其再生。

（3）镇痛：紫外线红斑量照射具有显著的镇痛作用，无论对感染性炎症、非感染性炎症疼痛、风湿性疼痛及神经痛均有良好的镇痛效果。

（4）脱敏：紫外线照射后在体内产生与蛋白质相结合的组胺，具有一定的抗原性能，剂量逐渐增加的重复的紫外线照射所产生的组胺，可促进机体分泌组胺酶以破坏体内过量的组胺,从而起到非特异性的脱敏作用。

(5)预防和治疗佝偻病和骨软骨病:小儿机体组织缺钙,会患佝偻病;成人尤其是孕妇机体组织缺钙,则患骨软骨病,还易患骨折、骨髓炎及龋齿等。采用全身无红斑量紫外线照射,可促进维生素 D 的生成,调节钙磷代谢,预防和治疗由紫外线缺乏带来的疾病。

(6)加强免疫功能:紫外线无红斑照射通过使皮肤的杀菌力增强,加强巨噬细胞系统的功能,提高巨噬细胞活性及使体液免疫成分含量增多、活性增强,从而提高机体的特异性和非特异性免疫功能。

主要用于各种炎症,如肌炎、急性滑囊炎或腱鞘炎、创伤性或化脓性关节炎、骨髓炎、骨膜炎、骨结核、神经或神经根炎,以及骨折、神经痛等。患有活动性肺结核、血小板减少性紫癜、血友病、急性肾炎、重度肾或肝功能障碍、恶性肿瘤、急性心肌炎、对紫外线过敏的皮肤病、小儿严重的渗出性炎症等禁忌使用。

3. 激光疗法 激光疗法(laser therapy)是利用激光器发出的光治疗疾病的方法。激光是一种方向性强、高亮度、单色性好、相干性好的光。

治疗作用:

(1)消炎作用:不能直接杀灭细菌,但可加强机体的细胞和体液免疫功能,如可加强白细胞的吞噬功能,可使吞噬细胞增加或增强巨噬细胞的活性,改变伤口部葡萄球菌对抗生素的敏感性。

(2)镇痛作用:通过对组织的刺激、激活、光化作用,改善血液循环,加速代谢及致痛物质排出,抑制致痛物质合成,提高痛阈。

(3)促进组织修复:照射可使成纤维细胞的数量增加,增加胶原的形成,加快血管的新生和新生细胞的繁殖,促进伤口愈合,加快再植皮瓣生长,促进断离神经再生,加速管状骨骨折愈合,促进毛发生长。

(4)调节神经及免疫功能:神经反射区照射,可反射性地作用于相应阶段及全身,调节神经与免疫功能。

激光疗法适用于疖、蜂窝织炎等软组织炎症吸收期,伤口延迟愈合、慢性溃疡、带状疱疹、神经痛、面肌抽搐等。有恶性肿瘤、皮肤结核、高热、出血倾向者忌用。

(三) 超声疗法

超声波是指频率在 2 000Hz 以上,不能引起正常人听觉反应的机械振动波。将超声波作用于人体以达到治疗目的的方法,称为超声波疗法(ultrasound therapy)。频率 500~2 500kHz 的超声波有一定的治疗作用。超声药物透入疗法是指药物加入接触剂中,利用超声波对媒质的弥散作用和改变细胞膜的通透性,把药物经过皮肤或黏膜透入机体的治疗方法。传统理疗超声频率为 0.8~1MHz,现在使用较多的双频超声频率为 1MHz 和 3.3MHz。

其作用原理可分为机械作用、温热作用和理化作用 3 种。

1. 机械作用 是超声波基本的原发作用。超声波在介质内传播过程中,介质质点交替压缩与伸张形成交变声压,不仅可使介质质点受到交变压力及获得巨大加速度而剧烈运动,相互摩擦,而且能使组织细胞产生容积和运动的变化,可引起较强的细胞质运动,从而促进细胞内容物的移动,改变其中空间的相对位置,显示出超声波对组织内物质和微小细胞结构的一种"微细按摩"作用。超声波的机械作用可软化组织、增强渗透、提高代谢、促进血液循环、刺激神经系统及细胞功能,具有重要的治疗意义,在超声治疗机制上占据重要地位。

2. 温热作用 超声波作用于机体时可产生热,主要是组织吸收声能的结果。可使组织充血,提高渗透性和加强化学反应。但超声波在人体组织中产热是不均匀的,一般超声波的热作用以骨和结缔组织最为显著,脂肪与血液最少;尤其在人体两种不同密度组织的交界处产热较多,特别是在骨膜上可产生局部高热。这在关节、韧带等运动创伤的治疗上有很大意义。因此,当超声波作用于缺少血液循环的组织时,如眼的角膜、晶状体、玻璃体及睾丸等,则应注意切勿过热,以免发生损害。

3. 理化作用　基于超声波的机械作用和温热作用,可继发许多物理或化学变化。

(1) 氢离子浓度的改变:炎症组织中伴有酸中毒现象时,超声波可使 pH 向碱性方面变化,从而使症状减轻,有利于炎症的修复。

(2) 对酶活性的影响:超声波能使复杂的蛋白质解聚为普通的有机分子,影响许多酶的活性,如超声作用能使关节内还原酶和水解酶活性增加。

(3) 对蛋白质合成的影响:在电镜下观察发现,细胞内超微结构中线粒体对超声波的作用最敏感。核酸也很敏感,实验发现低强度超声波作用可使细胞内胸腺核酸的含量增加,从而影响到蛋白质的合成,刺激细胞生长。

(4) 对自由基生成的影响:高强度超声波可使组织生成高活性的自由基,加速氧化还原过程;可破坏氨基酸,凝固蛋白质,用于肿瘤治疗。

超声疗法适用于扭挫伤、坐骨神经痛、神经根炎、肩周炎、多种慢性骨关节炎、滑囊炎、腱鞘炎、冻伤及闭塞性脉管炎等疾病。患有恶性肿瘤、血栓性静脉炎、出血倾向、高热等,以及孕妇下腹部、生殖腺及内分泌腺等部位不宜做超声治疗,颅脑及心区慎用。凡恶性肿瘤(大剂量聚集可治),活动性肺结核,严重心脏病的心区和星状神经节,出血倾向,静脉血栓之病区均禁用。

(四) 磁疗法

磁疗法(magnetotherapy)是利用磁场作用于人体穴位或患处,以达到治疗目的的方法。磁场对人体的影响比较复杂,主要具有镇痛、消炎、退肿及镇静等功效。

1. 消炎、消肿作用　磁场能促进血液循环,炎性产物及时排出,水肿减轻;提高酶的活性,加速致炎物质的代谢,提高机体免疫力。

2. 止痛作用　磁场可改善血液循环和组织营养,纠正缺血、缺氧、水肿及致痛物质所致的疼痛。通过提高致痛物水解酶的活性,促进致痛物质代谢。另外,磁场穴位治疗可疏经活络、调和气血,达到止痛作用。

3. 镇静作用　磁场能增强中枢神经的抑制过程,改善睡眠,延长睡眠时间。缓解肌肉痉挛,减轻面肌抽搐,减轻喘息性支气管炎和瘙痒症等,达到镇静效果。

4. 降压作用　磁场可增强中枢神经的抑制过程,调整中枢神经系统,调节血管舒缩机制,降低血压。另外,磁场还有扩张血管作用,降低外周阻力,降低舒张压。磁场通过穴位治疗,经神经反射作用,可影响大脑血管,调节中枢。

5. 促进创面愈合　磁场通过扩张血管,改善血液循环,提供更多的营养物质和氧,从而加速创面愈合。

6. 软化瘢痕　磁场通过消炎、消肿作用,加速炎症消退,减少瘢痕形成的条件。破纤维细胞内溶酶体增加,促进细胞吞噬作用,阻止瘢痕形成。

7. 促进骨折愈合　磁场可改善骨折部的供血供氧,同时磁场产生的微电流促进软骨细胞生长,加速骨折愈合。

磁疗法适用于扭挫伤、血肿、神经痛、腰肌劳损、肩周炎、滑囊炎、腱鞘囊肿、肱骨外上髁炎、肋软骨炎、颈椎病、跟痛症、骨折、骨不连等。对磁疗过敏或副作用严重者慎用,孕妇下腹部及严重心脏病者心前区禁用。

(五) 传导热疗法

传导热疗法(conductive heat therapy)是以各种热源为介质,将热直接传导给机体,从而达到治疗疾病的目的。传导热疗法的种类主要有泥疗法、石蜡疗法、温热敷疗法、蒸汽疗法等。骨伤科常用以下 2 种方法：

1. 泥疗法 指用各种泥类物质加热后作为介质，涂敷在体表一定部位，将热传入人体，以治疗疾病的方法。

治疗作用：

（1）温热作用：温热是泥疗的主要治疗作用，其作用机制与其他传导热疗法相同。特点是作用持久、温和，患者能耐受较高温度而不会发生烫伤，从而有更多的热量导入人体，起到更好的治疗作用。

（2）机械作用：泥的抗剪强度大，黏滞度高，比重大，与治疗部位紧密接触的同时产生压力和摩擦等机械刺激，还能使温热作用达到更深层组织。

（3）化学作用：泥中所含盐类、有机物、胶体、维生素等，经皮肤吸收或吸附于皮肤、黏膜表面的化学感受器，可对机体产生相应的作用。

（4）其他作用：泥中微量的放射性物质和抗菌物质能起到一定的杀菌作用。

泥疗法适用于风湿性或类风湿关节炎、扭挫伤、肌炎、神经炎、神经痛等。患有结核病、高热、急性化脓性疾病、恶性肿瘤、代偿功能失调的心肾疾病、出血倾向等禁忌使用。

2. 石蜡疗法 石蜡疗法（paraffin therapy）是利用加热熔解的石蜡作为传导热的介质，将热能传至机体，达到治疗作用的方法。

治疗作用：

（1）温热作用：石蜡具有热容量大，蓄热性能高，导热性小，皮肤耐受性好（55~60℃）、不易烫伤的特点。而且石蜡保温时间长，作用深达皮下 0.2~1cm，局部升温快，下降慢，可使人体组织在 30~60 分钟内保持较高温度。在热作用下，皮肤血管扩张，局部血液循环改善，起到促进水肿、炎症消散，缓解疼痛，促进上皮组织生长、创面愈合，软化松解瘢痕组织及肌腱挛缩的作用。

（2）机械作用：由于石蜡具有可塑性和黏滞性，能与皮肤紧密接触。随着温度降低、石蜡凝固、体积缩小，对组织产生机械压迫作用，防止组织内的淋巴液和血液的渗出，促进渗出物吸收，并使热作用深而持久。

（3）化学作用：石蜡对机体的化学作用是很小的，其化学作用取决于石蜡中矿物油的含量，但对皮肤、瘢痕有润泽作用，使之柔软、富有弹性。

石蜡疗法适用于关节炎、扭挫伤、腱鞘炎、肌炎、外伤性滑囊炎、关节强直、循环障碍及神经炎等。皮肤对蜡疗过敏者或患有活动性肺结核、感染性皮肤病、妊娠、肿瘤、出血倾向、心功能衰竭、肾衰竭、温热感觉障碍者以及 1 岁以下的婴幼儿等忌用。

（六）冷疗法

应用比人体温度低的物理因子（冷水、冰等）刺激皮肤或黏膜以治疗疾病的方法称为冷疗法（cold therapy）。通常温度为 0℃以上、低于体温。冷疗常用的方法有冷敷法、冰块按摩法、浸泡法、喷射法等。

治疗作用：

1. 对神经系统的作用 瞬间的寒冷刺激使神经的兴奋性增高，持续的冷作用，人体表现为兴奋→抑制→麻痹；局部持续冷疗阻滞周围神经传导，运动控制力下降、肢体麻木感。持续低温使感觉神经和运动神经的传导速度减慢，起到镇痛、解痉、麻醉等作用。

2. 对血液循环系统的作用 寒冷刺激使血管收缩，渗出减少，具有止血及防止水肿的作用，但长时间冷冻则可引起血管扩张反应。冷冻达一定深度，便出现血管内膜增生，甚至使管腔狭窄，对大血管的影响较小。

笔记栏

3. 对消化系统的作用　腹部冷敷 4~18 分钟,胃肠道反射性活动增强,胃液及胃酸分泌增多。但饮用冷水时,胃血流量降低,胃液分泌减少,胃的蠕动减少。

4. 对肌肉的作用　短时间冷刺激,对肌肉组织有兴奋作用,可促进骨骼肌收缩;长时间冷刺激,牵张反射兴奋性降低,从而降低肌张力,降低肌肉收缩、松弛速度和兴奋性,缓解肌肉痉挛。

5. 对皮肤及组织代谢的作用　皮肤冷觉感觉器多于热觉感受器,因而对冷刺激较敏感。局部皮肤温度随冷冻的程度而下降。随着局部组织温度降低,组织的代谢率下降、耗氧量减少、炎症介质活性降低、代谢性酸中毒减轻。

6. 对炎症及免疫反应的影响　冷疗可以促进局部组织血管收缩,降低组织代谢,抑制血管的炎性渗出和出血,缓解疼痛,对急性炎症有着较好的治疗作用;但对亚急性炎症患者,可造成局部组织的损害。局部冷疗可以降低炎症介质的活性,对类风湿关节炎、寒冷性荨麻疹患者有一定的治疗效果,但对免疫系统的作用机制有待进一步研究。

冷疗法适用于偏瘫或截瘫后肌肉痉挛、头痛、残肢痛、瘢痕痛等;运动损伤早期 48 小时内、烧伤烫伤的急救治疗等。禁忌证包括血栓闭塞性脉管炎,雷诺病,严重高血压,心、肺、肾功能不全,动脉硬化、冷变态反应;对冷过度敏感者,冷致血红蛋白尿患者、局部血液循环障碍、皮肤感觉障碍者禁用;言语、认知功能障碍者禁用;心前区为禁忌部位。

(七) 冲击波疗法

冲击波疗法是利用能量转换和传递原理,造成不同密度组织之间产生能量梯度差及扭拉力,并形成空化效应,达到治疗疾病的方法。

治疗作用:

1. 对骨组织的生物学作用　体外冲击波能够增加骨痂中骨形态发生蛋白的表达,加强诱导成骨作用,促进骨痂形成,加速骨折愈合。促进骨不连处的骨膜下发生血肿,从而刺激骨痂生长,促进钙盐沉积,同时也可击碎骨不连部位的坚硬钙化骨,促进新骨形成。

2. 对肌腱组织的生物学效应　利用体外冲击波最大限度诱导和激发肌腱组织和细胞的内在愈合能力,从而抑制外在愈合,减轻粘连,成为临床治疗肌腱末端病的一大新兴发展方向。还有研究表明,体外冲击波可以使受作用的组织内新生血管形成。

3. 对相关细胞的生物学效应　体外冲击波通过对骨髓间充质干细胞、成骨细胞、成纤维细胞、淋巴细胞、肿瘤细胞的代谢产生影响,从而促进骨细胞增殖和骨再生或抑制肿瘤生长。

冲击波疗法适用于钙化性冈上肌腱炎、肱骨外上髁炎、跟痛症(跖筋膜炎)、肌筋膜炎及滑囊炎、骨不连、骨折延迟愈合及假关节、肱骨内上髁炎、缺血性股骨头坏死、肾结石等。严重心脏病、心律失常及高血压患者;年老体弱,全身情况差,或有严重内科疾病如心、肺、肝、肾等重要脏器功能障碍者;安装心脏起搏器患者;出血性疾病、血栓形成、骨质未成熟患者;孕妇、局部感染及皮肤破溃患者;肌腱及筋膜急性损伤,病灶靠近脊柱、头颅及神经主干者禁用。

● (徐　浩)

复习思考题

1. 简述练功疗法的定义及其作用。

2. 练功有哪些注意事项? 请举例说明。

3. 简述太极拳的作用、适宜人群以及动作要领。

4. 简述临床上常用的综合理疗方式并举例说明。

5. 骨折后应在何时介入物理治疗? 可以选择哪些物理疗法?

6. 简述慢性腰部劳损的理疗目的及方法。

扫一扫
测一测

第十五章

其 他 疗 法

📌 学习目标

　　掌握常见软组织损伤的针灸治疗,针刀疗法、封闭疗法的适应证、禁忌证及操作方法;熟悉针灸疗法的基础、针刀疗法的作用机制、关节引流术的适应证与禁忌证;了解针刺麻醉技术、常用针刀手法技术、关节引流术的部位及操作方法。

第一节 针 灸 疗 法

一、针灸疗法的基础

　　针灸疗法在骨伤科临床上应用广泛,且历史悠久,有"针"和"灸"两种治疗方法。如《素问·缪刺论》就有"人有所堕坠,恶血留内,腹中满胀,不得前后,先饮利药。此上伤厥阴之脉,下伤少阴之络。刺足内踝下,然骨之前血脉出血,刺足跗上动脉,不已,刺三毛上各一痏,见血立已。左刺右,右刺左"的记载。针刺疗法不仅对骨折、伤筋有效,且对气血不和、手足挛急、四肢不遂、筋骨疼痛等疾患疗效良好,再配合运用灸法,则收效更佳。

　　(一)治疗原则

　　针灸治疗根据脏腑、经络学说,采用"四诊"诊察病情,运用"八纲"进行辨证,将临床上各种不同证候进行分析归纳,以明确疾病的病因病机、疾病部位(在脏在腑、在表在里)、疾病性质(属寒属热、属虚属实),以及病情的标本缓急。然后,根据辨证给予相应的配穴处方,依方施术,以通其经络,调其气血,使阴阳平衡,脏腑功能得以改善。

　　(二)配穴处方的基本原则

　　针灸治病,是利用针、灸两法作用于人体腧穴来完成的。所以腧穴的选用、处方的组成与疗效有密切的关系。临床上配穴处方应在辨证论治的原则下,综合腧穴的功能、特性,来调配酌处,做到有方有法,灵活多变。临床应用有以下三种:

　　1. 近部选穴　就是在病变局部或距离比较接近的范围选取穴位的方法,是腧穴局部治疗作用的体现,如关节扭伤的局部取穴。

　　2. 远部选穴　就是在病变部位所属和相关的经络上距病位较远的部位选取穴位的方法,是"经络所过,主治所及"治疗规律的体现,如腰痛取委中、昆仑等穴。

　　3. 辨证对症选穴　即根据疾病的证候特点,分析病因病机辨证选取穴位的方法。对于病位明显的疾病,根据其病因病机而选取穴位也是治病求本原则的体现。对症选穴是根据疾病的特殊症状而选取穴位的原则,也是腧穴特殊治疗作用及临床经验在针灸处方的具体

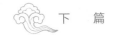

应用。如腰痛选腰痛点、落枕选外劳宫等穴。

以上三法,在临床上既可单独选取,也可互相配合应用。

二、针灸疗法在骨伤科的应用

骨伤科绝大多数疾病所出现的症状,不外疼痛、肿胀、功能障碍等。针灸疗法具有通经活络、宣通气血、调整阴阳等作用,从而达到止痛、消肿、解痉等目的。对一些损伤重症如外伤性截瘫等,也有较好疗效。

（一）针刺麻醉

针刺麻醉简称"针麻",是根据手术部位、手术病种等,按照循经取穴、辨证取穴和局部取穴原则进行针刺,在得到了麻醉的效果后,在患者清醒状态下施行外科手术的一种麻醉方法。针麻的优点在于使用安全、生理干扰少、术后恢复快、并发症少、术后伤口疼痛轻等优点,但尚存在镇痛不全、肌肉松弛不够满意等问题。

1. 镇痛机制

（1）针刺镇痛的神经机制:针刺信号是通过穴位深部感受器及神经末梢的兴奋传入中枢的。研究表明,针刺所兴奋的神经纤维种类包括 Aa、Ab、Ad、C 这 4 类,一般认为患者能够接受的针刺强度主要是 Ab、Ad 类纤维兴奋,因此针刺是用较弱的刺激达到镇痛的目的。但也有研究表明,C 类纤维的传入在针刺镇痛中起重要作用。

（2）针刺镇痛的神经化学机制:针刺镇痛时,脑内的阿片样物质释放增加,其中内啡肽和脑啡肽在脑内具有很强的镇痛效应,脑啡肽与强啡肽在脊髓内有镇痛作用。

2. 针刺麻醉的适应证

（1）对麻醉药物过敏者。

（2）肝、肾、肺功能不良,病情危重、年迈体衰不能接受麻醉药物者。

（3）病情诊断明确、无须广泛探查者。

（4）愿意接受针麻,耐痛能力较好而不肥胖者。

3. 针刺麻醉的禁忌证

（1）凡针刺治疗中视为禁忌者。

（2）惧怕针刺,术前预测针刺效果欠佳者。

（3）精神系统的某些疾病如痴呆、精神分裂症,躁狂抑郁性精神病及神经系统损坏性疾病。

（4）诊断不明,需做手术广泛探查者。

4. 针刺麻醉技术　针麻技术实施前,主要从术前预测、试针、患者心理诱导三个方面进行准备,以达到针刺麻醉的目的。根据针刺选择部位的不同,针麻可分为体针麻醉、耳针麻醉、面针麻醉、鼻针麻醉、头部取穴针刺麻醉、手针麻醉、足针麻醉等,临床应用以体针和耳针为主,其他方法配合使用。

（二）常见软组织损伤的治疗

软组织损伤,中医学统称为伤筋。针灸治疗落枕、颈椎病、肩关节周围炎、腰痛、急性腰扭伤、坐骨神经痛、四肢关节急性伤筋、慢性劳损等,都获得良好效果。

1. 落枕　落枕是颈部一侧的肌肉因睡眠姿势不良或感受风寒而引起痉挛,产生颈部的疼痛、功能活动受限的一种疾患,又称失枕。成人发病较多,男性多于女性,冬春两季多发。

（1）病因:多因颈部过度疲劳,睡眠时姿势不当,感受风寒湿邪侵袭经络,致使气血不和,筋脉拘急而致病。

（2）辨证：多在早晨起床后，颈项部强直，不能左右转侧或回顾，患部酸痛，并可向同侧肩部及上臂放射。

（3）治疗

治法：舒筋活络。局部取穴配远端取穴。

处方：阿是穴　天柱　后溪　悬钟

方义：取阿是穴、天柱、后溪、悬钟，针用泻法，针后加灸，以获祛风散寒、舒筋活络之功。

2. 肩周炎　是以肩关节周围疼痛、活动受限，久则肌肉萎缩为主要症状的病证，又称"漏肩风""冻结肩""五十肩"等。一般女性多于男性，左肩多于右肩。

（1）病因：多由风寒湿邪乘人劳倦、睡眠、外伤时侵入肩部，致经络阻滞，气血不畅，经筋作用失常而发生本病。

（2）辨证：肩部疼痛，患肩外展、内外旋及后伸活动受限，多在受凉及夜间加重。

（3）治疗

治法：疏调气血，舒筋通络。局部取穴配合远端取穴，局部用深刺透穴法。

处方：肩髃　肩内陵　巨骨　肩贞　曲池　合谷　条口透承山

方义：肩髃、肩内陵、巨骨、肩贞多方向透刺，曲池、合谷为远端循经配穴；条口透承山为治疗肩周炎的经验穴，方法为大幅度提插捻转，并嘱患者活动肩部。

3. 腰痛　为临床常见病，主要表现为腰部疼痛，腰部活动受限，部分患者可引起下肢疼痛。

（1）病因：可分为急性损伤与慢性劳损，二者在发病机制上常互为因果，相互联系，又可互相转化。一般说来，损伤性腰痛病变多为突然遭受直接或间接外力，以致筋脉受损，气血凝滞；亦有因风寒湿邪乘虚侵袭，停滞腰部，致气血不和而疼痛；或因病损日久，肾气虚耗，也可诱发出现肾虚的证候。因此，腰部软组织损伤的辨证施治，应重视气血损伤、风寒湿邪和肾气内虚三个方面。

（2）辨证

外伤腰痛：有腰部扭伤史，腰脊强痛，一般痛处都固定不移，手按局部或转侧时疼痛更甚。

寒湿腰痛：腰背重痛，拘急不能转侧，而兼有下肢酸痛，病部有寒冷感觉，每遇天阴则加重，卧床休息症状亦不减轻。

肾虚腰痛：痛势缓和，但缠绵不愈，精神倦怠，腰膝无力，劳倦则症状显著加剧，卧床休息后很快可以缓解。

（3）治疗

治法：益肾舒筋活络，取督脉与膀胱经为主。寒湿腰痛针灸并用，肾虚腰痛针刺用补法，外伤腰痛针刺用泻法，或三棱针点刺出血。

处方：

寒湿腰痛：肾俞　腰阳关　委中

肾虚腰痛：命门　志室　太溪

外伤腰痛：人中　委中　阿是穴

方义：寒湿腰痛灸肾俞、腰阳关，针委中以调和气血，用肾俞以益肾气，腰阳关是局部取穴，委中是治疗腰背痛的远端取穴，三穴并用能舒筋活络；肾虚腰痛取命门、志室、太溪以补肾益精；取人中是"下病上取"法，委中刺络出血，是治疗外伤腰痛的有效配穴，局部阿是穴针用泻法，行针过程中嘱患者活动腰部，对急性扭伤腰痛有较好的疗效。

第二节 针 刀 疗 法

针刀疗法是一种传统针刺术与外科松解术相结合的治疗方法,主要用于治疗一些慢性软组织劳损和粘连性疾病,具有疗效好、痛苦小、见效快、施术部位愈后无切口瘢痕等特点,现已成为一项普遍开展的骨伤科治疗方法。针刀疗法要求施术者必须熟知人体解剖学和组织损伤的病理学知识,掌握操作要领。

针刀是一种兼有针和刀两种性能的医疗器械,刀口细小、锋利,既要将粘连剥离、阻滞疏通,又不可将皮肉切开。针体又细又硬,还具有很大弹性。针刀一般分为3部分:针刀柄、针刀体、针刀刃。针刀种类繁多,根据临床需要,常分为Ⅰ型针刀、Ⅱ型针刀、Ⅲ型针刀、注射针刀等。

一、作用机制

1. 松解与减压作用 针刀的尖端呈锐利的刀刃,能根据施术者的要求对纤维性组织进行切割与铲剥。因此,对粘连性软组织病损,经切割后,可消除粘连组织的牵张力,使症状消失。如临床上常见的网球肘、腕管综合征、狭窄性腱鞘炎和肩胛上神经综合征等疾病,用针刀切开粘连狭窄的腱鞘,即可以消除腱鞘的压迫,降低局部张力,使腱鞘内的组织得到松解而症状消除。因此,对机体各部位因粘连或狭窄而引起的病症,针刀的松解减压作用均可获得明显效果。

2. 重塑作用 针刀施术过程中的切割、铲剥运用得当,能使损伤的局部组织重新愈合,恢复原来功能。如肌肉与韧带在骨骼附着处的损害,其病理过程是局部组织发生充血、炎细胞浸润,继而发生钙化。钙化发生后,肌腱与肌肉在骨骼附着处的收缩或弛缓的功能丧失。用针刀治疗,可分离肌腱与骨外膜的粘连,并将钙化的局部纵向或横行切开,在局部形成一个新鲜创面,引起局部血管再生和侧支循环形成,使病变局部血液循环改善,加速组织修复,重新恢复原有功能。如临床常见的跟骨结节炎、胫骨结节无菌性坏死、棘突韧带损伤等,都可采用针刀的铲剥治疗方法。

3. 针刺的刺激作用 针刀较针刺针粗,对组织的刺激强度更大,可明显提高局部组织的兴奋性,通过神经和体液的调节作用,提高机体自然的修复功能,促进病变组织的恢复。

二、适应证

1. 因筋膜粘连、挛缩或结疤而致四肢、躯干等处的顽固性疼痛点,其中以粘连面积小或是一个点的疗效较好,粘连面积大者疗效较差。

2. 所有骨关节附近因肌肉、韧带紧张挛缩,拉应力过度引起的关节功能活动障碍、骨质增生等。

3. 各种损伤引起的滑液囊闭锁或滑液排泄障碍造成滑囊肿胀,出现酸胀、疼痛和运动障碍等。

4. 各种腱鞘炎,尤其是狭窄性腱鞘炎。

5. 外伤性肌痉挛和肌紧张(非脑源性)。

6. 骨化性肌炎初期,肌肉、韧带尚有一定弹性者,可使用针刀治疗,但疗程较长。

7. 手术损伤后遗症,因腱鞘狭窄,筋膜、肌肉、韧带或关节囊挛缩、结疤、粘连而致功能障碍者,可用针刀进行闭合性松解治疗。

8. 病理性损伤后遗症,如骨髓炎、类风湿关节炎等疾病导致筋脉挛缩、粘连等而使关节屈伸受限者,运用针刀疗法对恢复关节功能有一定疗效。

三、禁忌证

1. 凡一切有发热症状者。
2. 有严重内脏疾病者。
3. 施术部位有皮肤感染、溃疡或肌肉坏死者。
4. 施术部位有红肿、灼热或深部肌肉有脓肿者。
5. 施术部位有重要神经、血管或重要脏器而施术时无法避开者。
6. 有严重心脏病、高血压、糖尿病、恶性肿瘤、血液病或严重出血倾向的患者。
7. 年老体弱或妇女妊娠期、月经期患者。
8. 定性、定位诊断不明确者。

四、操作方法

操作手术环境应常规消毒灭菌,术野皮肤必须常规消毒,铺消毒洞巾。术者应按常规更换专用衣裤,常规洗手,佩戴无菌手套。针刀必须经严格灭菌,施术时应一处一支。

1. 操作步骤

(1)定点:根据患者主诉、体征,认真检查确定病变部位后,参考局部解剖关系,在体表用记号笔做一记号。术野常规消毒,铺无菌洞巾。1%的利多卡因2~10ml局部麻醉后,再行针刀治疗,可以减轻针刀刺入皮肤时产生的痛感。

(2)定向:针刀尖部有一刀刃,进针时避免造成不必要的损伤,刀口线的方向按以下原则确定:①与病变部位肌肉、韧带的纤维方向一致;②若施术部位有较大的神经血管通过,刀口线要与神经血管的走行方向一致;③若上述两点相互矛盾,一般应与神经的走行方向一致,确定针刀进针的刀口线方向。

(3)加压分离:为避开神经、血管,进针时以左手拇指下压肌肤使之凹陷,横向拨动一下,再下压使血管、神经被分离在手指两侧,针刀沿拇指甲背进针。若病变在关节部位或骨面,左手拇指用力下压可感到坚硬的阻挡物,说明手指已压至骨面。

(4)刺入:将针刀刃贴于左手拇指甲壁,稍用力下压可刺入皮肤。

2. 常用针刀手术技法

(1)纵行疏通剥离法:适用于肌腱、韧带在骨面的附着点处发生粘连,出现瘢痕而引起的疼痛。在此处松解时,刀口线需与肌腱、韧带的纤维方向一致,针体垂直骨面刺入,刀刃接触骨面后,与刀口线方向一致进行疏通(来回摆动),并可按照粘连、结痂的面积大小,分几条线疏剥,但不可横行(垂直于刀口线方向)铲剥。

(2)横行剥离法:刀口线与肌肉、韧带的纤维方向一致,针体垂直骨面刺入。当刀口接触骨面后,针体左右铲动或撬动,将粘连在骨面上的肌肉、韧带从骨面上铲起,针下有松动感时出针。

(3)切开剥离法:当几种软组织因为损伤被粘连在一起,或因血肿机化后形成包块,或软组织变硬形成条索等,针刀治疗时,刀口线与肌肉、韧带方向一致,针体垂直结痂部位刺入,针刃达病变处时将瘢痕组织切开。

(4)铲磨削平法:在骨的边缘、关节周围有骨刺形成,其原因是附着在骨面的软组织损伤后挛缩、牵拉日久而发生的增生现象。故治疗时,应将针刀刀口线与骨刺纵轴垂直,针体垂直骨面刺入,刀刃接触骨面后,把附着在骨刺尖部紧张、挛缩的软组织切断,消除其拉应力,

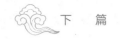

并把骨刺尖部的瘢痕组织铲除使锐边磨平。

(5) 瘢痕刮除法：瘢痕如果在腱鞘壁、骨面、肌腹、肌腱上,针刀治疗时,刀口线与治疗部位软组织的纤维方向一致,针体垂直患部平面刺入达瘢痕组织,针刀沿纵轴方向切几刀,然后反复纵向疏剥,刀下有柔韧感时出针。

(6) 骨痂凿开法：当人体管状骨骨折后,因处理不当而致的骨折畸形愈合患者,如有功能障碍者,可用针刀先行在骨痂部沿原来的骨折断面凿开数孔,然后用手法将畸形愈合的骨干在原断处分开。

(7) 通透剥离法：对范围较大的粘连、硬结的病变组织,无法用一两针解决,可在硬结处选取数点进针,把软组织之间的粘连剥开,把与骨面的粘连铲起,软组织之间若有瘢痕也要切开,使硬结处变松软以达到治疗目的。

(8) 切割肌纤维法：在颈、肩、腰、背等部位,因部分肌肉纤维过度紧张或痉挛引起的顽固性疼痛、功能障碍,如胸锁乳突肌痉挛引起的斜颈。针刀刀口线与肌纤维方向一致,针体垂直病变组织平面,刺达病变部位后,将刀口线调转 90°,切断少量紧张、痉挛的肌纤维而使症状缓解。

五、术后处理

术毕针孔敷盖无菌纱布,最好加压包扎 1~2 天,以防止出血。预防性口服抗生素 2~3 天。

六、注意事项

1. 术前一定要明确诊断,了解疾患的性质、针刀需达到的深度和针刀下的组织结构。

2. 严格掌握适应证与禁忌证,对有血友病等出血倾向及凝血功能障碍者,发热、感染、骨结核、骨肿瘤及严重器质性内脏疾病患者禁用。

3. 防止晕针,尤其对精神紧张和体弱者,可术前用镇静剂。

4. 防止血管、神经及内脏损伤。

5. 严防断针、折刀、卷刀,用前应检查,并定期更换。

6. 严格无菌操作,防止感染。

7. 施术前须耐心做好医患沟通,消除患者恐惧心理。晕针发生时立即平卧,保暖,若病情严重应对症处理。

第三节　封闭疗法

封闭疗法是在损伤或有病变的部位,注射局部麻醉药物或加适当的其他药物进行治疗的一种方法,多用于各部位伤筋的治疗,只要诊断明确,适应证选择合适,注射部位准确,便可取得明显疗效。

一、适应证

全身各部位的肌肉、韧带、筋膜、腱鞘、滑囊的急慢性损伤或退行性变,都适合应用封闭疗法,骨关节病亦可应用本法。有时也用于鉴别诊断,例如冈上肌腱炎与断裂,两者肩外展时均有疼痛,活动范围亦都受限,做痛点封闭后,如为冈上肌腱炎,活动范围即增加,如系断裂,则活动范围仍然受限,从而为明确诊断提供依据。

二、禁忌证

局部软组织感染、皮肤破溃、骨与关节结核、化脓性关节炎及骨髓炎、骨肿瘤禁止使用。全身状况不佳,特别是心血管系统有严重病变者应慎用,因封闭的刺激可导致发生意外。

三、注射部位

封闭疗法的注射部位应根据不同疾患而决定,常用的有:

1. 痛点封闭　在体表压痛最明显处注射。

2. 鞘内封闭　将药物注入腱鞘内,有消炎、松解粘连、缓解疼痛的作用,用于屈指肌腱腱鞘炎、桡骨茎突狭窄性腱鞘炎等。

3. 硬膜外封闭　将药物注射椎管内硬膜外腔中,可消肿,减轻炎症反应,使疼痛缓解,常用于腰椎间盘突出症、椎管狭窄症等。

4. 神经根封闭　将药物注入神经根部,以缓解疼痛,可用于颈椎病等。

四、操作方法

封闭疗法的关键是明确诊断,而压痛点常是病灶所在,因此寻找压痛点非常重要。压痛点确定后,还要进一步查清压痛的深浅和范围,结合解剖知识判断病变属于什么组织。有些疾病可能出现几个压痛点,就要对疾病进行全面分析,找出主要病灶所在的压痛点。

一般小的较表浅部位的封闭,如屈指肌腱腱鞘炎、肱骨外上髁炎等疾病,常用 5ml 注射器,6~7 号针头抽吸药物,找准压痛点后,以压痛点为中心,常规消毒后,于中心进针,注入药物,然后拔出针头,用消毒棉签压迫针孔 1 分钟,用消毒敷料覆盖 1 天即可。

较深部位的封闭,如坐骨神经出口、第 3 腰椎横突等部位,应行较大面积皮肤消毒。铺无菌巾,术者戴消毒手套,用 10~20ml 注射器,7 号长针头,抽吸药物,找准压痛点,刺入皮肤、皮下组织,直达病变部位,经抽吸无回血后将药物注入,拔出针头后处理同前。

五、注意事项

1. 诊断必须明确,掌握适应证和禁忌证。

2. 封闭部位应准确,腱鞘炎封闭时,应将药物注入鞘管内;肌腱炎时,封闭压痛区的肌腱及其附着的骨骼处;筋膜炎只封闭有压痛的筋膜;滑囊炎应将药物注入囊内。

3. 注意严格的无菌操作,因封闭部位大多在肌肉、肌腱、韧带的骨骼附着处,一旦感染,后果极为严重。

4. 合理用药,只要注射部位准确,少量药物就可生效。类固醇用量过多,用期过长,还可能在后期引起严重的并发症,如骨质疏松、骨缺血坏死、肌腱变性或断裂等。

5. 观察反应,一般如果封闭的部位准确,压痛及疼痛即刻消失。如果封闭在张力大的区域,或者封闭区出血,疼痛会加重,尤其是当天夜间,待消肿以后,疼痛才逐渐消失。

第四节　关节引流术

化脓性关节炎经过穿刺抽液并注入抗菌药物治疗,患者全身及局部情况仍不见好转,或关节液已成为稠厚的脓液,应及时行关节引流术。

笔记栏

一、适应证

急性化脓性关节炎,可引起关节积液,积极治疗后,全身和局部情况不见好转,或关节积液已为稠厚的脓液,则需做关节切开引流术。

二、禁忌证

主要是影响麻醉和手术的内科相关疾病,如高血压、冠心病、肺心病等,或有严重凝血机制障碍,如血友病等不宜行关节引流术。如果对凝血机制障碍患者已进行预防性治疗,并非绝对禁忌,仍需慎重。

三、操作方法

1. 患者仰卧或侧卧,常规消毒、铺巾,一般采用局部麻醉,亦可用臂丛、硬膜外阻滞麻醉或全身麻醉。

2. 按一定手术入路进入关节腔,用大量生理盐水冲洗,去除脓液、纤维块和坏死脱落组织,注入抗生素,一期缝合滑膜和皮肤。

3. 若脓液黏稠,关节有明显破坏,关节囊外亦有炎症或脓肿时,可在关节切开后,放入橡皮条或软橡皮管引流。

4. 亦可用套管针做关节穿刺灌注冲洗引流,套管针进入关节腔后拔出针芯,经套管插入直径约3mm的塑料或硅胶管,然后抽出套管,用丝线将引流管固定于穿刺孔皮缘。共置入两管,一根做滴入管,每日滴入抗生素液或生理盐水2 000~3 000ml;另一根用负压吸出,连接于持续吸引装置。

5. 各关节引流部位及方法

(1) 肩关节引流切口:常用前切口,即沿三角肌胸大肌间沟做长约5cm的弧形切口,切开关节囊。

(2) 肘关节引流切口:于尺骨鹰嘴两侧做纵向切口,长4~6cm,同时切开皮下组织和筋膜,再切开肱三头肌两侧腱膜,纵向切开关节囊进入关节腔。

(3) 腕关节引流切口:在桡骨远端背侧之拇长、短伸肌腱之间,即"鼻烟窝"部位,做一纵向切口长约5cm,同时切开皮下组织及筋膜,再纵行切开桡侧副韧带及关节囊,进入关节腔。

(4) 髋关节引流切口:常取前侧切口。由髂前上棘稍下,沿缝匠肌与阔筋膜张肌之间向下,做长6~8cm的切口,分别将两肌向内侧和外侧牵开,显露出股直肌并将其向内牵开,显露和切开关节囊。

(5) 膝关节引流切口:在髌韧带及髌骨两侧各约1cm处做长约4cm的纵切口,切开皮肤、筋膜、关节囊和滑膜,进入关节腔。

(6) 踝关节引流切口:在外踝与趾长伸肌腱之间,以关节为中心,做长约4cm的纵切口,切开皮肤、十字韧带,牵开趾长伸肌腱,再切开关节囊。

四、术后处理

严密观察引流是否通畅,必要时给予吸引。直至关节引流液变清亮、细菌培养阴性、症状及体征消失,可拔除引流。

五、注意事项

1. 严格无菌操作。

2. 防止损伤重要组织。关节穿刺切开的方向和部位,应从关节最表浅而直接的径线进入,利于引流。

3. 切开后应保持引流通畅,以利引流。或辅助冲洗和吸引,或使用负压封闭引流系统。

4. 术后用夹板、石膏托或皮肤牵引,保持关节于功能位,待感染控制后,开始关节活动,以防关节粘连僵硬。

(何承建)

复习思考题

1. 针刀疗法的作用原理是什么?
2. 封闭疗法的适应证、禁忌证是什么?
3. 关节引流术的适应证、禁忌证是什么?

扫一扫
测一测

方 剂 汇 编

二 画

七厘散(伤科七厘散《良方集腋》)

〔组成〕 血竭 30g 麝香 0.36g 冰片 0.36g 乳香 4.5g 没药 4.5g 红花 4.5g 朱砂 3.6g 儿茶 7.2g

〔功效与适应证〕 活血散瘀,定痛止血。治跌打损伤,瘀滞作痛,筋伤骨折,创伤出血。

〔制用法〕 共研极细末,每服 0.2g,日服 1~2 次,米酒调服或酒调敷患处。

八厘散(《医宗金鉴》)

〔组成〕 煅自然铜 10g 乳香 10g 没药 10g 血竭 10g 红花 3g 苏木 3g 古铜钱 3g 丁香 1.5g 麝香 0.3g 番木鳖(油炸去毛)3g

〔功效与适应证〕 行气止痛,散瘀接骨。治跌打损伤。

〔制用法〕 共研细末。每服 0.2~0.3g,黄酒送服,每日服 1~2 次。

八珍汤(《正体类要》)

〔组成〕 党参 10g 白术 10g 茯苓 10g 炙甘草 5g 川芎 6g 当归 10g 熟地黄 10g 白芍 10g 生姜 3 片 大枣 2 枚

〔功效与适应证〕 补益气血。治损伤中后期气血俱虚,创面脓汁清稀,久不收敛者。

〔制用法〕 清水煎服,日 1 剂。

八仙逍遥汤(《医宗金鉴》)

〔组成〕 防风 3g 荆芥 3g 川芎 3g 甘草 3g 当归 6g 苍术 10g 牡丹皮 10g 川椒 10g 苦参 15g 黄柏 6g

〔功效与适应证〕 祛风散瘀,活血通络。治软组织损伤后瘀肿疼痛,或风寒湿邪侵注,筋骨酸痛。

〔制用法〕 煎水熏洗患处。

八正散(《太平惠民和剂局方》)

〔组成〕 车前子 木通 瞿麦 萹蓄 滑石 栀子仁 大黄 甘草

〔功效与适应证〕 清热泻火,利水通淋。用于腰部、骨盆损伤后并发少腹急满,尿频、尿急、尿痛、淋沥不畅或癃闭,渴欲冷饮,脉数实等症。

〔制用法〕 上药各等份,共研细末,用灯心汤送服,每服 6~10g,每日服 4 次。亦可根据临床需要拟定药量做汤剂,水煎服,每日服 1~3 次。

九一丹(《医宗金鉴》)

〔组成〕 熟石膏 9 份 升丹 1 份

〔功效与适应证〕 提脓祛腐。治各种溃疡流脓未尽者。

〔制用法〕 共研细末。掺于创面,或制药条,插入疮中,外再盖上软膏,每 1~2 日换 1 次。用凡士林制成软膏外敷亦可。

如果把熟石膏和升丹的比例改变,则其方名可按比例来命名:八二丹、七三丹、五五丹等,功效基本相同。

十灰散(《十药神书》)

〔组成〕 大蓟 小蓟 荷叶 侧柏叶 茅根 茜草根 大黄 栀子 棕榈皮 牡丹皮 以上各药等量

［功效与适应证］ 凉血止血。治损伤所致呕血、吐血、咯血、创面渗血。

［制用法］ 各烧灰存性,研极细末,保存待用。每服 10~15g,用鲜藕汁或鲜萝卜汁调服。

十全大补汤(《医学发明》)

［组成］ 党参 10g　白术 12g　茯苓 12g　炙甘草 5g　当归 10g　川芎 6g　熟地黄 12g　白芍 12g　黄芪 10g　肉桂 0.6g(焗冲服)

［功效与适应证］ 补气补血。治损伤后期气血衰弱,溃疡脓汁清稀,自汗、盗汗,萎黄消瘦,不思饮食,倦怠气短等症。

［制用法］ 水煎服,日 1 剂。

丁桂散(《中医伤科学讲义》经验方)

［组成］ 丁香　肉桂　上药各等份

［功效与适应证］ 祛风散寒,温经通络。治阴证肿疡疼痛。

［制用法］ 共研细末,加在膏药上,烘热后贴患处。

人参养荣汤(《太平惠民和剂局方》)

［组成］ 党参 10g　白术 10g　炙黄芪 10g　炙甘草 10g　陈皮 10g　肉桂心 1g　当归 10g　熟地黄 7g　五味子 7g　茯苓 7g　远志 5g　白芍 10g　大枣 10g　生姜 10g

［功效与适应证］ 补益气血,养心宁神。治损伤后期气血虚弱,阴疽溃后,久不收敛,症见面色萎黄、心悸、健忘、失眠或虚损劳热者。

［制用法］ 做汤剂,则水煎服,其中肉桂心焗冲服,日 1 剂。亦可以做丸剂,按以上药量比例,共研细末,其中姜枣煎浓汁,为丸如绿豆大,每服 10g,日 2 次。

三　画

三痹汤(《妇人良方》)

［组成］ 独活 6g　秦艽 12g　防风 6g　细辛 3g　川芎 6g　当归 12g　生地黄 15g　芍药 10g　茯苓 12g　肉桂 1g(焗冲)　杜仲 12g　牛膝 6g　党参 12g　甘草 3g　黄芪 12g　续断 12g

［功效与适应证］ 补肝肾,祛风湿。治气血凝滞,手足拘挛、筋骨痿软、风湿痹痛等。

［制用法］ 水煎服,日 1 剂。

三黄宝蜡丸(《医宗金鉴》)

［组成］ 天竺黄 10份　雄黄 10份　刘寄奴 10份　红芽大戟 10份　当归尾 5份　朱砂 3份半　儿茶 3份半　净乳香 1份　琥珀 1份　轻粉 1份　水银 1份(同轻粉研至不见星)　麝香 1份

［功效与适应证］ 活血祛痰,开窍镇潜。治头部外伤,脑震荡昏迷,抽搐等症。

［制用法］ 各药研细末,用黄蜡适量泛丸。每服 1~3g。

三色敷药(《中医伤科学讲义》经验方)

［组成］ 黄荆子(去衣炒黑)8份　紫荆皮(炒黑)8份　全当归 2份　木瓜 2份　丹参 2份　羌活 2份　赤芍 2份　白芷 2份　片姜黄 2份　独活 2份　甘草半份　秦艽 1份　天花粉 2份　怀牛膝 2份　川芎 1份　连翘 1份　威灵仙 2份　木防己 2份　防风 2份　马钱子 2份

［功效与适应证］ 消肿止痛,祛风湿,利关节。治损伤初、中期局部肿痛,亦治风寒湿痹痛。

［制用法］ 共研细末。用蜜糖或饴糖调拌如厚糊状,敷于患处。

三棱和伤汤(《中医伤科学讲义》经验方)

［组成］ 三棱　莪术　青皮　陈皮　白术　枳壳　当归　白芍　党参　乳香　没药　甘草

［功效与适应证］ 活血祛瘀,行气止痛。治胸胁陈伤,隐隐作痛。

［制用法］ 根据病情需要决定各药量,水煎内服,日 1 剂。

三棱莪术注射液(经验方)

［组成］ 三棱　莪术　各等量

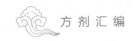

　［功效与适应证］　活血祛瘀。用于各种癌症。

　［制用法］　把上药制成 5%、10%、20% 等不同浓度的注射液,供肌内注射,每次 2ml,每日 2 次。

大成汤(《外科正宗》)

　［组成］　当归 10g　木通 10g　枳壳 10g　厚朴 10g　苏木 12g　大黄 12g　芒硝 12g(冲服)　川红花 6g　陈皮 6g　甘草 6g

　［功效与适应证］　祛瘀新生。治跌仆损伤后,气分受伤,昏睡,二便秘结者,或腰椎损伤后伴发肠麻痹腹胀。药后得下即停。

　［制用法］　水煎服。

大黄䗪虫丸(《金匮要略》)

　［组成］　大黄 1 份　黄芩 2 份　甘草 3 份　桃仁 1 份　杏仁 1 份　芍药 4 份　干漆 1 份　虻虫 1 份　水蛭 1 份　蛴螬 1 份　䗪虫半份　蜜糖适量

　［功效与适应证］　祛瘀生新,通络攻毒。用于骨肿瘤瘀阻实证。

　［制用法］　共为细末,炼蜜为丸如绿豆大,每服 5 丸,日服 2 次,黄酒送服。

大防风汤(《外科正宗》)

　［组成］　党参 10g　防风 6g　白术 6g　附子 5g　当归 6g　白芍 10g　川芎 5g　杜仲 6g　黄芪 6g　羌活 6g　牛膝 6g　甘草 5g　熟地黄 12g　生姜 3 片

　［功效与适应证］　温经通络,祛风化湿,补益气血。治附骨疽、流痰表现皮色不变,漫肿酸痛。慢性腰部损伤等。

　［制用法］　水煎服。

大补阴丸(《丹溪心法》)

　［组成］　熟地黄(酒蒸)1 份半　龟甲(酥炙)1 份半　黄柏(炒褐色)1 份　知母(酒浸炒)1 份　猪脊髓(蒸熟)适量　蜜糖适量

　［功效与适应证］　滋阴降火。治流痰阴虚火旺者。

　［制用法］　药为末,猪脊髓捣烂,和蜜制丸如桐子大,每服 10g,空腹用淡盐汤送服,日 2~3 次。近代常做汤剂。

大活络丹(《兰台轨范》引《圣济总录》)

　［组成］　白花蛇 100g　乌梢蛇 100g　威灵仙 100g　两头尖 100g　草乌 100g　天麻 100g　全蝎 100g　首乌 100g　龟甲 100g　麻黄 100g　贯众 100g　炙甘草 100g　羌活 100g　肉桂 100g　藿香 100g　乌药 100g　黄连 100g　熟地黄 100g　大黄 100g　木香 100g　沉香 100g　细辛 50g　赤芍 50g　没药 50g　丁香 50g　乳香 50g　僵蚕 50g　天南星 50g　青皮 50g　骨碎补 50g　白豆蔻 50g　安息香 50g　黑附子 50g　黄芩 50g　茯苓 50g　香附 50g　玄参 50g　白术 50g　防风 125g　葛根 75g　虎胫骨 75g(用代用品)　当归 75g　血竭 25g　地龙 25g　犀角 25g(水牛角代)　麝香 25g　松脂 25g　牛黄 7.5g　龙脑 7.5g　人参 150g　蜜糖适量

　［功效与适应证］　行气活血、通利经络。治中风瘫痪,痿痹痰厥,拘挛疼痛,跌打损伤后期筋肉挛痛。

　［制用法］　为细末,炼蜜为丸。每服 3g,日服 2 次,陈酒送下。

小活络丹(《太平惠民和剂局方》)

　［组成］　制南星 3 份　制川乌 3 份　制草乌 3 份　地龙 3 份　乳香 1 份　没药 1 份　蜜糖适量

　［功效与适应证］　温寒散结,活血通络。治跌打损伤,瘀阻经络,风寒湿侵袭经络作痛,肢体不能屈伸及麻木,日久不愈等症。

　［制用法］　共为细末,炼蜜为丸,每丸重 3g,每次服 1 丸,每日 1~2 次。

小金丹(《外科全生集》)

　［组成］　白胶香 10 份　草乌头 10 份　五灵脂 10 份　地龙 10 份　制番木鳖 10 份　乳香(去油)5 份　没药(去油)5 份　当归 5 份　麝香 2 份　墨炭 1 份

　［功效与适应证］　破瘀通络,消肿止痛。治流痰瘰疬、骨肿瘤等初起皮色不变,肿硬作痛。孕妇忌用。

　［制用法］　共研细末,用糯米粉和糊打千锤,待融合后,为丸如芡实大,每服 1 丸,陈酒送下,每日 2 次。

小蓟饮子(《济生方》)

〔组成〕 小蓟 10g 生地黄 25g 滑石 15g 蒲黄(炒)6g 通草 6g 淡竹叶 10g 藕节 12g 当归 10g 栀子 10g 甘草 6g

〔功效与适应证〕 凉血止血,利水通淋。治泌尿系挫伤瘀热结于下焦,血淋者。

〔制用法〕 水煎内服。

万应膏(成药)

〔组成〕 (略)

〔功效与适应证〕 活血祛瘀,温经通络。治跌打损伤,风寒湿侵袭而筋骨疼痛,胸腹气痛等。

〔制用法〕 把膏药烘热贴患处。

万灵膏(《医宗金鉴》)

〔组成〕 鹳筋草 透骨草 紫丁香根 当归 自然铜 没药 血竭各 30g 川芎 25g 半两钱 1 枚(醋淬) 红花 30g 川牛膝 五加皮 石菖蒲 茅术各 25g 木香 秦艽 蛇床子 肉桂 附子 半夏 石斛 草薢 鹿茸各 10g 虎胫骨一对(用代用品) 麝香 6g 麻油 5kg 黄丹 2.5kg

〔功效与适应证〕 消瘀散毒,舒筋活络,止痛接骨。治跌打损伤,骨折后期或寒湿为患,局部麻木疼痛者。

〔制用法〕 血竭、没药、麝香各分别研细末另包,余药先用麻油微火煨浸 3 日,然后熬黑为度,去渣,加入黄丹,再熬至滴水成珠,离火,俟少时药温,将血竭、没药、麝香末放入,搅匀取起,去火毒,制成膏药。用时烘热外贴患处。

上肢损伤洗方(《中医伤科学讲义》经验方)

〔组成〕 伸筋草 15g 透骨草 15g 荆芥 9g 防风 9g 红花 9g 千年健 12g 刘寄奴 9g 桂枝 12g 苏木 9g 川芎 9g 威灵仙 9g

〔功效与适应证〕 活血舒筋,用于上肢骨折、脱位、扭挫伤后筋络挛缩酸痛。

〔制用法〕 煎水熏洗患肢。

下肢损伤洗方(《中医伤科学讲义》经验方)

〔组成〕 伸筋草 15g 透骨草 15g 五加皮 12g 三棱 12g 莪术 12g 秦艽 12g 海桐皮 12g 牛膝 10g 木瓜 10g 红花 10g 苏木 10g

〔功效与适应证〕 活血舒筋。治下肢损伤挛痛者。

〔制用法〕 煎水熏洗患肢。

四 画

五苓散(《伤寒论》)

〔组成〕 猪苓 9g 泽泻 9g 白术 9g 茯苓 15g 桂枝 6g

〔功效与适应证〕 化气利水。用于腰背部损伤,督脉受累,阳气受伤,膀胱气化不利,表现癃闭或淋沥不畅等症。

〔制用法〕 水煎服,日 1 剂。或共为散,分 2~3 次,在 1 日内服完。

五神汤(《洞天奥旨》)

〔组成〕 茯苓 12g 车前子 12g 金银花 15g 牛膝 10g 紫花地丁 12g

〔功效与适应证〕 清热解毒,分利湿热。用于下肢骨痈初起,或各种损伤后并发下焦湿热小便赤痛。

〔制用法〕 水煎服。

五味消毒饮(《医宗金鉴》)

〔组成〕 金银花 15g 野菊花 15g 蒲公英 15g 紫花地丁 15g 紫背天葵 10g

〔功效与适应证〕 清热解毒。治附骨痈初起,开放性损伤创面感染初期。

〔制用法〕 水煎服,每日 1~3 剂。

五加皮汤(《医宗金鉴》)

〔组成〕 当归(酒洗)10g 没药 10g 五加皮 10g 皮硝 10g 青皮 10g 川椒 10g 香附子 10g 丁香 3g 地骨皮 3g 牡丹皮 6g 老葱 3 根 麝香 0.3g

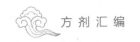

［功效与适应证］ 和血定痛舒筋。用于伤患后期。

［制用法］ 煎水外洗(可去麝香)。

少腹逐瘀汤(《医林改错》)

［组成］ 小茴香 7 粒　干姜 3g　延胡索 6g　没药 3g　当归 9g　川芎 3g　肉桂 1g　赤芍 6g　蒲黄 10g　五灵脂 6g

［功效与适应证］ 活血祛瘀,温经止痛。治腹部挫伤,气滞血瘀,少腹肿痛。

［制用法］ 水煎服,日 1 剂。

太乙膏(《外科正宗》)

［组成］ 玄参 100g　白芷 100g　当归身 100g　肉桂 100g　赤芍 100g　大黄 100g　生地黄 100g　土木鳖 100g　阿魏 15g　轻粉 20g　柳枝 100g　血余炭 50g　东丹 2kg　乳香 25g　没药 15g　槐枝 100g　麻油 2.5kg

［功效与适应证］ 清热消肿,解毒生肌。治各种疮疡及创伤。

［制用法］ 除东丹外,将余药入油煎,熬至药枯,滤去渣滓,再入东丹(一般每 500g 油加东丹 20g)熬搅拌匀成膏。隔火炖烊,摊于纸或布料敷贴。

双柏(散)膏(《中医伤科学讲义》)

［组成］ 侧柏叶 2 份　黄柏 1 份　大黄 2 份　薄荷 1 份　泽兰 1 份

［功效与适应证］ 活血解毒,消肿止痛。治跌打损伤早期,疮疡初起,局部红肿热痛,或局部包块形成而无溃疡者。

［制用法］ 共研细末,做散剂备用,用时以水、蜜糖煮热调成厚糊状外敷患处。亦可加入少量米酒调敷,或用凡士林调煮成膏外敷。

云南白药(成药)

［组成］ (略)

［功效与适应证］ 活血止血,祛瘀定痛。治损伤瘀滞肿痛,创伤出血,骨疾病疼痛等。

［制用法］ 内服每次 0.5g,隔 4 小时 1 次。外伤创面出血,可直接掺撒在出血处然后包扎;亦可调敷。

风痛散(《创伤骨科与断肢再植》经验方)

［组成］ 马钱子　肉桂各等量

［功效与适应证］ 温经通络,行气止痛。治创伤性关节炎及骨与软组织疾病属寒性的疼痛。

［制用法］ 用黄沙炒马钱子至黄色,共为细末,或再压成片,每片 0.3g,睡前服 0.6~1.5g。

乌龙膏

［组成］

①《伤科补要》:百草霜 10g　白及 15g　白蔹 10g　百合 15g　百部 10g　乳香 10g　没药 15g　麝香 0.3g　炒糯米 30g　陈粉 120g(炒)　醋适量

②经验方:公牛角炭 500g　血余炭 500g　青麻炭 50g　煅龙骨 100g　黑铅粉 5kg　陈粉子 1.5kg　陈醋适量

［功效与适应证］ 活血接骨、消肿止痛。治外伤骨折。

［制用法］

①方:共研细末,醋熬为膏,外敷。

②方:将公牛角劈成细条,入瓦器皿内封闭,用火焙焦成黄褐色炭状;血余炭除去污垢入瓦器皿内封闭,用火焙焦成黑色有光泽的炭块;青麻入瓦器皿内封闭,用火焙干后,启盖用火引之急闭盖,待 1 小时后即成。将上药研细末,与黑铅粉、陈粉子、龙骨粉等拌匀存放待用。用时先将陈醋(无陈醋用食醋浓缩一倍代之)放在瓷皿内煎沸,将以上药粉撒在醋内,边撒边搅,至成糊状即可停放药末,再煎半小时停火,乘热摊于布料上,约 0.3cm 即成。外敷患处,隔日换药,肿胀较轻,可 1 星期换一次。

化坚膏(《中医伤科学讲义》经验方)

［组成］ 白芥子 2 份　甘遂 2 份　地龙肉 2 份　威灵仙 2 份半　急性子 2 份半　透骨草 2 份半　麻根 3 份　细辛 3 份　乌梅肉 4 份　生山甲 4 份　血余炭 1 份　江子 1 份　全蝎 1 份　防风 1 份　生草乌 1 份　紫硇砂半份(后入)　香油 80 份　东丹 40 份

〔功效与适应证〕 祛风化瘀。用于损伤后期软组织硬化或粘连等。

〔制用法〕 将香油熬药至枯,去渣,炼油滴水成珠时下东丹,将烟搅净后再下硇砂。

六味地黄(丸)汤(《小儿药证直诀》)

〔组成〕 熟地黄25g　怀山药12g　茯苓10g　泽泻10g　山茱萸12g　牡丹皮10g

〔功效与适应证〕 滋水降火。治肾水不足,腰膝酸痛,头晕目眩,咽干耳鸣,潮热盗汗,骨折后期迟缓愈合等。

〔制用法〕 水煎服,日1剂。做丸,将药研末,蜜丸,每服10g,日3次。

天王补心丹(《摄生秘剖》)

〔组成〕 生地黄8份　五味子2份　当归身2份　天冬2份　麦冬2份　柏子仁2份　酸枣仁2份　党参1份　玄参1份　丹参1份　白茯苓1份　远志1份　桔梗1份　朱砂1份　蜜糖适量

〔功效与适应证〕 滋阴清热,补心安神。治因损伤后而耗血伤阴,心神不定,以致睡眠不安,心悸等。

〔制用法〕 除朱砂及蜜糖外,共为细末,然后炼蜜为丸如绿豆大,朱砂为衣。每服10g,每日2~3次。若做汤剂,则根据病情决定药量或加减。

天麻钩藤饮(《杂病证治新义》)

〔组成〕 天麻6g　钩藤10g　牛膝12g　石决明(先煎)15g　杜仲12g　黄芩6g　栀子6g　益母草10g　桑寄生10g　夜交藤10g　茯神10g

〔功效与适应证〕 清热化痰,平肝潜阳。治脑震荡而引起的眩晕、抽搐及阴虚阳亢,肝风内动,兼见痰热内蕴之症。

〔制用法〕 水煎服,日1剂。

五　画

四生散(原名青州白丸子,《太平惠民和剂局方》)

〔组成〕 生川乌1份　生南星6份　生白附子4份　生半夏14份

〔功效与适应证〕 祛风逐痰,散寒解毒,通经止痛。治跌打损伤肿痛,肿瘤局部疼痛,关节痹痛。

〔制用法〕 共为细末存放待用,用时以蜜糖适量调成糊状外敷患处。用醋调煮外敷亦可。如出现过敏性皮炎即停敷。亦可为丸内服,但须防止中毒。

四生丸(《妇人良方》)

〔组成〕 生地黄12g　生艾叶10g　生荷叶10g　生侧柏叶10g

〔功效与适应证〕 凉血、止血。治损伤出血,血热妄行,吐血或衄血。

〔制用法〕 水煎服,或将生药捣汁服。或等量为丸,每服6~12g,日3次。

四君子汤(《太平惠民和剂局方》)

〔组成〕 党参10g　炙甘草6g　茯苓12g　白术12g

〔功效与适应证〕 补益中气,调养脾胃。治损伤后期中气不足,脾胃虚弱,肌肉消瘦,溃疡日久未愈。

〔制用法〕 水煎服,日1剂。

四物汤(《太平惠民和剂局方》)

〔组成〕 川芎6g　当归10g　白芍12g　熟地黄12g

〔功效与适应证〕 养血补血。治伤患后期血虚之症。

〔制用法〕 水煎服,日1剂。

四逆汤(《伤寒论》)

〔组成〕 熟附子15g　干姜9g　炙甘草6g

〔功效与适应证〕 回阳救逆。治损伤或骨疾病出现汗出肢冷、脉沉微或浮大无根等亡阳证。

〔制用法〕 水煎服。现亦有制成注射剂,供肌内或静脉注射用。

四黄散(膏)(《证治准绳》)

〔组成〕 黄连1份　黄柏3份　大黄3份　黄芩3份

〔功效与适应证〕 清热解毒,消肿止痛。治创伤感染及阳痈局部红肿热痛者。

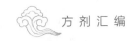

〔制用法〕　共研细末,以水、蜜调敷或用凡士林调制成膏外敷。

四妙勇安汤(《验方新编》)

〔组成〕　金银花90g　玄参90g　当归30g　甘草15g

〔功效与适应证〕　清热解毒,活血止痛。用于脱疽,热毒炽盛,患肢暗红微肿灼痛。

〔制用法〕　水煎服,并忌抓擦为要。

四肢损伤洗方(《中医伤科学讲义》)

〔组成〕　桑枝　桂枝　伸筋草　透骨草　牛膝　木瓜　乳香　没药　红花　羌活　独活　落得打　补骨脂　淫羊藿　萆薢

〔功效与适应证〕　温经通络,活血祛风。用于四肢骨折、脱位、扭挫伤后筋络挛缩酸痛。

〔制用法〕　煎水熏洗患处。

四温丹(《疡科纲要》)

〔组成〕　上瑶桂(去粗皮)60g　北细辛(去净泥垢)30g　干姜24g　公丁香15g

〔功效与适应证〕　温经通络,祛湿止痛。治痛疽初起,不论深浅大小皆可用。

〔制用法〕　各为细末,小证每用0.6~0.9g,上用温煦薄贴盖之;大证则用9~15g,调入温煦薄贴料中摊贴,或再加入麝香少许。

可保立苏汤(《骨伤内伤学》)

〔组成〕　黄芪45g　党参9g　白术6g　甘草6g　当归6g　白芍6g　酸枣仁9g　山萸肉3g　枸杞子6g　补骨脂3g　胡桃肉1个(打)

〔功效与适应证〕　补肝肾,益脑气。治头部损伤中、后期肝肾亏损,脑气虚衰者。

〔制用法〕　水煎服。

加味二妙散(《丹溪心法》)

〔组成〕　黄柏　苍术　牛膝　防己　萆薢　当归　龟甲

〔功效与适应证〕　清热利湿。治湿热下注,两脚麻痹痿软,扪之有热感,心烦口渴,溺赤。

〔制用法〕　研粗末,水煎服。按病情决定剂量。

加味二妙汤(《医宗金鉴·外科心法要诀》)

〔组成〕　黄柏　炒苍术　牛膝各9g　槟榔　泽泻　木瓜　乌药各6g　当归尾4.5g　黑豆49粒　生姜3片

〔功效与适应证〕　清热燥湿,强筋壮骨。主治牙疳龈肿,腿肿色青。

〔制用法〕　水煎服。

加味术附汤(《杂病源流犀烛》)

〔组成〕　白术6g　附子4.5g　甘草4.5g　赤茯苓4.5g　生姜7片　大枣2枚

〔功效与适应证〕　祛湿散寒,治寒湿腰痛偏于湿重者。

〔制用法〕　水煎服。

加味犀角地黄汤(《中医伤科学讲义》)

〔组成〕　水牛角　生地黄　白芍　牡丹皮　藕节　当归　红花　桔梗　陈皮　甘草

〔功效与适应证〕　凉血止血,用于上、中焦热盛之吐血、衄血、咳血、便血等症。

〔制用法〕　水煎服。按病情决定剂量。

加减补筋丸(《医宗金鉴》)

〔组成〕　当归30g　熟地黄60g　白芍60g　红花30g　乳香30g　茯苓30g　骨碎补30g　陈皮60g　没药9g　丁香15g

〔功效与适应证〕　活血、壮筋、止痛。治跌仆伤筋,血脉壅滞,青紫肿痛。

〔制用法〕　共为细末,炼蜜为丸,如弹子大,每丸重9g,每次服1丸,用无灰酒送下。

失笑散(《太平惠民和剂局方》)

〔组成〕　五灵脂　蒲黄各等量

［功效与适应证］ 行气活血,散结止痛。治少腹及两胁胀痛。

［制用法］ 共研细末。每服 6~10g,每日 1~3 次。

左归丸(《景岳全书》)

［组成］ 熟地黄 4 份 怀山药 2 份 山茱萸 2 份 枸杞子 2 份 菟丝子 2 份 鹿角胶 2 份 龟甲 2 份 川牛膝 1 份半 蜜糖适量

［功效与适应证］ 补益肾阴。治损伤日久或骨病后,肾水不足,精髓内亏,腰膝腿软,头昏眼花、虚热、自汗盗汗等症。

［制用法］ 药为细末,炼蜜为丸如豆大。每服 10g,每日 1~2 次,饭前服。

右归丸(《景岳全书》)

［组成］ 熟地黄 4 份 怀山药 2 份 山茱萸 2 份 枸杞子 2 份 菟丝子 2 份 杜仲 2 份 鹿角胶 2 份 当归 1 份半 附子 1 份 肉桂 1 份 蜜糖适量

［功效与适应证］ 补益肾阳。治骨及软组织伤患后期,肝肾不足、精血虚损而致神疲气怯,或心跳不宁,或肢冷痿软无力。

［制用法］ 共为细末,炼蜜为小丸。每服 10g,每日 1~2 次。

白虎汤(《伤寒论》)

［组成］ 生石膏(先煎)30g 知母 12g 甘草 4.5g 粳米 12g

［功效与适应证］ 清热生津。治感染性疾患所致阳明气分热盛,口干舌燥,烦渴引饮,面赤恶热,大汗出,脉洪大有力,或滑数者。

［制用法］ 水煎服,日 1~2 剂。

白降丹(《医宗金鉴》)

［组成］ 朱砂 1 份 雄黄 1 份 水银 5 份 硼砂 2 份半 火硝 7 份 食盐 7 份 白矾 7 份 皂矾 7 份

［功效与适应证］ 蚀腐平胬。治溃疡脓腐难去,或已成瘘管,肿疡而脓不能自溃,以及赘疣、瘰疬等症经外用其他消散药物无显效者。

［制用法］ 研制成细末,以清水调敷病灶上,或做药捻,插入疮口内、瘘管中,外盖药膏,每次用 10~50mg,每 1~2 天换 1 次。

玉露(膏)散(《外伤科学》经验方)

［组成］ 木芙蓉叶

［功效与适应证］ 清热,凉血,解毒。治各种感染局部红肿热痛者。

［制用法］ 单味研成细末。水、蜜调煮外敷,或以麻油、菊花露调敷。亦用凡士林 8 份,药末 2 份调煮成膏外敷。

玉枢丹(又名紫金锭,成药)

［组成］ (略)

［功效与适应证］ 解毒消肿。治附骨痈疽肿痛。

［制用法］ 内服每次 1~2 锭。外用醋磨涂。

玉真散(《外科正宗》)

［组成］ 生南星 白芷 防风 羌活 天麻 白附子各等量

［功效与适应证］ 祛风镇痉。用于破伤风。

［制用法］ 共研为末。每服 3~6g。

玉屏风散(《世医得效方》)

［组成］ 黄芪 180g 白术 60g 防风 60g

［功效与适应证］ 益气固表止汗。用于表虚,卫阳不固。

［制用法］ 共研细末,每次服 6~9g,每日 2 次,开水送服。亦可水煎服,用量按原方比例酌减。

生肌玉红膏(《外科正宗》)

［组成］ 当归 6 份 白芷 1.2 份 白蜡 5 份 轻粉 1 份 甘草 3 份 紫草半份 血竭 1 份 麻油 40 份

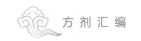

[功效与适应证] 活血祛腐,解毒镇痛,润肤生肌。治溃疡脓腐不脱,新肌难生者。

[制用法] 先将当归、白芷、紫草、甘草四味,入油内浸 3 日,慢火熬微枯,滤清,再煎滚,入血竭化尽,次入白蜡,微火化开。将膏倾入预放水中的盅内,候片刻,把研细的轻粉末放入,搅拌成膏。将膏匀涂纱布上,敷贴患处。并可根据溃疡局部情况的需要,掺撒提脓、祛腐药在膏的表面上外敷,效果更佳。

生肌八宝(丹)散(《中医伤科学讲义》经验方)

[组成] 煅石膏 3 份　赤石脂 3 份　东丹 1 份　龙骨 1 份　轻粉 3 份　血竭 1 份　乳香 1 份　没药 1 份

[功效与适应证] 生肌收敛。用于各种创口。

[制用法] 共研成极细末,外撒创口。

生脉散(《内外伤辨惑论》)

[组成] 人参 1.6g　麦冬 1.6g　五味子 7 粒

[功效与适应证] 益气敛汗,养阴生津。治热伤气津,或损伤气血耗损,汗出气短,体倦肢凉,心悸脉虚者。

[制用法] 水煎服,或为散冲服,日 1~4 剂,或按病情需要酌情使用。现代亦有制成注射剂,供肌内注射或静脉注射。

生血补髓汤(《伤科补要》)

[组成] 生地黄 12g　芍药 9g　川芎 6g　黄芪 9g　杜仲 9g　五加皮 9g　牛膝 9g　红花 5g　当归 9g　续断 9g

[功效与适应证] 调理气血,舒筋活络。治扭挫伤及脱位骨折的中后期患处未愈合并有疼痛者。

[制用法] 水煎服,日 1 剂。

生肌(膏)散(《外伤科学》经验方)

[组成] 制炉甘石 60 份　滴乳石 30 份　滑石 100 份　琥珀 30 份　朱砂土 10 份　冰片 1 份

[功效与适应证] 生肌收口。治溃疡脓性分泌已经比较少,期待肉芽生长者。

[制用法] 研极细末。掺创面上,外再盖膏药或油膏。亦可用凡士林适量,调煮成油膏外敷,其中冰片亦可待用时才掺撒在膏的表面。

圣愈汤(《伤科汇纂》)

[组成] 熟地黄 5g　生地黄 5g　人参 5g　川芎 5g　当归 2.5g　黄芩 2.6g

[功效与适应证] 清营养阴,益气除烦。治创伤出血过多,或化脓性感染病灶溃后,脓血出多;以致热燥不安,或晡热作渴等症。

[制用法] 水煎服。

甘露消毒丹(普济解毒丹《温病条辨》)

[组成] 飞滑石 450g　绵茵陈 320g　淡黄芩 300g　石菖蒲 180g　川贝母　木通各 150g　藿香　射干　连翘　薄荷　白豆蔻各 120g

[功效与适应证] 利湿化浊,清热解毒。治湿温时疫,邪在气分。

[制用法] 丸散剂,每服 9g,亦可按原方比例酌减,水煎服。

旧伤洗剂(《中医伤科学》)

[组成] 生草乌 9g　生川乌 9g　羌活 15g　独活 15g　三棱 9g　莪术 9g　泽兰 9g　肉桂 9g　当归尾 9g　桃仁 9g　红花 9g　乌药 9g　牛膝 15g

[功效与适应证] 活血祛瘀,祛风止痛,舒筋活络。用于久伤蓄瘀作痛。

[制用法] 水煎熏洗,每剂加陈醋 45g,每日 1 剂,熏洗 2 次。

平胃散(《太平惠民和剂局方》)

[组成] 苍术 5 份　姜制厚朴 3.2 份　陈皮 3.2 份　炙甘草 2 份

[功效与适应证] 利湿散满。治创伤后脾胃不和,不思饮食,胸腹胀满,呕吐泄泻等症。

[制用法] 共研细末,每次用 6g,加生姜 2 片、大枣 2 枚同煎热服。

正骨水(成药)

[组成] 九龙川　木香　海风藤　土鳖虫　皂荚　五加皮　莪术　草乌　薄荷脑　樟脑等

[功效与适应证] 舒筋止痛,续骨消肿。治筋骨损伤。

［制用法］ 涂擦患处。

正骨熨药（《中医伤科学讲义》）

［组成］ 当归 12g　羌活 12g　红花 12g　白芷 12g　乳香 12g　没药 12g　骨碎补 12g　防风 12g　木瓜 12g　川椒 12g　透骨草 12g　川续断 12g

［功效与适应证］ 活血舒筋。

［制用法］ 上药装入布袋后放在蒸笼内,蒸热后敷患处。

正骨紫金丹（《医宗金鉴》）

［组成］ 丁香 1 份　木香 1 份　血竭 1 份　儿茶 1 份　熟大黄 1 份　红花 1 份　牡丹皮半份　甘草 1/3 份

［功效与适应证］ 活血祛瘀,行气止痛。治跌仆堕坠,闪挫伤之疼痛、瘀血凝聚等症。

［制用法］ 共研细末,炼蜜为丸。每服 10g,黄酒送服。

术附汤（《医宗金鉴》）

［组成］ 熟附子 10g　白术 15g

［功效与适应证］ 温阳祛寒。治寒湿相搏,肢体疼痛及平素阳衰并有损伤的患者。

［制用法］ 水煎服。

龙胆泻肝汤（《医宗金鉴》）

［组成］ 龙胆(酒炒)10g　黄芩(炒)6g　栀子(酒炒)6g　泽泻 6g　木通 6g　当归(酒洗)1.5g　车前子 3g　柴胡 6g　甘草 1.5g　生地黄(炒)6g

［功效与适应证］ 泻肝经湿热。治肝经所过之处损伤而有瘀热者,或痈疽之病表现有肝经实火而津液未伤者均可使用。

［制用法］ 水煎服,日 1~2 剂。

归脾汤（《济生方》）

［组成］ 白术 10g　当归 3g　党参 3g　黄芪 10g　酸枣仁 10g　木香 1.5g　远志 3g　炙甘草 4.5g　龙眼肉 4.5g　茯苓 10g

［功效与适应证］ 养心健脾,补益气血。治骨折后期气血不足,神经衰弱,慢性溃疡等。

［制用法］ 水煎服,日 1 剂。亦可制成丸剂服用。

外敷接骨散(膏)（《中医伤科学讲义》）

［组成］ 骨碎补　血竭　硼砂　当归　乳香　没药　川续断　自然铜　大黄　土鳖虫各等份

［功效与适应证］ 消肿止痛,接骨续筋。用于骨折及扭挫伤。

［制用法］ 共为细末,饴糖或蜂蜜调敷。

仙鹤草汤（《外科学》）

［组成］ 仙鹤草 60g　侧柏炭　丹参　干藕节　炒蒲黄　车前子　荆芥炭　茯苓各 15g　参三七 2g

［功效与适应证］ 止血祛瘀。治创伤之后肺胃出血不止,以及头部内伤血肿、水肿。

［制用法］ 水煎服。

仙方活命饮（《外科发挥》）

［组成］ 炮穿山甲 3g　天花粉 3g　甘草节 3g　乳香 3g　白芷 3g　赤芍 3g　贝母 3g　防风 3g　没药 3g　皂角刺(炒)3g　当归尾 3g　陈皮 10g　金银花 10g

［功效与适应证］ 清热解毒,消肿溃坚,活血止痛。治骨痈初期。

［制用法］ 水煎服。

代杖丹（《疡医准绳》）

［组成］ 无名异　没药　乳香　地龙　自然铜　土鳖虫各等量

［功效与适应证］ 祛瘀、生新、止痛。用于各种闭合性损伤。

［制用法］ 共研细末。每服 1~3g,每日 1~3 次,开水或黄酒送服。或以蜂蜜为丸,每丸 5g,每次服 1 丸,日服 1~2 次。

代抵当丸(《证治准绳》)

[组成] 大黄　芒硝　桃仁　当归尾　穿山甲片　桂枝(或玉桂)　生地黄

[功效与适应证] 攻下逐瘀,通经活络。治瘀浊内阻,经脉闭塞,二便不通者,如挤压综合征等。

[制用法] 按病情需要决定药量,水煎服。以能攻下为目的,日服 1~2 次。

六　画

血府逐瘀汤(《医林改错》)

[组成] 当归 10g　生地黄 10g　桃仁 12g　红花 10g　枳壳 6g　赤芍 6g　柴胡 3g　甘草 3g　桔梗 4.5g　川芎 4.5g　牛膝 10g

[功效与适应证] 活血逐瘀,通络止痛。治瘀血内阻,血行不畅,经脉闭塞疼痛。

[制用法] 水煎服,日 1 剂。

先天大造丸(《医宗金鉴》)

[组成] 人参 60g　土炒白术 60g　当归身 60g　白茯苓 60g　菟丝子 60g　枸杞子 60g　黄精 60g　牛膝 60g　补骨脂(炒)30g　骨碎补(去毛,微炒)30g　巴戟肉 30g　远志(去心)30g　广木香 15g　青盐 15g　丁香 10g　以上各药共为末

熟地黄(酒煮)60g　何首乌(去皮,与黑豆同煮后去豆)60g　胶枣肉 60g　肉苁蓉(去鳞,酒浸)60g　紫河车 1 具(用白酒煮熟烂)　以上药分别捣成膏状。白蜂蜜适量

[功效与适应证] 补气血,壮筋骨。治骨伤患后期虚亏者,如流痰(骨结核)溃后,脓稀难敛,形体消瘦等。

[制用法] 将药末同捣烂的膏混合,炼蜜为丸如梧桐子大。每服 15~20 丸,日服 3 次,空腹时温酒或开水送下。

当归补血汤(《内外伤辨惑论》)

[组成] 黄芪 15~30g　当归 3~6g

[功效与适应证] 补气生血。治血虚发热及大出血后,脉芤,重按无力,气血两虚等症。

[制用法] 水煎服。

当归鸡血藤汤(经验方)

[组成] 当归 15g　熟地黄 15g　桂圆肉 6g　白芍 9g　丹参 9g　鸡血藤 15g

[功效与适应证] 补气补血。用于骨伤患者后期气血虚弱患者,肿瘤经放疗或化疗期间有白细胞及血小板减少者。

[制用法] 水煎服,日 1 剂。

当归四逆汤(《伤寒论》)

[组成] 当归 15g　桂枝 6g　芍药 9g　细辛 3g　通草 3g　大枣 8 枚

[功效与适应证] 活血温经,通络止痛。治血虚寒凝,经脉不通,四肢周身痹痛等症。

[制用法] 水煎服,每日 1 剂。

当归六黄汤(《兰室秘藏》)

[组成] 当归　生地黄　熟地黄　黄芩　黄柏　黄连　黄芪

[功效与适应证] 滋阴清热,固表止汗。治阴虚有热者。

[制用法] 为粗末,每服 15g,水煎服。亦可水煎服,用量按原方比例酌情增减。

红升丹(《医宗金鉴》)

[组成] 雄黄 1 份　朱砂 1 份　皂矾 1 份　水银 2 份　白矾 2 份　火硝 8 份

[功效与适应证] 提脓祛腐。治疮疡已溃,腐肉难脱,瘘管等。

[制用法] 研制成药末(原是丹剂,其制法参阅《医宗金鉴》)。掺在创面上;亦可由凡士林调成软膏,再造成软膏纱条敷贴;或制成药条,插入瘘管深处。该药中有氧化汞,须注意防止汞中毒。

红油膏(《中医伤科学讲义》经验方)

[组成] 九一丹 10 份　东丹 1 份半　凡士林 100 份

[功效与适应证] 化腐生肌,治溃疡不敛。

［制用法］ 先将凡士林加热至全部呈液状,再把两丹药粉调入和匀为膏,摊在敷料上敷贴患处。

红花酒精(经验方)

［组成］ 当归12g　红花15g　赤芍12g　紫草9g　60%乙醇500ml

［功效与适应证］ 通经活络。用于预防压疮。

［制用法］ 将药浸泡在乙醇中经4~5天后可用。作为按摩时的皮肤擦剂。

夺命丹(《伤科补要》)

［组成］ 当归尾60份　桃仁60份　血竭10份　土鳖虫30份　儿茶10份　乳香20g　没药20份　红花10份　自然铜40份　大黄60份　朱砂10份　骨碎补20份　麝香1份

［功效与适应证］ 祛瘀宣窍。治头部内伤脑震荡昏迷及骨折的早中期。

［制用法］ 共为细末,用黄明胶热化为丸如绿豆大,朱砂为衣,每次服10~15g,每日服3~4次。

伤油膏(《中医伤科学讲义》经验方)

［组成］ 血竭60g　红花6g　乳香6g　没药6g　儿茶6g　琥珀3g　冰片(后下)6g　香油1.5kg　黄蜡适量

［功效与适应证］ 活血止痛。多用在施行理伤手法时,涂擦在患处。同时起到润滑作用。

［制用法］ 除冰片、香油、黄蜡外,共为细末,后入冰片再研,将药末溶化于炼过的油内,再入黄蜡收膏。

伤药膏(经验方)

［组成］ 乳香10份　没药10份　血竭10份　羌活10份　独活10份　续断10份　甲珠10份　香附10份　木瓜10份　川芎10份　自然铜10份　川乌6份　草乌6份　南星6份　紫荆皮8份　白芷8份　泽兰8份　小茴香8份　上肉桂8份　麝香1份

［功效和适应证］ 活血祛瘀,消肿止痛。治各类骨折,脱位,伤筋。

［制用法］ 共研细末。蜜或水、酒各半调敷。

伤湿止痛膏(成药)

［组成］ 白芷　山柰　干姜　五加皮　肉桂　落得打　荆芥　毛姜　防风　老鹳草　樟脑　乳香　没药　生川乌　生草乌　马钱子(沙炒)　公丁香　冰片　薄荷脑　冬绿油　颠茄流浸膏　芸香膏

［功效与适应证］ 祛风湿止痛。用于风湿痛、神经痛、扭伤及肌肉酸痛。

［制用法］ 将皮肤洗净后外敷贴患处。但对橡皮膏过敏者禁用。

伤筋药水(《中医伤科学讲义》)

［组成］ 生草乌120g　生川乌120g　羌活120g　独活120g　生半夏120g　生栀子120g　生大黄120g　生木瓜120g　路路通120g　生蒲黄90g　樟脑90g　苏木90g　赤芍60g　红花60g　生南星60g　白酒10 000g　米醋2 500g

［功效与适应证］ 活血通络止痛。治筋络挛缩,筋骨酸痛,风湿麻木。

［制用法］ 药在酒醋中浸泡7天,严密盖闭,装入瓶中备用,患处热敷或熏洗后,用棉花蘸本品在患处轻擦,日擦3~5次。

阴毒内消散(《药奁启秘》)

［组成］ 麝香3g　轻粉9g　丁香6g　樟脑12g　雄黄9g　高良姜6g　肉桂3g　川乌9g　炒甲片9g　胡椒3g　制乳香　没药各6g　阿魏(瓦上炒去油)9g　牙皂6g

［功效与适应证］ 温经散寒,消坚化痰。用于阴证肿疡如骨结核病等。

［制用法］ 研极细末,掺膏药内敷贴。

托里散(《外科真诠》)

［组成］ 生黄芪　当归　白芍　续断　茯苓　香附　枸杞子　穿山甲片　金银花　甘草　桂圆

［功效与适应证］ 扶正托毒。治疮疡已成脓,或溃后而气血虚亏者。

［制用法］ 按病情需要,确定各药用量,水煎服。亦可为末,冲服。

托里透脓汤(《医宗金鉴》)

［组成］ 人参　土炒白术　穿山甲(炒研)　白芷　升麻　甘草节　当归　生黄芪　皂角刺　青皮

［功效与适应证］ 托里透脓。治痈疽已成未溃而气血衰弱者。

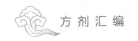

[制用法] 按病情决定药量,水煎服,服时加适量米酒和药汤。

托里消毒(散)饮(《医宗金鉴》)

[组成] 生黄芪10g 皂角刺10g 金银花12g 甘草6g 桔梗10g 白芷6g 川芎6g 当归10g 白术10g 茯苓12g 党参12g 白芍10g

[功效与适应证] 补益气血,托里消毒。治疮疡体虚邪盛,脓毒不易外达者。

[制用法] 水煎服。

防风根汤(《杂病源流犀烛》)

[组成] 防风根15g 干白术10g 当归10g 姜黄10g 生黄芪10g 桑枝30g

[功效与适应证] 祛风除湿,通络止痛。治损伤后期筋络虚而作痛。

[制用法] 水煎服。可复煎药渣,外洗患处。

防风归芎汤(《中医伤科学讲义》)

[组成] 川芎 当归 防风 荆芥 羌活 白芷 细辛 蔓荆子 丹参 乳香 没药 桃仁 苏木 泽兰叶

[功效与适应证] 活血化瘀,祛风止痛。治跌打损伤,青紫肿痛。

[制用法] 水煎温服。按病情决定剂量。

地龙散(《医宗金鉴》)

[组成] 地龙15g 苏木12g 麻黄6g 当归尾10g 桃仁10g 黄柏12g 甘草6g 肉桂1g(焗冲)

[功效与适应证] 活血祛瘀,通络止痛。治瘀血留于太阳经所致腰脊痛。

[制用法] 水煎饭前服。

至宝丹(《太平惠民和剂局方》)

[组成] 犀角100份(水牛角代) 玳瑁100份 琥珀100份 朱砂100份 雄黄100份 龙脑1份 麝香1份 牛黄50份 安息香150份(原方有金箔、银箔各50片,现已不用)

[功效与适应证] 开窍安神,清热解毒。治感染性疾病高热所致的昏迷、烦躁不安、抽搐等症;头部内伤的脑震荡昏迷等。

[制用法] 研成细末为丸,每丸3g,每服3g(每服1丸),小儿酌减。

阳和汤(《外科全生集》)

[组成] 熟地黄30g 鹿角胶10g 姜炭5g 肉桂3g(焗冲) 麻黄5g 白芥子6g 生甘草3g

[功效与适应证] 温阳通脉,散寒化痰。治各类阴疽如流痰、流注等。

[制用法] 水煎服。

阳和解凝膏(《外科正宗》)

[组成] 鲜牛蒡子、根、叶、梗90g 鲜白凤仙梗12g 川芎12g 附子6g 桂枝6g 大黄6g 当归6g 肉桂6g 草乌6g 地龙6g 僵蚕6g 赤芍6g 白芷6g 白蔹6g 白及6g 乳香6g 没药6g 续断3g 防风3g 荆芥3g 五灵脂3g 木香3g 香橼3g 陈皮3g 菜油500g 苏合油12g 麝香3g 黄丹210g

[功效与适应证] 行气活血,温经和阳,祛风化痰,散寒通络。治各类疮疡属阴证者。

[制用法] 先将鲜牛蒡、白凤仙入锅中,加入菜油,熬枯去渣,次日除乳香、没药、麝香、苏合油外,余药俱入锅煎枯,去渣滤净,加入黄丹,熬至滴水成珠,不黏指为度,离火后,再将乳、没、麝、苏合油入膏搅和,半月后可用。用时,摊于敷料上贴患处。

壮筋养血汤(《伤科补要》)

[组成] 当归9g 川芎6g 白芷9g 续断12g 红花6g 生地黄12g 牛膝9g 牡丹皮9g 杜仲6g

[功效与适应证] 活血壮筋。用于软组织损伤。

[制用法] 水煎服。

壮腰健肾汤(经验方)

[组成] 熟地黄 杜仲 山茱萸 枸杞子 补骨脂 红花 羌活 独活 肉苁蓉 菟丝子 当归

[功效与适应证] 调肝肾、壮筋骨。治骨折及软组织损伤。

［制用法］ 水煎服。按病情决定剂量。

壮筋续骨丹（丸）（《伤科大成》）

［组成］ 当归 60g　川芎 30g　白芍 30g　熟地黄 120g　杜仲 30g　川续断 45g　五加皮 45g　骨碎补 90g　桂枝 30g　三七 30g　黄芪 90g　人工虎骨 30g　补骨脂 60g　菟丝子 60g　党参 60g　木瓜 30g　刘寄奴 60g　土鳖虫 90g

［功效与适应证］ 壮筋续骨。用于骨折、脱位、伤筋中后期。

［制用法］ 共研细末，糖水泛丸，每次服 12g，温酒下。

安宫牛黄丸（《温病条辨》）

［组成］ 牛黄 4 份　郁金 4 份　黄连 4 份　黄芩 4 份　栀子 4 份　犀角 4 份（水牛角代）　雄黄 4 份　朱砂 4 份　麝香 1 份　冰片 1 份　珍珠 2 份　蜜糖适量

［功效与适应证］ 清心解毒，开窍安神。治神昏谵语，身热，狂躁，痉厥以及头部内伤晕厥。

［制用法］ 研极细末，炼蜜为丸，每丸 3g。每服 1 丸，每日 1~3 次。

回阳玉龙（散）膏（《外科正宗》）

［组成］ 草乌（炒）6 份　干姜（煨）6 份　赤芍（炒）2 份　白芷 2 份　南星（煨）2 份　肉桂 1 份

［功效与适应证］ 温经散寒通络。治阴证肿疡。

［制用法］ 共研细末做散剂。直接掺在疮面上，或水调外敷。亦可用凡士林 8 份，药散 2 份，调煮成软膏，外用。

如意金刀散（《外科正宗》）

［组成］ 松香 5 份　生矾 1 份　枯矾 1 份

［功效与适应证］ 止血燥湿。治创面渗血或溃烂流液。

［制用法］ 共研细末。掺撒溃创面。

冰硼散（《外科正宗》）

［组成］ 玄明粉 12 份　朱砂 1 份半　硼砂 7 份半　冰片 1 份

［功效与适应证］ 清凉散火。治局部焮热的肿疡。

［制用法］ 共研极细末。多是掺撒在软膏的表面，然后连软膏一起敷贴在患处。

地龙汤（散）（《医宗金鉴》）

［组成］ 地龙 15g　苏木 12g　麻黄 6g　当归 10g　桃仁 10g　黄柏 12g　甘草 6g　肉桂 1g（研末冲服）

［功效与适应证］ 舒筋活血，散瘀止痛。治损伤早中期肿痛积瘀。

［制用法］ 水煎服，每日 1 剂。

导赤散（《小儿药证直诀》）

［组成］ 生地黄　木通　甘草梢各等份

［功效与适应证］ 清热利水。用于急性泌尿系感染，小便短赤而涩、尿时刺痛。

［制用法］ 加入竹叶适量，水煎服。

七　画

坚骨壮筋膏（《中医伤科学讲义》）

［组成］

第一组：骨碎补 90g　川续断 90g　马钱子 60g　白及 60g　硼砂 60g　生草乌 60g　生川乌 60g　牛膝 60g　苏木 60g　杜仲 60g　伸筋草 60g　透骨草 60g　羌活 30g　独活 30g　麻黄 30g　五加皮 30g　皂角核 30g　红花 30g　泽兰叶 30g　人工虎骨 24g　香油 5 000g　黄丹 2 500g

第二组：血竭 30g　冰片 15g　丁香 30g　肉桂 60g　白芷 30g　甘松 60g　细辛 60g　乳香 30g　没药 30g　麝香 1.5g

［功效与适应证］ 强壮筋骨。用于伤筋骨折后期。

［制用法］ 第一组药，熬成膏药后温烊摊贴；第二组药，共研为细末，贴时撒于药面。

皂角通关散（经验方）

［组成］ 皂角 6g　知母 9g　黄柏 9g　小葱 30g　路路通 7 个

[功效与适应证] 通关开窍,清泄下焦。治严重挤压伤瘀阻下焦,尿少黄赤者。

[制用法] 水煎服。

补筋丸(《医宗金鉴》)

[组成] 沉香30g 丁香30g 川牛膝30g 五加皮30g 蛇床子30g 茯苓30g 白莲心30g 肉苁蓉30g 当归30g 熟地黄30g 牡丹皮30g 木瓜24g 人参9g 广木香9g

[功效与适应证] 补肾壮筋,益气养血,活络止痛。治跌仆,伤筋,血脉壅滞,青紫肿痛。

[制用法] 共为细末,炼蜜为丸,如弹子大,每丸重9g,每次服1丸,用无灰酒送下。

补中益气汤(《东垣十书》)

[组成] 黄芪15g 党参12g 白术12g 陈皮3g 炙甘草5g 当归10g 升麻5g 柴胡5g

[功效与适应证] 补中益气。治疮疡日久,元气亏损,损伤气血耗损,中气不足诸症。

[制用法] 水煎服。

补肾活血汤(《伤科大成》)

[组成] 熟地黄10g 杜仲3g 枸杞子3g 补骨脂10g 菟丝子10g 当归尾3g 没药3g 山萸肉3g 红花2g 独活3g 淡肉苁蓉3g

[功效与适应证] 补肾壮筋,活血止痛。治伤患后期各种筋骨酸痛无力等症,尤以腰部伤患更宜。

[制用法] 水煎服。

补肾壮筋汤(丸)(《伤科补要》)

[组成] 熟地黄12g 当归12g 牛膝10g 山茱萸12g 茯苓12g 续断12g 杜仲10g 芍药10g 青皮5g 五加皮10g

[功效与适应证] 补益肝肾,强壮筋骨。治肾气虚损,习惯性关节脱位等。

[制用法] 水煎服,日1剂。或制成丸剂服。

补肾壮阳汤(经验方)

[组成] 熟地黄15g 生麻黄3g 白芍3g 炮姜6g 杜仲12g 狗脊12g 肉桂6g 菟丝子12g 牛膝9g 川续断9g 丝瓜络6g

[功效与适应证] 温通经络,补益肝肾。用于腰部损伤的中后期。

[制用法] 水煎服。

补益消癌汤(经验方)

[组成] 黄芪30g 人参9g 当归15g 桂圆肉15g 金银花9g 陈皮9g 生地黄15g 地榆9g 贯众9g 蒲公英9g 大小蓟各9g 杜仲15g 三七粉3g

[功效与适应证] 凉血止血,益气补血。用于恶性骨肿瘤晚期,气血两虚者。

[制用法] 水煎服。

苏合香丸(《太平惠民和剂局方》)

[组成] 白术2份 青木香2份 乌犀屑2份(水牛角代) 香附子(炒去毛)2份 朱砂(研水飞)2份 诃黎勒(煨去皮)2份 白檀香2份 安息香(别为末用无灰酒1升熬膏)2份 沉香2份 麝香(研)2份 荜茇2份 龙脑(研)1份 乳香(研)1份 苏合香油1份(入安息香膏内) 白蜜糖适量

[功效与适应证] 温宣通窍。治脑震荡昏迷。

[制用法] 固体药分别研成末,安息香以酒熬膏后与苏合香油混合,再把各药末加入,并炼蜜为丸,每丸3g。每服1丸,温开水送服,小儿减半。

苏木煎(《简明正骨》)

[组成] 苏木 大力草各30g 卷柏9g 艾叶30g 羌活 牛膝各9g 伸筋草 鸡血藤各30g

[功效与适应证] 通经活络,疏利关节。治损伤后期关节僵凝,气血停滞之症。

[制用法] 水煎洗。

花蕊石散（《本草纲目》引《太平惠民和剂局方》）

［组成］ 花蕊石 1 份　石硫黄 2 份

［功效与适应证］ 化瘀止血。治创伤出血。

［制用法］ 共入瓦罐煅研为细末。外掺创面后包扎。

芪附汤（《魏氏家藏方》）

［组成］ 黄芪　附子

［功效与适应证］ 温阳固表。治伤患气血耗失以致卫阳不固,虚汗自冒。亦治伤患后期肢节冷痛。

［制用法］ 水煎服。

坎离砂（成药）

［组成］ 麻黄　当归尾　附子　透骨草　红花　干姜　桂枝　牛膝　白芷　荆芥　防风　木瓜　生艾绒　羌活　独活各等份　醋适量

［功效与适应证］ 祛风散寒止痛。治腰腿疼痛,风湿性关节疼痛。

［制用法］ 用醋水各半,将药熬成浓汁,再将铁砂炒红后搅拌制成。使用时加醋约半两,装入布袋内,自然发热,敷在患处。如太热可来回移动。

陀僧膏（《伤科补要》）

［组成］ 南陀僧 40 份　赤芍 1 份　当归 1 份　乳香 1 份　没药 1 份　赤石脂半份　百草霜 4 份　苦参 8 份　银黝 2 份　桐油 64 份　香油 32 份　血竭 1 份　儿茶 1 份　大黄 16 份

［功效与适应证］ 解毒止血。治创伤及局部感染疼痛等。

［制用法］ 陀僧研成细末,用香油把其他药煎熬,去渣后入陀僧末,制成膏,外用。

抗癌止痛散（《肿瘤的诊断与防治》经验方）

［组成］ 三七 1 份　重楼 1 份　延胡索 1 份　山慈菇 1 份　芦根 1 份　黄药子 1 份　川乌 1 份　冰片 2 份

［功效与适应证］ 行气止痛。治骨肿瘤疼痛。

［制用法］ 共为细末。每服 3g,每日 3 次。

附子八物汤（《医宗金鉴》）

［组成］ 制附子 3g　人参 3g　土炒白术 3g　白茯苓 3g　当归 3g　熟地黄 3g　川芎 3g　酒炒白芍 3g　木香 4.5g　炙甘草 4.6g　肉桂 4.5g　生姜 3 片　红枣肉 1 枚

［功效与适应证］ 温阳散寒。治流注、流痰属阴证者。各种虚寒证亦可用。

［制用法］ 水煎服。

附子饼灸法（《中医外科临床手册》）

［组成］ 附子末　艾绒　黄酒

［功效与适应证］ 活血通络、温阳散寒。治风邪寒湿凝滞,阴证疮疡冷痛。

［制用法］ 以黄酒调附子末为饼,厚约 3mm,放在疮顶上,铺艾绒于其上而灸之,如附子饼已干熟,则可更换再灸,灸至病者自觉局部及附近有温热感。灸后仍可应用外敷药物。凡灸法仅适用于肌肉丰厚的位置,故头面胸腹手足颈项等位置不宜灸。

吴茱萸汤（《伤寒论》）

［组成］ 吴茱萸 10g　党参 12g　生姜 12g　大枣 4 枚

［功效与适应证］ 温肝暖胃,降逆止呕。治头部损伤脑震荡后头晕、头痛等症。

［制用法］ 水煎服。

鸡鸣散（《伤科补要》）

［组成］ 当归尾　桃仁　大黄

［功效与适应证］ 攻下逐瘀。治胸腹部挫伤,疼痛难忍,并见大便秘结者。

［制用法］ 根据病情实际需要,酌情拟定剂量,水煎服。

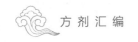

杞菊地黄丸(《医级》)

[组成] 枸杞子12g 杭菊12g 熟地黄15g 怀山药12g 山茱萸10g 牡丹皮10g 茯苓10g 泽泻6g

[功效与适应证] 滋肾养肝,育阴潜阳。治肝肾不足,眩晕头痛,视物不清,耳鸣肢麻等症。

[制用法] 水煎服,或为丸服。

驳骨丹(《外伤科学》经验方)

[组成] 自然铜4份 乳香2份 没药2份 土鳖虫1份

[功效与适应证] 活血祛瘀,接骨续筋。治跌打损伤,骨折。

[制用法] 共研细末,亦可再压成片剂,或制成绿豆大小丸剂。每服2~4g,开水或白酒送服,每日1~2次。

驳骨散(《外伤科学》经验方)

[组成] 桃仁1份 黄连1份 金耳环1份 川红花1份 栀子2份 生地黄2份 黄柏2份 黄芩2份 防风2份 甘草2份 蒲公英2份 赤芍2份 自然铜2份 土鳖虫2份 侧柏6份 大黄6份 骨碎补6份 当归尾4份 薄荷4份 毛麝香4份 牡丹皮4份 金银花4份 透骨消4份 鸡骨香4份

[功效与适应证] 消肿止痛,散瘀接骨。治骨折及软组织扭挫伤的早中期。

[制用法] 共研细末。水、酒、蜂蜜或凡士林调煮外敷患处。

苍术白及粉(经验方)

[组成] 苍术 白及各等量

[功效与适应证] 健脾益气,用于骨折后期。

[制用法] 共研细末,每服6g,每日2~3次,

龟鹿二仙胶汤(《兰台轨范》)

[组成] 鹿角6g 龟甲9g 枸杞子9g 人参6g

[功效与适应证] 填精养血,助阳益气。治气阴两虚,精血亏虚所致腰膝酸软。

[制用法] 水煎服,日1剂,日服3次。

身痛逐瘀汤(《医林改错》)

[组成] 秦艽9g 川芎9g 桃仁6g 红花6g 甘草3g 羌活9g 没药9g 五灵脂9g 香附9g 牛膝9g 地龙9g 当归15g

[功效与适应证] 活血行气,祛瘀通络,通痹止痛。主治气血痹阻经络所致的肩、腰、腿或周身疼痛,经久不愈。

[制用法] 水煎服。忌生冷油腻,孕妇忌服。

羌活胜湿汤(《内外伤辨惑论》)

[组成] 羌活15g 独活15g 藁本15g 防风15g 甘草6g 川芎10g 蔓荆子10g

[功效与适应证] 祛风除湿。治伤后风湿邪客者。

[制用法] 水煎服。药渣可煎水热洗患处。

八　画

抵当丸(汤)(《伤寒论》)

[组成] 水蛭9g 虻虫9g 桃仁6g 大黄15g 蜜糖适量

[功效与适应证] 破瘀血,消癥瘕。用治各种骨肿瘤有瘀阻者。

[制用法] 共为细末,蜜为丸如绿豆大小。每服3~6g,每日1~2次。做汤剂时,水煎服,但须注意病者的耐受情况。

定痛膏(《疡医准绳》)

[组成] 芙蓉叶4份 紫荆皮1份 独活1份 生南星1份 白芷1份

[功效与适应证] 祛风消肿止痛。治跌打损伤肿痛,疮疡初期肿痛。

[制用法] 共研细末。用姜汁、水、酒调煮热敷;可用凡士林调煮成软膏外敷。

定痛散(《伤科汇纂》)

[组成] 当归 川芎 白芍 升麻 防风 官桂各3g 山柰9g 紫丁香根 红花各15g 麝香0.9g

［功效与适应证］ 定痛消肿,舒筋和络,跌打仆伤。

［制用法］ 为细末,老葱汁调和,敷患处。

定痛和血汤(《伤科补要》)

［组成］ 桃仁 红花 乳香 没药 当归 秦艽 川续断 蒲黄 五灵脂

［功效与适应证］ 活血定痛。用于各部损伤,瘀血疼痛。

［制用法］ 水、酒各半,煎服。

虎骨木瓜酒(成药)

［组成］ 人工虎骨 30g 川芎 30g 当归 30g 玉竹 60g 五加皮 30g 川续断 30g 天麻 30g 红花 30g 怀牛膝 30g 白茄根 30g 秦艽 15g 桑枝 120g 防风 15g 木瓜 90g

［功效与适应证］ 活血祛风,舒筋活络,强筋壮骨。用于骨折伤筋后,筋络挛缩酸痛,痿软无力。

［制用法］ 上药浸酒 10 000g,浸 7 天,加冰糖 1 000g,每日饮 1 小杯。

虎潜丸(《丹溪心法》)

［组成］ 虎骨(炙)2 份(用代用品) 干姜 1 份 陈皮 4 份 白芍 4 份 锁阳 2 份半 熟地黄 4 份 龟甲(酒炙)8 份 黄柏 16 份 知母(炒)2 份

［功效与适应证］ 滋阴降火,强壮筋骨。治损伤之后肝肾不足,筋骨痿软,腿足瘦削,步履乏力等症。

［制用法］ 为末,用酒或米糊制丸如豆大小。每服 10g,每日 1~2 次,空腹淡盐汤送服。

金黄(散)膏(《医宗金鉴》)

［组成］ 大黄 2 500g 黄柏 2 500g 姜黄 2 500g 白芷 2 500g 制南星 500g 陈皮 500g 苍术 500g 厚朴 500g 甘草 500g 天花粉 5 000g

［功效与适应证］ 清热解毒,散瘀消肿。治感染阳证,跌打肿痛。

［制用法］ 研细末。用酒、油、菊花、金银花膏、丝瓜叶或生姜等捣汁调敷,或按凡士林 8 份、金黄膏 2 份的比例调制成膏外敷。

金铃子散(《太平圣惠方》)

［组成］ 金铃子 延胡索各等量

［功效与适应证］ 理气止痛。治跌仆损伤后心腹胸胁疼痛,时发时止,或流窜不定者。

［制用法］ 共为细末。每服 9~12g,温开水或温酒送下,每日 2~4 次。

金枪铁扇散(《中医伤科学讲义》)

［组成］ 乳香 2 份 没药 2 份 象皮 2 份 老材香 2 份 明矾 1 份 炉甘石 1 份 降香 1 份 黄柏 1 份 血竭 1 份

［功效与适应证］ 收敛、拔毒、生肌,治各种创伤溃疡。

［制用法］ 共为极细末。直接掺于伤口或溃疡面上。

金匮肾气丸(即附桂八味丸,《金匮要略》)

［组成］ 熟地黄 25g 怀山药 12g 山茱萸 12g 泽泻 10g 茯苓 10g 牡丹皮 10g 肉桂 3g(焗冲) 熟附子 10g

［功效与适应证］ 温补肾阳。治伤病后肾阳亏损者。

［制用法］ 水煎法。或制成丸剂,淡盐汤送服。

金锁固精丸(《医方集解》)

［组成］ 沙蒺藜(炒) 芡实(蒸) 莲须各 60g 龙骨(酥炙) 牡蛎(煅)各 30g

［功效与适应证］ 固肾涩精。用于肾虚不固者。

［制用法］ 以莲子粉糊为丸,每服 9g,空腹淡盐汤送服。亦可加入莲子肉水煎服,用量按原方比例酌减。

金不换膏(成药)

［组成］ 川乌 18g 草乌 18g 苦参 15g 皂角 5g 大黄 3g 当归 24g 白芷 24g 赤芍 24g 连翘 24g 白及 24g 白蔹 42g 木鳖子 24g 乌药 24g 肉桂 24g 羌活 24g 五灵脂 24g 穿山甲 24g 两头尖 24g 透骨草 24g 槐枝 13cm 桃枝 3cm 桑枝 13cm 柳枝 13cm 香油 1 250g 炒黄丹 625g 乳香 30g 没药 30g 麝香 0.6g 苏合香油 6g

[功效与适应证] 行气活血,祛风止痛。治跌打损伤,气血凝滞,筋骨酸痛。

[制用法] 制用膏药,贴患处。

苓桂术甘汤(《伤寒论》)

[组成] 茯苓 2g　桂枝 9g　白术 9g　炙甘草 6g

[功效与适应证] 温化痰饮,健脾渗湿。治中焦阳虚,水饮内停所致诸症。

[制用法] 水煎服,日 1 剂,日服 3 次。

青黛膏(经验方)

[组成] 青黛 27g　大黄 18g　黄柏 18g　熟石膏 60g

[功效与适应证] 能除蓄蕴内热,泻实热,荡积滞,清湿热。

[制用法] 上药共研细末,加凡士林 500g,调和如软膏,摊于纱布或韧性纸上。外用。

青蒿鳖甲汤(《温病条辨》)

[组成] 青蒿 6g　鳖甲 15g　细生地黄 12g　知母 6g　牡丹皮 9g

[功效与适应证] 养阴透热。用于温病后期,邪热未尽,深伏阴分,阴液已伤。

[制用法] 水煎服。

青娥丸(《太平惠民和剂局方》)

[组成] 杜仲 480g　补骨脂 240g　胡桃 20 个　蒜 120g

[功效与适应证] 补肾壮腰。治伤病以致肾气虚弱风寒乘袭、气血相搏的腰痛。

[制用法] 为末,米糊成丸如豆大。每服 10g,淡盐汤或温酒送下,每日 1~3 次。

参黄散(《外科补要》)

[组成] 参三七 30g　大黄 120g　厚朴 30g　枳实 30g　桃仁 90g　当归尾 90g　赤芍 45g　红花 15g　穿山甲 15g　郁金 30g　延胡索 30g　肉桂 15g　柴胡 18g　甘草 12g　青皮 30g

[功效与适应证] 攻下逐瘀,疏通经络。治体实伤重者。

[制用法] 共为细末,每服 6g,酒调送下。

参附汤(《世医得效方》)

[组成] 人参 12g　附子(炮去皮)10g

[功效与适应证] 回阳救逆。治伤患阳气将脱,表现为休克,四肢厥冷,气短呃逆,喘满汗出,脉微细者。

[制用法] 水煎服。

参苓白术散(《太平惠民和剂局方》)

[组成] 白扁豆 12g　党参 12g　白术 12g　茯苓 12g　炙甘草 6g　怀山药 12g　莲子肉 10g　薏苡仁 10g　桔梗 6g　砂仁 5g　大枣 4 枚

[功效与适应证] 补气、健脾、渗湿。治疮疡及损伤后期,气血受损,脾失健运者。

[制用法] 水煎服。可制成散剂服,其中大枣煎汤送散服。

和营止痛汤(《伤科补要》)

[组成] 赤芍 9g　当归尾 9g　川芎 6g　苏木 6g　陈皮 6g　桃仁 6g　续断 12g　乌药 9g　乳香 6g　没药 6g　木通 6g　甘草 6g

[功效与适应证] 活血止痛,祛瘀生新。治损伤积瘀肿痛。

[制用法] 水煎服。

知柏八味丸(即知柏地黄丸,《医宗金鉴》)

[组成] 知母　黄柏　熟地黄　怀山药　茯苓　泽泻　山茱萸　牡丹皮

[功效与适应证] 滋阴降火。治骨病阴虚火旺,潮热骨蒸等症。

[制用法] 按病情拟定药量,水煎服。或制成丸剂,用淡盐汤送服。

矾石汤(《金匮要略》)

[组成] 矾石适量

[功效与适应证] 解毒收敛。治溃疡久不收口,分泌物多。

[制用法] 煎水外洗。

狗皮膏(成药)

[组成] (略)

[功效与适应证] 散寒止痛,舒筋活络。治跌打损伤及风寒湿痹痛。

[制用法] 烘热外敷患处。

肢伤一方(《外伤科学》经验方)

[组成] 当归12g 赤芍12g 桃仁10g 红花6g 黄柏10g 防风10g 木通10g 甘草6g 生地黄12g 乳香5g

[功效与适应证] 行气活血,祛瘀止痛。治跌打损伤,瘀肿疼痛。用于四肢骨折或软组织损伤初期。

[制用法] 水煎服。

肢伤二方(《外伤科学》经验方)

[组成] 当归12g 赤芍12g 续断12g 威灵仙12g 生薏苡仁30g 桑寄生30g 骨碎补12g 五加皮12g

[功效与适应证] 祛瘀生新,舒筋活络。治跌打损伤,筋络挛痛。用于四肢损伤的中、后期。

[制用法] 水煎服。

肢伤三方(《外伤科学》经验方)

[组成] 当归12g 白芍12g 续断12g 骨碎补12g 威灵仙12g 川木瓜12g 天花粉12g 黄芪15g 熟地黄15g 自然铜10g 土鳖虫10g

[功效与适应证] 补益气血,促进骨合。治骨折后期。

[制用法] 水煎服。

宝珍膏(成药)

[组成] 熟地黄1份 茅术1份 枳壳1份 五加皮1份 莪术1份 桃仁1份 山奈1份 当归1份 川乌1份 陈皮1份 乌药1份 三棱1份 大黄1份 首乌1份 草乌1份 柴胡1份 香附1份 防风1份 牙皂1份 肉桂1份 羌活1份 赤芍1份 南星1份 荆芥1份 白芷1份 藁本1份 续断1份 高良姜1份 独活1份 麻黄1份 甘松1份 连翘1份 冰片1份 樟脑1份 乳香1份 没药1份 阿魏1份 细辛1份 刘寄奴1份 威灵仙1份 海风藤1份 小茴香1份 川芎2份 血余炭7份 麝香2/3份 木香2/3份 附子2/3份 东丹30份

[功效与适应证] 行气活血,祛风止痛。治风湿关节痛及跌打损伤疼痛。

[制用法] 制成药膏贴患处。近年来药厂制成黏胶布形膏药,名为伤湿宝珍膏,使用更方便。

拔毒膏(《证治准绳》)

[组成] 马齿苋汁 猪膏脂 石蜜

[功效与适应证] 清热解毒。治热毒侵注,局部肿胀痛。

[制用法] 熬成膏为度,药量可灵活配定。外涂患处。

拔毒生肌散(《武汉中药成方集》)

[组成] 冰片30g 红升丹72g 轻粉72g 龙骨72g 甘石72g 黄丹72g 煅石膏600g 白蜡15g

[功效与适应证] 拔毒生肌。用于各种分泌物较多的创面。

[制用法] 各药分别为末,用茧丝筛筛过,再混合。直接掺撒于创面上。

泻白散(《小儿药证直诀》)

[组成] 地骨皮30g 桑白皮30g 生甘草3g 粳米一撮

[功效与适应证] 泻肺清热。治肺经郁热所致胸肋骨痹。或胸部内伤,郁瘀化热咳嗽。

[制用法] 水煎服。

苦参汤(《金匮要略》)

[组成] 苦参适量

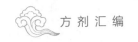

[功效与适应证] 清热、祛风、杀虫。治开放性损伤创口感染发痒,或溃疡发痒,分泌物较多者。

[制用法] 煎水外洗。

九　画

复苏汤(《林如高正骨经验》)

[组成] 琥珀　枳壳　川朴　菖蒲　三七各6g　珍珠粉0.6g　辰砂3g　血竭　龙骨各9g　麝香0.1g

[功效与适应证] 开窍醒神,理气化瘀,治重伤后不省人事者。

[制用法] 水煎服。

复元通气散(《丹溪心法》)

[组成] 茴香　穿山甲(蛤粉炒)　穿山甲(生用)各60g　炒白牵牛子　延胡索　炒甘草　陈皮30g　木香45g

[功效与适应证] 理气通络。气不宣流,或成痛疝;并闪挫腰痛,诸气滞闭,耳聋、耳疼。

[制用法] 为末,每服3g,热酒调下。

复元活血汤(《医学发明》)

[组成] 柴胡15g　天花粉10g　当归尾10g　红花6g　穿山甲10g　酒浸大黄30g　酒浸桃仁12g

[功效与适应证] 活血祛瘀,消肿止痛。治跌打损伤,血停积于胁下,肿痛不可忍者。

[制用法] 水煎,分2次服,如服完第一次后,泻下大便,得利痛减,则停服,如6小时之后,仍无泻下者,则服下第二次。以利为度。

骨科外洗一方(《外伤科学》经验方)

[组成] 宽筋藤30g　钩藤30g　金银花藤30g　王不留行30g　刘寄奴15g　防风15g　大黄15g　荆芥10g

[功效与适应证] 活血通络,舒筋止痛。治损伤后筋肉拘挛,关节功能欠佳,酸痛麻木或外感风湿作痛等。用于骨折及软组织损伤中后期或骨科手术后已能解除外固定,做功能锻炼者。

[制用法] 煎水熏洗。

骨科外洗二方(《外伤科学》经验方)

[组成] 桂枝15g　威灵仙15g　防风15g　五加皮15g　细辛10g　荆芥10g　没药10g

[功效与适应证] 活血通络,祛风止痛。治损伤后期肢体冷痛,关节不利及风寒湿邪侵注,局部遇冷则痛增,得温稍适的痹病。

[制用法] 煎水熏洗,肢体可直接浸泡,躯干可用毛巾湿热敷擦。但注意防止水温过高引起烫伤。

骨痨敌(经验方)

[组成] 骨碎补10g　三七10g　乳香10g　没药10g　黄芪10g

[功效与适应证] 补气活血,强筋骨。用于骨结核及慢性骨髓炎。

[制用法] 煎剂,每日1剂,早晚时服。为末做散剂,每次服3~6g,每日2次。儿童酌减。亦可制成注射剂供肌内注射用。

骨增丹(经验方)

[组成] 红花2份　郁金2份　三七2份　延胡索1份　威灵仙1份　五灵脂2份　刘寄奴2份　秦艽4份　羌活4份　乳香1份　没药1份　血竭1份　牛膝1份　桂枝1份　白芍2份　金毛狗脊2份　炙马钱子1份

[功效与适应证] 活血祛瘀,疏风散寒,理气止痛。治骨质增生所致的疼痛。

[制用法] 为末,压片,或用蜜糖制成丸,每个10g。每服10g,日服2~3次,用开水或黄酒送服。

骨刺丸(《外伤科学》经验方)

[组成] 制川乌1份　制草乌1份　细辛1份　白芷1份　当归1份　萆薢2份　红花2份　蜜糖适量

[功效与适应证] 祛风散寒,活血止痛。治损伤后期及骨刺所致的疼痛,或风寒湿痹痛。

[制用法] 共为细末,炼蜜为丸。每丸10g,每次服1~2丸,每日2~3次。

骨质增生丸(《外伤科学》)

[组成] 熟地黄60g　鸡血藤45g　骨碎补45g　肉苁蓉30g　鹿衔草30g　淫羊藿30g　莱菔子15g

［功效与适应证］ 养血,舒筋,壮骨。治肥大性脊椎炎、颈椎病、关节间游离体、骨刺、跟痛症,以及筋骨受伤后,未能很好修复而致经常性酸痛屈伸不利者。

［制用法］ 共为细末,炼蜜为丸,每丸9g,每次服1~2丸,每日2~3次。

骨松宝颗粒(成药)

［组成］ 淫羊藿 续断 赤芍 川芎 知母 莪术 三棱 地黄 牡蛎(煅)

［功效与适应证］ 补肾活血,强筋壮骨。用于骨痿(骨质疏松)引起的骨折、骨痛、骨关节炎,以及预防更年期骨质疏松。

［制用法］ 颗粒剂。口服,1次1袋。治疗骨折及骨关节炎,1日3次;预防骨质疏松,1日2次;30天为1疗程。

活络油膏(《中医伤科学讲义》)

［组成］ 红花60g 没药60g 白芷60g 当归240g 白附子30g 钩藤120g 紫草60g 栀子60g 黄药子30g 甘草60g 刘寄奴60g 牡丹皮60g 梅片60g 生地黄240g 制乳香60g 露蜂房60g 大黄120g 白药子30g

［功效与适应证］ 活血通络。用于损伤后期软组织硬化或粘连。

［制用法］ 上药置大铁锅内,再加入麻油4 500g,用文火将药炸透存性,过滤去渣,再入锅内武火烧熬,放黄蜡1 500g、梅片60g,用木棍调和装盒。用手指蘸药擦患处。

活血膏(《陈修园医书四十八种》)

［组成］ 白陶土200份 黄柏10份 栀子10份 樟脑1份 薄荷1份 蜜糖适量

［功效与适应证］ 散瘀活血,消肿止疼。治跌打损伤,瘀血作痛。

［制用法］ 共为细末,水蜜各半调制成膏。外敷。

活血丸(经验方)

［组成］ 土鳖虫5份 血竭3份 西花1份 乳香3份 没药3份 牛膝2份 白芷2份 儿茶2份 骨碎补2份 杜仲3份 续断3份 赤木3份 当归5份 生地黄3份 川芎2份 自然铜2份 桃仁2份 大黄2份 马钱子2份 朱砂1份 冰片2份 蜜糖适量

［功效与适应证］ 活血祛瘀,消肿止痛。治跌打损伤瘀肿疼痛。用于骨折及其他损伤的初、中期。

［制用法］ 共为细末,炼蜜为丸,每丸5g。每服1丸,日2~3次。

活血祛瘀汤(经验方)

［组成］ 当归15g 红花6g 土鳖虫9g 自然铜9g 狗脊9g 骨碎补15g 没药6g 乳香6g 三七3g 路路通6g 桃仁9g

［加减法］ ①便秘:去骨碎补、没药、乳香,加郁李仁15g、火麻仁15g。②疼痛剧者加延胡索9g。③食欲不振:加砂仁9g。④心神不宁:加龙齿15g、磁石15g、酸枣仁9g、远志9g。⑤尿路感染:加知母9g、黄柏15g、车前子15g、泽泻15g。

［功效与适应证］ 活血化瘀,通络消肿,续筋接骨。用于骨折及软组织损伤的初期。

［制用法］ 水煎服,日1剂。

活血散瘀汤(《医宗金鉴》)

［组成］ 当归尾6g 赤芍6g 桃仁6g 酒炒大黄6g 川芎5g 苏木5g 牡丹皮3g 麸炒枳壳3g 槟榔2g

［功效与适应证］ 活血逐瘀。治瘀毒所成的疮疡。

［制用法］ 水煎服。

活血汤(经验方)

［组成］ 柴胡6g 当归尾9g 赤芍9g 桃仁9g 鸡血藤15g 枳壳9g 红花5g 血竭3g

［功效与适应证］ 活血祛瘀,消肿止痛。用于骨折早期。

［制用法］ 水煎服。

活血酒(《中医正骨经验概述》)

［组成］ 活血散15g 白酒500g

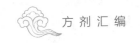

［功效与适应证］ 通络活血。用于陈旧性扭挫伤,寒湿偏胜之腰腿痛。

［制用法］ 将活血散泡于白酒中,7~10 天即成。

活血散(《中医正骨经验概述》)

［组成］ 乳香15g 没药15g 血竭15g 贝母9g 羌活15g 木香6g 厚朴9g 制川乌3g 制草乌3g 白芷24g 麝香1.5g 紫荆皮24g 生香附15g 炒小茴香9g 甲珠15g 煅自然铜15g 独活15g 续断15g 人工虎骨15g 川芎15g 木瓜15g 肉桂9g 当归24g

［功效与适应证］ 活血舒筋,理气止痛。治跌打损伤,瘀肿疼痛,或久伤不愈。

［制用法］ 共研细末,开水调成糊状外敷患处。

活血舒肝汤(河南正骨研究所郭氏验方)

［组成］ 当归12g 柴胡10g 赤芍10g 黄芩6g 桃仁5g 红花3g 枳壳10g 槟榔10g 陈皮5g 大黄(后下)10g 厚朴6g 甘草3g

［功效与适应证］ 破血逐瘀,行气止痛。治伤后瘀血初起。

［制用法］ 水煎服。

活血舒筋汤(《中医伤科学讲义》)

［组成］ 当归尾 赤芍 片姜黄 伸筋草 松节 海桐皮 落得打 路路通 羌(独)活 防风 续断 甘草(上肢加用川芎、桂枝,下肢加用牛膝、木香,痛甚者加用乳香、没药)。

［功效与适应证］ 活血祛瘀,舒筋活络。用于伤筋,关节肿痛,活动功能障碍。

［制用法］ 水煎服。

活血四物汤(《医学入门》)

［组成］ 当归4.5g 川芎4.5g 芍药4.5g 地黄4.5g 桃仁9枚 红花3g 苏木2.5g 连翘2g 黄连2g 防风2g 甘草2g

［功效与适应证］ 活血祛瘀,清热祛风。治疮疡经久不愈。

［制用法］ 水煎服。

活血止痛膏(成药)

［组成］ 生南星 干姜 独活 甘松 樟脑 冰片 辣椒 丁香 白芷 牡丹皮 细辛 山柰 没药 五加皮 当归 生半夏 桂枝 乳香 辛夷等

［功效与适应证］ 舒筋活络,活血止痛。用于筋骨疼痛,肌肉麻痹,关节酸痛,局部肿痛。

［制用法］ 橡皮膏剂。外用,烘热软化,贴患处。

活血止痛汤(《伤科大成》)

［组成］ 当归12g 川芎6g 乳香6g 苏木5g 红花5g 没药6g 土鳖虫3g 三七3g 赤芍9g 陈皮5g 落得打6g 紫荆藤9g

［功效与适应证］ 活血止痛。治跌打损伤肿痛。

［制用法］ 水煎服。目前临床上常去紫荆藤。

活血止痛散(胶囊)(成药)

［组成］ 当归 三七 乳香(制) 冰片 土鳖虫 自然铜(煅)

［功效与适应证］ 活血散瘀,消肿止痛。用于跌打损伤,瘀血肿痛。亦可用于冠心病。

［制用法］ 散剂,1次1.5g;胶囊,1次6粒(粒重0.25g)。口服,1日2次。温黄酒或温开水冲服。孕妇忌服。本品只宜于损伤时在短期内服用,久服易影响胃。慢性胃病者慎用或忌用。

祛伤散(《伤科补要》)

［组成］ 川续断45g 全当归60g 羌活30g 独活30g 五加皮45g 川芎15g 牛膝30g 肉桂9g 草乌15g 细辛12g 乌药30g 红花15g 川乌15g 甘草15g

［功效与适应证］ 通经活络,祛瘀散寒。治跌打损伤经络作痛。

［制用法］ 共为细末,每服9g,热酒冲服。

祛风胜湿汤（《中医外科学》）

〔组成〕 黄柏　苦参　金银花　白鲜皮　茯苓皮　羌活　防风　荆芥　陈皮

〔功效与适应证〕 清热利湿,祛风止痒。治湿热型瘙痒。

〔制用法〕 水煎服。

神功内托散（《医宗金鉴》）

〔组成〕 人参4.5g　制附子3g　川芎3g　当归身6g　黄芪3g　白术(土炒)4.5g　白芍(炒)3g　木香(研)1.5g　穿山甲(炒)2.5g　炙甘草1.5g　陈皮3g　白茯苓3g

〔功效与适应证〕 温补托里,助气血。治痈疽等。

〔制用法〕 煨姜3片,大枣2枚,水2杯,煎八分,空腹。

神农丸（又名药祖丸,《肿瘤的诊断与防治》）

〔组成〕 炙马钱子4份　甘草1份　川芎4份　雄黄2份　炮山甲6份　当归6份　犀角4份(水牛角代)　全蝎4份　蜈蚣4份　蜜糖适量

〔功效与适应证〕 息风通络,解毒止痛。用于原发性或继发性脊椎肿瘤并发下肢弛缓性瘫痪者。

〔制用法〕 用油炸马钱子至黄色取出,与上药共为细末,炼蜜为丸,每丸1g。每服1丸,每日2次。

神犀丹（《温热经纬》）

〔组成〕 犀角尖份半(磨汁)(水牛角代)　石菖蒲份半(捣汁)　生地黄4份(捣汁)　黄芩份半　人中黄1份　金银花4份　连翘2份半　板蓝根2份半(亦可用青黛代之)　香豉2份　玄参2份　天花粉1份　紫草1份　神曲适量

〔功效与适应证〕 清营解毒,散瘀除烦。治头部内伤高热神昏;或创伤感染、骨髓炎高热发斑,谵语昏躁等。

〔制用法〕 除取汁的药外,豆豉煮烂,神曲为糊,余药为末,拌和共为丸,每丸6g。每日服1~2丸。

养血润肠丸（经验方）

〔组成〕 黄芪30g　当归15g　肉苁蓉9g　怀牛膝12g

〔功效与适应证〕 益气养血,润肠通便。治跌打损伤,荣血不足,不宜用攻下逐瘀者。

〔制用法〕 水煎服。

草乌散（《世医得效方》）

〔组成〕 皂角　木鳖子　紫金皮　白芷　半夏　乌药　川芎　当归　川乌各150g　大茴香　坐拿草(酒煎熟)　草乌各30g　木香9g

〔功效与适应证〕 麻醉止痛。用于骨折、脱臼等整骨手术麻醉。

〔制用法〕 为末,每服6g,红酒调下。若伤重刺痛,手不得近者,加曼陀罗15g。

珍珠层粉（成药）

〔组成〕 (略)

〔功效与适应证〕 生肌长肉,息风安神。治各种溃疡,因突然意外致伤或脑损伤后遗的头晕头痛,夜睡不宁等症。

〔制用法〕 对分泌物不多的溃疡创面,直接掺在伤口上。外盖药膏。其他疾病则内服,每次服0.5~1支,每日2~3次。

独活寄生汤（《备急千金要方》）

〔组成〕 独活6g　防风6g　川芎6g　牛膝6g　桑寄生18g　秦艽12g　杜仲12g　当归12g　茯苓12g　党参12g　熟地黄15g　白芍10g　细辛3g　甘草3g　肉桂2g(焗冲)

〔功效与适应证〕 益肝肾,补气血,祛风湿,止痹痛。治腰脊损伤后期,肝肾两亏,风湿痛及腿足屈伸不利者。

〔制用法〕 水煎服。可复煎外洗患处。

独参汤（《景岳全书》）

〔组成〕 人参10~20g

〔功效与适应证〕 补气、摄血、固脱。治失血后气血衰虚,虚烦作渴,气随血脱之危症。

〔制用法〕 水炖服,近年来亦有制成注射剂用。

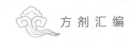

荆防败毒散（《医宗金鉴》）

［组成］ 荆芥 10g 防风 10g 柴胡 10g 茯苓 10g 桔梗 10g 川芎 6g 羌活 6g 独活 6g 枳壳 5g 甘草 5g

［功效与适应证］ 疏风解表止痒。治风寒型伤患病灶的皮肉瘙痒等。

［制用法］ 水煎服。

茴香酒（《中医伤科学讲义》经验方）

［组成］ 茴香 15g 丁香 10g 樟脑 15g 红花 10g 白干酒 300g

［功效与适应证］ 活血行气止痛。治扭挫伤肿痛。

［制用法］ 把药浸泡在酒中,1 周以后,去渣取酒即可。外涂擦患处。亦可在施行理伤手法时配合使用。

顺气活血汤（《伤科大成》）

［组成］ 苏梗 厚朴 枳壳 砂仁 当归尾 红花 木香 赤芍 桃仁 苏木 香附

［功效与适应证］ 行气活血,祛瘀止痛。用于胸腹挫伤、气滞胀满作痛。

［制用法］ 按病情定剂量,水煎,可加入少量米酒和服。

十　画

桃仁承气汤（《伤寒论》）

［组成］ 桃仁 10g 大黄 12g(后下) 桂枝 6g 甘草 6g 芒硝 6g(冲服)

［功效与适应证］ 泻下逐瘀。治跌打损伤,瘀血停溢,或下腹蓄瘀,疼痛拒按,瘀热发狂等症。

［制用法］ 水煎服。

桃花散（《外科正宗》）

［组成］ 白石灰 6 份 大黄 1 份

［功效与适应证］ 止血。治创伤出血。

［制用法］ 先将大黄煎汁,泼入白石灰内,为末,再炒,以石灰变成红色为度,将石灰过筛备用。用时掺撒于患处,纱布紧扎。

桃仁四物汤（《中国医学大辞典》）

［组成］ 桃仁 25 粒 川芎 3g 当归 3g 赤芍 3g 生地黄 2g 红花 2g 牡丹皮 3g 制香附 3g 延胡索 3g

［功效与适应证］ 通络活血,行气止痛。用于骨伤患有气滞血瘀而肿痛者。

［制用法］ 水煎服。

桂麝散（《药奁启秘》）

［组成］ 麻黄 15g 细辛 15g 肉桂 30g 牙皂 10g 半夏 25g 丁香 30g 生南星 25g 麝香 1.8g 冰片 1.2g

［功效与适应证］ 温化痰湿,消肿止痛。治疮疡阴证未溃者。

［制用法］ 共研细末。掺膏药上,贴患处。

栝蒌薤白白酒汤（《金匮要略》）

［组成］ 栝蒌实 10g 薤白 10g 白酒 60g

［功效与适应证］ 通阳散结,豁痰下气。用于胸部损伤而有气伤血瘀内结,阳气受郁,表现短气、咳喘、胸痛等症;或胸肋骨痹等。

［制用法］ 水煎服。临床上常在本方基础上随症加减,以用于治疗胸壁或胸内的伤患。

通关散（《伤科补要》）

［组成］ 牙皂 25 份 白芷 15 份 细辛 15 份 冰片 1 份 麝香 1 份 蟾酥 2 份半

［功效与适应证］ 通窍。用于脑震荡晕厥。

［制用法］ 共为极细末。把药末吹入病者鼻中取嚏令醒。

通经导滞汤（《医宗金鉴》）

［组成］ 当归 3g 熟地黄 3g 赤芍 3g 川芎 3g 枳壳(麸炒)3g 紫苏 3g 香附 3g 陈皮 3g 牡丹皮 3g 红花 3g 牛膝 3g 独活 5g 甘草节 5g

［功效与适应证］ 活血祛瘀,补虚通滞。治产后瘀血流注等症。

［制用法］ 水煎服,可饮酒者,酌加酒和服。

透脓散(《外科正宗》)

［组成］ 生黄芪 12g 穿山甲(炒)6g 川芎 6g 当归 9g 皂角刺 5g

［功效与适应证］ 托毒排脓。治痈疽诸毒,肉脓已成,不易外溃,或因气血虚弱不能化毒成脓者。

［制用法］ 共为末,开水冲服。亦可水煎服。

健步虎潜丸(《伤科补要》)

［组成］ 龟甲胶 2 份 鹿角胶 2 份 虎胫骨 2 份(用代用品) 何首乌 2 份 川牛膝 2 份 杜仲 2 份 锁阳 2 份 当归 2 份 熟地黄 2 份 威灵仙 2 份 黄柏 1 份 人参 1 份 羌活 1 份 白芍 1 份 白术 1 份 大川附子 1 份半 蜜糖适量

［功效与适应证］ 补气血,壮筋骨。治跌打损伤,血虚气弱,筋骨痿软无力,步履艰难。

［制用法］ 共为细末,炼蜜为丸如绿豆大。每服 10g,空腹淡盐水送下,每日 2~3 次。

健脾除湿汤(经验方)

［组成］ 炒苍术 炒白术 薏苡仁 茯苓 汉防己 五加皮 防风 独活 羌活 姜皮 甘草 威灵仙

［加减法］ 上肢加嫩桂枝、升麻;下肢加木瓜、牛膝。

［功效与适应证］ 健脾利湿,散风活络。用于骨折或损伤后期,肢体肿胀。

［制用法］ 水煎服。

海桐皮汤(《医宗金鉴》)

［组成］ 海桐皮 6g 透骨草 6g 乳香 6g 没药 6g 当归 5g 川椒 10g 川芎 3g 红花 3g 威灵仙 3g 甘草 3g 防风 3g 白芷 2g

［功效与适应证］ 行络止痛。治跌打损伤疼痛。

［制用法］ 共为细末,布袋装,煎水熏洗患处。亦可内服。

损伤风湿膏(《中医伤科学讲义》经验方)

［组成］ 生川乌 4 份 生草乌 4 份 生南星 4 份 生半夏 4 份 当归 4 份 黄金子 4 份 紫荆皮 4 份 生地黄 4 份 苏木 4 份 桃仁 4 份 桂枝 4 份 僵蚕 4 份 青皮 4 份 甘松 4 份 木瓜 4 份 山奈 4 份 地龙 4 份 乳香 4 份 没药 2 份 羌活 2 份 独活 2 份 川芎 2 份 白芷 2 份 苍术 2 份 木鳖子 2 份 山甲片 2 份 川续断 2 份 山栀子 2 份 土鳖虫 2 份 骨碎补 2 份 赤石脂 2 份 红花 2 份 牡丹皮 2 份 落得打 2 份 白芥子 2 份 细辛 1 份 麻油 320 份 黄铅粉 60 份

［功效与适应证］ 祛风湿,行气血,消肿痛。治损伤肿痛或损伤后期并风湿痹痛。

［制用法］ 用麻油将药浸泡 7~10 天后以文火煎熬:至色枯,去渣,再将油熬,约 2 小时,滴水成珠,离火,将黄铅粉徐徐筛入搅匀,成膏收贮,摊用。

损伤 1 号冲服剂(经验方)

［组成］ 延胡索 1 份 泽兰 1 份 当归 2 份 天花粉 2 份

［功效与适应证］ 活血祛瘀,消肿止痛。治骨折早期,软组织损伤肿痛者。

［制用法］ 制成冲服剂,每包 9g,每次服 1 包,日服 2 次。

消下破血汤(《医宗金鉴》)

［组成］ 柴胡 川芎 大黄 赤芍 当归 栀子 五灵脂 木通 枳实 红花 牛膝 苏木 生地黄 黄芩 桃仁 泽兰叶

［功效与适应证］ 清热散瘀。用于膈下损伤者。

［制用法］ 根据病情或年龄,酌情拟定药量,水煎服。

消癌片(《肿瘤的诊断与防治》)

［组成］ 红升丹 300g 三七 600g 牛黄 180g 黄连 150g 琥珀 300g 陈皮 60g 黄芩 150g 黄柏 150g 犀角 9g(水牛角代) 贝母 60g 山慈菇 300g 桑椹 90g 山药 300g 郁金 60g 甘草 60g 金银花 90g 黄芪 90g 蕲

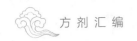

蛇 60g　白及 300g

　　[功效与适应证]　解毒散结。用于各种恶性肿瘤。

　　[制用法]　研末压片,每片 0.5g。每次 1 片,日服 2~3 次,饭后半小时服。1 个月为一疗程,4~6 个月为一治疗期,每疗程后停药 1 周左右。服药期间禁食蒜、葱、浓茶、鸡、牛肉、鲤鱼等。在治疗期间,根据患者正邪情况予以辨证,酌用汤药配合调治。

　　消肿止痛膏(《外伤科学》经验方)

　　[组成]　姜黄　羌活　干姜　栀子　乳香　没药

　　[功效与适应证]　祛瘀、消肿、止痛。治损伤初期瘀肿疼痛者。

　　[制用法]　共研细末。用凡士林调成 60% 软膏外敷患处。

　　消瘀膏(经验方)

　　[组成]　大黄 1 份　栀子 2 份　木瓜 4 份　蒲公英 4 份　姜黄 4 份　黄柏 6 份　蜜糖适量

　　[功效与适应证]　祛瘀、消肿、止痛。用于损伤瘀肿疼痛。

　　[制用法]　共为细末,水蜜各半调敷。

　　柴胡细辛汤(《中医伤科学讲义》经验方)

　　[组成]　柴胡　细辛　薄荷　当归尾　土鳖虫　丹参　制半夏　川芎　泽兰叶　黄连

　　[功效与适应证]　祛瘀生新,调和升降。治脑震荡头晕呕吐。

　　[制用法]　水煎服。

　　柴胡疏肝散(《景岳全书》)

　　[组成]　柴胡　芍药　枳壳　甘草　川芎　香附

　　[功效与适应证]　疏肝理气止痛。治胸胁损伤。

　　[制用法]　按病情拟定药量,并酌情加减,煎服。

　　益气养荣汤(《证治准绳》)

　　[组成]　人参 3g　茯苓 3g　陈皮 3g　贝母 3g　附子(炒)3g　当归(酒拌)3g　川芎 3g　黄芪(盐水炒)3g　熟地黄 3g　白芍 3g　炙甘草 2g　桔梗 2g　炒白术 6g　柴胡 2g

　　[功效与适应证]　补益气血。适用于损伤或骨病耗伤气血以致气血衰弱,正不胜邪者。

　　[制用法]　水煎服。

　　宽筋散(《伤科补要》)

　　[组成]　羌活 2 份　续断 2 份　防风 2 份　白芍 2 份　桂枝 1 份　甘草 1 份　当归 4 份

　　[功效与适应证]　宽筋止痛。治损伤后期,筋肉拘痛。

　　[制用法]　共为末。每服 30g,陈酒送下,每日 3 次。

十 一 画

　　清瘟败毒饮(《疫疹一得》)

　　[组成]　生石膏(先煎)30g　知母 10g　甘草 30g　生地黄 25g　黄连 6g　栀子 6g　桔梗 6g　黄芩 10g　玄参 10g　连翘 12g　牡丹皮 6g　淡竹叶 12g　犀角 0.6g(锉细末冲)(水牛角代)

　　[功效与适应证]　清热解毒,凉血止血。治疗疮走黄,痈毒内陷,阳毒炽盛,症见寒战壮热,烦躁口渴,昏狂谵语,或吐血、衄血、皮肤发斑。

　　[制用法]　水煎服,日 1~2 剂。

　　清营汤(《温病条辨》)

　　[组成]　生地黄 25g　玄参 9g　淡竹叶 12g　金银花 15g　连翘 15g　黄连 6g　丹参 12g　麦冬 9g　犀角 1g(锉细末冲)(水牛角代)

　　[功效与适应证]　清营泄热,养阴解毒。治创伤或骨关节感染后,温热之邪入营内陷,症见高热烦渴,谵语发斑,舌绛而干者。

[制用法] 水煎服。

清骨散(《证治准绳》)

[组成] 青蒿6g 鳖甲10g 地骨皮10g 秦艽10g 知母10g 银柴胡6g 胡黄连5g 甘草3g

[功效与适应证] 养阴清热。治流痰溃久,骨蒸潮热者。

[制用法] 水煎服。

清营退肿膏(《中医伤科学讲义》经验方)

[组成] 大黄2份 芙蓉叶2份 黄芩1份 黄柏1份 天花粉1份 滑石1份 东丹1份 凡士林适量

[功效与适应证] 清热祛瘀消肿。治骨折、组织损伤初期,或疮疡,焮热作痛。

[制用法] 共为细末,凡士林调煮成膏外敷。

清上瘀血汤(《医宗金鉴》)

[组成] 羌活20g 独活15g 连翘20g 桔梗15g 枳壳15g 赤芍15g 当归20g 栀子15g 黄芩15g 生地黄15g

[功效与适应证] 活血祛瘀,祛风解毒。治膈上损伤后,吐血,咯血,痰中带血。

[制用法] 水煎服。

接骨紫金丹(《杂病源流犀烛》)

[组成] 土鳖虫 乳香 没药 自然铜 骨碎补 大黄 血竭 硼砂 当归各等量

[功效与适应证] 祛瘀、续骨、止痛。治损伤骨折,瘀血内停者。

[制用法] 共研细末。每服3~6g,开水或少量酒送服。

接骨续筋药膏(《中医伤科学讲义》经验方)

[组成] 自然铜3份 荆芥3份 防风3份 五加皮3份 皂角3份 茜草根3份 续断3份 羌活3份 乳香2份 没药2份 骨碎补2份 接骨木2份 红花2份 赤芍2份 土鳖虫2份 白及4份 血竭4份 硼砂4份 螃蟹末4份 饴糖或蜂蜜适量

[功效与适应证] 接骨续筋。治骨折,筋伤。

[制用法] 共为细末,饴糖或蜂蜜调煮外敷。

接骨膏(《外伤科学》经验方)

[组成] 五加皮2份 地龙2份 乳香1份 没药1份 土鳖虫1份 骨碎补1份 白及1份 蜂蜜适量

[功效与适应证] 接骨,活血、止血。治骨折损伤瘀肿疼痛。

[制用法] 共为细末,蜂蜜或白酒调成厚糊状敷。亦可用凡士林调煮成膏外敷。

接骨2号(经验方)

[组成] 自然铜2份 川续断2份 骨碎补2份 土鳖虫1份

[功效与适应证] 补肾接骨,对骨折愈合有一定促进作用。用于各类骨折瘀肿基本消退后。

[制用法] 共研细末,为小丸或造成糖衣片。每服3g,每日2次。

接骨丹

[组成]

①又名十宝散(《外科证治全生集》):真血竭4.8g 明雄黄12g 上红花12g 净儿茶0.72g 朱砂3.6g 净乳香3.6g 当归尾30g 净没药4.2g 麝香0.09g 冰片0.36g

②又名夺命接骨丹(《中医伤科学讲义》经验方):当归尾12g 乳香30g 没药30g 自然铜30g 骨碎补30g 桃仁30g 大黄30g 雄黄30g 白及30g 血竭15g 土鳖虫15g 三七15g 红花15g 儿茶15g 麝香15g 朱砂6g 冰片6g

[功效与适应证] 活血止痛接骨。用于跌打损伤,筋断骨折。

[制用法] 共为细末。每服2~3g,每日服2次。

续骨活血汤(《中医伤科学讲义》经验方)

[组成] 当归尾12g 赤芍10g 白芍10g 生地黄15g 红花6g 土鳖虫6g 骨碎补12g 煅自然铜10g 续

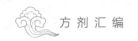

断 12g　落得打 10g　乳香 6g　没药 6g

〔功效与适应证〕　祛瘀止血,活血续骨。治骨折及软组织损伤。

〔制用法〕　水煎服。

续断紫金丹(《中医伤科学讲义》经验方)

〔组成〕　酒炒当归 4 份　熟地黄 8 份　酒炒菟丝子 3 份　骨碎补 3 份　续断 4 份　制首乌 4 份　茯苓 4 份　白术 2 份　牡丹皮 2 份　血竭 2 份　怀牛膝 5 份　红花 1 份　乳香 1 份　没药 1 份　虎胫骨 1 份(用代用品)　儿茶 2 份　鹿角霜 4 份　煅自然铜 2 份

〔功效与适应证〕　活血止痛,续筋接骨。治筋伤骨折。

〔制用法〕　共为细末,每次服 3~5g,每日 2~3 次。

麻桂温经汤(《伤科补要》)

〔组成〕　麻黄　桂枝　红花　白芷　细辛　桃仁　赤芍　甘草

〔功效与适应证〕　通经活络祛瘀。治损伤之后风寒客注而痹痛。

〔制用法〕　按病情决定剂量,水煎服。

羚角钩藤汤(《通俗伤寒论》)

〔组成〕　羚羊角(先煎)1~4g　钩藤(后下)10g　桑叶 6g　川贝母 12g　竹茹 15g　生地黄 15g　菊花 10g　茯神木 10g　甘草 3g

〔功效与适应证〕　平肝息风,清热止痉。治感染或头部内伤而高热动风,烦闷躁扰,手足抽搐,甚至神昏痉厥等症。

〔制用法〕　水煎服。

黄连解毒汤(《外台秘要》引崔氏方)

〔组成〕　黄连　黄芩　黄柏　栀子

〔功效与适应证〕　泻火解毒。治创伤感染,附骨痈疽等。

〔制用法〕　按病情拟定药量,水煎,1 日分 2~3 次服。

理气止痛汤(经验方)

〔组成〕　丹参 9g　广木香 3g　青皮 6g　炙乳香 5g　枳壳 6g　制香附 9g　川楝子 9g　延胡索 5g　软柴胡 6g　路路通 6g　没药 5g

〔功效与适应证〕　活血和营,理气止痛。用于气分受伤郁滞作痛诸症。

〔制用法〕　水煎服。

十 二 画

跌打万花油(亦称万花油,成药)

〔组成〕　(略)

〔功效与适应证〕　消肿止痛,解毒消炎。治跌打损伤肿痛,烫伤等。

〔制用法〕　敷贴:将万花油装在消毒的容器内,再把消毒纱块放到容器内让药油浸泡片刻,即成为万花油纱,可直接敷贴在患处。如是敷在伤口处,每天换药;如无伤口者,1~3 天换一次,若是不稳定型骨折,用小夹板固定者,换药时可不解松夹板,由夹板之间的间隙泵入药油,让原有的布料吸上即可。涂擦:把药油直接涂擦在患处。亦可在施行按摩手法时配合使用。

跌打散(《外伤科学》经验方)

〔组成〕　羌活　独活　荆芥穗　薄荷　大黄　黄柏　当归尾　蒲黄　防风　白芷　刘寄奴　紫荆皮各等量

〔制用法〕　共研细末。水、酒、蜂蜜调敷,或用凡士林调煮成膏外敷。

跌打丸(原名军中跌打丸,《全国中药成药处方集》)

〔组成〕　当归 1 份　土鳖虫 1 份　川芎 1 份　血竭 1 份　没药 1 份　麻黄 2 份　自然铜 2 份　乳香 2 份

〔功效与适应证〕　活血破瘀,接骨续筋。治跌打损伤,筋断骨折,瘀血攻心等症。

［制用法］ 共为细末。蜜丸,每丸 5g,每服 1~2 丸,每日 1~2 次。

跌打风湿膏药(成药)

［组成］ (略)

［功效与适应证］ 活血祛风,通络止痛。治损伤、风湿等局部疼痛。

［制用法］ 外贴患处。

舒筋活血汤(《伤科补要》)

［组成］ 羌活 6g 防风 9g 荆芥 6g 独活 9g 当归 12g 续断 12g 青皮 5g 牛膝 9g 五加皮 9g 杜仲 9g 红花 6g 枳壳 6g

［功效与适应证］ 舒筋活络。治软组织损伤及骨折脱位后期筋肉挛痛者。

［制用法］ 水煎服。

舒筋汤

［组成］

①《外伤科学》经验方:当归 10g 白芍 10g 姜黄 6g 宽筋藤 15g 松节 6g 海桐皮 12g 羌活 10g 防风 10g 续断 10g 甘草 6g

②经验方:当归 12g 陈皮 9g 羌活 9g 骨碎补 9g 伸筋草 15g 五加皮 9g 桑寄生 15g 木瓜 9g

［功效与适应证］ 祛风舒筋活络。治骨折及关节脱位后期,或软组织病变所致的筋络挛痛。

［制用法］ 水煎服。

舒筋丸(又称舒筋壮力丸,《刘寿山正骨经验》经验方)

［组成］ 麻黄 2 份 制马钱子 2 份 制乳香 1 份 制没药 1 份 血竭 1 份 红花 1 份 自然铜(煅,醋淬) 1 份 羌活 1 份 独活 1 份 防风 1 份 钻地风 1 份 杜仲 1 份 木瓜 1 份 桂枝 1 份 怀牛膝 1 份 贝母 1 份 生甘草 1 份 蜂蜜适量

［功效与适应证］ 散寒祛风,舒筋活络。用于各种筋伤患冷痹痛。

［制用法］ 共为细末,炼蜜为丸,每丸重 5g。每服 1 丸,日服 1~3 次。

舒筋活络丸(成药)

［组成］ 沉香 20 份 虎骨 20 份(用代用品) 龟甲 20 份 檀香 20 份 白豆蔻 20 份 麻黄 20 份 黄连 40 份 白芷 40 份 细辛 40 份 玄参 40 份 白术 40 份 香附 40 份 骨碎补 40 份 何首乌 40 份 地龙 40 份 干姜 40 份 威灵仙 40 份 白花蛇 40 份 天竺黄 40 份 羌活 40 份 防风 40 份 藿香 40 份 川芎 40 份 赤芍 40 份 甘草 40 份 大枣 40 份 僵蚕 40 份 茯苓 40 份 天麻 40 份 乌梢蛇 40 份 熟地黄 80 份 肉桂 10 份 没药 4 份 乳香 4 份 血竭 2 份 丁香 4 份 朱砂 8 份 冰片 2 份 牛黄 2 份 麝香 1 份 蜂蜜适量

［功效与适应证］ 祛风止痛。治筋络伤后风寒湿邪侵注,挛痛。

［制用法］ 共为细末,炼蜜为丸,每丸 5g。每服 1~2 丸,日服 2~3 次。

舒筋活络药膏(《中医伤科学讲义》经验方)

［组成］ 赤芍 1 份 红花 1 份 南星 1 份 生蒲黄 1 份半 旋覆花 1 份半 苏木 1 份半 生草乌 2 份 生川乌 2 份 羌活 2 份 独活 2 份 生半夏 2 份 生栀子 2 份 生大黄 2 份 生木瓜 2 份 路路通 2 份 饴糖或蜂蜜适量

［功效与适应证］ 活血止痛。治跌打损伤肿痛。

［制用法］ 共为细末。饴糖或蜂蜜调敷。凡士林调煮亦可。

犀角地黄汤(《备急千金要方》)

［组成］ 生地黄 30g 赤芍 12g 牡丹皮 9g 犀角 0.6g(锉细末冲)(水牛角代)

［功效与适应证］ 清热凉血解毒。治热入血分,疮疡热毒内攻表现吐血、衄血、便血,皮肤瘀斑;高热神昏谵语,烦躁等症。

［制用法］ 水煎服。生地黄先煎,犀角(水牛角代)锉末冲。或磨汁和服。

疏风养血汤(《伤科补要》)

［组成］ 荆芥 9g 羌活 6g 防风 6g 当归 12g 川芎 12g 白芍 9g 秦艽 9g 薄荷 4g 红花 6g 天花粉 12g

285

［功效与适应证］ 养血祛风。治损伤后复感风寒者。

［制用法］ 水煎服。

温经通络膏(《中医伤科学讲义》经验方)

［组成］ 乳香　没药　麻黄　马钱子各等量　饴糖或蜂蜜适量

［功效与适应证］ 祛风止痛。治骨关节、软组织损伤肿痛，或风寒湿侵注，局部痹痛者。

［制用法］ 共为细末，饴糖或蜂蜜调成软膏，或凡士林调煮成膏外敷患处。

散瘀和伤汤(《医宗金鉴》)

［组成］ 番木鳖 15g　红花 15g　生半夏 15g　骨碎补 9g　甘草 9g　葱须 30g　醋(后下)60g

［功效与适应证］ 活血祛瘀止痛。治软组织损伤瘀肿疼痛及骨折关节脱位后期筋络挛痛。

［制用法］ 用水煎药，沸后，入醋再煎 5~10 分钟，熏洗患处，每日 3~4 次，每次熏洗都把药液煎沸后用。

葛根汤(《伤寒论》)

［组成］ 葛根 15g　麻黄 8g　桂枝 15g　白芍 15g　甘草 5g　生姜 3 片　大枣 3 枚

［功效与适应证］ 解肌散寒。治颈部扭伤兼有风寒乘袭者。

［制用法］ 水煎服。煎渣湿热敷颈部。

紫雪丹(《太平惠民和剂局方》)

［组成］ 石膏　寒水石　滑石　磁石　玄参　升麻　甘草　芒硝　硝石　丁香　朱砂　木香　麝香　犀角(水牛角代)　羚羊角　黄金　沉香

［功效与适应证］ 清热解毒，宣窍镇痉。治高热烦躁，神昏谵语，发斑发黄，疮疡内陷，疔毒走黄及药物性皮炎等症。或颅脑损伤后高热昏迷。

［制用法］ 剂量、制法详见《医方集解》。每服 1~2g，重症可每次服 3g，每日 1~3 次。

象皮膏(《伤科补要》)

［组成］

第一组：大黄 10 份　川芎 5 份　当归 5 份　生地黄 5 份　红花 1 份半　川连 1 份半　甘草 2 份半　荆芥 1 份半　肉桂 1 份半　麻油 85 份

第二组：黄蜡 25 份　白蜡 25 份

第三组：象皮 2 份半　血竭 2 份半　乳香 2 份半　没药 2 份半　珍珠 1 份　人参 1 份　冰片半份　土鳖虫 5 份　白及 1 份半　白蔹 1 份半　龙骨 1 份半　海螵蛸 1 份半　百草霜适量

［功效与适应证］ 活血生肌，接筋续损。治开放性损伤及各种溃疡腐肉已去，且已控制感染无明显脓性分泌物，期待其生长进而愈合者。

［制用法］ 第一组药，用麻油熬煎至枯色，去渣取油。入第二组药，炼制成膏。第三组药分别为细末，除百草霜外，混合后加入膏内搅拌，以百草霜调节稠度，装闭备用。用时直接摊在敷料上外敷。近年来，有把药物分别为末后混合，用凡士林调煮，制成象皮膏油纱，外敷用。

十 三 画

腰伤一方(《外伤科学》经验方)

［组成］ 当归 12g　赤芍 12g　续断 12g　秦艽 15g　木通 10g　延胡索 10g　枳壳 10g　厚朴 10g　桑枝(先煎)30g　木香(后下)5g

［功效与适应证］ 行气活血，通络止痛。治腰部损伤初期，积瘀肿痛，或兼小便不利者。

［制用法］ 水煎服。

腰伤二方(《外伤科学》经验方)

［组成］ 钩藤 12g　续断 12g　杜仲 12g　熟地黄 12g　当归 12g　独活 10g　牛膝 10g　威灵仙 10g　白芍 5g　炙甘草 6g　桑寄生 30g

［功效与适应证］ 补养肝肾，舒筋活络。治腰部损伤中、后期，腰部酸痛者。

[制用法] 水煎服。药渣可再煎水熏洗、湿热敷腰部，敷完后，做适当的自主腰部练功活动。

新伤续断汤(《中医伤科学讲义》经验方)

[组成] 当归尾 12g　土鳖虫 6g　乳香 3g　没药 3g　丹参 6g　自然铜(醋煅)12g　骨碎补 12g　泽兰叶 6g　延胡索 6g　苏木 10g　续断 10g　桑枝 12g　桃仁 6g

[功效与适应证] 活血祛瘀，止痛接骨。用于骨损伤初、中期。

[制用法] 水煎服。

槐花散(《普济本事方》)

[组成] 槐花(炒)　侧柏叶(杵焙)　荆芥穗　枳壳各等量

[功效与适应证] 疏风清热止血。用于损伤后有便中带血。

[制用法] 共研细末。每次 6g，食前服。

雷火神针灸(《外科正宗》)

[组成] 蕲艾 10g　丁香 1.5g　麝香 0.6g

[功效与适应证] 祛风散寒，化湿通络。治风寒湿邪袭于经络，漫肿无头，皮色不变，筋骨疼痛，起坐艰难，不得安卧之症。

[制用法] 将两药与蕲艾揉和，用纸卷成筒，如指粗，塞入药艾，即成"雷火神针"。

腹伤一方(《外伤科学》经验方)

[组成] 当归 12g　赤芍 10g　枳壳 10g　桃仁 10g　红花 6g　乌药 12g　五灵脂 10g　青皮 5g　延胡索 10g　车前子 10g

[功效与适应证] 行气止痛、活血祛瘀。治腹部挫伤初期，积瘀肿痛者。

[制用法] 水煎服。

腹伤二方(《外伤科学》经验方)

[组成] 党参 12g　茯苓 15g　怀山药 15g　扁豆 15g　白芍 10g　白术 10g　香附 10g　炙甘草 6g　生薏苡仁 30g

[功效与适应证] 健脾益气，调中除湿。治腹部损伤中、后期，症见脾气虚弱，胃纳减少，体倦等。

[制用法] 水煎服。

腾洗药(《刘寿山正骨经验》经验方)

[组成] 当归　羌活　红花　白芷　防风　制乳香　制没药　骨碎补　续断　宣木瓜　透骨草　川椒各等量

[加减法] 手部加桂枝、郁李仁；足部加黄柏、茄根；腿部加牛膝、虎骨(用代用品)；腰部加杜仲、桑寄生；胸部加郁金、茵陈；左肋部加栀子、降香；右肋部加陈皮、枳壳；肩部加川芎、片黄；骨折加土鳖虫、自然铜；兼风寒加厚朴、肉桂；理气加葱头、天仙藤；理血加汉三七、木槿花；舒筋加芙蓉叶、金果榄。

[功效与适应证] 活血散瘀，温经通络，消肿止痛，舒筋接骨。用于骨折、脱位、筋伤及陈伤、痹病等适用于熏洗者。

[制用法] 上药共为粗末，每用 120g 加入大青盐、白酒各 30g 拌匀，装入白布袋内缝妥，备用。洗用：煎水熏洗患处。每日 2 次，翌日仍用原汤煎洗，如此复煎，可用数天。腾用(即热熨)：用药两袋，干蒸热后轮换敷在患处，每次持续 1 小时左右，每日 2 次。用毕后药袋挂在通风阴凉处，翌日再用时，在药袋上洒上少许白酒，每袋可用 4~7 日。

十 四 画

膈下逐瘀汤(《医林改错》)

[组成] 当归 9g　川芎 6g　赤芍 9g　桃仁 9g　红花 6g　枳壳 5g　牡丹皮 9g　香附 9g　延胡索 12g　乌药 9g　五灵脂 9g　甘草 5g

[功效与适应证] 活血祛瘀。治腹部损伤，蓄瘀疼痛。

[制用法] 水煎服。

膜韧膏(《外伤科学》经验方)

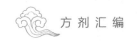

〔组成〕 血竭1份　山柰2份　生石膏2份　血余炭2份　公丁香2份　生甘草2份　红粘谷子6份　樟脑4份　苏木4份　羌活4份　制没药4份　制乳香4份　当归4份　独活4份　红花4份　细辛4份　栀子4份　白凤仙花4份

〔功效与适应证〕 活血舒筋,消肿止痛,治跌打损伤肿痛者。

〔制用法〕 共研细末。蜂蜜调敷。

十五画及以上

黎洞丸(《医宗金鉴》)

〔组成〕 牛黄1份　冰片1份　麝香1份　阿魏5份　雄黄5份　大黄10份　儿茶10份　血竭10份　乳香10份　没药10份　三七10份　天竺黄10份　藤黄10份(隔汤煮十数次,去浮沫,用山羊血拌晒。如无山羊血,以子羊血代之)

〔功效与适应证〕 祛瘀生新。治跌打损伤,瘀阻气滞,剧烈疼痛,或瘀血内攻,及无名肿毒等症。

〔制用法〕 共研细末,将藤黄化开为丸,如芡实大,焙干,稍加白蜜,外用蜡皮固封。每次服1丸,开水或酒送服,外用时,用茶卤磨涂。

增液汤(《温病条辨》)

〔组成〕 玄参30g　麦冬25g　生地黄25g

〔功效与适应证〕 增液润燥。骨伤病而津液耗损,口干咽燥,大便秘结;或习惯性肠燥便秘。

〔制用法〕 水煎服。

熨风散(《疡科选粹》)

〔组成〕 羌活　白芷　当归　细辛　芫花　白芍　吴茱萸　肉桂各等量　连须赤皮葱适量

〔功效与适应证〕 温经散寒,祛风止痛。治流痰、附骨疽及风寒湿痹病所致的筋骨疼痛。

〔制用法〕 药共为末,每次取适量药末,与适量的连须赤皮葱捣烂混合,醋炒热,布包,热熨患处。

镇肝熄风汤(《医学衷中参西录》)

〔组成〕 怀牛膝30g　赭石(先煎)30g　龙骨15g(先煎)　牡蛎15g(先煎)　白芍15g　玄参15g　天冬15g　川楝子6g　生麦芽6g　茵陈6g　甘草5g

〔功效与适应证〕 镇肝息风。治头部内伤后遗头晕头痛、目胀耳鸣。

〔制用法〕 水煎服。

橘核荔枝汤(经验方)

〔组成〕 橘核5g　川楝子5g　荔枝核5g　赤芍9g　木香3g　乳香3g　没药3g　大茴香3g　小茴香3g　白芍9g　当归9g　桂圆核5g

〔功效与适应证〕 疏肝行气止痛。治肝经气伤作痛者,如睾丸挫伤,少腹挫伤胀痛等。

〔制用法〕 水煎服。

蟾酥丸(《肿瘤的诊断与治疗》)

〔组成〕 蟾酥6g　轻粉1.5g　寒水石3g　铜绿3g　乳香3g　没药3g　胆矾3g　蜗牛21个　朱砂9g　雄黄6g

〔功效与适应证〕 活血解毒,消肿止痛。用于各类恶性骨肿瘤。

〔制用法〕 除蟾酥及蜗牛外,其他各药共为细末;将蜗牛捣烂,再用蟾酥合研调黏,放入其他各药末,共捣均匀为丸,如绿豆大,每服3丸,日服2次,开水送服。

蠲痹汤(《百一选方》)

〔组成〕 羌活6g　姜黄6g　当归12g　赤芍9g　黄芪12g　防风6g　炙甘草3g　生姜5片

〔功效与适应证〕 行气活血,祛风除湿。治损伤后风寒乘虚入络者。

〔制用法〕 水煎服。

主要参考书目

1. 黄桂成,王拥军.中医骨伤科学[M].北京:中国中医药出版社,2016.

2. 樊粤光,王拥军.中医骨伤科学基础[M].北京:中国中医药出版社,2015.

3. 王拥军,冷向阳.中医骨伤科学临床研究[M].2版.北京:人民卫生出版社,2016.

4. 杨华元.生物力学[M].北京:人民卫生出版社,2012.

5. 崔慧先.系统解剖学[M].7版.北京:人民卫生出版社,2014.

6. 雷万军,代涛.皮肤学[M].北京:人民军医出版社,2011.

7. 白丽敏,姜国华.神经解剖学[M].北京:中国中医药出版社,2011.

8. 胥少汀,葛宝丰,徐印坎.实用骨科学[M].4版.郑州:河南科学技术出版社,2019.

9. 陈家旭,邹小娟.中医诊断学[M].3版.北京:人民卫生出版社,2016.

10. 高剑波,王滨.医学影像诊断学[M].北京:人民卫生出版社,2016.

11. 刘国平.实用骨科外固定学[M].北京:科学出版社,2000.

12. 王亦璁,姜保国.骨与关节损伤[M].5版.北京:人民卫生出版社,2012.

13. 张奇文.实用中医保健学(修订本)[M].北京:中国医药科技出版社,2016.

14. 裴福兴,屠重棋.骨科临床检查法[M].2版.北京:人民卫生出版社,2019.

15. 徐军,张继荣,戴慧寒.实用运动疗法技术手册[M].北京:人民军医出版社,2006.

16. 苏继承.骨伤科康复技术[M].北京:人民卫生出版社,2008.

17. 乔志恒,华桂茹.理疗学[M].2版.北京:华夏出版社,2013.

18. 韦以宗.中国骨科技术史[M].2版.北京:科技文献出版社,2009.

复习思考题
答案要点

模拟试卷